KB065653

딥메디슨

딥메디슨

인공지능, 의료의 인간화를 꿈꾸다

에릭 토폴 지음

이상열 옮김 최윤섭 감수

소우주

이 책을 쓰는 과정에서

조건 없는 지지를 보내고 영감을 불어넣어 준

나의 가족 수잔, 사라, 에반, 안토니오, 줄리안, 그리고 이사벨라에게

차 례

서문

과거를 돌아볼 때 인생이 비로소 이해되지만, 미래를 바라보며 살 수밖에 없다.

—쇠렌 키르케고르Søren Kierkegaard

우리를 인간이게 하고 다른 동물과 구분 짓는 많은 특징 중 하나는 뒤돌아보고자 하는 충동이다. 인간이 아닌 다른 종들이 이미 없어진 것이나 얻을 수 있었던 직업에 대해 밤늦도록 골똘히 생각하는 모습은 상상하기 어렵다. 하지만 우리는 학술 활동이라는 형태로 이를 행하기도 하는데, 마치 우리가 창조주라도 되는 양 역사 기록을 샅샅이 살펴보고, 불의 이용부터 마이크로칩까지 인류 진보의 이정표를 새기며, 하나의 종으로서 우리 자신을 돌아본다. 그리고 나서 우리는 이를 이해하려 한다.

우리는 미래를 위해 살지만 인생은 과거를 통해서만 이해할 수 있다는 키르케고르의 명제는, 우리가 과거를 기억하지만 이는 기껏해야 (부정확한) 과거의 기록에 불과하다는 뜻일지도 모른다. 키르케고르와 조지 산타야나 George Santayana에게는 미안한 말이지만 역사를 이해하더라도 이를 반복하지 않을 수 있는 면역력이 생기는 건 아니다. 이는 뉴스를 대충 훑어보기만 해도 알 수 있다. 요컨대 과거는 피해야 할 사항에 대한 지침을 제공하는 역할조차 제대로 수행하지 못한다. 확실한 것은 우리가 만들어 나갈 수 있는 미래뿐이다.

그렇기 때문에 우리는 이 멋진 책의 저자와 같은 미래학자에게 의지하게 된다. 이들은 라이트 형제가 하늘을 날았다는 소식을 들으면 저가 항공, 허브 공항, 인류의 달 착륙을 예측할 수 있다. 이러한 오늘날의 역사가들은 과거의 위험을 피하는 것이 아니라 미래의 이득을 최대화하는 방법을 찾기 위해 현재에 대한 연구를 시작한다. 이들은 연필과 종이 또는 태블릿을 손에 들고 과학 기술의 최전선을 돌아다니며 선두에 서 있는 사람들을 인터뷰하는데, 여기에는 이미 실패를 경험한 사람들도 포함된다. 그들은 혁신가, 과학자, 이단아, 몽상가를 찾아 나서고, 우리 모두를 위해 여러 분야의 지식을 듣고, 관찰하고, 추려내고, 통섭하여 이해하고자 한다. 『딥메디슨 *Deep Medicine*』을 통해 알 수 있겠지만 이는 엄청난 지적 과업이자 놀랍도록 창의적인 작업이다. 이는 좌뇌 못지않게 우뇌의 영역을 자극하며 우리 안의 뮤즈를 소환한다. 지식을 알려주는 것뿐만 아니라 많은 영감을 주기 때문이다.

『딥메디슨』은 미래에 대한 에릭 토폴 Eric Topol의 세 번째 탐구이다. 우리의 현재 위치를 살펴본 전작들은 그의 선견지명을 보여주었다. 『딥메디슨』에서 에릭은 우리가 4차 산업시대에 살고 있으며, 이 혁명의 여파는 우리의 삶 깊숙한 곳까지 영향을 미치고, 그 변화의 규모는 증기 기관·철도·전기의 발명, 대량 생산 또는 컴퓨터 시대의 도래와는 비교할 수 없을 정도일지 모른다고 말한다. 인공지능, 로봇공학, 빅데이터 중심의 이 4차 산업시대는 우리가 살아가고 일하는 방식, 그리고 어쩌면 인간으로서 우리 자신에 대해 생각하는 방식에서도 심원한 혁명이 이미 도래하고 있음을 예고한다. 이는 우리에게 커다란 도움이 될 잠재력을 지니지만, 가진 자와 가지지 못한 자

사이에 이미 존재하는 거대한 틈새를 더욱 벌려 놓을 가능성도 있다.

이 혁명은 인간의 모든 노력을 넘어서며, 특히 의료에서 더욱 그럴 것이다. 의료는 이미 위기의 순간에 직면해 있다. 의업에 종사하는 사람으로서 과거를 돌이켜보면 지난 40년간 의료 기술 및 의과학의 눈부신 발전에도 불구하고 우리는 환자를 너무나 자주 실망시켜왔다. 우리는 입증된 진료 지침을 제대로 준수하지 못했을 뿐 아니라, 우리가 마주한 환자, 즉 한 명의 고유한 인격체를 제대로 살피지 못했다. 우리는 환자의 유전체 정보는 알고 있지만 그들의 이야기에 귀를 기울이지 않기 때문에 환자의 상심한 마음은 알지 못한다. 우리는 그들의 피부 곳곳에 혹을 만드는 신경섬유종을 발견하지 못한다. 이는 발작성 고혈압과 관련되어 있지만 진단을 위해서는 진찰 중 환자의 옷을 벗겨야 하며, 모니터 화면 대신 환자의 몸에 주의를 기울여야 하기 때문이다. 우리는 노인 환자에서 구토의 원인인 감돈탈장을 알아채지 못한 채 값비싼 CT를 찍고 영상의학과 의사가 우리가 놓친 게 무엇인지 설명해 줄 때까지 기다려야 한다. 보건 의료에 가장 많은 지출을 하는 나라들이 훨씬 적게 지출하는 나라들보다 영아 사망률 같은 기본 항목의 순위에서 뒤처져 있다. 저자는 희귀한 질병을 가진 한 개인으로서 치료받지 못한 결과로 초래된 고통스럽고 끔찍한 경험에 대한 개인적인 일화로 이 책을 시작하며, 이러한 실상을 여실히 보여준다.

기술 발전은 신체를 영상화하고, 그 분자 구조를 파악하는 우리의 능력을 눈부시게 향상시켰지만, 이 역시 인간과 마찬가지로 실패할 수 있다는 것은 그리 놀라운 사실이 아니다. 현재 대부분의 병원에서 사용되는 전자건강기록EHR 시스템이 대표적인 사례이다. EHR은 의사와 간호사의 편의가 아닌 의료비 청구를 위해 설계되었으며, 의료진의 번아웃을 유발하는 주범이다. 게다가 이는 의사가 모니터 화면을 주시하게 만들기 때문에 환자와의 대면을 방해하며 환자에게 주의를 기울이지 못하도록 만든다. 치명적인 전립선암에 걸린 한 남자의 가슴 아픈 회고록인 『내 병에 중독되다*Intoxicated by My Illness*』에서 아나톨 브로야드Anatole Broyard는 그의 담당 비뇨의학과 의사에 대한 바람을 이렇게 서술했다. "모든 사람은 각기 다른 방식으로 아프기 마련이므로, 내 병을 이해하기 위해 단 5분이라도 내 상황에 대해 진지하게 고민하고, 단 한 번만이라도 오직 내게만 마음을 쏟고, 짧은 순간이나마 나와 유대감을 가지고, 내 육신뿐 아니라 내 영혼까지도 살펴봤으면."[1] 전자 의무기록의 시대가 도래하기 바로 직전에 나온 이 가슴 아픈 선언은 병든 인간의 기본적 욕구를 잘 묘사한다. 이는 시대를 초월한 진실이며, 우리를 둘러싼 세상이 변하더라도 결코 바뀌지 않을 것이다. 여기서 가장 강조되는 부분은 바로 이 문장이다. 모든 사람은 각기 다른 방식으로 아프기 마련이다.

나는 빅데이터를 활용할 수 있는 힘을 가지게 될 미래가 무척이나 기다려진다. 방대한 데이터세트를 해독하고 학습할 수 있는 능력을 지닌 인공지능과 딥러닝은 진단과 예측의 정확성을 엄청나게 높일 것이다. 이는 인공지능과 딥러닝이 인간을 대신할 것이라는 이야기가 아니다. 이러한 기술은 아마도 그 어느 때보다도 정확한 조언을 해 주겠지만, 마주 앉아 있는 환자에게 맞춤형 조언을 제공하기 위해서는 경험 많고, 박식하고, 배려심 있고, 환자를 진심으로 보살피는 의료진이 필요하다. 2000여 년 전 히포크라테스는 "환자가 어떤 병에 걸렸는지 아는 것보다 어떤 환자에게 질병이 발생하는지 아는 게 더 중요하다"라고 말했다. 로버트 칼리프Robert Califf와 로버트 로세티Robert Rosati는 운동부하검사 후 위험성 해석 목적의 컴퓨터 사용에 관한 1981년 사설에서 "전산화된 데이터를 적절하게 해석하고 사용하는 것은 과거 어떤 종류의 데이터 못지않게 의사의 능력에 좌우될 것이다"라고 했다.[2] 우리의 논의 대상이 조립 라인의 브레이크 부품이 아닌 인간인 이상, 그의 주장은 시대를 초월한 원칙이다.

우리는 결국 우리가 인간(다시 말해 너무나도 복잡한 정신이 마찬가지로 복잡한 육체에 구현된 존재)이라는 영광스러운 사실을 깨닫게 된다. 정신과 육체의 상호작용은 여전히 미지의 영역이지만 우리가 알고 있는 것도 있다. 즉, 우리는 아플 때 보살핌을 받고자 하는 기본적 욕구를 지닌다. 질병이 심각할수록 우리는 어린아이처럼 된다. 가장 진보된 기술, 과학적 정확성, 최상의 치료를 원하고, 의사들이 우리를 "제대로 파악하기"(히포크라테스 시대와 달리, 이러한 지식에는 유전체, 단백체, 대사체, 전사체, 인공지능에 의한 예측 등이 포함된다)를 원하지만, 한편으로는 그러한 지식이 배려심 있고 양심적인 의료진에 의해 전달되기를 간절히 바란다. 우리는 기계적인 의사보다는 우리를 돌보는 의사가 조직 검사나 영상 검사 결과지에 쓰인 것이 아닌 환자의 몸에 있는 병소를 찾기 위해 시간을 할애해 신중하게 진찰을 하고, 아픈 부위에 손을 가져가 한 인간으로서의 환자의 호소에 귀를 기울이길 원한다. 오래전 피바디Peabody가 말했듯이 환자를 잘 돌보는 비결은 환자에 대한 애정에 있다.

우리는 우리를 돌보는 사람들이 우리의 마음과 그 속에 내재된 두려움, 그리고 우리가 무엇을 위해 살고 무엇을 위해 죽고자 하는지 이해하기를 바란다.

이는 우리의 가장 근본적인 바람이며, 앞으로도 항상 그럴 것이다.

스탠퍼드대학교 의과대학
닥터 에이브러햄 버기스Abraham Verghese, MD

딥메디슨이란 무엇인가

이러한 방식을 통해 우리는 멋진 신세계, 즉 이상주의자들의 유토피아가 아닌, 좀 더 소박하면서도 훨씬 더 가치 있는 목표인 진정한 인간 사회의 건설을 기대할 수 있을 것이다.

— 올더스 헉슬리Aldous Huxley, 1948년

"항우울제를 드시는 게 좋겠습니다." 수술을 담당했던 정형외과 의사가 말했다.

아내와 나는 눈을 둥그렇게 뜨고 믿기지 않는 듯한 표정으로 서로를 바라보았다. 사실 슬관절 전치환술total knee replacement 시행 1달 후에 예약되어 있던 외래 진료(정신적 문제의 상담을 위한)를 빼먹긴 했었다.

내 무릎은 박리성 골연골염osteochondritis dissecans이라는 희귀 질환으로 인해 십대 시절부터 말썽이었다. 이 질환의 원인은 아직 밝혀지지 않았지만 그 결과는 분명했다. 의과대학에 입학하던 스무 살 무렵, 나는 이미 양쪽 무릎에서 괴사된 뼈를 제거하고 광범위한 수복 수술을 받은 상태였다. 이후 40여 년 동안 신체 활동을 점차 제한할 수밖에 없었고, 달리기, 테니스, 등산, 일립티컬 운동elliptical exercise 등은 포기하게 되었다. 스테로이드 주사와 활액synovial fluid 보충 주사를 맞았지만 결국 걷기조차 고통스러운 지경에 이르렀고, 62세가 되던 해에 왼쪽 무릎을 인공무릎으로 교체했다. 현재 미국에서만 80만 명에게 시행된 슬관절 전치환술은 정형외과에서 가장 흔한 수술이다. 담당 정형외과 의사는 내가 수술을 받기에 가장 적합한 대상이라고 했다. 비교적 젊은 나이에 마른 체형인 데다 무릎을 제외하고는 별다른 문제가 없었기 때문이다. 그는 심각한 합병증은 1~2%의 확률로 발생하는 감염뿐이라고 했다. 하지만 얼마 지나지 않아 나는 또 다른 합병증도 발생할 수 있다는 사실을 몸소 알게 되었다.

수술 후, 표준 프로토콜에 따라 물리치료를 받았다. 이는 내가 알기로 유일한 프로토콜이었는데, 수술 후 이틀째부터 시작되었으며, 관절에 흉터가 형성되는 것을 막기 위해 무릎을 최대한 굽혔다 폈다 하는 격렬한 과정이었다. 원하는 만큼 구부러지지 않자 의자를 높게 올린 채로 고정형 자전거를 탔지만, 페달을 몇 바퀴 돌리려면 극심한 고통에 비명을 질러야 했다. 마약성 진통제를 복용했음에도 불구하고 통증은 조절되지 않았다. 한 달이 지나자 무릎은 자주색으로 부어올랐고, 매우 뻣뻣해 굽혀지지도 않았다. 통증이 너무 심해 한 시간 이상 수면 상태를 유지할 수 없었고, 자주 울먹였다. 이러한 상황이었기에 담당 의사가 항우울제를 권유한 것이었다. 하지만 그건 말도 안 되는 소리 같았다. 물리치료로 인해 상태가 더욱 악화되고 있었지만 의사는 물리치료의 강도를 더욱 높였다. 나는 치료를 받은 다음 가까스로 치료실 밖으로 걸어 나와 차에 올라타고 집으로 돌아올 수 있었다. 끔찍한 통증과 부종, 그리고 강직이 끊임없이 지속되었다. 지푸라기라도 잡으려는 심정으로 침, 전기침, 냉각 레이저, 경피신경전기자극, 국소 연고제, 그리고 다양한 건강보조식품에 이르기까지 모든 방법을 시도했다. 물론 이들의 치료 효과를 입증한 근거가 없다는 사실을 잘 알고 있었지만 말이다.

수술 후 두 달째, 원인 규명을 위해 함께 애쓰던 아내가 『관절 강직 *Arthrofibrosis*』이란 책을 발견했는데, 한 번도 들어본 적이 없었던 이 용어가 바로 고통의 원인으로 밝혀졌다. 관절 강직은 슬관절 전치환술을 받은 환자의 2~3%에서 발생하는 합병증이다. 즉, 드물긴 하지만 담당 의사가 언급했던 감염보다는 흔하다. 책의 첫 장부터 마치 내 이야기가 적혀 있는 것 같았다. "관절 강직은 재앙이다." 좀 더 구체적으로 말하면 관절 강직은 마치 인공 관절에 대한 거부 반응과 같이 슬관절 치환술 후에 나타나는 악성 염증 반응으로, 심한 흉터를 초래한다. 수술 후 2개월째에 나는 담당 의사에게 관절 강직이 생긴 건지 물었다. 그는 그렇다고 대답했지만 수술 후 1년 동안은 뾰족한 방법이 없으며, 염증이 완전히 "소진"되고 나서야 재수술을 시행해 흉터 조직을 제거할 수 있다고 했다. 지금 상태로 1년을 버텨야 하고, 또다시 수술을 받아야 한다고 생각하자 더욱 힘이 빠졌다.

친구의 추천을 받아 다른 물리치료사를 만났다. 그녀는 40년간의 경험을 통해 박리성 골관절염 환자를 여럿 치료했으며, 나와 같은 환자에게는 통상적인 치료 프로토콜이 최악의 선택이라는 사실을 알고 있었다. 표준 프로토콜에서는 무릎의 신전extension 및 굴곡flexion을 최대화하기 위해 강제로 운동을 시키지만(이는 흉터 형성을 더욱 조장하는 모순을 지닌다), 그녀는 좀 더 부드러운 방법으로 시작했다. 즉, 근력 강화 운동을 모두 중단하고 비스테로이드성 소염진통제를 복용하도록 했다. 그리고 손으로 직접 작성한 한 페이지 분량의 자세한 지침을 건네주었고, 이틀에 한 번씩 문자 메시지를 보내 "우리의 무릎" 상태를 점검했다. 구원의 손길 덕분에 나는 악화 일로에서 벗어나 회복을 향해 한 걸음씩 나아갔다. 그로부터 수년이 지났지만 나는 여전히 매일 무릎을 탄력 붕대로 감싸며 지난한 치유 과정을 이어가고 있다. 하지만 이러한 고통의 상당 부분은 사전에 예방할 수 있었다.

앞으로 이 책에서 자세히 다루겠지만, 인공지능artificial intelligence, AI은 나의 수술 후 경과가 간단치 않을 것이라는 사실을 예측할 수 있었을 것이다.

내가 마침내 찾아낸 경험 많은 물리치료사와 같은 치료사들이 데이터를 공유했다면, 문헌 검색을 통해 맞춤형 프로토콜이 필요함을 알 수 있었을 것이다. 환자가 직면하게 될 위험을 보다 잘 인지하는 주체가 반드시 의사일 필요는 없다. 스마트폰이나 침실의 가상 의료 비서virtual medical assistant는, 표준 물리 치료를 받을 경우 관절 강직 발생 위험이 높다는 경고를 환자에게 보낼 수 있다. 이렇게 끔찍한 문제가 발생하는 것을 피하기 위해 좀 더 부드러운 재활치료가 가능한 곳을 소개할 수도 있다. 하지만 나는 이를 까맣게 모르고 있었고, 내 담당 의사도 수술의 부작용에 대해서 상담할 당시에는 내가 이 질환을 가지고 있었다는 사실을 고려조차 하지 않았다. 비록 이후에는 박리성 골연골염이 이 심각한 합병증의 주된 원인이었다는 것을 인정했지만 말이다.

기술 발전이나 알고리즘, 기계만으로 헬스케어가 지닌 문제점의 대부분을 해결할 수는 없다. 내 고충에 대한 담당 의사의 기계적인 반응은 의료에서 무엇이 결여되어 있는지 잘 보여준다. 내가 항우울제를 복용해야 한다는 생각은 오늘날 의료에서 의사와 환자 간의 유대와 공감이 얼마나 부족한지를 잘 드러낸다. 물론 나는 실제로 우울한 상태였지만 우울증이 문제의 본질은 아니었다. 심한 통증과 무릎의 강직이 근본적인 문제였던 것이다. 정형외과 의사의 공감 부재는 피부에 와닿았다. 그는 수술 후 수개월 동안 단한 번도 내 안부를 묻지 않았다. 반면 물리치료사는 나의 상태에 관한 의학적인 지식과 치료 경험도 풍부했지만, 무엇보다도 나를 진심으로 돌봐주었다. 의사의 입장에서 보면, 환자의 말에 귀를 기울이고 그들을 이해하려고 노력하기보다는 진통제를 처방하는 것이 훨씬 빠르고 쉬운 방법이다. 그렇기 때문에 오늘날 마약성 진통제의 사용이 만연한 것은 결코 놀라운 현상이 아니다(미국 내 마약성 진통제의 남용은 정부가 국가 재난 사태로 선포할 정도로 심각하다 - 옮긴이).

만성 질환을 지닌 거의 모든 환자는 나와 마찬가지로 "학대"받으며, 이러한 일은 너무나 빈번하게 일어난다. 나는 운 좋게도 의료계에 속한 사람이지만 여러 문제가 광범위하게 산재되어 있기 때문에, 방금 살펴본 바와 같이 심지어 전문 지식이 있더라도 바람직한 치료를 보장받기에 충분하지 않다. 인공지능의 도입만으로는 이러한 문제를 해결할 수 없을 것이다. 결국은 사람의 개입이 필요하다. 기계가 더욱 똑똑해지고 적절한 업무를 맡게 되면, 인간은 좀 더 인간적이 될 수 있을지 모른다.

의료 분야에서의 인공지능은 미래의 이야기가 아니다. 인공지능은 이미 생명을 구하는 데 보조적으로 활용되고 있다. 나의 친구인 스티븐 킹스모어Stephen Kingsmore 박사는 샌디에이고에 위치한 레이디 아동병원Rady Children's Hospital에서 선도적인 프로그램을 운영하고 있는 의학 유전학자이다. 최근 그의 연구팀은 혈액 샘플을 채취한 후 19.5시간 만에 전체 유전체 염기 서열을 분석해 기네스북 세계 신기록을 작성했다.[1]

그 일이 있기 얼마 전, 한 건강한 신생아가 태어났다. 아이는 모유를 잘 먹었고 생후 3일째에 집으로 퇴원했다. 하지만 생후 8일째 되던 날, 아이 엄마는 아기를 데리고 레이디 아동병원 응급실에 내원했다. 경련이 멈추지 않는 뇌전증지속상태status epilepticus였다. 감염을 나타내는 징후는 없었다. 뇌의 CT 촬영 결과는 정상이었고, 뇌전도electroencephalogram에서도 지속되는 경련 외 특이 소견은 없었다. 여러 강력한 항경련제를 투여했지만 소용없었고, 경련의 정도는 오히려 더욱 심해졌다. 아기는 예후가 매우 안 좋아 보였고, 뇌 손상 및 사망 위험도 있었다.

신속한 전장 유전체 분석whole-genome sequencing을 위한 혈액 샘플이 레이디 유전체 연구소Rady's Genomic Institute에 도착했다. 전체 염기 서열 데이터는 125기가바이트에 달했으며, 아이의 유전체 중 약 500만 개의 염기 서열이 통상적인 유전체 염기 서열과 차이를 보였다. 인공지능 기술의 일종인 자연어 처리natural-language processing를 통해 20초 만에 아이의 모든 전자 의무기록electronic medical record를 분석했고, 88가지의 표현형 특징phenotype feature을 확인했다(이는 의사가 문제 목록에 요약한 항목의 20배에 달한다). 기계학습 알고리즘을 통해 약 500만 개의 유전자 변이genetic variant를 면밀히 조사해 약 70만 개의 희귀 변이를 찾아냈다. 이 중 962개가 질병 유발과 관련된 것으로 알려져 있었다. 이러한 정보와 아이의 표현형 데이터phenotypic data를 결합하자 가장 유력한 용의자로 ALDH7A1이란 유전자가 지목되었다. 이는 매우 드문 변이로, 인구의 0.01% 미만에서 발생하며 대사 이상을 초래해 경련을 유발한다. 다행히 비타민 B6과 아르기닌(아미노산의 일종)을 보충하고, 라이신(또 다른 아미노산)을 제한하는 식단으로 조절이 가능하다. 이 결과에 따라 식단을 변경하자 경련이 바로 멈췄고, 아이는 36시간 후에 퇴원할 수 있었다. 이후 외래에서 추적 관찰한 결과, 아이는 어떠한 뇌 손상이나 발달 지연의 징후 없이 매우 건강하게 자랐다.

이 아이의 생명을 구하는 데 가장 결정적인 요인은 질병의 근본 원인을 파악한 것이었다. 오늘날 아픈 신생아의 유전체 염기 서열을 분석하고, 인공지능을 통해 임상 정보와 유전체 정보를 통합 분석할 수 있는 병원은 전 세계적으로 몇 군데 되지 않는다. 물론 매우 숙련된 의사라면 결국 적절한 치료법을 찾아냈을지 모른다. 하지만 기계는 사람에 비해 훨씬 더 빠르고 정확하게 이러한 작업을 수행할 수 있다.

지금 이 순간에도 인간과 인공지능의 재능 및 노력이 결합해 시너지 효과를 낸다면 의학 분야에서 혁신적인 성과를 거둘 수 있을 것이다. 하지만 인공지능의 잠재력을 지나치게 신뢰하기 전에 최근 내가 경험한 환자의 사례를 언급하겠다.

"시술을 받겠습니다." 외래 진료 후 집으로 돌아간 그가 전화를 걸어 말했다.

푸른 눈동자에 백발이 성성한 그는 여러 회사를 경영하고 있는 70대 환자로, 특발성idiopathic(원인을 모르는 경우를 가리키는 의학 용어 – 옮긴이) 폐섬유증pulmonary fibrosis이라는 희귀 중증 폐질환을 앓고 있었다. 조금만 더 진행되면 폐 이식을 고려해야 할 정도로 심각한 상태였다. 여기에 새로운 증상마저 생겼다. 조기에 발생하는 피로감으로 인해 얼마 걷지 못했고, 수영장에서는 한 바퀴도 채 돌지 못하게 된 것이다. 호흡기내과 의사에게 진료를 받고 폐 기능 검사를 시행했지만 결과는 이전과 동일했다. 즉, 폐가 원인이 아닐 가능성이 높다는 의미였다.

그는 수심에 가득 차고 우울한 상태로 아내와 함께 나를 만나러 왔다. 진찰실로 들어서는 발걸음조차 힘겨워 보였다. 나는 그의 창백한 표정과 절망에 빠진 모습에 놀라지 않을 수 없었다. 아내가 그를 대신해 증상을 설명했는데, 주변을 돌아다닐 능력이 현저하게 감소했으며, 힘을 쓰는 건 고사하고 일상생활조차 혼자 영위하기 힘든 상태였다.

병력 청취와 신체 검사를 마치고 나자, 심장 질환의 가능성이 떠올랐다. 몇 해 전, 그는 걸을 때 종아리가 아프다고 호소하기 시작했고, 좌측 하지의 장골동맥 폐색iliac artery blockage에 대해 스텐트 삽입술을 받았다. 그는 나이와 성별을 제외하고는 심장 질환에 대한 위험 인자가 없었다. 하지만 과거 병력을 고려할 때 관상동맥에 콜레스테롤이 축적되었을지도 모른다는 생각이 들었고, 조영제를 사용한 CT를 처방해 동맥의 상태를 보기로 했다. 검사 결과 우측 관상동맥에서 80%의 협착이 관찰되었지만 다른 두 관상동맥에는 심각한 병변이 없었다. 앞뒤가 맞지 않는 결과였다. 우측 관상동맥이 혈액을 공급하는 심장 근육 부위는 그다지 넓지 않으며, 30년간의 심장내과 의사로서의 경험(그중 20년 동안은 관상동맥을 넓히는 시술을 했다)을 돌이켜 보더라도, 우측 관상동맥의 협착만으로 이렇게 심한 피로감을 호소하는 환자는 본 적이 없었다.

나는 환자와 그의 아내에게 증상과 원인의 인과 관계를 명확하게 파악할 수 없으며, 관상동맥의 상태와 피로감은 서로 무관할지도 모른다고 설명했다. 하지만 그가 기저 질환으로 중증 폐질환을 지니고 있다는 사실은 협착이 증상과 연관될 가능성을 시사했다. 또한 불행하게도 그의 폐질환은 협착 치료 시 합병증 발생 위험을 높이는 요인이기도 했다.

나는 환자에게 선택권을 넘겼다. 그는 며칠 동안 고민한 뒤 우측 관상동맥에 스텐트를 삽입하기로 결정했다. 나는 다소 놀라지 않을 수 없었다. 지난 수년간 모든 시술뿐 아니라 약제 복용에도 거부감을 보이던 환자였기 때문이다. 놀랍게도 그는 시술을 받자마자 기력을 회복했다. 손목에 있는 동맥을 통해 스텐트를 삽입했기 때문에 몇 시간 후에는 집으로 돌아갈 수 있었다. 그날 저녁까지 그는 거리를 몇 블록이나 걸었고, 며칠 지나지 않아 수영장 레인을 여러 차례 왕복할 수 있게 되었다. 그는 지난 몇 년 동안에 비해 몸 상태가 한결 좋아졌다고 했다. 그리고 이렇게 현저히 향상된 운동 능력은 수개월 후에도 지속되었다.

이 이야기에서 주목할 점은 컴퓨터 알고리즘을 적용했다면 진단을 놓쳤을지도 모른다는 사실이다. 헬스케어의 개선을 위해 과대광고되고 있는 인공지능으로 이 환자의 데이터와 모든 의학 문헌을 분석했다면 아마도 시술을 하지 말라는 결론에 도달했을 것이다. 우측 관상동맥을 넓히는 시술이 피로감을 호전시킬 것이라는 근거는 없으며, 인공지능은 기존에 존재하는 근거의 분석을 통해서만 학습할 수 있기 때문이다. 그리고 이러한 알고리즘을 사용하는 보험 회사라면 분명 시술에 대한 보험금 지급을 거절했을 것이다.

하지만 환자는 극적이면서도 지속적인 증상 개선을 보였다. 위약 효과였을까? 그럴 가능성은 희박하다. 내가 수년간 지켜본 바에 의하면 그는 긍정적이건 부정적이건 상관없이 자신의 건강 상태에 관한 어떠한 변화도 최소한으로 표현하는 성향을 가진 사람이었다. 열정 자제의 대명사인 래리 데이비드(〈열정을 자제하세요Curb Your Enthusiasm〉라는 미국 코미디 드라마의 주인공 – 옮긴이)와 얼핏 비슷한 면이 있는 약간 괴짜 스타일인데, 위약 효과를 과장해서 떠벌릴 사람은 결단코 아니었다.

돌이켜보면 그의 증상은 중증 폐질환과 관련되어 있을 가능성이 높다. 폐섬유증은 폐동맥 고혈압을 초래한다. 폐동맥은 폐에 혈액을 공급하며, 폐는 혈액에 산소를 공급한다. 우심실은 이렇게 혈액이 폐를 거쳐 좌심방으로 들어오도록 펌프질하는 역할을 하는데, 폐동맥의 혈압이 높아지면 혈액을 내보내기 위해 더 많은 일을 해야 하므로, 우심실에 과도한 부하를 초래한다. 우심실에 분포하는 우측 관상동맥에 스텐트를 삽입하자 이러한 부하가 경감되었을 것이다. 심장의 혈관 분포와 희귀성 폐질환 간의 이토록 복잡한 상호작용은 의학 문헌에 기록된 전례가 없었다.

이 사례는 모든 사람은 기계에 의해 완전히 분석될 수 없는 고유의 복잡성을 지닌다는 사실을 상기시켜주며, 의료의 인간적인 측면 또한 강조한다. 의사는 환자가 스스로의 몸에 대해 잘 알고 있으며 환자의 목소리에 귀를 기울여야 한다는 사실을 이미 오래전부터 알고 있었다. 알고리즘은 냉철하고 비인간적인 예측 도구이기 때문에 절대로 인간을 이해하지 못할 것이다. 결국 이 환자는 자신의 동맥 협착이 증상을 일으킨 주범이란 느낌이 있었고, 그 느낌은 정확했다. 반면 나는 다소 회의적이었고 큰 효과를 기대하지도 않았지만, 환자의 호전된 모습은 내게 전율을 불러일으켰다.

인공지능은 우리의 삶 속으로 서서히 스며들어 왔다. 글자를 입력할 때의 자동 완성 기능에서부터 구글 검색에 기반한 불필요한 추천, 즐겨 듣던 음악에 근거한 선곡, 질문에 대답하거나 조명을 끄는 알렉사Alexa에 이르기까지 이미 우리의 일상에 널리 퍼져 있다. 인공지능의 개념이 탄생한 것은 약 80년 전이고, 인공지능이라는 용어는 1950년대에 생겨났다. 하지만 헬스케어 분야에서 인공지능의 잠재력을 인지하게 된 것은 최근의 일이다. 의료에서의 인공지능은 개인의 의료 데이터를 종합해 포괄적인 시각을 제공하고, 의사 결정 과정을 개선하며, 오진과 불필요한 검사 등을 줄이고, 적절한 검사의 처방 및 결과 해석을 도우며, 치료 방안을 제시할 수 있을 것으로 기대된다. 이 모든 것의 바탕에 데이터가 있다. 우리는 이미 빅데이터 시대에 살고 있다. 전 세계적으로 매년 제타바이트(10^{21} 바이트, 1조 개의 스마트폰을 가득 채울 정도의 데이터) 단위의 데이터가 생성된다. 의료의 경우 빅데이터는 전장 유전체 염기 서열, 고해상도 이미지, 그리고 웨어러블 센서wearable sensor에서 얻은 연속적인 결괏값의 형태를 띤다. 데이터는 지속적으로 쏟아지지만 우리가 확보할 수 있는 것은 그중 극히 일부에 불과하며 전체의 5% 미만으로 추정된다. 지금까지는 이조차도 활용되지 못하고 사장되어 왔지만 이제는 인공지능의 발전 덕분에 빅데이터를 업무에 활용할 수 있게 되었다.

인공지능에는 여러 아형이 존재한다. 데이터 분석에 사용되는 전통적인 기계학습에는 로지스틱 회귀logistic regression, 베이즈 네트워크Bayesian network, 랜덤 포레스트Random Forest, 서포트 벡터 머신support vector machine, 전문가 시스템expert system 등의 여러 도구가 포함된다. 예를 들어 베이즈 네트워크는 확률을 산출하는 모형이다. 즉, 이 모형에서는 환자가 호소하는 증상에 대해 가능한 모든 진단명을 열거하고 각각에 대한 확률을 제공한다. 1990년대 분류classification와 회귀 트리regression tree를 통해, 수집한 데이터가 해석으로 인한 편향 없이 "자동 분석" 모드로 자체적인 결과를 산출하도록 할 당시에는 "기계학습"이라는 용어를 사용하지 않았다. 하지만 이러

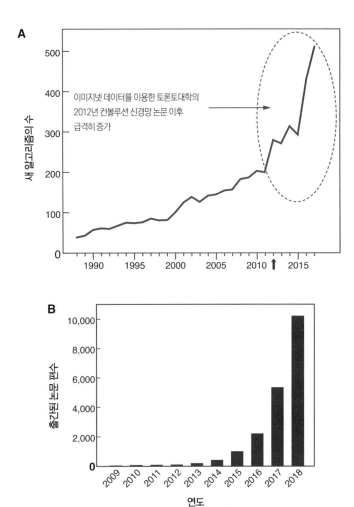

그림 1.1: 2012년의 이미지 인식 논문 이후 딥러닝 인공지능 알고리즘의 증가.

출처: Panel A adapted from A. Mislove, "To Understand Digital Advertising, Study Its Algorithms," *Economist* (2018): www.economist.com/science-andtechnology/2018/03/22/to-understand-digitaladvertising-study-its-algorithms. Panel B adapted from C. Mims, "Should Artificial Intelligence Copy the Human Brain?" *Wall Street Journal* (2018): www.wsj.com/articles/should-artificialintelligence-copy-the-human-brain-1533355265?mod=searchresults&page=1&pos=1.

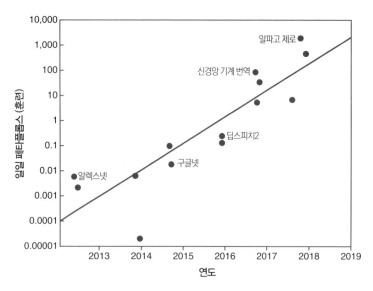

그림 1.2: 최대 규모의 인공지능 훈련에 사용되는 컴퓨팅의 기하급수적(30만 배) 증가

출처: Adapted from D. Hernandez and D. Amodei, "AI and Compute," *OpenAI* (2018): https://blog.openai.com/ai-and-compute/.

한 형태의 통계는 엄청나게 개선되면서 신뢰도가 높아졌다. 최근 인공지능은 딥러닝 및 강화학습reinforcement learning과 같은 심층망 모델deep network model에까지 확장되었다(이에 관해서는 4장에서 좀 더 자세히 다룰 것이다).

인공지능의 일종인 딥러닝은 2012년 이미지 인식image recognition에 관한 고전으로 평가받는 논문이 발표되면서 엄청난 추진력을 얻었다.[2]

방대한 데이터세트를 바탕으로 한 기계의 패턴 인식이 폭발적으로 증가하면서 새로운 딥러닝 인공지능 알고리즘 및 관련 논문의 수가 급격히 늘어났다(그림 1.1). 2012년 이래로 인공지능 훈련에 사용되는 컴퓨팅의 일일 페타플롭스(petaflops, 1초에 소수점 연산을 10^{15}번 할 수 있는 컴퓨터의 속도)가 30만 배 증가한 것이다(그림 1.2).

지난 수년간 딥러닝에 관한 여러 연구 결과가 유수의 피어 리뷰peer-

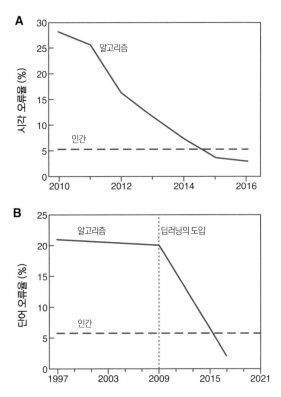

그림 1.3: 이미지 (A) 및 음성 (B) 인식에서 인공지능은 라벨링된 데이터세트를 이용한 제한된 범위의 작업에서는 인간을 능가할 정도로 정확도가 향상되었다.

출처: Panel A adapted from V. Sze et al., "Efficient Processing of Deep Neural Networks: A Tutorial and Survey," *Proceedings of the IEEE* (2017): 105(12), 2295 – 2329. Panel B adapted from "Performance Trends in AI," *Word Press Blog* (2018): https://srconstantin.wordpress.com/2017/01/28/performancetrends-in-ai/.

reviewed(동료 심사) 의학 저널에 발표되었다. 의료계 종사자의 대다수는 딥러닝의 잠재력에 놀라지 않을 수 없었다. 일부 피부암의 진단 능력은 피부과 의사에 필적하거나 오히려 더 뛰어난 것으로 나타났고, 특정 부정맥을 심장내과 의사처럼 진단하며, 영상 검사나 병리 슬라이드를 매우 숙련된 영상의학과 의사 또는 병리과 의사와 동일한 수준으로 판독하고, 안과 의사처럼 다양한 안질환을 진단하며, 정신건강의학과 의사보다 더 정확하게 자

- 모든 업무에서 의사를 능가한다
- 진단할 수 없는 질병을 진단한다
- 치료할 수 없는 질병을 치료한다
- 영상 검사나 병리 슬라이드에서 보이지 않는 것을 본다
- 예측할 수 없는 것을 예측한다
- 분류할 수 없는 것을 분류한다
- 업무 흐름의 비효율을 제거한다
- 입원과 재입원을 없앤다
- 불필요한 작업이 늘어나지 않게 한다
- 복약 순응도가 100%이다
- 환자에게 해가 전혀 없다
- 암을 정복한다

표 1.1: 의료 인공지능에 대한 잘못된 기대

살 확률을 예측한 것이다. 이러한 능력은 패턴 인식이 중심을 이루는데, 이는 수십만 내지 수백만 건의 증례를 통해 패턴을 학습한 결과이다. 이러한 시스템은 점차 개선되고 있으며 문자, 음성 및 이미지 기반의 데이터로부터 학습하는 경우 오류율이 5% 미만으로 떨어져 인간의 수준을 훌쩍 넘어섰다(그림 1.3). 더 이상 학습이 이루어지지 않는 한계점이 존재하겠지만 아직까지 그 수준에 도달하지는 못했다. 인간은 피곤해하고, 운이 없거나 감정적이 되며, 수면 부족과 집중력 저하에 시달리기도 하는 반면, 기계는 24시간, 365일 내내 불평 없이 꾸준히 작업한다(비록 둘 다 고장나는 경우는 있지만). 상황이 이렇다 보니 미래에는 의사가 어떤 역할을 하게 될지, 그리고 인공지능은 진료 형태에 어떤 예상치 못한 영향을 미칠지에 대한 의문이 제기되어 왔다.

딥러닝 인공지능으로 오늘날 헬스케어가 지닌 모든 문제를 해결할 수는 없다. 그러나 표 1.1에 제시된 목록을 보면 인공지능이 얼마나 광범위한 분야에 적용될 수 있으며 또 과대광고되어 왔는지 감을 잡을 수 있을 것이다.

인공지능은 우리를 도와 이러한 목표가 하나씩 실현될 수 있도록 하겠지만 이는 결승선이 없는 마라톤과 같을 것이다.

딥러닝은 제한적인 영역에만 적용 가능하다. 일례로 우울증 예측 인공지능은 피부과 영역에는 적용될 수 없다. 이러한 신경망 알고리즘은 패턴 인식에 의존하는데, 이는 영상을 보는 영상의학과 의사나 슬라이드를 분석하는 병리과 의사와 같이 이미지에 대한 의존도가 높은 분야의 의사들에게 매우 적합하며, 나는 이제부터 이들을 "패턴형 의사doctors with patterns"라 칭할 것이다. 정도의 차이는 있지만 모든 의사는 인공지능 알고리즘으로부터 도움을 받을 수 있는 패턴화된 업무를 지닌다.

딥러닝의 사례로 발표된 논문의 대부분은 컴퓨터에 기반한 환경에서 검증된 것이다(사람을 대상으로 하는 전향적prospective 임상시험과 대비된다). 이는 중요한 차이점을 지니는데, 기존에 존재하는 데이터베이스의 분석은 실제 임상 환경에서의 데이터 수집과 상당히 다르기 때문이다. 후향적으로retrospective 컴퓨터를 이용해 기존의 데이터에만 기반하는 연구 결과는 많은 경우 최상의 시나리오만을 보여주는 것으로, 전향적 평가에서는 그대로 재현되지 않는 경우가 흔하다. 후향적 연구의 데이터는 가설을 세우는 데 적합하지만, 이 가설은 전향적으로 검증되고, 특히 독립적으로 재현되어야만 받아들여질 수 있다.

우리는 인공지능 의료 시대의 초창기에 있다. 인공지능 의료는 아직까지 보편적인 의료 형태가 아니며 일부에서는 이를 "실리콘 벨리데이션Silicon Valley-dation"(실리콘 밸리에 검증을 뜻하는 validation을 결합한 말로, 엄격한 전향적 임상 연구를 거치지 않고 기존의 데이터에 기반한 후향적 연구에서만 제한적으로 검증되었다는 의미 - 옮긴이)이라는 말로 폄하하기도 한다. 이러한 태도는 의료계에서 흔히 관찰되는데, 바로 이것이 의료에서의 변화가 엄청나게 느린 속도로 진행되는 이유이다. 전 세계 대부분의 산업은 4차 혁명 시대

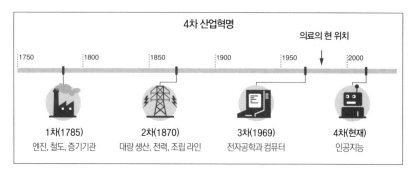

그림 1.4: 4차 산업혁명.

출처: Adapted from A. Murray, "CEOs: The Revolution Is Coming," *Fortune* (2016): http://fortune.com/2016/03/08/davos-newindustrial-revolution.

에 접어들었고 그 중심에 인공지능이 있지만, 의료 산업은 여전히 컴퓨터와 전자기기의 광범위한 사용을 가져온 3차 혁명 시대 초기에 머물러 있다(그림 1.4). 예를 들어 mp3 파일은 거의 모든 브랜드의 플레이어에서 호환되지만, 호환성과 사용자 편의를 고려한 전자의무기록이 아직까지 도입되지 못했다는 사실은 이 분야가 변화의 늪에서 허우적거리고 있는 모습을 잘 보여준다.

의료계가 새로운 기술 도입을 주저하는 모습을 언급하는 것은 이번이 처음은 아니다. 이 책은 내가 의료의 미래에 관해 쓴 세 번째 책이다.『청진기가 사라진다*Creative Destruction of Medicine*』(2012, 청년의사)에서는 센서, 염기 서열 분석, 이미징, 원격의료 등을 비롯한 여러 기술 발전이 어떻게 인간의 디지털화와 의료의 디지털화로 이어질 수 있을지 기술했고,『청진기가 사라진 이후*The Patient Will See You Now*』(2015, 청년의사)에서는 의료의 민주화 방안을 제시했다. 환자가 자신의 정보를 단순히 제공하는 대신 이를 소유하고, 자신의 의료 정보에 대한 접근성이 획기적으로 개선되며, 궁극적으로는 환자가 의료에 관한 주도권을 쥐게 되면서 의료 가부장주의medical paternalism가 소멸될 것이라고 했다.

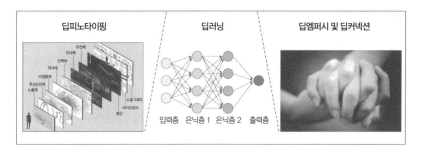

그림 1.5: 딥메디슨 모델의 세 가지 주요 구성 요소.
출처 (왼쪽 패널): E. Topol, "Individualized Medicine from Prewomb to Tomb," *Cell* (2014): 157(1), 241 – 253.

이 책은 다음 단계, 즉 디지털화digitizing와 민주화democratizing에 이은 세 번째 D로 가장 파급 효과가 큰 단계를 다룬다. 독자들이 신기술에 관한 내 개인적 관심에 대해 어떻게 생각하건 간에, 나의 꿈은 의료에 있어 본질적인 인간성을 회복하는 것이다. 세 번째 D인 딥러닝deep learning을 통해 우리는 사람과 사람 간의 유대 관계라는 의료의 뿌리를 강화하는 체계를 지니게 될 것이다. 아직 의료의 완전한 디지털화나 민주화를 이루지는 못했지만 점차 그런 방향으로 나아가고 있으며, 우리는 이들을 완성할 뿐만 아니라 인공지능을 의료의 중심으로 가져와야 한다. 이러한 과정의 정점이 바로 "딥메디슨deep medicine"이다.

딥메디슨에는 세 개의 딥컴포넌트deep component(심층 요소)가 필요하다 (그림 1.5).

그 첫 번째는 모든 데이터를 이용해 개인을 심층적으로 정의(인간의 의학적 요소를 디지털화하는 것)하는 능력이다. 여기에는 개인의 병력, 사회력, 행동력, 가족력뿐만 아니라 해부학, 생리학 등의 생물학적 요소와 환경적 요소가 모두 포함된다. 인간은 DNA 유전체, RNA, 단백질, 대사산물, 면역체immunome, 미생물체microbiome, 후성유전체epigenome 등 여러 생물학적 층위를 지닌다. 의생명과학 분야에서는 "딥피노타이핑deep phenotyping(심층 표현형 분석)"이라는 용어를 흔히 사용하는데, 앞에서 예로 들은 뇌전증지속 상태를 지닌 신생아의 사례가 이러한 접근에 해당한다. 딥피노타이핑은 상상할 수 있는 모든 종류의 데이터를 취급할 정도로 광범위하면서도, 생명이 지속되는 전 기간의 데이터를 포괄해야 한다. 우리가 관심을 가지고 지켜보는 여러 지표는 시간이 지나면서 계속 변화하기 때문이다. 몇 해 전 나는 "수태 전부터 무덤까지from prewomb to tomb"의 기간을 포괄하는 의학 데이터가 필요하다는 리뷰 논문을 발표했다.[3] 그러자 내 은사 한 분은 "욕정에서 먼지까지from lust to dust"라고 하는 게 낫지 않냐고 했다. 표현이 어떻든 간에 심층적, 장기적 데이터를 의미하는 것은 마찬가지이다.

두 번째는 딥러닝으로, 이는 의료의 미래에 중요한 역할을 담당하게 될 것이다. 딥러닝은 의사들이 진단을 내리기 위해 사용하는 패턴 인식 및 기계학습에만 국한되지 않고 건강 유지 및 질병 관리에 관한 지침을 제공하는 가상 의료 코치와 같이 광범위하게 응용될 수 있다. 또한 병원 환경의 효율도 높일 수 있는데 머신 비전machine vision을 이용해 환자의 안전 보장과 질적 개선을 도모할 수 있으며, 궁극적으로는 자택에서의 원격 모니터링을 활성화하여 병실의 필요성을 줄일 수도 있을 것이다. 의료 분야에서 딥러닝이 지닌 잠재력은 상당하며 지난 수년 동안 빠르게 커지고 있지만, 우리는 아직 초기 단계에 머물러 있다. 거의 50년 전에 윌리엄 슈왈츠William Schwartz는 "의학과 컴퓨터Medicine and the Computer"라는 제목의 논문을 〈뉴잉글랜드 의학저널New England Journal of Medicine, NEJM〉에 발표했다.[4] 그는 앞으로 컴퓨터와 의사가 서로 소통하게 되며, 컴퓨터가 병력, 진찰 소견, 검사실 검사 결과 등을 지속적으로 파악해 가장 가능성이 높은 진단명과 적절하고 안전한 치료법을 제시할 것이라고 했다. 우리의 현재 모습은 50여 년 전의 이러한 예측에 얼마나 근접해 있을까? 놀랍게도 그때나 지금이나 큰 차이는 없다.

구글 검색을 통해 까다로운 진단에 도움을 얻은 일화도 분명 존재하지만, 단순한 증상 검색은 진단 도구로써 정확성이 검증되지 않았으며, 오히려 불안과 사이버콘드리아cyberchondria(인터넷상의 각종 의학 정보를 통해 부정확한 자가 진단을 하고 잘못된 처방을 하는 환자 – 옮긴이)를 양산하는 결과를 초래하기도 한다.

인공지능이 오진이나 비효율적 업무(청구 및 진단명 입력과 같은 단조로운 작업) 등 오늘날 의료가 지닌 문제점을 모두 해결해 줄 것으로 생각할지도 모르겠지만, 아직까지 이들 중 어느 것도 실현되지 않았다. 만약 인공지능과 헬스케어의 바람직한 통합을 위해 의료진, 컴퓨터과학자, 그리고 행동과학 및 생명윤리와 같은 분야의 연구자들과 함께 일할 수 있는 기회가 주어진다면, 이는 기업가의 입장에서 좀처럼 오지 않는 절호의 기회일 것이다.

지표	1975년	현재
보건의료 관련 일자리 수	400만	1600만 이상 (미국 경제 분야 1위)
1인당 의료비 지출	연간 550달러	연간 11,000달러 이상
외래 진료에 배정된 시간	초진 60분, 재진 30분	초진 12분, 재진 7분
국내총생산 대비 의료비 비율	8% 미만	18%
하루 입원비 (평균)	100달러 이하	4,600달러
기타	해당 없음	상대가치척도, 전자의무기록, 보험약제관리기업, '의료 시스템'

표 1.2: 지난 40년 이상에 걸쳐 변화된 미국 의료 지표의 일부.

세 번째이자 가장 중요한 요소는 환자와 의사 간의 딥엠퍼시deep empathy(심층 공감)와 딥커넥션deep connection(심층 연결)이다. 의과대학에 입학한 이래 40년 동안 나는 의료의 인간적인 측면이 표 1.2에 열거한 바와 같이 지속적으로 붕괴되는 모습을 지켜봤다. 이 기간 동안 헬스케어 산업은 거대 산업의 일부가 아니라 2017년 말을 기준으로 가장 거대한 산업이 되었다. 가장 많은 인원이 종사하고 있으며, 그 수는 전체 소매업 종사자 수를 넘어선다. 소요되는 자금의 규모 역시 헬스케어의 전 부분에 걸쳐 폭발적으로 증가했다. 하지만 모든 영역에서의 고용 증가와 1인당 의료비 상승에도 불구하고, 외래 진료 및 입원 진료 모두에서 의사와 환자가 소통하는 시간은 계속 줄어들었다. 의사들은 지나치게 바쁘다. 5,000달러 정도의 턱없이 비싼 하루 입원비에도 불구하고 의사와 마주하는 시간은 고작 몇 분에 불과하다(심지어 여기에 추가 비용이 발생한다). 환자 진료에 진이 빠진 의사들은 전자의무기록, 관리의료managed care, 민간의료보험health maintenance organization, HMO, 상대가치척도relative value unit 등 헬스케어 산업에서 일어나는 새로운 변화에 수동적이었다. 환자에게 제대로 된 진료를 제공하는 것은 의사와 간호사가 의업이라는 천직을 선택하는 데 가장 중요한 동기이다. 하지만 이를 포기해야 하는 상황으로 인해 번아웃burnout(극도의 신체적, 정신적 피로감과 그로 인한 정신적 탈진)을 호소하는 의사와 간호사의 수는 현재 역대 최고치를 기록하고 있다.

오늘날 헬스케어의 가장 큰 문제점은 제대로 된 진료를 하지 못한다는 사실이다. 많은 의사들은 충분한 시간을 들여 환자를 돌보지 못하며, 환자들은 적절한 치료를 받는다고 느끼지 못한다. 프란시스 피바디Francis Peabody가 1927년에 썼듯이 "환자 진료의 비결은 진심으로 그들을 돌보는 것이다."[5] 우리가 인공지능을 통해 얻을 수 있는 가장 중요한 것은 오진율이나 업무량의 감소, 암의 완치가 아니다. 그것은 바로 환자와 의사 간의 유대 관계와 신뢰의 회복이다. 서로 얼굴을 마주하는 시간을 늘려 소통과 공감을 증진할 수 있을 뿐 아니라, 의사 인력의 선발과 수련 과정을 개선할 수도 있다. 지난 수십 년 동안 "실력 있는" 의사가 우선시되었지만, 인공지능의 부상으로 진단 기술이 개선되고, 축적된 의학 지식이 모든 의사들에게 제공될 것이다. 종국에는 모든 의사들이 인공지능과 알고리즘을 진료의 동반자로 삼게 될 텐데, 이렇게 의학 지식 수준이 평준화되면 결국 감정 지능emotional intelligence이 가장 높은 사람이 선발되어 의사로 양성될 것이다. 의료계의 가장 위대한 휴머니스트 중 한 명이라 생각되는 에이브러햄 버기즈Abraham Verghese는 이 책의 서문에서 이러한 점을 강조하고 있으니 여러분 모두 정독하길 권한다. 이것이 바로 우리가 딥메디슨을 통해 이루고자 하는 일이다.

이 책에서는 딥메디슨이란 개념을 정립하기 위해 우선 오늘날 진료가 이루어지는 양상을 살펴보고, 오진과 의료 과실, 저조한 치료 성적, 치솟는 의료비와 같은 문제에 대한 해답이 절실한 이유를 짚어볼 것이다. 이는 현재 진단이 이루어지는 기본적인 방식에 기인하는 부분도 있다. 또한 인공지능이 가져올 혜택과 잠재 위험을 이해하기 위해 인공지능이 이미 적용되고 있는 게임, 자율주행자동차 등에 대해서도 살펴볼 것이다. 이보다 더 중요할 수도 있는 점은 인공지능의 법적 책임 소재인데, 인간의 편향, 불평등 심화의 가능성, 블랙박스와 같은 특성, 개인 정보 유출에 대한 우려 등이 이에 해당된다. 수천만 명의 개인 정보가 페이스북에서 케임브리지 애널리티카Cambridge Analytica로 넘어간 후 인공지능을 통해 개인별로 표적화된 사례에서 알 수 있듯이, 이들이 헬스케어에서 잘못 활용될 경우 어떤 참사가 초래될지 짐작할 수 있을 것이다.

다음으로 인공지능이라는 도구를 접목시킨 새로운 의료에 관해 논할 것이다. 우리는 기계의 패턴 인식이 영상의학과나 병리과, 피부과 의사와 같은 패턴형 의사에게 어떤 영향을 미치게 될지 평가할 것이다. 하지만 인공지능은 비패턴형 의사clinicians without patterns와 외과 의사를 포함한 모든 분야의 의사에게도 영향을 미칠 것이다. 특히 새로운 접근이 가장 절실하게 요구되는 분야는 정신건강의학이다. 우울증과 같은 질병으로 인한 부담burden이 엄청난 규모임에도 불구하고 이에 대한 치료와 예방을 담당하는 숙련된 의사의 수는 제한적이기 때문이다. 따라서 인공지능은 앞으로 정신건강의학에서 중요한 역할을 수행할 것으로 보인다.

하지만 인공지능, 특히 딥러닝의 영향이 임상 진료에만 국한되지는 않을 것이다. 인공지능은 의생명과학 분야에서도 부족한 부분을 보완하며 변화를 만들어 낼 것이다. 예를 들어, 인공지능은 신약 개발을 촉진할 수도 있다. 또한 복잡한 데이터, 예를 들어 수백만에 달하는 전장 유전체 염기 서열, 복잡한 인간의 뇌, 다중 바이오센서 출력치에 대한 실시간 분석 결과의 통합된 스트리밍integrated streaming 등으로부터 새로운 통찰을 얻을 수도 있다. 이러한 노력은 환자를 치료하기 이전 단계에서 일어나지만, 인공지능을 통한 기초 과학 발전과 신약 개발 촉진은 결국 의료에도 지대한 영향을 미치게 될 것이다.

인공지능은 우리 삶의 다른 부분에도 혁명을 가져올 수 있다. 대표적인 분야가 식단이다. 현재까지 기계학습을 통해 얻어 낸 뜻밖의 실질적인 성과 중 하나는 맞춤형 식단에 대한 과학적 기반을 마련한 것으로, 이는 곧 특정 개인에게 어떤 음식이 가장 적합한지를 파악하는 놀라운 진전이라 할 수 있다. 우리는 현재 당뇨병이 없는 건강한 사람에서 어떤 음식이 혈당의 급격한 상승을 유발하는지 예측할 수 있다. 이는 고전적인 음식 피라미드나, 확실한 근거에 기반하지 않은 앳킨스Atkins, 사우스비치South Beach 등의 고지방식단을 지속해서 얻을 수 있는 이득을 훨씬 능가한다. 우리는 매우 흥미로운 데이터 분석을 통해 스마트 뉴트리션smart nutrition이 앞으로 어떤 방향으로 나아갈지 예측할 수도 있을 것이다. 이와 같이 가정에서 이루어지는 혁신의 상당 부분은 가상 의료 코치의 형태로 구현될 텐데, 이는 아마도 시리Siri, 알렉사Alexa, 구글홈Google Home과 같은 음성 인식 시스템일 가능성이 가장 높으며, 지금처럼 원통형 스피커나 스크린상에 나타나는 문구 형태일 가능성은 희박하다. 아마도 가상 인간 아바타나 홀로그램(하지만 사용자의 선호도에 따라 단순 문자 또는 이메일일 수도 있다)의 형태로 등장하지 않을까 추측해 본다. 가상 의료 코치는 개인과 관련된 모든 데이터에 대한 딥러닝의 결과물로, 이러한 데이터는 끊임없이 수집되고 지속적으로 업데이트되며, 모든 바이오메디컬 정보와 통합되어 피드백과 조언을 제공한다. 이러한 시스템은 초창기에는 당뇨병이나 고혈압과 같은 질환별로 구축되겠지만, 궁극적으로는 질환의 예방과 개선된 관리를 목적으로 하는 광범위한 소비자 건강 플랫폼의 형태가 될 것이다.

하지만 이러한 잠재력은 데이터의 오용으로 인해 사라질 수 있다. 여기에는 사이버 절도cybertheft나 갈취extortion(해킹으로 병원의 데이터를 암호화한 다음 돈을 요구하는 상황 – 옮긴이), 해킹과 같이 우리가 지금까지 너무나도 많이 보아왔던 범죄뿐만 아니라 대규모로 이루어지는 데이터의 악의적 사용도 포함된다. 새롭게 우려되는, 하지만 결코 용납할 수 없는 상황은 보험회사나 그 직원이 당신의 모든 정보와 딥러닝을 통해 파악한 내용을 모두 소유한 상태에서 건강보험 보장 범위와 보험료, 그리고 일자리에 대해 중요한 영향력을 행사하는 것이다. 이러한 끔찍한 시나리오를 피하기 위해서는 신중하면서도 치열한 노력이 요구된다.

이 책은 환자와 의사, 그리고 기계의 상호 관계에서 적절한 균형을 찾고자 하는 내용이 전부라 할 수 있다. 만약 우리가 이를 해낼 수 있다면, 즉 기계가 가진 고유의 장점을 활용해 인간과의 관계를 더욱 개선할 수 있다면,

오늘날 의료에서 가장 취약한 부분에 대한 해결책을 찾게 될 것이다.

나는 여러분이 딥메디슨을 실현 가능할 뿐만 아니라 매우 바람직한 추구 대상으로 확신하게 되길 바란다. 기계와 인간이 힘을 합친다면, 즉 인간의 지능과 기계의 지능을 결합한다면, 의료는 전례 없이 높은 수준에 도달할 것이다. 앞으로 언급하겠지만 여기에는 무수히 많은 장애물이 산적해 있다. 이는 결코 쉬운 길이 아니며, 종착지까지는 까마득히 멀다. 하지만 적절한 가드레일이 설치되어 있다면 의료는 결국 목적지에 도달할 수 있을 것이다. 업무 효율 증가와 작업 흐름 개선을 통해 의사는 더 많은 성과를 낼 수 있을 것이며, 이를 통해 얻어지는 소중한 시간은 환자에게 환원될 것이다. 미래의 기술을 이용해 잃어버린 소중한 과거를 되찾을 수 있는 것이다. 이러한 목표를 달성하기 위해서는 환자의 최대 이익을 위해 맞설 수 있는 행동, 특히 의사들의 실행력이 필요하다. 총기 사용에 반대하는 플로리다주 파크랜드 학교의 십대 학생들처럼, 의료진 역시 일부 강력한 기득권 세력에 맞서 싸울 준비를 해야 한다. 과거에 수없이 반복되었던 것처럼 환자 진료라는 으뜸 가치를 수호할 수 있는 기회를 날려버리지 않으려면 말이다. 헬스케어에서의 인공지능은 더 많은 시간의 공유, 연민, 친절과 같은 인간성이 수반되어야 비로소 '케어care(돌봄)'를 실현할 수 있다. 케어를 회복하고 증진하는 것. 그것이 전부다.

이제 시작해 보자.

2장

얕은 의학

> 외래 환자의 진료에 주어진 시간 15분 중 정보를 찾는 데 13분을 쓰고 환자와 대화하는 데 2분을 할애하는 대신, 2분 만에 원하는 정보를 얻고 남은 13분 동안 환자와 대화하는 모습을 상상해보자.
>
> ― 린다 친Lynda Chin

"심장에 난 구멍을 막아야 한다네요." 로버트는 첫 만남에서 이렇게 말했다. 그는 56세의 점포 매니저로, 수년 전 심근경색이 발생하기 전까지는 건강에 별다른 이상이 없었다. 다행스럽게도 적절한 시기에 스텐트를 삽입했고, 심장에 가해진 손상은 거의 없었다. 이후 그는 생활 습관을 개선하고 규칙적으로 강도 높은 운동을 시행하며 체중을 10kg 정도 감량한 상태를 유지했다.

어느 날 오후, 그는 갑작스럽게 앞이 잘 보이지 않고 얼굴의 감각이 둔해지면서 엄청난 충격에 빠졌다. 인근 병원 응급실에서 머리 CT, 혈액 검사, 흉부 엑스레이, 심전도 등의 검사를 받는 동안에도 증상은 지속되었다. 하지만 특별한 치료를 받지 않았음에도 불구하고 시간이 지나면서 시력은 점차 정상으로 돌아왔고, 마비 증세도 사라졌다. 의사는 그에게 "단지" 미니뇌졸중ministroke, 즉 일과성허혈발작transient ischemic attack이 발생했을 뿐이며, 심근경색 이후 매일 먹어온 아스피린을 지속적으로 복용하는 것 외에는 별다른 방법이 없다고 했다. 그러나 로버트는 치료 방법이 바뀌거나 새로운 약제가 추가된 것이 없었기 때문에 이러한 상황이 다시 발생할지 모른다고 생각했다. 그는 2주 후 신경과 외래 진료를 예약했고, 이를 통해 숨겨진 본질적 문제를 파악할 수 있으리라 기대했다.

신경과 의사는 뇌 MRI와 경동맥 초음파carotid artery ultrasound 등 몇 가지 검사를 추가적으로 시행했지만 일과성허혈발작의 원인을 찾지는 못했다. 그는 심장내과에 협진을 의뢰했다. 심장내과 의사는 심초음파를 시행했고, 난원공 개존증patent foramen ovale을 확인했다. 이는 두 개의 심방(심장으로 들어오는 혈액을 받아들이는 방 - 옮긴이)을 분리하는 벽에 생긴 작은 구멍이다. 모든 태아에서 존재하지만(숨을 쉬기 전까지 폐로 가는 혈액 공급을 유지하기 위해), 처음으로 숨을 들이마시는 순간 대개 닫힌다. 하지만 성인의 15~20% 정도에서는 이 구멍이 열린 채로 유지된다. "아하!" 심장내과 의사가 로버트에게 말했다. "심초음파로 진단이 확실해졌네요." 그는 혈전이 심방에서 떨어져 나온 다음 뇌로 이동해 미니 뇌졸중을 유발했을 것으로 추정했다. 그리고는 뇌졸중의 재발을 막기 위해 이 구멍을 막는 시술이 필요하다고 했다. 시술 일정은 10일 후로 잡혔다.

로버트는 이러한 설명이 잘 이해되지 않았고 시술에 대한 확신도 없었다. 그는 지인과 상의한 후 이차 소견을 듣기 위해 내 외래에 방문했다. 나는 놀라지 않을 수 없었다. 난원공 개존증은 너무나 흔하기 때문에 지금까지 시행한 검사 소견만으로 이를 뇌졸중의 명확한 원인으로 간주할 수는 없다. 의사는 난원공 개존증을 뇌졸중의 원인으로 규정하기 전에 다른 모든 가능성을 배제할 필요가 있다. 심장에 이러한 구멍을 지닌 상태에서 뇌졸중이 발생한 사람은 많지만, 이 두 가지가 항상 연관되는 것은 아니다. 만약 그렇다면 난원공 개존증을 지닌 모든 사람, 즉 성인 5명 중 1명에서 뇌졸중이 생길 것이다. 게다가 다수의 무작위 임상시험에서 원인불명의 뇌졸중 cryptogenic stroke에 대한 치료 효과를 검증한 결과, 추후 뇌졸중 발생 건수는 일관적으로 감소했지만, 시술로 인한 합병증을 감안한다면 실익은 미미했다. 그리고 로버트의 경우는 뇌졸중이 아닌 일과성허혈발작이었기 때문에 더욱 의문이 생기는 상황이었으며, 원인불명으로 간주하기에는 충분한 검사가 시행되지 않았다.

나는 로버트와 함께 미니 뇌졸중의 다른 원인을 찾기 위한 계획을 세웠다. 가장 흔한 원인 중 하나는 심방세동으로 알려진 부정맥이었다. 이 질환의 가능성을 타진하기 위해 지오Zio(아이리듬iRhythm에서 만들었다)라 불리는 반창고처럼 생긴 패치를 처방해 10일에서 14일 동안 가슴에 부착하도록 했다. 이 패치에 내장된 칩이 착용 기간 동안 모든 심장 박동에 대한 심전도를 측정한다. 로버트는 12일간 패치를 착용했고, 수주 후에 결과가 나왔다. 아니나 다를까 무증상의 심방세동이 여러 차례 관찰되었다. 심장 박동이 지나치게 빨라지지는 않았기 때문에 증상은 없었지만, 심방세동은 수면 중에도 몇 차례 발생했다. 심장에 있는 구멍보다는 심방세동이 미니 뇌졸중의 원인일 가능성이 훨씬 높았다. 추후 뇌졸중 발생을 막기 위해 항응고제를 사용하면 되었고 굳이 구멍을 막을 필요는 없었다. 물론 새로운 약제로 인한 출혈 위험이 약간 높아지겠지만 뇌졸중 예방 효과를 고려하면 감안할 수 있는 정도였다. 진단과 치료, 그리고 예후에 관해 이야기를 마치고 나자 로버트는 안도의 한숨을 내쉬었다.

정확한 진단을 할 수 있었음을 보이기 위해 로버트의 경우를 예로 든 것은 아니다. 비록 해피 엔딩으로 끝나긴 했지만 이는 오늘날 의료의 문제를 고스란히 드러내고 있다. 응급실에서부터 심장내과 의사와의 첫 진료에 이르기까지 그가 경험한 것은 다름 아닌 얕은 의학shallow medicine이다. 의사와 환자 간에 정상적으로 존재해야 하는 감정적 유대가 붕괴되면서 환자는 환멸을 느끼고, 의사는 피로에 찌들고 우울한 상태가 된다. 이와 동시에 오진과 과잉 진단이라는 구조적인 문제가 공존하며, 이는 곧 개인의 건강에 미치는 커다란 위해와 막대한 경제적 비용 손실로 이어질 수 있다. 실제로 환자와 의사 간의 관계 결핍과 의료 과실은 상호 의존적이다. 환자와의 피상적인 만남은 잘못된 진단과 더불어 불필요한 검사 및 치료를 반사적으로 처방하는 결과를 낳는다.

미국에서 오진은 당황스러울 정도로 흔하다. 세 개의 대규모 연구 결과에 의하면 매년 1200만 건의 심각한 오진이 발생한다.[1] 이러한 오진의 원인으로는 적절한 검사가 처방되지 않거나, 시행한 검사가 잘못 해석되거나, 적합한 감별 진단이 이루어지지 않거나, 이상 소견을 확인하지 못하는 경우 등 매우 다양하다. 로버트의 경우는 불완전한 감별 진단(심방세동의 가능성), 적절한 검사의 미처방(심전도 모니터링), 심초음파 결과의 잘못된 해석(난원공 개존증을 원인으로 간주) 등 삼박자가 모두 갖춰진 사례였다.

하지만 오진은 잘못된 치료로 이어지기 때문에 더욱 심각하다. 로버트의 경우만 보아도 심장의 구멍을 막는 영구적 삽입물을 넣는 시술을 받을 예정이었다. 최근 몇 년 동안 불필요한 의료 행위에 관한 문헌이 다수 발표되었는데, 충격적이게도 전체 수술의 최대 3분의 1이 불필요한 것으로 드러났다.

이러한 문제를 해결하기 위한 노력의 일환으로 두 가지 중요한 움직임이 있었다. 첫 번째는 2012년에 시행된 '현명한 선택Choosing Wisely'이란 캠페인이다. 미국내과의사회American Board of Internal Medicine Foundation는 9개 학회와 연계해 가장 남용되거나 불필요한 검사 및 치료 항목 5가지를 기술한 '의사나 환자가 의심해야 할 5가지'를 발표했다.[2] 처음에는 대부분의 학회가 참여를 주저했지만 이후 2~3년에 걸쳐 캠페인은 동력을 얻었다. 결국 50개 이상의 학회가 뜻을 같이 해 비용과 위험성을 고려할 때 환자에게 큰 도움이 되지 않는 검사와 치료 항목 수백 가지를 확인했다. 이 중 압도적인 빈도로 과도하게 처방되는 검사는 요통이나 두통과 같이 크게 위험하지 않은 증상에 대한 영상 검사로 나타났다. 이를 좀 더 실감나게 설명하면, 65세 이상의 메디케어Medicare 가입자 100명에서 매년 CT 50건, 초음파 50건, MRI 15건, PET 10건 이상이 시행되는 셈이다. 미국에서 이루어지는 8000만 건의 CT 스캔 중 30~50%는 불필요한 것으로 추정된다.[3]

학회마다 가장 오용되는 의료 행위를 5건(또는 10건)씩 고백하도록 한 것만 해도 엄청난 성과이긴 하지만 실제로 얻은 결실은 거의 없었다. 이후 시행된 전국적인 조사 결과, 가장 가치가 낮은 7건의 의료 행위는 여전히 불필요하게 시행되고 있는 것으로 나타났다. 실패의 원인은 크게 두 가지로 보인다. 첫 번째는 펜실베이니아대학 소속의 데이비드 카사렛David Casarett이 이야기한 소위 '치료에 대한 환상therapeutic illusion'이다. 이는 의사들이 전반적으로 자신의 의료 행위로 인한 효과를 과대평가한다는 것으로, 이미 확인된 사실이다.[4] 이들은 자신이 처방하는 검사나 치료가 원하는 효과를 가져올 것이라고 믿기 때문에 확증 편향confirmation bias에 빠지며, 검사나 치료를 시행한 후에도 객관적 근거 없이 그러한 믿음을 유지한다. 두 번째는 의사의 행동 변화를 유발할 수 있는 동인이 없기 때문이다. '현명한 선택' 캠페인은 〈컨슈머 리포트Consumer Report〉와 손잡고 문서와 온라인을 통해 목록을 배포했지만 일반 시민의 관심을 불러일으키지는 못했으며, 따라서 좀 더 바람직하고 합리적인 검사에 대한 환자 주도적 요구는 없었다. 게다가 미국내과의사회는 어떤 의사가 어떤 처치를 왜 처방하는지 확인할 권한이 없기 때문에 불필요한 처방을 줄인 의사를 포상하거나 남용한 의사를 처벌할 방법이 없었다.

2017년, 보스턴의 로운협회Lown Institute에 의해 조직된 국제 프로젝트인 '적정진료 연합RightCare Alliance'이 두 번째 도전에 나섰다. 이들은 몇 개 국가를 대상으로 불필요한 의료 행위를 정량화한 결과를 〈랜싯Lancet〉에 발표했는데, 미국은 60%로 최악의 성적을 보였다.[5] 여기서도 요통과 같은 증상에 대한 영상 검사가 가장 높은 순위에 올랐다. '적정진료 연합'은 적절하지만 필요한 만큼 처방이 되지 않는 검사 항목도 조사했는데, 이는 오남용되는 경우에 비하면 무색할 수준이었다. '현명한 선택'이 의사의 행동 변화를 목적으로 한 것처럼 '적정진료 연합'도 그들의 방대한 데이터가 추후의 의료 행위에 반영되길 기대했다. 하지만 그러한 결과를 나타내는 데이터는 아직까지 확인되지 않았다.

결국 제자리다. 의사들은 현명한 선택을 하지도, 환자에게 적정진료를 하지도 못하고 있는 것이다. 온라인 언론 매체인 프로퍼블리카ProPublica의 데이비드 엡스타인David Epstein은 2017년 이 문제에 관해 다음과 같이 썼다. "근거는 '아니다'라고 하지만 의사는 '네'라고 한다."[6] 그리고는 심장 질환을 지닌 환자의 스텐트 삽입을 예로 들었다. "안정적인 환자에서 스텐트 삽입은 심근경색 예방 효과가 전혀 없으며, 환자의 수명을 조금도 연장하지 못한다." 그는 스텐트 삽입술을 비롯한 여러 수술에 관해 다음과 같이 결론 내렸다. "이들 연구 결과가 시사하는 바는 수술이 도움이 되지 않는다는 게 아니라, 효용을 얻을 가능성이 낮은 환자에서 너무나도 빈번히 시행된다는 사실이다." 근거에 반하는 치료도 문제지만 치료 결정에 사용되는 근거도 문제다. 의료에서는 정말 중요한 결과 변수endpoint 대신, 소위 대리 결과 변수surrogate endpoint의 빈도 변화에 의존하는 경우가 흔하다. 심장 질환의 경우, 치료로 인한 심근경색, 뇌졸중, 사망의 빈도 변화에 관한 근거가 없기 때문에 혈압의 변화에 따라 치료한다. 또한 당뇨병의 치료 성적을 수명이나 보편화된 삶의 질 척도 대신 당화혈색소glycosylated hemoglobin, HbA1c(포도당이 결합된 혈색소로, 최근 3개월간 혈당 조절이 잘 되었는지를 판단하는 지표이다 ─ 옮긴이)의 변화로 평가한다. 이러한 대리 증상surrogate symptom은 정말 중요한 목표를 합리적으로 대변하는 것처럼 보이지만, 면밀한 평가를 거친 것은 극소수에 불과하다. 그럼에도 불구하고 애초에 엉성한 근거를 바탕으로 대리 변수를 모니터링한 결과, 검사나 처치, 약물 등이 남용되는 상황이 초래되었다.

로버트의 경우와 같이 불충분한 검사에서 비롯된 얕은 근거shallow evidence와 의학 문헌에서의 얕은 근거는 모두 얕은 의료 행위로 이어지며 오진과 불필요한 처치를 양산하게 된다. 이는 결코 사소한 문제가 아니다. 예를 들어 2017년 미국심장협회American Heart Association와 미국심장학회 American College of Cardiology는 가이드라인을 지지하는 충분한 근거가 없음에도 불구하고 고혈압의 정의를 바꿨는데, 이로 인해 미국인 3000만 명 이상이 추가로 고혈압 진단을 받았다.[7] 이는 가히 유행병 수준의 오진이라 할 수 있을 것이다.

이렇게 강제적인 지침이 아니더라도 환자와의 일대일 수준에서 이루어지는 의료 행위의 양상을 보면 오진이 없을 수 없다. 미국의 경우, 재진 환자의 평균 외래 진료 시간은 7분이고, 초진 환자의 경우에도 12분에 불과하다. 이렇게 터무니없는 시간 부족은 미국만의 문제가 아니다. 수년 전 한국의 삼성의료원에 방문했을 당시, 나를 초대했던 주최 측 인사는 평균 외래 진료 시간이 2분에 불과하다고 했다. 이러한 상황에서 오진이 빈번한 건 전혀 놀랄 일이 아니다. 의사가 시간에 쫓긴다고 생각하는 건 환자와 의사 모두의 공통된 생각이다. 최근 버밍엄의 앨라배마대학병원에서는 환자를 대상으로 의사를 가장 잘 나타내는 두 단어가 무엇인지 설문 조사했다.[8] 그림 2.1에 나타난 결과를 보면 그 실상을 알게 될 것이다.

진료 시간만이 문제는 아니다. 전자의무기록으로 인해 환자와 의사가 서로 마주 보는 시간이 줄었다. 하버드대학 부속병원 소속 의사인 러셀 필립스Russell Phillips는 다음과 같이 말했다. "전자의무기록으로 인해 의사는 데이

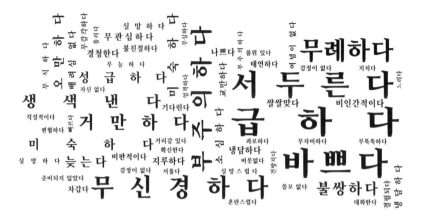

그림 2.1: 의사를 묘사하는 단어의 빈도를 글자 크기로 나타낸 워드 클라우드.

출처: Adapted from B. Singletary et al., "Patient Perceptions About Their Physician in 2 Words: The Good, the Bad, and the Ugly," *JAMA Surg* (2017): 152(12), 1169 – 1170.

터를 입력하는 기술자가 되고 말았습니다."[9] 환자가 아닌 키보드에 주의를 기울이는 모습은 의료진에서 우울증과 번아웃 증후군의 발병 빈도가 높은 주된 이유로 간주된다. 오늘날 미국에서 진료 중인 의사의 거의 절반 정도가 번아웃 증상을 호소하고 있고, 매년 수백 명의 의사가 자살한다.[10] 최근 전체 4만 2,000명의 의사를 대상으로 한 47개의 연구 결과를 분석해보면 번아웃은 환자의 안전 사고 위험을 두 배로 높이며, 이는 또 다시 의사의 번아웃와 우울증으로 이어지는 악순환을 유발하는 것으로 나타났다.[11] 에이브러햄 버기즈는 이 책의 서문에서 이 문제를 언급하며 "침입자"의 역할과 그것이 의사의 정신 건강과 환자 진료에까지 미치는 영향을 기술했다.

전자의무기록의 사용은 다른 문제도 야기했다. 여기에 담긴 정보는 놀랄 정도로 불완전하고 부정확한 경우가 빈번하다. 전자의무기록은 대개 사용이 불편하고 기록의 대부분(평균 80%)은 이전 기록을 복사해 붙여 넣은 것에 불과하다.[12] 단 한 번이라도 외래 기록지를 잘못 작성하게 되면 이 오류는 이후 기록에까지 전해질 가능성이 매우 높다. 그리고 소유권 문제로 인해 다른 의사나 병원의 기록을 얻기는 무척이나 어렵다. 소프트웨어 회사는 경쟁 소프트웨어에서는 작동하지 않는 파일 포맷을 사용하며, 병원은 환자를 빼앗기지 않기 위해 독점적 파일 포맷을 고수한다. 영상의학과 의사인 소랍 자Saurabh Jha는 이러한 작태를 트위터를 통해 적절하게 표현했다. "당신의 신용 카드는 외몽골에서도 사용 가능하지만 당신의 전자의무기록은 길 건너 병원에서도 사용할 수 없다."[13]

전자의무기록의 불완전성은 일회성one-off 의학으로 인해 더욱 두드러진다. "일회성"은 단순히 상호작용이 짧은 시간 동안 일어나거나 드물게 일어나는 것만을 의미하지는 않는다. 우리는 환자가 실생활에서 활동하고, 일하고, 자는 상황에서 이들과 접촉할 수 없다. 의사가 얻을 수 있는 데이터는 진료실이라는 작위적인 환경과, 외래 방문이라는 정해진 시간 내에서만 이루어진다. 내가 로버트에게 처방한 것과 같은 패치를 착용한 환자는 극히 드물다. 대개의 경우, 우리는 환자의 실생활에서 나타나는 의료 지표medical metric(혈압, 심장 박동수, 심장 리듬, 불안 수준 및 기분 상태)가 어떤지 알 길이 없다. 사실 이러한 데이터를 얻게 되더라도 실생활에서 대조군의 정상치를 모르기 때문에 의미 있는 비교가 불가능하다. 그리고 이러한 상황은 진료실 밖에서 보여지는 의사와 환자 간의 시대에 뒤처진 소통 방식 때문에 더욱 악화된다. 의료계 외부의 사회에서는 가족이나 친구가 지구 반대편에 있더라도 이메일이나 문자 메시지, 영상 통화 등을 통해 이들과 긴밀한 관계를 유지할 수 있다. 하지만 전체 의사의 3분의 2 이상은 아직까지 환자와의 관계를 공고히 하기 위한 방편으로 디지털 통신을 활용하지 않는다. 이메일이나 문자 메시지의 사용에 난색을 표명하는 이유로 시간 부족, 의료 분쟁에 대한 우려, 보상이 없다는 점 등을 들 수 있지만 이들은 모두 의사와 환자 간의 피상적인 관계에 기인하는 것으로 보인다.

이것이 바로 오늘날 의료의 실상이다. 우리는 데이터가 부족하고, 시간이

부족하고, 정황 파악이 부족하고, 대면 접촉이 부족한 세상, 즉 얕은 의학의
세상에서 살고 있다.

얕은 의학의 결과로 비용이 낭비되고 환자에게 위해가 가해질 수 있다.
오늘날 검진이 이루어지는 양상을 예로 들어 보자. 미국의 경우 유방촬영술
은 50대 여성에서 매년 시행하도록 권고된다. 이 한 가지 선별 검사로 인해
소요되는 비용은 연간 100억 달러 이상이다. 하지만 50대 여성 1만 명을
대상으로 10년에 걸쳐 유방촬영술을 매해 시행할 경우, 5명(0.05%)만이 유
방암으로 인한 사망을 피할 수 있으며, 6,000명(60%) 이상이 적어도 한 번
이상의 위양성false positive 결과(실제로는 정상인데도, 검사 결과는 유방암이라
고 잘못 나온 경우 – 옮긴이)를 얻는다는 사실을 고려한다면 상황은 더욱 암
담하다.[14] 위양성 결과가 확인되면 조직 검사, 수술, 방사선치료, 항암치료
등의 불필요한 검사와 치료를 받게 되고, 이로 인해 합병증 및 비용 부담이
증가할 것이다. 이를 차치하더라도 환자가 감내해야 하는 엄청난 두려움과
불안감은 어쩔 것인가.

남성에서의 전립선특이항원prostate-specific antigen, PSA 선별 검사 역
시 유방촬영술과 같은 길을 걷고 있다. 미국비뇨의학회American Urological
Association는 2013년 PSA 선별 검사를 기본 검사로 시행하는 것을 반대하
는 권고 조항을 발표했지만, 이 검사는 여전히 널리 시행되고 있다. 매년
약 3000만 명의 미국인 남성이 PSA 선별 검사를 받는데, 이 중 PSA 상승
소견을 보이는 사람은 600만 명, 조직 검사를 받는 사람은 100만 명에 달
한다. 그중 18%에 해당하는 18만 명 정도가 전립선암 진단을 받지만, 조
직 검사에서 확인되지 않은 전립선암 역시 18만 건에 달한다.[15] 게다가 대

부분의 전립선암은 매우 느리게 진행하기 때문에 환자의 생명을 위협하지 않는다. 이러한 사실은 이미 확인된 내용이지만 무시되는 경우가 빈번하다. 종양의 공격성과 전이 성향을 나타내는 유전체 마커genomic marker는 이미 여러 연구에서 검증되었지만 아직까지 임상 진료에서 활용되지 못하고 있다.[16] 전체적으로 볼 때 1,000명을 대상으로 PSA 선별 검사를 시행하면 1명의 사망을 막을 수 있는 것으로 나타났다.[17] 낙관적으로 본다면 유방촬영술(1,000명 중 0.5명)에 비해 2배나 우수한 성적으로 생각할지도 모르겠다! 하지만 다른 관점에서 데이터를 보자. 생명을 구할 확률과 비교하여 비정상적인 PSA 수치로 인해 전립선암으로 오진될 확률은 120~240배 높고, 불필요한 방사선치료나 수술을 받을 가능성은 40~80배 높다.

암 검진은 얕은 의학이 지니는 거의 모든 문제점을 드러낸다. 지난 1999년 한국은 여러 종류의 암에 대해 국가 검진 프로그램을 시작했다. 이 프로그램은 무료로 진행되거나, 평균 이상의 소득 수준에 해당하는 사람의 경우에는 미미한 금액만 부담하면 되었고, 그로 인해 엄청난 인원이 참여했다. 검진 항목에는 갑상선 초음파 검사도 포함되었다(2019년 현재, 한국의 국가 암 검진 프로그램은 위암, 간암, 대장암, 유방암, 자궁경부암, 그리고 폐암에 대해 시행되고 있다 – 옮긴이). 그로부터 10여 년이 지나자 갑상선암의 진단율은 15배 증가해 4만 명 이상이 진단을 받았고, 갑상선암은 한국에서 가장 흔한 암이 되었다. 언뜻 보면 검진의 성공 사례로 보일지 모르겠으나 이는 무의미한 진단이었다. 진단은 엄청나게 늘어났지만 갑상선암으로 인한 사망률을 포함한 결과에는 아무런 변화가 없었다.[18]

갑상선암 검진 스토리는 미국에서도 재현되었다. 10년 전 "당신의 목을 확인하세요check your neck"라는 제목의 홍보물에 기재된 문구는 다음과 같았다. "갑상선암은 당신이 얼마나 건강한지 상관하지 않습니다. 이는 당신을 포함한 누구에게나 발생할 수 있습니다. 이것이 바로 갑상선암이 미국에

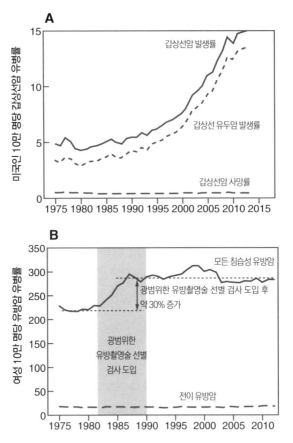

그림 2.2: 대규모 선별 검사로 진단 건수는 증가하였으나 임상 경과에는 변화가 없었다.

출처: Panel A adapted from H. Welch, "Cancer Screening, Overdiagnosis, and Regulatory Capture," *JAMA Intern Med* (2017): 177(7), 915 – 916. Panel B adapted from H. Welch et al., "Breast-Cancer Tumor Size, Overdiagnosis, and Mammography Screening Effectiveness," *N Engl J Med* (2016): 375(15), 1438 – 1447.

서 가장 빠르게 늘고 있는 암인 이유입니다."[19] 이러한 예측은 곧 현실화되었고, 그림 2.2에서 볼 수 있듯이 갑상선암의 발병률은 현저하게 증가했다. 진단된 환자의 80% 이상은 갑상선 절제술을 시행받았고, 갑상선에서 정상적으로 생성되는 호르몬을 보충하기 위해 약제를 복용해야 했다. 또한 거의 절반 정도는 목에 방사선 동위원소 치료를 받았다. 한국의 경우에서와 마찬가지로 이렇게 적극적인 진단과 치료는 결과에 어떤 영향도 미치지 못했다. 게다가 이 결과는 불필요한 방사선치료로 인한 위험은 감안하지 않은 것이었다.

다트머스 연구소의 연구팀은 유방암의 과잉 진단에서 갑상선암의 경우와 매우 유사한 패턴을 관찰했다(그림 2.2).[20] 1975년부터 2010년까지 동일한 기간 동안 새롭게 진행된 유방촬영술 기본 검사 덕분에 유방암 진단은 30% 증가했다. 하지만 같은 기간 동안 전이암의 발생은 감소하지 않았다. 환자가 사망하는 원인은 암 자체가 아니라 거의 대부분의 경우 전이이며, 우리는 어떤 환자에서는 암 발생 초기부터 전이가 발생할 수 있음을 알고 있다. 암의 조기 진단이 자연 경과를 바꿔 나쁜 결과를 막을 수 있다는 주장은 도전에 직면했다.

지난 수십 년 동안 우리가 의과대학에서 배운 내용에 의하면 종양 세포는 매우 느린 속도로 2배씩 증가하다가 결국 종괴를 형성하고, 이는 다시 오랜 기간 후에 침윤성을 띠며 신체 다른 부위로 퍼지게 되는데, 이러한 전체 과정에는 수년에서 수십 년이 소요된다. 하지만 일부 환자에서 종양이 발생 초기에 전이될 수 있다는 최근 연구 결과들은 기존의 암 발병 기전에 심각한 의문을 제기한다.[21] 이러한 불편한 진실은 선별 검사의 핵심 교리, 즉 암의 조기 진단이 결과를 개선한다는 주장을 약화시킨다. 또한 이는 사망과 장애의 가장 흔한 원인 중 하나인 암에 대해 현대 의학이 지니는 예측력의 한계를 드러내기도 한다.

만약 어떤 환자에서 특정 질환의 발생 위험이 있는지 여부를 확인하기 위해 의사가 시간을 할애할 수 있다면 이러한 문제의 상당 부분은 사실 사전에 막을 수 있다. 그리고 검사와 처치 역시 좀 더 현명하게 시행될 수 있다. 의학에서 잘 알려져 있으면서도 흔히 간과되는 중요한 도구는 베이즈 정리Bayes's theorem인데, 이는 가능성 있는 사건을 둘러싼 조건에 관한 지식이 발생 확률에 어떤 영향을 미치는지를 기술한다. 우리는 여성의 12% 정도에서 유방암이 발생한다는 사실을 알고 있지만 이는 모든 여성에서 유방암 발생 확률이 12%라는 의미는 아니다. 예를 들어 특정 BRCA 유전자 변이를 지닌 사람이나 유전적 위험 수치genetic risk score가 높은 사람이 더 위험하다는 사실은 잘 알려져 있다. 상세한 가족력 조사 없이(환자 진료 시간 부족으로 인한 또 다른 결과) 모든 여성에서 선별 검사를 시행하거나 유방암과 연관된 특정 유전자 변이에 대한 선별 검사를 시행하는 일은 위양성을 양산하는 확실한 방법이다. 마찬가지로 건강한 사람을 대상으로 전신 골스캔bone scan이나 MRI를 시행하는 것은 아이작 코하네Isaac Kohane가 "우연종incidentaloma"이라 부른 우발적 소견incidental finding이 급격하게 증가하는 결과를 가져온다.[22] 또한 증상이 없는 건강한 사람에서 운동부하검사exercise stress test를 시행할 경우 비정상적인 결과가 증가하게 되며, 이는 불필요한 혈관조영술로 이어질 수 있다. 미국의 여러 의료기관은 조기 진단이 생명을 구할 수 있다는 주장을 통해 건강하고 부유한 사람들이 지닌 두려움에 영합하고 이를 이용하기도 한다. 다수의 유명 병원들이 기업 임원을 대상으로 검진 프로그램을 시행하는데, 여기에는 3,000달러에서 10,000달러에 이르는 불필요한 검사 항목들이 포함되어 있다. 이렇게 불필요하고 근거 없는 검사가 늘어날수록 위양성의 가능성도 증가한다. 아이러니하게도 위양성의 우발적 소견에 대한 추가 검사로 인해 환자의 생명이 위협받기도 한다. 일례로 웰치Welch의 연구팀은 메디케어 가입자 중 40%에서 가입 후 5년 이내에 시행된 복부 CT가 의도치 않은 위험을 야기할 수 있음을 확인했다. 즉, 신장암으로 진단되어 신장을 제거하는 수술을 받게 될 가능성이 증가한 것이다. 터무니없는 말처럼 들리겠지만 이들 환자 중 4%는 수술 후 90일 이내에 수술 합병증으로 사망했다. 게다가 수술 후 살아남은 환자들에서조차 전체 암 생존율의 개선은 관찰되지 않았다.[23]

닥치는 대로 시행할 수 있는 검사란 없다. 검사의 당위성과 위험성을 고려해 적절한 검사만 시행해야 하는 것이다.

미국에서는 매년 3조 5000억 달러의 의료 비용이 발생한다. 표 2.1에 나타나듯이 2015년 기준으로 1위는 병원비로, 전체 비용의 약 3분의 1에 해당한다.[24] 의사와 관련되는 비용은 전체의 5분의 1 정도로, 지난 수십 년간 비교적 큰 변화가 없었다. 처방 약제비는 폭발적으로 증가해 2015년 3200억 달러를 상회하며, 2021년에는 6000억 달러에 이를 것으로 전망된다.[25] 암이나 희귀 질환의 치료에 쓰이는 신약은 지속적으로 출시되고 있으며, 약제 비용은 치료 건당 10만 달러, 혹은 연간 10만 달러에서 100만 달러에 달한다.

이러한 성장은 약제, 특히 고가 약제가 뛰어난 효능을 지닌다는 환자와

항목	의료비 (달러)
병원비	1조
전문의, 개업의 진료	6350억
처방 약제	3250억
건강 보험	2100억
요양 시설 및 장기 요양 서비스	1570억
치과 진료	1180억
시설 및 장비	1080억
가정 건강 관리	890억
기타 전문 서비스	880억
정부 및 공중 보건 활동	810억
기타 내구성 의료 장비	590억
연구	470억
정부 행정	430억

표 2.1: 2015년 미국의 의료비 지출 내역.

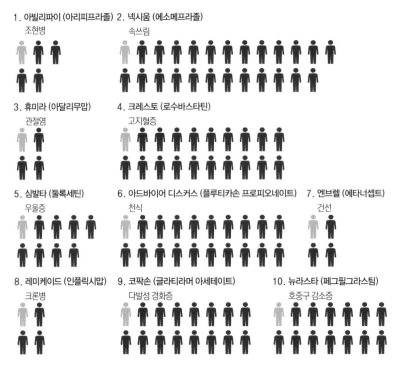

1. 아빌리파이 (아리피프라졸) 2. 넥시움 (에소메프라졸)
조현병   속쓰림

3. 휴미라 (아달리무맙) 4. 크레스토 (로수바스타틴)
관절염   고지혈증

5. 심발타 (둘록세틴) 6. 아드바이어 디스커스 (플루티카손 프로피오네이트) 7. 엔브렐 (에타너셉트)
우울증   천식   건선

8. 레미케이드 (인플릭시맙) 9. 코팍손 (글라티라머 아세테이트) 10. 뉴라스타 (페그필그라스팀)
크론병   다발성 경화증   호중구 감소증

그림 2.3: 2014년 총 매출 기준 상위 10개 약제에 대해 임상적 반응을 보이는 사람들의 수를 보여 주는 모식도. 회색은 임상적 반응을 보이는 사람, 검은색은 임상적 반응을 보이지 않는 사람을 나타 낸다.

출처: Adapted from N. Schork, "Personalized Medicine: Time for One-Person Trials," *Nature* (2015): 520(7549), 609-611.

의사의 믿음에 기인하는 측면이 있다. 의사들은 약제를 처방할 때 효능이 있을 것이라는 인지 편향cognitive bias을 갖는다. 환자 역시 약제가 도움이 될 거라고 믿는다. 비활성 물질을 투여하는 위약군 배정 환자에서도 기대 이상의 치료 효과가 일관되게 관찰된다는 사실이 여러 무작위 임상시험에서 입증되었다.

수년 전, 스크립스 연구소Scripps Research에서 나와 함께 근무했던 니콜라스 쇼어크Nicholas Schork는 총 매출액을 기준으로 상위 10개 약물에 대한 기대 임상 반응intended clinical response을 정리했다.[26] 그림 2.3에서 볼 수 있듯이 이들 약제에 반응을 보이지 않은 사람의 비율은 상식적인 수준을 훨씬 넘어선다. 아빌리파이Abilify(조현병 및 양극성 장애 환자에게 주로 사용되는 항정신병약물 – 옮긴이)를 예로 들면 이 약을 복용한 환자 5명 중 1명에서만 실제로 임상적 효과가 나타났다. 전체적으로 이들 주요 약물을 복용하는 환자의 75%에서는 기대된 효과가 나타나지 않았다. 이들 약제 중 상당수(휴미라, 엔브렐, 레미케이드 등)가 연간 100억 달러 이상의 매출을 기록했다는 사실을 고려한다면 막대한 자원 낭비가 초래되었음을 쉽게 알 수 있을 것이다.

이 데이터는 약제가 효과가 없다거나 제약 회사가 부당 이득을 노린다는 의미를 내포하지는 않는다. 그보다는 오히려 의사들이 어떤 부류의 환자가 치료에 반응할지를 예측하는 능력을 연마하지 못했거나, 환자가 치료에 긍정적인 반응을 보일지 여부를 판단하는 데 필요한 정보를 충분히 얻지 못했기 때문에 약제 효과가 나타나지 않는 것이다. 이는 결국 오늘날 의료 시스템에 만연한 문제, 즉 잘못된 진단으로 인한 치료, 빈번한 의료 과실, 불필요한 치료, 과잉 치료의 문제 등과 연속선상에 있다.

온갖 불필요한 검사와 치료, 오진, 우발적 소견 등이 범람하는 상황에서 헬스케어 시스템의 효능을 측정하는 가장 중요한 지표 세 가지를 고려해 볼 수 있다. 이는 수명, 영아/아동기 사망률, 모성 사망률로, 미국의 경우 이들 지표의 성적은 결코 좋지 않으며, 경제협력개발기구OECD 소속 국가들에 비해서는 월등하게 떨어진다(그림 2.4 및 그림 2.5). 물론 이에 대한 이유로는 미국에서 점차 심해지고 있는 사회경제적 불평등과 같은 요인도 존재한다. 이는 예를 들어 흑인 여성에서 모성 사망률이 놀랄 만큼 높은 현상을 설명하는 중요한 원인일 것이다.[27] 다른 국가에서는 딥메디슨이 시행되고 있다고 주장하는 것이 아니다. 그보다는 미국이 얕은 의학에 지나치게 매몰되어 있다고 생각된다. 사회경제적 지위가 낮은 이들(의료 접근에 문제

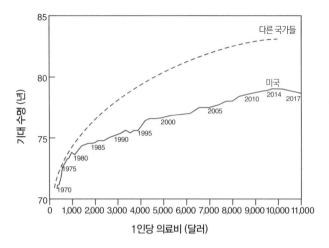

그림 2.4: 1970년에서 2017년까지 1인당 의료비에 대한 미국 및 다른 24개 국가의 기대 수명.
출처: Adapted from M. Roser, "Link Between Health Spending and Life Expectancy: US Is an Outlier," *Our World in Data* (2017): https://ourworldindata.org/the-link-between-life-expectancy-and-health-spending-usfocus.

가 있는 사람들)에게는 해당되지 않는 의료 과잉도 상당한 수준이며, 이 역시 얕은 의학에 기여한다. 헬스케어에 지출되는 비용이 증가하고 있음에도 불구하고 오직 미국에서만 기대 수명이 감소하고 있는 상황은 심히 우려스럽다. 지난 수년간 보건경제학자들은 비용은 줄이면서도 이전과 동일하거나 더 나은 결과를 얻는 "곡선 구부리기bending the curve"에 관해 논의해왔다. 하지만 지출이 가파르게 증가하고 있는 상태에서, 지난 수년간 미국에서 기대 수명이 감소하는 양상을 보면 우리는 반대된 방향으로 곡선을 구부리고 있는 셈이다!

오늘날 만연하고 있는 얕은 의학은 천문학적 규모의 비용 낭비와 더불어 최선에 미치지 못하는 결과를 초래하고, 불필요한 위해를 가한다. 나는 지금까지의 논의를 통해 독자들이 위와 같은 사실에 확신을 가질 수 있길 바란다. 얕은 의학은 어리석은 의학이라는 인식을 가지는 것은 개인에 관한, 그리고 개인을 위한 무한대에 가까운 데이터를 생성하고 처리할 수 있는 능

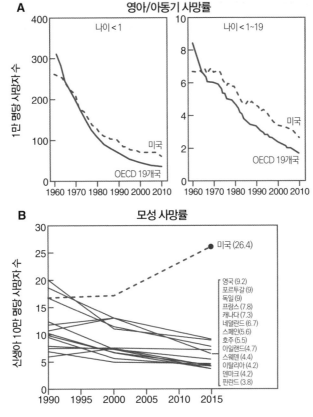

그림 2.5: 주요 지표, 즉 (A) 영아/아동기 사망률, (B) 모성 사망률에서 독보적으로 높은 수치를 기록하고 있는 미국의 현 상황.

출처: Panel A adapted from A. Thakrar et al., "Child Mortality in the US and 19 OECD Comparator Nations: A 50-Year Time-Trend Analysis," *Health Affairs* (2018): 37(1), 140 – 149. Panel B adapted from B GBD Maternal Mortality Collaborators, "Global, Regional, and National Levels of Maternal Mortality, 1990 – 2015: A Systematic Analysis for the Global Burden of Disease Study 2015," *Lancet* (2016): 388(10053).

력을 지닌 정보화 시대에서 더욱 필요하다. 개인 건강에 관한 심층적, 장기적, 포괄적 데이터. 이러한 개인별 빅데이터는 진단과 치료의 정확성을 높일 수 있는 잠재력을 지닌다. 하지만 이는 특정 개인이나 의사가 다룰 수 있을 수준을 훨씬 넘어서기 때문에 아직까지 활용되지 못하고 있다. 그렇기 때문에 우리는 임상 의사의 기본적인 의사 결정 과정인 의학적 진단을 내리는 방식을 바꿀 필요가 있다. 이제 이 주제에 관해 살펴보도록 하자.

3장

의학적 진단

의사는 정확한 진단을 내리기 위해 무수히 많은 증상, 선행 질환 및 원인, 경과와 예후, 완치나 증상 경감을 위한 치료법을 머릿속에 넣고 있어야 하며, 이러한 항목 하나하나마다 해당되는 진단명을 떠올릴 수 있어야 한다.

—대니얼 카너먼Daniel Kahneman

컴퓨터과학은 아마도 의사의 지적 기능을 강화하고, 때로는 대체하며 엄청난 영향을 끼칠 것이다.

—윌리엄 슈왈츠William B. Schwartz, 1970년

의과대학 3학년 생활이 막 시작된 때였다. 나는 뉴욕주 로체스터시에 위치한 스트롱메모리얼병원Strong Memorial Hospital에서 임상실습 입문 수업을 들었다. 야구로 치면 개막전 경기의 1회초인 셈이었다. 10명으로 이루어진 우리 실습 조의 담당 교수는 저명한 심장내과 의사이자 로체스터대학 교수인 아서 모스Arthur Moss였다(나의 영웅이자 은사였던 그는 2018년 작고했다). 우리는 환자의 병실로 가기 전에 회의실에 모여 사전 모임을 가졌다.

모스의 외모는 상당히 인상적이었다. 그는 검은 동공의 눈을 가늘게 뜨고 우리를 쳐다보았고, 칠흑 같은 머리에는 은색 머리카락이 듬성듬성 섞여 있었다. 무릎 한참 아래까지 내려오는 기다란 흰색 가운에 아랫단을 밖으로 접어 올린 짙은 회색 바지, 검은색 양말, 그리고 검은색 윙팁 구두까지. 그의 오늘 오전 목표는 진단의 기본을 가르치는 것이었다.

모스는 칠판으로 가서(1977년에는 화이트보드가 없었다) 환자의 특징을 하

나씩 적었다. "65세 남성, 응급실 내원."

그는 첫 문장을 쓰고서 물었다. "감별해야 할 질환을 말해보게."

주어진 정보가 거의 없는 상황이라 이상하게 보일 수 있을 것이다. 하지만 모스가 의도한 바는 의사가 환자의 증례를 접할 때에는 증상, 징후, 혈액 검사 등 모든 정보를 총동원해서 그림에 들어맞는 가장 흔한 원인들을 떠올려야 한다는 것이었다.

풋내기 예비 의사로 구성된 우리 조에서 나온 대답은 심근경색, 암, 뇌졸중, 사고였다.

그는 환자에 대한 정보를 하나 더 추가했다. 흉통.

조원들은 하나같이 심근경색이 틀림없다고 결론 내렸다.

모스는 냉소적인 표정을 지으며 모두 틀렸다고 했다. 우리는 흉통을 유발할 수 있는 다른 질환을 떠올려야 했고, 대동맥 박리, 식도 경련, 늑막염, 심낭염, 심장 좌상 등의 의견이 추가되었다.

다음으로 그는 흉통이 목과 등으로 전이된다고 칠판에 적었다. 이제 심근경색과 대동맥 박리 두 질환으로 좁혀졌다. 마지막으로 환자가 잠시 의식을 잃었다는 사실이 추가되자, 최종 진단명은 대동맥 박리로 결론이 났다. 모스는 미소를 지으며 말했다. "정답." 그는 흉통을 호소하는 환자를 볼 때면 대동맥 박리의 가능성을 항상 염두에 두라고 하면서 이 질환은 자주 간과되며 진단을 놓치는 것은 치명적인 과실이 될 수 있다고 덧붙였다.

이제 좀 더 난이도가 높은 문제를 풀 차례였다. 그는 칠판에 적힌 내용을 지우고 나서 "33세 여성, 입원"이라고 썼다.

우리는 유방암, 임신 합병증, 사고 등을 거론했다. 모스는 실망한 표정으로 더 추가할 내용이 없냐고 물었다. 그가 다음으로 제시한 특징은 발진이었다.

우리는 감별해야 할 질환으로 감염, 약물 부작용, 곤충 및 동물에 의한 교상, 심한 옻중독을 추가했다. 모스는 여전히 낙담한 표정을 지으며 한 가지 힌트를 더 주었다. 안면 홍반. 하지만 우리는 여전히 갈피를 못 잡고 있었다. 감별해야 할 다른 질환이 생각나지 않았다. 그는 이 가상 환자의 특징을 한 가지 더 기술할 수밖에 없었다. 흑인.

조원 중 한 명이 나지막한 목소리로 대답했다. "루푸스?"

정답이었다. 그녀는 루푸스가 젊은 흑인 여성에서 훨씬 더 자주 발생하며, 얼굴에 생기는 나비 모양의 발진이 전형적인 특징이라는 사실을 알고 있었기에 답을 맞출 수 있었다.

이것이 바로 우리가 배웠던 하향식top-down 진단 방식이다. 이는 몇 개의 일반적인 기술에 즉각적으로 반응해 가설이나 추측, 잠정적 결론에 해당하는 몇 가지 목록을 재빨리 작성하는 것이다. 우리는 흔한 일이 자주 발생한다는 주장, 즉 베이즈 정리의 바탕이 되는 논리에서 파생된 이러한 주장을 주입받았고, 분석력보다는 직관력을 키우도록 훈련되었다. 하지만 베이즈 정리는 사전 확률에 의존하는데, 의대생에 불과했던 우리는 엄청난 분량의 교과서를 보긴 했지만 직접 경험한 환자는 얼마 되지 않았기 때문에 머릿속에 떠올릴 수 있는 질환이 얼마 되지 않았다. 이러한 방식은 수천 명의 환자를 진료한 경험이 있는 숙련된 의사에게 훨씬 더 도움이 되는 방식일 것이다.

우리가 배운 진단적 접근 방식은 자동적이고, 빠르고, 직관적이면서 특별한 노력을 요하지 않는 사고의 일종으로, 대니 카너먼Danny Kahneman은 이를 시스템 1 사고System 1 thinking라 불렀다.[1] 이러한 사고 체계는 휴리스틱heuristic을 사용하는데, 이는 반사적으로 작용하는 마음의 지름길로, 문제에 대한 분석 과정을 건너 뛰고 빠른 해답 도출을 추구한다. 반면 시스템 2 사고System 2 thinking는 분석을 포함하며 느리게 진행되는 사색의 과정이다. 시스템 2 사고를 관장하는 뇌의 영역은 시스템 1 사고에 반응하는 영역과 다르며, 대사 요구 조건마저 다르다. 진단 능력이 탁월한 의사는 시스템 2 사고에 의존할 것으로 생각되겠지만 실상은 그렇지 않다. 여러 연구를 통해 이들의 재능은 직관, 경험, 지식 등이 혼재된 휴리스틱과 연관된다는 사실이 입증되었다. 사실 모든 의사들이 배웠던 빠르고 반사적인 가설 형성 방법, 즉 시스템 1 사고가 올바른 진단을 얻기 위한 원형prototype이라는 사실은 이미 40년여 년 전에 입증되었다. 환자를 만난 지 5분 이내에 정확한 진단명을 생각해 낼 경우, 정확도는 무려 98%에 달했지만 5분 내에 진단명이 떠오르지 않는 경우에는 최종 진단명의 정확도가 25%에 불과했다.[2]

이러한 사고 체계에 도전장을 던진 곳이 한 군데 있다. 모든 환자를 빠르게 평가하고 입원을 시킬지 퇴원 조치를 할지 결정해야 하는 응급실이다. 이곳에서 잘못된 진단으로 환자가 퇴원하면 사망으로 이어질 수 있는데, 매년 전체 미국인의 20%가 응급실을 방문한다는 사실을 고려한다면 이러한 위험에 노출된 인원은 엄청나게 많다. 응급실에 내원한 메디케어Medicare 수급자를 대상으로 한 대규모 연구에 의하면 생명을 위협하는 질환으로 진단되거나 특별한 과거력이 없음에도 불구하고 집으로 퇴원한 지 1주 이내에 사망한 환자의 수는 매년 1만 명 이상으로 나타났다.[3] 이는 응급실에 국한된 문제가 아니다. 미국에서만 매년 120만 건 이상의 심각한 오진이 발생하며,[4] 2015년 미국국립과학원National Academy of Science에서 발표한 기념비적인 보고서에 의하면 대부분의 사람들이 일생 동안 한 번 이상의 오진을 경험하는 것으로 드러났다.[5]

이러한 데이터는 의사의 진단 방식에 관한 중요한 문제점을 제기한다. 시스템 1(이제부터 이를 속성 의학fast medicine이라 칭하겠다)은 제대로 작동하지 않으며, 정확한 진단을 위해 습관적으로 시행해 온 여러 방식에는 개선되어야 할 부분이 있다는 사실이다. 우리는 시스템 2 진단적 사고를 강화할 수 있다. 카너먼은 다음과 같이 주장했다. "시스템 1의 오류를 막는 법은 간단하다. 인지 지뢰밭에 들어갔다는 신호를 감지하고, 속도를 늦추고, 시스템 2에 지원을 요청하라."[6] 비록 제한된 연구로부터 얻은 결과이긴 하지만 시스템 2를 이용해 시스템 1을 보완한다는 생각은 아직까지 정립되지 못했다. 의사들이 분석 모드로 전환해 의식적으로 사고의 속도를 늦추더라도 진단의 정확성은 그다지 개선되지 않았는데,[7] 이는 진단의 정확성에 관련되는 요인 중에 시스템 1 사고나 시스템 2 사고 외의 다른 변수들도 있기 때문이다. 그중 한 가지는 의학 교육에서 진단 역량이 강조되지 않는다는 점이다. 미국내과의사협회 교육수련인증협의회American Board of Internal Medicine Accreditation Council for Graduate Medical Education의 22개 주요 수련 항목 가운데 진단에 관한 사항은 2개에 불과하다.[8] 이렇게 수련을 마친 후, 의사들의 진단 역량 수준은 일생 동안 거의 변화가 없다. 놀랍게도 의사로서 생활하는 동안 진단 능력에 대한 피드백을 받는 시스템 또한 존재하지 않는다. 필립 테틀록Philip Tetlock은 『슈퍼 예측Superforecasting』이라는 책에서 "피드백을 받지 않는다면 당신의 자신감은 정확성보다 훨씬 빠르게 커진다"고 했다.[9] 의과대학 재학 중이나 졸업 후의 과정에서 진단 기술을 강조하지 않는 것보다, 의사들의 마음속 깊이 내재되어 오진의 원인이 되는 인지 편향과 왜곡에 주목하지 않는 것이 더 심각한 문제이다. 의사들의 인지 편향과 왜곡은 오늘날 의과대학에서 진단을 가르칠 때 포함되어 있지도 않다.

마이클 루이스Michael Lewis는 자신의 저서 『생각에 관한 생각 프로젝트 The Undoing Project: A Friendship That Changed Out Minds』(2018, 김영사)에서 십 대 시절, 아모스 트버스키Amos Tversky와 대니 카너먼으로부터 영향을 받은 캐나다 출신의 의사 도널드 레델마이어Donald Redelmeier에 관해 서술했다.[10] 서니브룩병원Sunnybrook Hospital 외상 센터에 근무하던 레델마이어는 동료 의사들에게 서두르지 말고 시스템 1 사고를 길들일 것, 그리고 정신적 원인으로 야기되는 판단 착오를 피하도록 주의할 것을 요구했다. "모든 것을 한

번에 명쾌하게 설명해 주는 하나의 단순한 진단명이 머릿속에 퍼뜩 떠오를 때 아주 조심해야 합니다. 그때 잠깐 멈춰서 그 생각이 옳은지 따져봐야 해요."[11] 환자에게 늑골 골절과 무기폐가 있다는 사실을 간과한 채 불규칙한 심장 박동의 원인으로 갑상선 기능항진증을 잘못 지목하는 경우, 레델마이어는 이러한 오류를 대표성 휴리스틱representativeness heuristic, 즉 과거의 경험에 기반해 의사 결정을 내리는 지름길의 예라고 했다(이에 관해서는 트버스키와 카너먼이 처음으로 기술했다). 대표성 휴리스틱과 같은 사고 패턴은 의사들에게 만연한 인지 편향 문제의 일례이다. 대부분의 사람들은 여러 종류의 편향을 지니는데(위키피디아에 열거된 것만 185가지이다), 여기에서는 진단의 정확성 감소와 관련된 몇 가지를 중점적으로 살펴보고자 한다.[12] 이때 의료 분야에 내재된 인지 편향은 인간의 본성이며, 진단을 하거나 확신을 가지고 치료를 권장할 때만 나타나는 특성이 아니라는 점을 이해하는 것이 중요하다. 차이점이 있다면 의학적 의사 결정은 대개 심각한 결과를 초래하며 때로는 생사를 좌우하기도 한다는 사실이다.

진단 오류로 이어질 수 있는 인지 편향의 일부는 어느 정도 예측이 가능하다. 사람에게 생기는 질환은 1만 개 정도가 있는데, 이들 대부분을 기억할 수 있는 의사는 단 한 명도 없을 것이다. 의사가 감별 진단을 할 때 가능성이 있는 진단명을 생각해내지 못한다면 자신들의 머릿속에서 "떠올릴 수 있는available" 가능성에 따라 진단하게 될 것이며, 이로 인해 오류가 발생할 수 있다. 이를 회상 용이성 편향availability bias이라 부른다.

두 번째 편향은 의사가 한 번에 한 명의 환자만을 진료한다는 사실에서 비롯된다. 1990년, 레델마이어와 트버스키는 다음과 같은 연구 결과를 〈뉴잉글랜드 의학저널〉에 발표했다. 즉, 의사는 비교적 적은 수의 환자만을 보기 때문에 이들이 진료한 환자들이, 특히 최근에 진료를 본 경우, 의학적 판단의 기준이 된다는 것이다.[13] 이들이 의사로서 겪은 개인적 경험은 환자가 특정 희귀 질환에 걸릴 확률과 같이 대규모 표본을 통해 얻어진 확고한 데이터보다 우선시되기도 한다. 이는 얼마 전에 진료했던 유사한 증상의 환자가 그 희귀 질환으로 진단되었기 때문이다. 심장 판막에 매우 드물게 생기는 종양인 유두상 섬유탄력종papillary fibroelastoma을 지닌 환자에서 뇌졸중이 발생한 사례를 경험하면 이후 뇌졸중 환자를 대할 때마다 이 희귀 질환을 뇌졸중 원인의 감별 진단에 넣는 것과 마찬가지이다. 레델마이어가 지적한 더 큰 문제는 의사들의 80%는 환자를 볼 때 확률을 고려하지 않는다는 사실이다.

　내가 경험했던 편향의 사례는 다음과 같다. 관상동맥 스텐트 삽입은 환자에게 심근경색을 유발할 약간의 가능성을 지닌다. 이 경우 대개 증상은 동반되지 않지만 혈액 효소 검사를 통해 심근 세포에 가해진 손상을 확인하면 진단이 가능하다. 나는 1990년대에 동료들과 함께 '시술 후 심근경색periprocedural myocardial infarction'이라 알려진 이러한 문제에 관해 몇 개의 논문을 발표했는데, 대부분의 심장내과 의사들은 우리가 틀렸으며 문제를 지나치게 과장했다는 반응을 보였다. 하지만 한 명의 심장내과 의사가 시행하는 스텐트 시술은 대개 연간 100건 미만에서부터 아무리 많아도 200~300건을 넘지 않았으며, 심장에 손상에 가해졌는지 확인하기 위해 혈액 검사를 항상 시행하지도 않았다. 모든 의사들은 자신들이 고도로 숙련되었으며 환자에게 심근경색을 유발하지 않을 것이라 믿는 편향에 영향을 받았다. 상대적으로 제한된 임상 경험과 체계적으로 근거를 파악하는 능력 부족이 의사들의 인지 편향에 영향을 미친 것이다.

　규칙 기반 사고rule-based thinking 역시 편향으로 이어질 수 있다. 심장내과 의사들은, 응급실에 내원한 환자들에게 심장 질환이 있는지 평가할 때 정말 심각하게 심근경색 가능성을 고려하려면 환자의 나이가 40세 이상이어야 한다는 가정을 통해 그림 3.1에서와 같은 편향을 보인다. 스티븐 커즌스

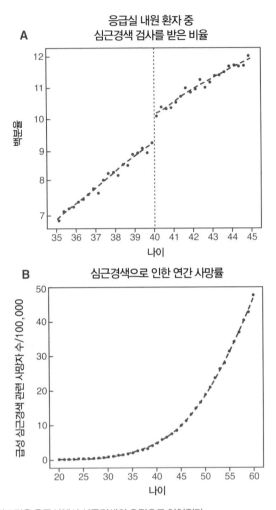

그림 3.1: 휴리스틱은 응급실에서 심근경색의 오진으로 이어진다.

출처: Adapted from S. Coussens, "Behaving Discretely: Heuristic Thinking in the Emergency Department," *Harvard Scholar* (2017): http://scholar.harvard.edu/files/coussens/files/stephen_coussens_JMP.pdf.

Stephen Coussens가 발표한 멋진 제목의 논문 "분리된 대응: 응급실에서의 휴리스틱 사고Behaving Discretely: Heuristic Thinking in the Emergency Department"에서 입증되었듯이 근거는 분명하다. 39세 환자에서 치명적인 심근경색이 발생할 위험은 40세 환자의 경우에 비해 그다지 낮지 않음에도 불구하고(그림 3.1B) 환자가 심장 질환을 지니기에는 너무 젊다고 분류되는 데이터상의 불연속적인 구간이 존재하는 것이다(그림 3.1A). 논란의 대상이 되는 환자들을 90일간 추적 관찰한 데이터를 분석한 결과, 커즌스는 심근경색이 발생하기에는 너무 젊다고 간주된 많은 사람들에서 추후 심근경색이 발생한 사실을 발견했다.[14]

의사들에게서 흔히 발견되는 심각한 편향 중 하나는 과신overconfidence이다. 카너먼은 이 과신이 유행병 수준으로 만연해 있다고 하면서 자신의 주장을 뒷받침하는 연구 결과를 언급했다.[15] 연구에서는 의사가 확신을 가지고 진단한 경우, 부검을 통해 확인된 사망 원인과 환자의 사망 직전에 의사가 내린 진단명을 비교했다. "사망 전 진단을 '한 치의 의심 없이 확신'했던 의사의 40%는 잘못된 진단을 내린 것으로 확인되었습니다." 루이스 역시 이러한 편향을 인지했다. "의학계 전반에 자체 판단력을 과신하는 분위기가 만연해 있습니다."[16] 트버스키와 카너먼은 1974년 〈사이언스Science〉에 발표한 고전적 논문에서 불확실성과 마주할 때 인간이 의지하는 여러 종류의 휴리스틱을 열거하며 확실성에 대한 편향에 관해 논의했다.[17] 불행히도 의학에서는 거의 모든 경우에 근거가 부족한 편이기 때문에 불확실성이 모자랐던 적은 단 한 번도 없다. 또한 이러한 불확실성에 대처하기 위해 전문가의 의견에 의존하는 결과가 초래되기도 했는데, 나는 이를 명성기반의학eminence-based medicine이라 부른다(이에 관해서는 『청진기가 사라진다』에서 상세히 다루었다).[18]

이러한 과신의 일부는 확증 편향confirmation bias으로 분류될 수 있다. 이는 자신의 믿음을 지지하는 정보는 받아들이고, 믿음에 반하는 정보는 거부하는 것으로 아전인수 편향myside bias이라 불리기도 한다.[19] 과신은 자신이 실제로 아는 것보다 더 많이 안다고 믿을 때 생기는 설명 깊이의 착각illusion of explanatory depth과도 밀접하게 연관된다. 편향의 종류가 무엇이건 간에 사람

(의사도 포함된다)이 중요한 결정을 내리는 과정이 합리적 행동과는 거리가 멀다는 사실만큼은 분명하다.

트버스키가 시행한 고전적 실험은 단순 추론simple reasoning의 결핍을 잘 보여주는 사례이다. 그는 스탠퍼드대학병원 의사들을 대상으로 설문 조사를 시행하면서 말기 암 환자에게 어떤 처치를 할지 선택하도록 했다. 생존 확률이 90%라고 표현했을 때에는 82%의 의사가 이 치료법을 선택했다. 하지만 사망 확률이 10%라고 하자 54%의 의사만이 이를 선택했다. "생존"과 "사망"이라는 단어만 바꿨을 뿐인데 치료법 선택에는 많은 차이가 발생한 것이다.

우리는 매년 얼마나 많은 오진이 발생하는지는 물론이거니와 이들 중 상당 부분은 인지 편향으로 인해 발생한다는 사실도 알고 있다. 의사들이 보고한 오진 583건에 관한 연구에서 가장 큰 문제는 해당 진단명을 고려하지 않은 것으로 나타났는데(그림 3.2), 이는 시스템 1 사고와 회상 용이성 편향으로 인해 야기되는 현상이다.[20] 진단의 실패 혹은 지연은 2017년 미국 내 전체 소송의 31%에 해당하는 의료 소송의 가장 중요한 원인이다.[21] 소송을 당한 의사들에게 동일한 상황이 반복된다면 어떤 다른 조치를 취하겠냐고 물었을 때 가장 많이 나온 답변은 '진료기록 작성을 좀 더 잘 하겠다'였다. 이는 곧 진료와 의무 기록 작성이 얼마나 시간에 쫓기며 이루어지고 있는지를 잘 드러내는 결과이다. 오진의 발생을 완전히 없애지는 못하더라도 현저하게 줄일 수 있다는 사실은 분명 매우 중요하다.

얕은 의학과 속성 의학은 각각 그 자체로 매우 중대한 문제이다. 우리는 이들 두 문제를 해결하기 위해 노력해야 한다. 의사가 환자를 심층적으로 파악하고 있고, 거의 완전한 데이터세트를 갖춘 매우 예외적인 경우라 할지라도 결점투성이인 인간의 사고와 제한적인 경험은 진단에 영향을 미칠 수 있다. 의사는 일생 동안 수천 명의 환자를 진료할지도 모른다. 이러한 경험

무엇이 잘못되었나

의사가 보고한 583건의 사례에서 확인된 진단 오류의 주요 원인

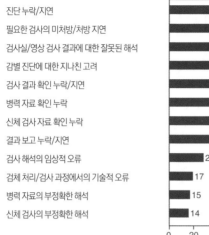
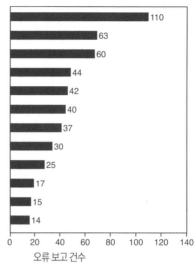

원인	오류 보고 건수
진단 누락/지연	110
필요한 검사의 미처방/처방 지연	63
검사실/영상 검사 결과에 대한 잘못된 해석	60
감별 진단에 대한 지나친 고려	44
검사 결과 확인 누락/지연	42
병력 자료 확인 누락	40
신체 검사 자료 확인 누락	37
결과 보고 누락/지연	30
검사 해석의 임상적 오류	25
검체 처리/검사 과정에서의 기술적 오류	17
병력 자료의 부정확한 해석	15
신체 검사의 부정확한 해석	14

그림 3.2: 500명 이상의 의사를 대상으로 확인된 진단 오류 발생의 원인.

출처: Adapted from L. Landro, "The Key to Reducing Doctors' Misdiagnoses," *Wall Street Journal* (2017): www.wsj.com/articles/the-key-to-reducing-doctors-misdiagnoses-1505226691, with primary reference from G. Schiff et al., "Diagnostic Error in Medicine: Analysis of 583 Physician-Reported Errors," *Arch Intern Med* (2009): 169(20), 1881 – 1887.

은 의사 개인이 갖는 시스템 1 사고의 기본이 되지만, 앞서 언급했듯이 의사들에게 옳고 그름에 대해 정기적으로 피드백을 제공하는 시스템은 없다. 의사가 이러한 경험을 축적하기 위해서는 수십 년의 기간이 소요되지만 그렇게 누적된 경험조차도 사실 매우 제한적이며, 심지어 일생 동안 수만 명의 환자를 진료하는 예외적인 경우라 하더라도 현재 미국에서 진료 중인 70만 명 이상의 의사나 전 세계 수백만 명의 의사와 같은 대규모 집단의 경험과 연계되어 축적된 데이터에 비하면 그 규모는 여전히 작다. 그렇기에 이제 컴퓨터가 등장하게 된다.

의사들에게 도움이 될 수 있는 것은 온라인 도구이다. 비록 진단이 까다로운 사례를 구글 검색으로 해결한 일화도 존재하긴 하지만 단순한 증상 검

색은 정확한 진단 방법으로 검증되지 않았다. 의사뿐만 아니라 이제는 환자들도 사용하는 조기 증상 진단 프로그램 중 하나인 이사벨 증상 검사기Isabel Symptom Checker는 6,000종 이상의 질환을 다루고 있다. '북미에 거주하는 50~64세 남성에서 발생한 기침과 고열'이라고 입력하자 "가능성이 있는" 진단명으로 인플루엔자, 폐암, 급성 충수염, 폐농양, 재발성 발열, 비정형 폐렴, 폐색전이 제시되었다. 이 중 인플루엔자와 비정형 폐렴을 제외한 나머지는 해당 질환에 동반되는 증상 유무로 쉽게 배제할 수 있을 것이다. 2015년 〈영국의학저널British Medical Journal〉에는 23개의 증상 진단 프로그램을 평가한 연구 결과가 게재되었는데, 이 중 시스템에 정보가 주어진 후 정확한 진단이 이루어진 경우는 고작 34%에 불과했다.[22] 이렇게 저조한 성적에도 불구하고 에이다Ada, 유어닷엠디Your.MD, 바빌론Babylon 등 증상을 토대로 진단하는 모바일 앱의 출시가 최근 급증하고 있다. 여기에는 인공지능적 요소가 포함되지만 아직까지는 의사의 진단에 비해 정확도가 떨어지는 것으로 나타났다(물론 의사의 진단이 표준이 될 필요는 없다). 이들 스타트업 기업들은 환자의 병력에 관한 여러 질문을 통해 증상 목록 이상의 정보를 얻는데, 이는 이렇게 질문을 주고 받는 과정을 통해 감별해야 하는 질환의 수를 줄이고 진단의 정확도를 높이기 위함이다. 그러한 앱 중 하나인 부이 헬스Buoy Health는 18,000편 이상의 임상 의학 문헌, 1,700종의 질환 정보, 그리고 500만 명 이상의 환자로부터 얻은 데이터를 보유하고 있다.

그렇지만 여러 증상의 조합으로 정확한 진단을 내릴 수 있다는 것은 지나치게 단순한 생각이다. 환자의 말에 귀를 기울이면 증상의 존재를 0과 1의 이진수로 표현하기 어렵다는 사실이 자명해진다. 증상은 미묘하면서도 여러 형태로 표현되기 때문이다. 예를 들어 대동맥 박리로 고통받는 환자는 자신의 증상을 "흉통"으로 표현하지 않을 수도 있다. 심근경색의 경우 환자는 주먹을 꽉 쥐면서(레빈 징후Levin's sign) 통증이 아닌 압박감을 호소하기도 한다. 또는 압박감이나 통증이 아닌 작열감을 느끼기도 한다. 증상은 주관적이다. 표정이나 몸동작 등으로 전달되는 내용 역시 중요하지만 이들은 몇 개의 단어로 표현되지 않을 수도 있다. 이러한 점은 모바일 앱의 진단적 활용을 더욱 어렵게 만든다.

컴퓨터는 진단의 정확성을 높일 수 있는 이차 소견을 얻는 데 도움이 될 수 있다. 메이요 클리닉에서 진행된 연구에서 의뢰된 환자 300명 정도를 대상으로 조사한 결과, 의사의 초기 진단과 이차 소견이 일치한 경우는 12%에 불과했다.[23] 게다가 비용 부담이나 예약의 어려움, 전문의를 찾지 못하는 경우 등으로 인해 이차 소견을 구하지 않는 경우도 빈번하다. 원격의료 telemedicine는 다른 의사의 의견을 들을 수 있는 대신 대면 상담의 장점은 포기해야 하지만, 중요한 진단에 필요한 정보를 좀 더 쉽게 얻을 수 있다. 1990년대 말, 나는 클리블랜드 클리닉에 근무하면서 마이컨설트MyConsult 라는 온라인 서비스를 시작했다. 이 서비스는 지금까지 수만 건의 이차 소견을 제공했는데, 이 중에는 초기 진단과 일치하지 않는 경우도 흔했다.

진단의 정확도를 높이고자 하는 의사들은 동료들과 데이터를 크라우드 소싱crowdsourcing하며 진단 과정에 도움을 얻을 수 있다. 이는 엄밀한 의미에서 시스템 2 사고는 아니지만 반사적 입력reflexive input과 여러 전문가들의 경험을 활용할 수 있는 장점이 있다. 최근 의사를 대상으로 한 스마트폰 앱이 여럿 등장했는데, 피겨 원Figure One, 헬스탭HealthTap, 닥처프DocCHIRP 등은 의학 영상의 공유를 통해 동료 의사들로부터 신속한 진단을 얻을 수 있기 때문에 상당한 인기를 끌고 있다. 스크립스 연구소는 의사들이 가장 많이 사용하는 크라우드 소싱 앱인 메드스케이프 컨설트Medscape Consult로 부터 수집한 데이터를 발표했다.[24] 이 앱은 출시된 지 2년 만에 사용 빈도가 가파르게 증가해 현재 200개 이상 국가에서 다양한 전공을 지닌 3만 7,000 명의 의사가 이용하며 질의 내용에 대해 빠른 응답률을 보이고 있다. 흥미

롭게도 앱 사용자의 평균 연령은 60세가 넘는다. 휴먼 디엑스Human Dx라고
도 불리는 인간 진단 프로젝트Human Diagnosis Project는 웹 및 모바일 앱 기
반의 플랫폼으로 40개 국가, 6,000명 이상의 의사와 수련의들이 사용해왔
다.[25] 증례의 진단에 대해 200명 이상의 의사와 컴퓨터 알고리즘을 비교한
연구 결과, 의사의 정확도는 84%였지만 알고리즘의 정확도는 51%에 그
쳤다. 이러한 수치는 의사나 인공지능 모두에게 그다지 고무적인 결과는
아니지만 프로젝트를 이끌고 있는 리더들은 미국의사협회American Medical
Association, AMA, 미국전문학회연합체Amecial Board of Medical Specialities, ABMS
등과 같은 여러 기관의 지지를 바탕으로 의사와 기계학습의 집단 지성
collective intelligence이 진단의 정확도를 높일 수 있을 것으로 기대하고 있다.
프로젝트 리더 중 한 명이자 내과 의사인 샨타누 넌디Shantanu Nundy가 경험
한 일화는 매우 낙관적이다.[26]

그는 손의 뻣뻣함과 관절통을 호소하는 30대 여성을 진료하고 있었다.
류마티스성 관절염에 대한 확신이 없었던 그는 휴먼 디엑스 앱에 다음과 같
은 글을 올렸다. "35세 여성, 6개월 전부터 양손의 통증 및 관절 강직 호소,
류마티스성 관절염이 의심됨." 그리고는 염증 소견을 보이는 환자의 손 엑
스레이를 업로드했고, 수 시간 내에 여러 명의 류마티스내과 의사들로부터
진단이 옳다고 확인받았다. 휴먼 디엑스는 2022년까지 10만 명 이상의 의
사를 모집하고 자연어 처리 알고리즘 사용을 늘릴 계획으로, 주요 데이터를
해당 분야 전문의에게 전달해 의사들의 크라우드 소싱과 인공지능을 결합
하고자 한다.

진단 개선을 목적으로 하는 크라우드 소싱의 또 다른 예로 시민 과학
citizen science을 포함하는 모델이 있다. 크라우드메드CrowdMed에 의해 개발
된 이 플랫폼은 의사와 일반인이 까다로운 증례의 진단명을 찾도록 하기 위
해 인센티브를 통한 경쟁을 유도한다. 비非의사의 참여는 매우 신선한 시도

로, 벌써 예상치 못한 결과가 나오기도 했다. 이 회사의 창립자이자 CEO인 제레드 하이만Jared Heyman은 진단의 정확도에서 의사보다 비전문가의 성적이 더 나았다고 했다. 스크립스 연구소의 연구팀은 아직 이들의 데이터를 검토하거나 최종 진단의 정확도를 검증할 기회를 갖지 못했다. 하지만 만약 이러한 결과가 검증된다면, 그건 아마도 비전문가들이 더 많은 시간을 투자해 증례에 관한 광범위한 조사를 할 수 있기 때문일 것이며, 이는 까다로운 증례에서 정답을 찾기 위해서는 느림의 가치와 꾸준한 노력이 중요하다는 사실을 뒷받침한다.

IBM은 왓슨 슈퍼컴퓨터와 인공지능을 이용해 진단 및 치료 성적을 개선하기 위한 야심 찬 계획을 밝혀왔다(그림 3.3). 2013년 IBM은 유수의 병원과 협업을 시작했고, 수십억 달러를 투자하고 관련 회사를 사들였으며, 환자의 데이터와 의료 영상, 과거력, 의학 문헌, 청구 기록 등을 왓슨에게 주입했다.[27] 2015년 IBM의 발표에 의하면 왓슨은 1500만 페이지의 의학 문서와 200권 이상의 의학 교과서, 300종 이상의 의학 저널 내용을 소화했다. 매일 쏟아지고 있는 엄청난 양의 문헌에 담긴 의학 지식은 분명 이용할 가치가 있지만 의사들이 도저히 따라갈 수 없는 분량이다. 2016년 IBM은 26억 달러를 투자해 트루벤 헬스 애널리틱스Truven Health Analytics를 인수했으며, 이를 통해 트루벤이 보유한 환자 1억 명의 의무기록을 손에 넣어 왓슨의 의료 데이터에 대한 끝없는 욕망을 보여 주었다.[28]

수년 전 스크립스 연구소를 방문한 왓슨 연구팀은 증상을 입력하면 감별해야 할 진단명을 확률에 따라 열거하는 방식을 선보였다. 하지만 원인 불명 질환의 유전체 염기 서열을 분석하기 위해 왓슨을 사용하려면 100만 달러 이상을 지불해야 했다. 우리에게는 그만큼의 여유가 없었지만 이러한 비용에 연연하지 않은 센터도 있었다. 그리고 왓슨을 이용한 연구에서는 긍정적인 결과와 부정적인 결과가 혼재되어 나타났다.

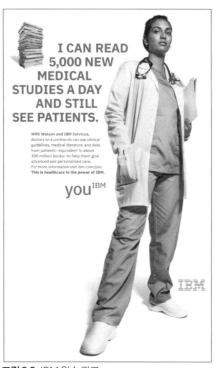

그림 3.3: IBM 왓슨 광고

가장 눈부신 성과는 노스캐롤라이나대학의 라인버거종합암센터Lineberger Comprehensive Cancer Center에서 발표한 것으로, 2016년 〈60분60minutes〉에 방송되었다. 암센터의 수장인 노먼 샤플리스Norman Sharpless(지금은 미국국립암연구소 소장이다)는 인공지능을 통한 암 치료 성적 개선에 관한 한 스스로를 회의론자라고 했다. 노스캐롤라이나대학의 암 환자 1,000명에게 제안된 치료법 중에서 30%는 암 관련 피어 리뷰 저널 분석 결과에 따라 왓슨이 단독으로 제안한 것이다.[29] 치료법을 제안하는 것과 진단 방법을 개선하는 것은 분명 다르다. 하지만 매년 발표되는 16만 편 이상의 암 연구 논문을 소화하는 왓슨의 능력은 분명 어떤 환자에게는 도움이 될 수 있을 것이다. 노스캐롤라이나대학에서 1,000명이 넘는 환자를 대상으로 시행된 이 연구 결과는 피어 리뷰 저널에 발표되었는데, 왓슨은 이 중 300명이 넘는 환자에 대해 종양내과 의사들이 간과했었지만 적합할 것으로 판단되는 임상시험이 존재함을 확인했다.[30]

IBM 왓슨과 미국의 최대 암센터인 MD 앤더슨의 협업 과정은 여러 가지 잘못된 조치로 인해 대실패로 막을 내렸다. 이 중 가장 근본적인 착오는 수백만 페이지의 의학 정보를 소화하는 것이 이들 정보를 이해하거나 사용하는 것과 동일하다는 생각이었다. 왓슨을 이용한 MD 앤더슨 프로젝트의 수장이었던 린다 친은 다음과 같이 말했다. "기계가 의학 정보를 읽을 수 있도록 가르치는 일은 생각보다 어렵습니다."[31] 기계가 구조화되지 않은 데이터, 이니셜, 약자, 상이한 문체, 인간의 오류 등을 파악하는 것은 결코 쉽지 않은 것으로 드러났다. 왓슨 포 온콜로지Watson for Oncology라 불리는 시스템의 초기 훈련에 관여했던 메모리얼 슬로언 케터링 암센터Memorial Sloan Kettering 소속 의사인 마크 크리스Mark Kris의 견해도 마찬가지였다. "인지 컴퓨팅의 시스템을 하루아침에 바꿀 수는 없습니다. 문헌을 입력해야 하고 환자의 증례도 입력해야 하죠."[32] 단편적인 임상 데이터와 의학 문헌상의 근거 부재로 인해 이 프로젝트는 거의 무용지물이 되었고, MD 앤더슨이 620만 달러를 투자한 왓슨 프로젝트는 결국 붕괴하고 말았다. 마감일이 계속해서 늦춰졌고, 분석 대상이 되는 암의 종류도 여러 차례 바뀌었으며, 계획했던 시범 사업은 시작조차 하지 못했다.[33] 전 IBM 매니저였던 피터 그룰릭Peter Greulich은 이 프로젝트에 대해 다음과 같이 결론지었다. "IBM은 암을 정복하려는 시도를 포기해야 합니다. 제품의 생산 방법을 파악하지 못한 상황에서 홍보부터 한 셈입니다."[34] 하버드 의과대학 의생명정보학과 교수인 아이작 코하네의 발언도 주목할 만하다. "언론의 주요 기사에는 MD 앤더슨이 백혈병에 대한 진단 플랫폼을 생성하고, 150개 이상의 프로토콜을 개발했으며, 연구자들은 왓슨을 이용해 플랫폼을 만들었다는 등의 내용이 있었습니다. 하지만 그러한 플랫폼은 사용된 적이 없어요. 실제로 존재하지도 않았던 겁니다."[35]

　IBM 왓슨이 암과 싸우면서 마주친 문제들은 진단 방식을 개선하기 위한 의료계 전반의 노력을 대표한다. 유발 하라리Yuval Harari는 자신의 저서 『호모 데우스Homo Deus』(2017, 김영사)에서 왓슨의 미래를 매우 긍정적이면서도 생동감 넘치게 기술했다. "가장 부지런한 의사도 나의 모든 과거 병력과 검사 내용을 기억할 수는 없다. 또한 어떤 의사도 모든 질병과 약물을 알 수 없고, 모든 의학 저널에 발표되는 논문을 전부 읽을 수도 없다. 무엇보다 의사도 피곤하고 배고플 때가 있으며 때로는 아프기도 한데, 이 모든 것이 의사의 판단력에 영향을 미친다. 그러니 의사가 종종 오진을 하거나 최선이 아닌 치료법을 권하더라도 그다지 놀랍지는 않다."[36] 컴퓨터는 분명 커다란 변화의 잠재력을 지니고 있지만, 실제로 구현된 변화는 아직 많지 않다. 데이터 수집 과정의 어려움은 왓슨뿐만 아니라 헬스케어에 관여하는 모든 기업이 간과해 왔던 부분이다.

아직 우리의 수준이 하라리의 기대에 미치지는 못하지만, 기계를 이용한 보조 진단은 분명 필요하다. 의학 문헌뿐만 아니라 급속도로 증가하는 방대한 개인별 데이터와 정보를 고려한다면, 진단은 예술의 영역에서 디지털 데이터에 기반한 과학의 영역으로 업그레이드되어야 한다. 하지만 그 궁극적인 가능성을 시사하는 전향적 임상시험은 아직까지 소수에 불과하다.

제한적인 영역에서 빠르게 작동하는 인공지능

지금까지는 전반적인 환자의 진단에 관해 논의했고 의료 영상, 병리 슬라이드, 심전도 등의 판독이나 음성 인식과 같은 특정 분야를 심층적으로 분석하지는 않았다. 하지만 실제로 기계가 상당한 진척을 보이는 분야는 바로 이러한 패턴 인식의 영역이다.

특정 진단 영역에서의 인공지능의 발전에 관해 몇 가지 간단한 예를 들어 보겠다. 뇌의 경우, 뇌졸중을 주소로 내원한 환자의 영상 검사를 보다 정확하게 판독할 뿐만 아니라 알츠하이머병의 예측을 위한 지표인 뇌 영상에서의 미묘한 변화도 감지할 수 있게 되었다. 심장 검사에서는 부정맥 진단을 위한 심전도, 그리고 심초음파 영상의 더욱 정확한 해석이 가능해졌다.

암의 경우에도 기계는 피부 병변과 병리 슬라이드를 통한 진단 능력이 뛰어나다. 또한 망막 영상을 이용해 여러 안과적 질환의 진단 정확도를 높이기 위한 연구가 진행되었다. 음성 분석은 외상 후 스트레스 장애post-traumatic stress disorder, PTSD나 외상성 뇌손상의 진단에 도움이 된다. 심지어 기침의 파형 분석이 천식, 결핵, 폐렴 및 다른 폐질환의 진단에 보조적으로 사용되기도 한다.

특히 에프디엔에이FDNA의 페이스투진Face2Gene 앱이 눈길을 끄는데, 이는 감별이 매우 어려운 여러 질환을 포함한 4,000개 이상의 유전 질환 진단에 도움이 된다. 희귀 질환인 코핀-시리스 증후군Coffin-Siris syndrome을 지닌 아이를 예로 들어보면, 이 앱은 단 몇 초 만에 질병 고유의 얼굴 특징을 인지해 진단을 내린다. 하지만 어떤 가족은 동일한 진단을 받기 위해 수십 년 동안 수많은 검사를 거쳐야 했다. 앱을 개발한 사람들은 딥러닝을 이용한 이미지 분석을 통해, 드물긴 하지만 이 증후군에서 특징적으로 나타나는 독특한 얼굴 모양을 확인해 진단할 수 있었다. 의학 유전학자와 유전 상담가의 60% 이상이 이미 이 앱을 사용하고 있다. 더욱 바람직한 점은 이렇게 사용이 보편화될 경우 데이터 공급원이 확대되어 더 많은 환자에서 이 희귀 질환을 정확하게 진단할 수 있다는 사실이다. 이는 특정 영역에 사용되는 인공지능이 진단을 개선한 성공적인 사례일 것이다. 하지만 인공지능은 특정 영역에 사용되는 점 외에 다른 특성도 지닌다. 기계의 데이터 처리는 놀라울 정도로 빠르면서도 저렴하다. 의학 영상의 경우, 2억 5000만 장 이상의 이미지를 24시간 이내에 읽을 수 있고, 이에 소요되는 비용은 1,000달러에 불과할 것으로 추정된다.[37]

이러한 이야기를 들으면 장밋빛 미래가 그려지겠지만, 사실 이들은 매우 피상적이다. 보다 정확하게 미래를 전망하고, 자칫 빠질 수 있는 함정을 파악하기 위해서는 인공지능 기술을 좀 더 자세히 살펴볼 필요가 있다. 이번

장에서는 인간의 편향에 대해 논의했는데, 이와 동일한 편향이 인간 문화의 일부로 인공지능에 포함될 수 있다. 의료 분야의 인공지능은 자율주행자동차나 얼굴 인식, 게임 등 다른 분야에 비해 훨씬 뒤처져 있기 때문에, 동일한 실수를 저지르지 않으려면 이들 분야의 시행착오에서 배울 필요가 있다. 다음 두 장에서는 이 분야에 대해 자세히 알아볼 것이다. 이를 통해 여러분들은 인공지능을 통한 의료의 변화가 얼마나 어려운 일인지 이해하는 동시에 이러한 변화가 궁극적으로 불가피하다는 사실 역시 깨닫게 될 것이다. 하지만 의사와 환자 모두 알고리즘 의학의 새로운 시대를 무조건적으로 수용하지 않고 그 이면을 들여다볼 수 있다면 훨씬 더 도움이 될 것이며, 인공지능 의사와의 준비된 만남도 가능할 것이다.

4장

딥러닝의 기초

인공지능 혁명은 산업 혁명에 비견할 만하지만 더 큰 규모로 더 빠르게 일어난다.
—리카이푸Kai-Fu Lee

인공지능은 아마도 인류의 가장 중요한 산물일 것이며, 그 영향력은 전기나 불보다
더 크다.

—선다 피차이Sundar Pichai

2016년 2월, 얼라이브코어AliveCor라는 작은 스타트업 기업은 스마트
폰 심전도electrocardiogram, ECG 사업에 변화를 주기 위해 구글에서 인공지
능 전문가로 활약하던 프랭크 피터슨Frank Petterson과 사이먼 프라카시Simon
Prakash를 영입했다. 회사는 고전 중이었다. 이들은 단일 유도single-lead 심
전도가 가능한 스마트폰 앱을 최초로 개발했었고, 2015년에는 애플워치
Apple Watch에서 심전도를 디스플레이할 수 있었다. 앱은 분명 탄성을 자아
낼 만한 요소를 지녔지만 실용성은 별로 없어 보였다. 코슬라 벤처스Khosla
Ventures를 비롯한 여러 곳에서 막대한 투자를 받았음에도 불구하고 회사는
존폐 기로에 서게 되었다.

하지만 피터슨과 프라카시, 그리고 다른 3명의 인공지능 전문가로 구성
된 연구팀에게는 두 가지 야심 찬 계획이 있었다. 하나는 부정맥을 감지할
수 있는 알고리즘을 개발하는 것이었고, 다른 하나는 시계로 기록한 심전도

를 이용해 혈중 칼륨 농도를 알아내는 것이었다. 이는 얼라이브코어가 얼마 전 영입한 사람을 고려한다면 허튼 꿈은 아니었다. 얼라이브코어의 엔지니 어링 부분 부사장인 피터슨은 큰 키에 푸른 눈동자와 검은 머리카락을 지녔 으며 다른 대다수의 엔지니어와 마찬가지로 다소 내성적인 사람이었다. 그 는 구글에서 유튜브 라이브YouTube Live와 유튜브 게이밍YouTube Gaming을 이끌었으며, 구글 행아웃Google Hangouts의 기술 개발을 담당했다. 또한 그 이전에는 트랜스포머, 스타트렉, 해리포터, 아바타를 비롯한 장편 영화 9편 의 소프트웨어 설계 및 개발을 담당해 오스카상Academy Award을 수상하기 도 했었다. 제품 및 디자인 부분 부사장인 프라카시는 피터슨처럼 키가 크 지도 않고 오스카상 수상 경력도 없었지만, 조각 같은 외모에 검은색 머리 카락과 갈색 눈동자를 지녀 마치 헐리우드 배우처럼 보였다. 그는 구글 글 래스Google Glass 프로젝트 총괄을 포함해 제품 개발 분야에서 20년의 경력 을 지니고 있었지만 그에 걸맞지 않게 동안이었다. 프라카시는 애플에서도 9년간 일하면서 1세대 아이폰과 아이패드 개발에 직접 참여하기도 했다. 돌이켜보면 이러한 배경은 아이러니하게 보인다.

한편, 여기서 고작 10km 떨어진 곳에서는 20명이 넘는 공학자와 컴퓨터 과학자들로 구성된 애플의 연구팀이 애플워치를 이용한 심방세동 진단 연 구에 전념하고 있었다. 이들은 애플의 거의 무한정한 자원과 전폭적인 지원 을 등에 업고 있었다. 애플워치의 개발과 출시를 담당한 애플의 최고 운영 책임자 제프 윌리엄스Jeff Williams는 애플워치가 미래에 필수적인 의료 기기 로 자리매김하리라는 확신에 찬 비전을 표명했었다. 내가 고문 자격으로 진 행 과정을 검토하기 위해 애플에 방문했을 때만 해도 이 프로젝트가 얼마나 중요하며, 우선적으로 추진되고 있는지에 대해서는 의심의 여지가 없었다. 성공이 바로 눈앞에 있는 것처럼 보였다.

겉으로 보기에는 애플의 목표가 실현될 가능성이 훨씬 높아 보였다. 시계로 혈중 칼륨 수치를 측정할 수 있으리라고 기대하기는 어려워 보였다. 하지만 이제 곧 살펴보겠지만 딥러닝의 시대에는 무수한 예측이 뒤집어지는 결과가 나타나곤 한다.

원래 이 아이디어는 얼라이브코어에서 나온 것이 아니다. 메이요 클리닉의 폴 프리드먼Paul Friedman과 동료들은 심전도 파형의 일부인 T파T-wave와 혈중 칼륨 농도와의 관계를 분석하는 데 여념이 없었다. 의학에서 높은 T파는 칼륨 수치 상승을 의미할 수 있으며, 칼륨 수치가 5.0mEq/L 이상이면 위험하다고 알려져 있다. 신장 질환이 있는 환자에서 이렇게 칼륨 수치가 상승할 위험이 높다. 혈중 수치가 5 이상으로 올라가면 부정맥으로 인한 돌연사 위험이 있으며, 특히 말기 신부전 또는 혈액 투석 환자가 취약하다. 프리드먼의 연구는 단지 12명의 환자만을 대상으로 심전도 소견과 투석 전, 투석 도중, 투석 후의 칼륨 수치의 상관관계를 확인했다. 이들은 2015년 "새로운 '무혈액' 혈액 검사 개념의 증명Proof of Concept for a Novel 'Blood-Less' Blood Test"이라는 부제의 논문을 잘 알려져 있지 않은 심장 생리학 저널에 발표했다.[1] 논문에 의하면 0.2mEq/L 정도의 경미한 혈중 칼륨 수치 변화도 심전도상의 변화를 초래하는데, 이는 육안으로는 어렵지만 기계로는 감지할 수 있으며, 정상 범위(3.5~5.0) 내에서의 변화라 하더라도 감지 가능하다고 했다.

프리드먼의 연구팀은 스마트폰이나 스마트워치 등의 새로운 방식을 통해 심전도를 얻고, 이를 인공지능에 접목하려 했다. 2016년 2월, 이들은 메드트로닉Medtronic이나 애플과 같은 대기업과 접촉하는 대신 얼라이브코어의 CEO인 빅 군도트라Vic Gundotra를 만났다. 피터슨과 프라카시가 합류하기 바로 직전이었다. 군도트라 역시 구글 엔지니어 출신이었는데, 그는 심전도에 아직까지 밝혀내지 못한 중요한 의미를 지닌 신호가 많으리라는 확신을 가지고 있었기 때문에 얼라이브코어에 합류했다고 했다.[2] 결국 그 해

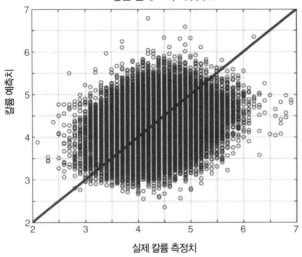

유도 1과 2로 측정된 심장 박동수의 평균 전환치에 대한 오류 도표
평균 절대 오차: 9.86%

그림 4.1: 메이요 클리닉에서 심전도를 통해 예측한 칼륨 (K+) 수치와 실제 검사실 수치를 비교한 도표.

출처: 얼라이브코어의 데이터.

말, 메이요 클리닉과 얼라이브코어는 공동 연구를 진행하기로 합의했다.

메이요 클리닉은 방대한 규모의 환자를 보유하고 있었으며, 20년 이상 축적된 자료를 바탕으로 130만 명이 넘는 환자의 12-유도lead 심전도 결과와 심전도 검사 후 1~3시간 이내에 측정된 혈중 칼륨 수치 자료를 얼라이브코어에 제공해 알고리즘 분석에 사용하도록 했다. 하지만 분석을 마치고 나자 이들 데이터는 무용지물인 것으로 드러났다(그림 4.1).

여기서 x축은 "정답 데이터ground truth"인 실제 혈중 칼륨 수치를, y축은 알고리즘에 의해 예측된 수치를 나타내는데, 그래프에서 알 수 있듯이 데이터 값이 사방에 널려 있다. 실제 7 정도였던 혈중 칼륨 수치가 4.5로 예측되는 등, 허용 범위를 훨씬 넘어서는 오차율을 보였다. 얼라이브코어의 연구팀은 대규모 데이터세트 작업을 위해 혹한의 겨울에도 메이요 클리닉이 위치한 미네소타주 로체스터에 수차례 방문해 어디서 문제가 발생한 건지 파악하고자 했다. 군도트라는 이 시기를 회고하며 "3개월간 절망의 늪에 빠져 있었다"고 했다.

피터슨과 프라카시는 다른 팀원들과 합심해 데이터를 낱낱이 해부했다. 사후 부검과도 같이 막막하기만 했던 작업을 진행하던 이들에게 마침내 해결책이 떠올랐다. 메이요 클리닉은 방대한 심전도 데이터베이스 중에서 외래 환자의 것만 제공했는데, 이러한 조치로 인해 외래를 방문할 정도의 환자, 즉 건강 상태가 비교적 양호한 환자들의 데이터가 주로 포함되면서 혈중 칼륨 수치가 높은 경우는 상당히 제한되었다. 만약 모든 입원 환자의 데이터를 분석하면 어떤 결과가 나올까? 아마도 혈중 칼륨 수치가 높은 환자의 비율이 높아질 뿐만 아니라 심전도 시행과 채혈 시기 간의 시간 간격도 좁혀질 것이다.

이들은 프리드먼이 생각했던 것과 마찬가지로, T파가 아닌 다른 곳에도 중요한 정보가 담겨 있을지 모른다고 생각했다. 그렇다면 모든 유용한 정보는 T파에 내재되어 있을 것이라는 가정을 무시하고 전체 심전도 신호를 분석하면 어떻게 될까? 이들은 메이요 클리닉에 좀 더 광범위한 데이터세트를 분석하겠다고 요청했다. 이제 단지 T파만이 아닌 전체 심전도 패턴을 포함한 280만 명의 심전도 결과와 428만 건의 혈중 칼륨 수치를 토대로 알고리즘을 시험할 수 있게 되었다. 어떤 결과가 나왔을까?

유레카! 오차율은 1%로 떨어졌고, ROCreceiver operating characteristic 곡선은 0.63(그림 4.1)에서 0.86으로 상승했다. 이 곡선은 예측 정확도를 나타내는 척도로, 1.0이 만점이다. ROC 곡선은 정확성을 나타내고 정량화하는 데 가장 좋은 방법 중 하나이기 때문에 앞으로 이 책에서 자주 언급될 것이다 (하지만 이는 여러 방법 중 하나에 불과하고, 계속 날카롭게 비판되어 왔으며, 더 나은 지표를 개발하려는 노력이 진행 중이다)(그림 4.2). 정확도를 나타내는 수치

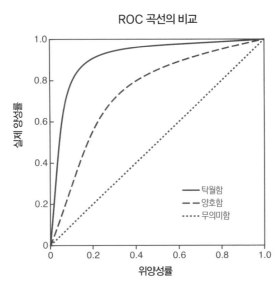

ROC 곡선의 비교

그림 4.2: 참값과 위양성에 대한 ROC (receiver operating characteristic) 곡선으로, 무의미함, 양호함, 탁월함으로 구분.
출처: "Receiver Operating Characteristic," *Wikipedia* (2018): https://en.wikipedia.org/wiki/Receiver_operating_characteristic.

는 곡선 아랫부분의 면적으로, 1.0은 완벽한 경우이고, 0.5는 동전 던지기 수준의 "의미 없는" 대각선이다. 따라서 얼라이브코어가 초기에 얻었던 면적인 0.63은 그다지 좋지 못한 성적이다. 대개 0.8~0.9는 정확도가 높은 것으로, 0.7~0.8은 보통으로 간주된다. 이들은 알고리즘을 전향적으로 검증하기 위해 40명의 투석 환자를 대상으로 심전도와 혈중 칼륨 농도를 동시에 측정했다. 얼라이브코어는 이제 스마트워치를 이용한 혈중 칼륨 농도 측정 알고리즘의 출시를 위한 FDA 승인용 데이터와 알고리즘을 확보했다.

인공지능을 의료에 적용하려는 사람이라면 누구나 얼라이브코어의 경험에서 중요한 교훈을 얻을 수 있을 것이다. 피터슨에게 시행착오를 통해 배운 게 있는지 묻자 그는 이렇게 답했다. "데이터를 너무 초기에 필터링하지 마세요. 저는 구글에서 일했습니다. 빅과 사이먼도 구글 출신이죠. 우리는 이전에도 이러한 교훈을 얻은 적이 있었지만 때로는 여러 차례 반복해서 배워야만 합니다. 기계학습은 가장 원형에 가까운 데이터를 충분히 제공할 때 가장 좋은 결과를 내놓습니다. 데이터가 충분하기만 하다면 노이즈는 자체적으로 걸러낼 수 있을 겁니다."[3]

"하지만 의료 분야의 데이터는 대개 충분하지 않습니다. 이건 검색 쿼리 search query가 아니에요. 분당 수십억 개씩 쏟아지는 데이터가 아닌 거죠. 의료에서 수백만 건의 데이터세트면 엄청나게 방대한 자료입니다. 이에 비하면 구글의 작업은 수천 배 정도가 아니라 수백만 배나 더 큰 규모로 이루어지는 겁니다." 사람이 수동으로 주석을 달도록 데이터를 필터링하는 것은 끔찍한 생각이다. 의료 분야 인공지능의 대부분은 이러한 점을 반영하지 못하고 있지만 피터슨은 "이는 엄청난 변화겠지만 이 분야에서 꼭 필요하다고 생각합니다"라고 말했다.[4]

우리는 여기서 딥러닝 알고리즘 개발의 주요 원칙을 볼 수 있다. 정확한 라벨링(기계학습에 필요한 데이터를 수집, 분류, 가공하는 작업 − 옮긴이)이나 정답 데이터는 매우 중요하다. 유용한 출력을 얻을 가능성이 있으려면 우선 알고리즘의 입력이 정확해야만 한다. 심전도를 시행하고 한참 후에 혈중 칼륨 수치를 측정하면 정확한 예측 가능성은 현저히 떨어진다. 처음에 연구자들은 외래 환자가 분석하기에 가장 적합한 코호트라고 생각했고, 따라서 연구 대상을 외래 환자로 필터링하는 바람에 프로젝트를 거의 망칠 뻔했다. 중요한 입력은 전체 심전도 신호가 아니라 T파에 있을 것이라는 가정 역시 프로젝트의 실패로 이어질 수 있었다.

딥러닝 인공지능은 입력과 출력이 전부라 할 수 있다. 인공지능 분야의 슈퍼스타라 할 수 있는 앤드류 응Andrew Ng은 다음과 같이 단언했다. "입력과 출력의 매핑은 새로운 슈퍼파워입니다." 알고리즘은 가능한 많은 데이터를 흡수하길 원한다. 하지만 정확한 출력을 얻기 위해서는 전체 수치를 포함하는 입력이 많이 필요하다. 이는 중환자실에서 환자를 돌볼 때와 유사하다. 매일 평가해야 하는 주요 지표 중 하나는 환자가 섭취하는 수분량과 배출하는 소변량의 차이이다. 입력과 출력을 정확하게 측정하지 못하면 정맥 내 주사 투여량을 늘리거나 이뇨제를 처방하는 등 부적절한 환자 치료로 이어질 수 있다. 두 경우 모두에서 부정확한 입력과 출력은 환자의 생명을 앗아갈 수도 있다.

얼라이브코어는 스마트워치 칼륨 프로젝트와 더불어, 뇌졸중 발생 위험을 높이는 부정맥인 심방세동을 감지하기 위한 연구도 진행했다. 일생 동안 심방세동이 발생할 확률은 30%가 넘고, 심방세동 환자에서 뇌졸중이 발생할 가능성은 매년 3%이다. 따라서 증상이 없는 사람에서 심방세동 발작의 진단은 예방적 혈액 응고 억제제의 잠재적 필요성을 확인할 수 있기 때문에 매우 중요한 의미를 지닌다. 지난 2015년, 얼라이브코어의 창립자 중 한 명이자 심장내과 의사인 데이비드 알버트David Albert는 학회에서 자신의 아이디어를 제안했다. 즉, 개인의 안정 시 및 활동 시 심장 박동수 예측치에 관한 딥러닝을 통해 안전한 심장 박동수 범위를 설정하자는 것이다. 당신이 잠시 동안 앉은 상태에서 측정한 심장 박동수는 대개 60 정도인데, 이 수치가 갑자기 90까지 올라갔다고 해보자. 시계의 가속도 센서accelerometer가 여전히 앉은 상태를 표시할 경우, 알고리즘은 이상 여부를 확인하기 위해 시계 소유자에게 심전도 시행을 권한다. 이 검사는 밴드에 엄지를 올려놓기만 하면 된다.

프라카시, 피터슨, 그리고 다른 3명의 얼라이브코어 인공지능팀은 스마트리듬SmartRhythm이라 불리는 딥러닝 알고리즘을 개발했다. 이는 최근 5분간의 활동을 이용하는 신경망이다. 이 알고리즘이 실용성을 지니려면 지속적인 심장 박동수 측정이 가능한 스마트워치 등의 기기와 결합되어야 한다. 애플이 2015년에 처음 선보인 1세대 애플워치는 5시간 동안 심장 박동수 측정이 가능했다. 하지만 애플워치 2와 3는 광학 체적계 센서optical plethysmography sensor(시계 뒷면에서 번쩍이는 녹색등으로, 핏빗Fitbit과 같은 여러 기업에서도 사용한다)를 이용해 지속적인 심장 박동수 측정이 가능해졌다. 애플워치 3는 배터리 수명의 개선을 통해 스마트리듬에 꼭 필요한 기능인 24시간 연속 심장 박동수 기록이 가능하다. 이제 증상이 없다 하더라도, 적어도 사용자가 깨어 있는 동안은 심방세동을 진단하고 뇌졸중 발생 위험을 낮출 수 있는 방법이 생긴 것이다.

2017년 11월 30일, 피터슨과 프라카시가 합류한 지 1년 반도 채 되지 않아 FDA는 얼라이브코어의 카디아밴드Kardia band를 승인했다. 이는 애플워치를 대신해 사용자에게 "심방세동 가능성"을 알려줘 심방세동의 진단을 돕는 것으로, 소비자의 의학적 자가진단을 보조하는 최초의 FDA 승인 인공지능 알고리즘이었다.

한편 얼라이브코어의 카디아밴드 발표 시점을 인지하고 있던 애플은 같은 날 애플하트스터디Apple Heart Study라는 대규모 임상시험의 시작을 선포했다. 이는 스탠퍼드대학과의 협업을 통해 심장 박동 센서로 심방세동을 진단하려는 시도였다.[5] 애플의 경우는 불규칙적인 심장 박동이 감지되면 아메리칸 웰American Well 소속의 의사와 연결되어 원격 진료를 받는 시스템이었다. 환자는 반창고처럼 생긴 패치를 받았고, 이를 적어도 1주일 동안 부착해 지속적으로 심전도를 기록하도록 했다. 시계 밴드에 엄지를 갖다 대는 심방세동 진단 방식에 비해서는 훨씬 더 먼 길을 돌아가는 셈이었다. 공룡기업인 애플이 조그만 얼라이브코어에게 패배한 것이다.

적어도 9개월 동안은 그랬다. 2018년 9월, 애플은 연례 발표에서 곧 출시될 애플워치 4에 장착되는 그들의 심방세동 진단 알고리즘이 FDA의 승인을 받았으며, 이는 "소비자가 처방전 없이 살 수 있는 최초의 심전도 기기"이자 "건강의 궁극적인 수호자"라며 대대적인 광고를 했다. 하지만 이러

한 두 가지 표현 모두 사실과 전혀 달랐다.[6]

혈중 칼륨 수치와 심방세동 진단이라는 두 개의 얼라이브코어 프로젝트는 인간이 발견하지 못하는 것을 감지하고, 인간의 편향을 배제하며, 진정한 개별 모니터링을 제공하는 등 인공지능 특유의 여러 능력을 보여준다. 심장 박동과 칼륨 수치 알고리즘은 작은 성과로 보일지 모르겠지만, 이는 인공지능의 실용적인 가치를 잘 나타낸다. 애플워치의 사용자만 해도 3500만 명 이상이기 때문이다. 마지막으로, 얼라이브코어의 성공은 의료 인공지능의 시대에서 다윗이 여전히 골리앗을 꺾을 수 있다는 사실을 보여준다.

이 장에서는 이러한 기술 발전의 기본 원리에 대해 논하고자 한다. 딥러닝에 관해 자세히 다루지는 않겠지만 이는 많은 기술의 근간이 된다. 이에 관해서는 구글 브레인Google Brain의 젊고 유능한 선임 과학자인 이언 굿펠로우Ian Goodfellow가 동료와 함께 쓴 『심층 학습Deep Learning』(2018, 제이펍)이라는 탁월한 교재가 있다.[7] 따라서 여기서는 세부적인 내용은 생략하고 의료와 가장 밀접하게 관련된 부분만 다루고자 한다. 하지만 인공지능은 의료 외 분야에서 더욱 발전했기 때문에 이에 관한 언급도 반드시 필요하다. 선구자들의 부단한 노력이 없었다면 의료 분야에 인공지능을 접목시키는 일은 불가능했을 것이기 때문이다. 여기서는 몇 가지 주요 선례와 더불어 관련 용어, 연대표 등을 살펴보겠다.

이 책 전반에 걸쳐 사용할 핵심 용어를 표 4.1과 그림 4.3에 정리했다. 그중에서 매우 중요하면서도 정확한 의미에 대해 모든 사람의 의견이 일치하지 않는 용어 하나를 강조하고자 한다. 나는 앞에서 얼라이브코어 프로젝트를 기술하면서 "알고리즘"이라는 단어를 여러 차례 사용했다. 하지만 알고리즘은 대체 무엇을 뜻하는가? 나는 항상 환원주의적 관점에서 "A라는 조건을 충족하면 B라는 결과가 나온다if this, then that"라는 의미로 생각해왔다. 하지만 이 책은 본질적으로 알고리즘 의학과 그 영향에 관한 책이므로 알고리즘의 의미를 확장시킬 필요가 있다. 워싱턴대학 컴퓨터과학과 교수인 페드로 도밍고스Pedro Domingos는 자신의 저서 『마스터 알고리즘*The Master Algorithm*』(2016, 비즈니스북스)에서 알고리즘을 "컴퓨터에게 수행할 작업을 알려주는 일련의 지시문"으로 정의하면서 "모든 알고리즘에는 입력과 출력이 있다"라고 했다.[8] 이는 단순하면서도 매우 광범위한 정의로, 계산기에 수를 입력하는 것과 같은 기본적인 것도 포함한다. 하지만 그는 "만약 모든 알고리즘이 작동을 멈춘다면 우리가 알고 있는 세상은 종말을 맞이할 것이다"라고 덧붙였다. 분명 알고리즘은 "A라는 조건을 충족하면 B라는 결과가 나온다"처럼 단순한 것만은 아니다!

인공지능Artificial Intelligence — 다양한 기술을 통해 인간과 같은 목표를 달성할 수 있는 지적인 기계를 만드는 과학 및 엔지니어링

신경망Neural Network, NN — 사람이 제시한 고정된 명령에 기반하여 만들어진 소프트웨어가 아니라, 뇌의 뉴런이 문제의 해결책을 배우는 방식을 거쳐 만들어진 소프트웨어

딥러닝Deep Learning — 신경망의 한 유형이자, 기계학습의 일종. 데이터가 다층 네트워크에서 처리되며 소프트웨어가 문제를 푸는 방법을 스스로 배우는 알고리즘

기계학습Machine Learning — 미리 정의된, 정해진 규칙 기반으로 문제를 해결하는 것이 아니라, 예시와 경험(즉, 데이터)으로부터 해결법을 배우는 컴퓨터 알고리즘. 명시적으로 프로그래밍을 하는 것이 아니라, 데이터에서 해결법을 학습할 수 있는 컴퓨터의 능력으로, 랜덤 포레스트, 베이지안 네트워크, 서포트 벡터 머신 등 15가지 이상의 접근 방법이 있다.

지도학습Supervised Learning — 라벨이 있는 데이터에 대해서 알고리즘이 훈련 과정에서 출력된 결괏값과 정답을 비교하면서 모델을 최적화하거나, 시행착오 과정을 거치는 것

비지도학습Unsupervised Learning — 훈련 샘플에 라벨이 없음. 알고리즘은 패턴을 찾고 자체적으로 학습한다.

컨볼루션 신경망 Convolutional Neural Network, CNN — 컨볼루션의 원리에 기반하여 두 값을 곱하여 또 다른 값을 만드는 수학적 연산을 활용한다. 주로 이미지 데이터에 사용하는 방식으로, 전체 데이터셋을 모두 한번에 계산하는 대신 작은 신경망과 맥스 풀링 등을 활용하여, 중첩된 타일 형식으로 나눠서 계산한다.

자연어 처리 Natural-Language Processing — 기계가 인간처럼 말이나 글을 "이해"하려는 시도

생성적 적대 신경망 Generative Adversarial Networks — 공동으로 훈련된 한 쌍의 신경망, 하나는 생성적이고 다른 하나는 차별적이며, 전자는 가짜 이미지를 생성하고 후자는 실제 이미지와 구별하려고 한다.

강화학습Reinforcement Learning — 추상적인 목표나 의사 결정으로 초점을 전환하는 기계학습의 한 유형, 실제 세계에서 학습하고 행동을 실행하는 기술

재귀 신경망 Recurrent Neural Network — 음성 또는 언어와 같은 순차적 입력이 필요한 작업의 경우, 이 신경망은 한 번에 한 요소씩 입력 시퀀스를 처리한다.

역전파Backpropagation — 기계가 네트워크를 통과하는 이전 층의 표현으로부터 각 층의 표현을 계산하는 데 사용되는 내부 매개 변수를 어떻게 변경해야 하는지를 나타내는 알고리즘. 시간이 지남에 따라 시냅스가 업데이트되는 방법으로, 가중치를 업데이트하고 조정하기 위해 신호가 네트워크를 통해 자동으로 뒤로 전송된다.

표현학습Representation Learning — 원시 데이터가 있는 기계가 탐지 또는 분류에 필요한 표현을 자동으로 검색할 수 있도록 하는 방법의 집합

전이학습Transfer Learning — 인공지능이 다른 작업을 통해 학습한 선행 지식을 완전히 새로운 작업에 적용할 수 있는 능력

일반 인공지능 General Artificial Intelligence — 명시적인 프로그래밍 없이, 인간의 모든 작업을 포함하는 광범위한 작업을 수행함.

표 4.1: 용어 설명.

출처: *Artificial Intelligence and Life in 2030*, S. Panel, ed. (Stanford, CA: Stanford University, 2016); J. Bar, "Artificial Intelligence: Driving the Next Technology Cycle," in *Next Generation* (Zurich: Julius Baer Group, 2017); Chollet, F., *Deep Learning with Python* (Shelter Island, New York: Manning, 2017); T. L. Fonseca, "What's Happening Inside the Convolutional Neural Network? The Answer Is Convolution," *buZZrobot* (2017); A. Geitgey, "Machine Learning Is Fun! Part 3: Deep Learning and Convolutional Neural Networks," *Medium* (2016); Y. LeCun, Y. Bengio, and G. Hinton, "Deep Learning," *Nature* (2015): 521(7553), 436 – 444; R. Raicea, "Want to Know How Deep Learning Works? Here's a Quick Guide for Everyone," *Medium* (2017); P. Voosen, "The AI Detectives," *Science* (2017): 357(6346), 22 – 27.

UC 버클리의 교수인 마시모 마조티Massimo Mazzotti는 현재 인공지능이 지닌 잠재력을 반영하여 다음과 같이 알고리즘의 정의를 부연 설명했다.

하지만 간결한 정의는 이제 사라졌다. "알고리즘"이라는 단어가 지시문의 조합만을 의미하는 경우는 드물다. 그보다는 오히려 기계에서 가동되는 프로그램과 **다**

른 시스템에 미치는 영향을 의미하는 경우가 대부분이다. 따라서 알고리즘은 대리자가 되었고, 그로 인해 여러 은유의 대상이 된다. 알고리즘은 이제 실제로 무언가를 수행한다. 우리 사회 현실의 주요 사안을 결정하고, 새로운 형태의 주체성과 사회적 관계를 형성하며, 수십억 이상의 인구가 목적지에 도달하는 수단이 되기도 한다. 연관성이 없는 여러 결과를 검토하지 않도록 해주고, 차량을 운전하며, 물품을 제작한다. 또한 신뢰할 수 있는 고객인지 판단하며, 주식 매매를 통해 금융 시장을 좌지우지한다. 심지어 창의적이기까지 하다. 엔지니어이자 작가인 크리스토퍼 스타이너Christopher Steiner에 의하면 알고리즘은 실제로 "베토벤이 작곡한 것처럼 감동적인" 교향곡을 작곡하기도 했다.[9]

유발 하라리는 『호모 데우스』에서 알고리즘을 강조하면서 내가 이제껏 접한 것 중 가장 광범위한 의미의 정의(유기체와 인간)를 내렸다.

> 오늘날의 정설에 따르면 유기체는 알고리즘이며, 알고리즘은 수학 공식으로 표현할 수 있다. …… "알고리즘"은 오늘날 세계에서 단연코 가장 중요한 개념일 것이다. 우리의 삶과 미래를 이해하려면 알고리즘이 무엇이고 그것이 감정과 어떤 관계에 있는지 반드시 이해하고 넘어가야 한다. …… 감정은 모든 포유류의 생존과 번식에 필수적인 생화학적 알고리즘이다. …… 배우자, 직업, 거주지 같은, 인생에서 가장 중요한 선택을 포함해 우리가 내리는 결정의 99%는 감각, 감정, 욕망이라 불리는 매우 정교한 알고리즘을 통해 이루어진다.[10]

그는 알고리즘이 지닌 힘에 대한 이와 같은 믿음을 "데이터교dataism"라 불렀고, 미래에 관한 암울한 전망을 내놓았으며, 심지어 "호모 사피엔스는 한물간 알고리즘이다"라고 표현하기까지 했다.[11]

지금까지 세 가지 정의를 통해 알고리즘의 의미를 살펴봤다(표 4.1에 열거

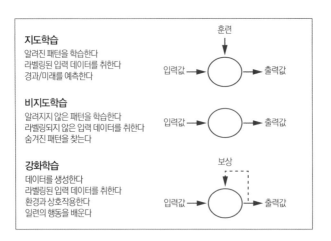

그림 4.3: 세 가지 유형의 딥러닝에 대한 개략적인 설명.
출처: G. Choy, "Current Applications and Future Impact of Machine Learning in Radiology," *Radiology* (2018): 288(2), 318 – 328.

된 다른 용어에는 오직 하나의 정의만 사용했다). 하지만 이들은 전반적으로 알고리즘이라는 개념의 범위와 뉘앙스, 그리고 중요성을 잘 기술하고 있다. 또한 알고리즘은 온전히 인간에 의한 것부터 딥러닝과 같이 온전히 기계에 의한 것 사이의 연속선상에 존재한다고 간주하는 것이 도움이 된다.[12]

간략한 역사

오늘날 인공지능이 사람들의 입에 회자되는 양상을 보면, 이는 분명 새로운 발명으로 여겨지기 쉽다. 하지만 인공지능의 개념이 제시된 시기는 80여 년 전으로 거슬러 올라간다. 1936년 앨런 튜링Alan Turing은 강력한 자동화 지능 체계인 만능 컴퓨터universal computer에 관한 논문을 발표했다. 제목은 "계산 가능한 수와 결정문제의 응용에 관하여On Computable Numbers, with an Application to the *Entscheidungsproblem*"였다.[13] 36페이지에 불과한 이 중요한 논문에 실려 있는 여러 방정식을 이해하진 못하지만 그의 주장에는 동의할 수밖에 없다. "우리는 이제 결정문제Entscheidungsproblem가 풀릴 수 없다는 사실을 증명할 수 있습니다." 나는 이 단어를 어떻게 읽는지, 그리고 그게 무슨 의미인지 여전히 모르기 때문이다! 튜링이 1950년에 발표한 후속 논문은 인공지능 분야에서의 고전으로 간주된다.[14]

그로부터 수년이 지난 1943년, 전기 엔지니어였던 워렌 맥컬록Warren McCulloch과 월터 피츠Walter Pitts는 "논리 단위logic units"를 기술하고, 오늘날 널리 알려진 신경망의 기반이자 모형이었던 인공 뉴런artificial neuron을 명명한 최초의 논문을 발표했다. 뉴런과 전기 회로 간의 공통점을 고려하면 이 선구적인 전기공학자들이 뇌의 학습법과 유사한 방법을 생각해 낸 것은 그다지 놀라운 일이 아니었다. "인공지능"이라는 용어는 1955년 존 매카시John McCarthy가 만들었다. 1958년 프랭크 로젠블랫Frank Rosenblatt의 퍼셉트론Perceptron(오늘날의 용어로 단층 신경망에 해당)에 관한 〈뉴욕타임스New York Times〉 기사는 과대광고의 전형으로, "전자 컴퓨터의 배아는 걷고, 말하고, 보고, 쓰고, 자가 복제를 하며, 자신의 존재를 인식할 수 있을 것이다"라고 예측했다. 얼마 지나지 않아 1959년에는 아서 사무엘Arthur Samuel이 "기계학습"이라는 용어를 처음으로 사용했다. 그 외 여러 중요한 이정표가 타임라인에 열거되어 있다(표 4.2).

오늘날 주목받고 있는 이러한 기술들은 사실 초기 수십 년 동안은 인공지능의 중심에 자리하지 못했다. 이 분야는 논리 기반의 전문가 시스템logic-based expert system을 토대로 빠르게 발전했지만, 컴퓨터과학자들 사이에서는 이러한 기술이 제대로 작동하지 않는다는 비관론이 퍼지기도 했다. 이러한 분위기에 저조한 연구 성과와 보조금 지원 감소가 더해지면서 "인공지능의 겨울AI winter"이 도래했으며, 이는 20여 년간 지속되었다. 인공지능이 동면에서 깨어나게 된 것은 1986년 리나 덱터Rina Dechter가 "딥러닝"이라

1936 — 튜링의 논문 (앨런 튜링)

1943 — 인공 신경망 (워렌 맥컬록, 월터 피츠)

1955 — "인공지능"이란 신조어의 등장 (존 매카시)

1957 — 체스에서 인공지능이 인간을 10년 안에 이길 것으로 예측 (허버트 사이먼)

1958 — 퍼셉트론 (단층 신경망) (프랭크 로젠블랫)

1959 — 기계학습에 대한 기술 (아서 사무엘)

1964 — 최초의 챗봇, 일라이자

1964 — 우리는 말할 수 있는 것보다 더 많이 알고 있다 (마이클 폴라니의 역설)

1969 — 인공지능 실행 가능성에 대한 문제 제기 (마빈 민스키)

1986 — 다층 신경망 (제프리 힌튼)

1989 — 컨볼루션 신경망 (얀 르쿤)

1991 — 자연어 처리 신경망 (셉 호흐라이터, 유르겐 슈미트후버)

1997 — 체스에서 딥블루의 승리 (가리 카스파로프)

2004 — 자율주행자동차, 모하비 사막 (DARPA 챌린지)

2007 — 이미지넷 설립

2011 — IBM vs. 제퍼디 우승자 대결

2011 — 음성 인식 신경망 (마이크로소프트)

2012 — 토론토대학 이미지넷 분류 및 고양이 비디오 인식 (구글 브레인, 앤드류 응, 제프 딘)

2014 — 딥페이스 안면 인식 (페이스북)

2015 — 딥마인드 vs. 아타리 대결 (데이비드 실버, 데미스 하사비스)

2015 — 인공지능의 위험에 대한 최초의 회의 (맥스 테그마크)

2016 — 알파고 vs. 이세돌 대전 (실버, 데미스 하사비스)

2017 — 알파고 제로의 등장 (실버, 데미스 하사비스)

2017 — 리브라투스 vs. 프로 도박사 대전 (노암 브라운, 투오마스 샌드홀름)

2017 — AI 나우 연구소 설립

표 4.2: 인공지능 타임라인.

는 용어를 제정하고, 이후에 제프리 힌튼Geoffrey Hinton, 얀 르쿤Yann LeCun, 요수아 벤지오Yoshua Bengio가 이 개념을 대중화한 덕분이었다. 1980년대 말, 다층multilayered 또는 심층 신경망deep neural networks, DNN이 상당한 관심을 불러일으키면서 이 분야가 다시 살아나기 시작했다. 데이비드 러멜하트 David Rumelhart와 제프리 힌튼은 1986년에 역전파backpropagation에 관한 논문을 〈네이처Nature〉에 발표하면서 신경망에서 자동 오류 보정에 관한 알고리즘을 제공했으며, 이 논문은 인공지능 분야에 대한 관심을 재점화하는 역할을 했다.[15] 이는 이전 층 뉴런의 가중치weight 조정을 통해 네트워크 출력을 최대로 높이는 방식으로, 딥러닝의 핵심으로 밝혀졌다. 힌턴의 박사후과정 학생이었던 얀 르쿤은 다음과 같이 말했다. "그의 논문은 신경망 분야 제2의 물결에 토대가 되었다고 할 수 있습니다."[16] 수년 후, 얀은 오늘날 이미지 딥러닝에 널리 사용되는 CNN의 아버지라 불리게 되었다.

당시 인공지능의 진화에 관한 이야기는 대중의 관심을 받지 못했지만, 1997년 IBM의 딥블루가 체스 경기에서 가리 카스파로프Garry Kasparov를 꺾으면서 상황이 반전되었다. 〈뉴스위크Newsweek〉 표지는 이 경기를 "두뇌의 마지막 저항The Brain's Last Stand"이라 명명했다. IBM은 딥블루라는 이름을 통해 DNN 알고리즘이 사용되었음을 암시했지만, 사실 이는 규칙 기반의 휴리스틱 알고리즘이었다. 그럼에도 불구하고 딥블루는 세계 챔피언을 상대로 한 경기에서 최초로 승리를 거둔 알고리즘이었다. 하지만 불행하게도 이러한 대결 구도가 정착되면서 인공지능 대 인간의 전쟁이라는 인식이 전파되었고, 2017년 〈뉴요커New Yorker〉에는 "인공지능 대 의사A.I. Versus M.D."라는 기사가 실리기도 했다.[17] 증기 기관과 1차 산업 혁명 시대부터 시작된 장구한 역사를 지닌 인간과 기술의 적대적 관계가 다시 시작된 것이다.

카스파로프는 20년 후에 출간한 자신의 저서 『딥씽킹Deep Thinking』(2017, 어크로스)을 통해 당시 인공지능의 혁신적 변화에 관한 놀라운 통찰을 보여준다. 그는 시합을 마치고 한 달 정도 지나 〈타임Time〉에 기고한 글에서 "테이블 맞은편에 새로운 종류의 지능"이 앉아 있는 것처럼 느꼈다면서 다음과 같이 회고했다. "체스판을 둘러싸고 있는 사진 기자들을 전혀 의식하지 않는다. 상대의 눈을 들여다보며 감정 상태를 파악하거나 시계 버튼 위에서 주저하는 손을 보며 확신이 없음을 알아채기도 불가능하다. 체스가 지적 게임일 뿐 아니라 심리적 게임이라고 믿는 사람으로서, 영혼이 없는 상대와 대적한다는 건 시작부터 매우 난처한 일이었다." 역사적 시합에 관해 그가 언급한 말 중에 두 가지가 내게 와닿았다. "저는 경기를 하고 싶은 기분이 전혀 아니었습니다", "적어도 (딥블루는) 나를 이기는 걸 즐기지는 않더군요."[18] 이 두 문장은 인공지능이 의료에서 할 수 있는 것(그리고 할 수 없는 것)에 대한 논의에서 중요한 주제가 될 것이다.

딥블루가 딥러닝과 그다지 관련이 없었다 하더라도 기술의 시대는 도래하고 있었다. 2007년 리페이페이Fei-Fei Li가 이미지넷ImageNet을 설립한 것은 역사적으로 중요한 의미를 갖는다. 1500만 개의 라벨이 있는 이미지로 구성된 방대한 데이터베이스는 DNN이 컴퓨터 비전에 활용되는 데 도움이 되었다. 이와 더불어 마이크로소프트와 구글은 DNN에 기반한 자연어 처리를 이용한 음성 인식을 본격적으로 추진하고 있었다. 대중의 이목을 끈 것은 2011년 인간 대 기계의 대결, 즉 IBM 왓슨이 인간 〈제퍼디!Jeopardy!〉 챔피언을 물리친 사건이었다. 당시 사용된 것은 비교적 원시적인 수준의 인공지능이었는데, 이는 딥러닝과는 무관했고, 위키피디아 내용에 빠르게 접근하는 수준에 불과했지만, IBM은 이를 인공지능의 승리라 치켜세웠다.

이후 10여 년간 기계의 성능은 현저히 향상되었다. 2012년 힌튼과 그의 토론토대학 동료들이 대규모 이미지 인식에 대한 비약적 발전을 입증한 논문을 발표하면서 딥러닝은 완전히 탈바꿈했다.[19] 라벨이 없는 이미지의 인식 역시 2012년 두드러진 발전을 보였다. 앤드류 응과 제프 딘이 이끄는 구글 브레인 팀이 100개의 컴퓨터와 1000만 장의 이미지에 기반해 유튜브 비디오에서 고양이를 인식할 수 있는 시스템을 개발한 것이다. 2014년 페이스북 딥페이스의 얼굴 인식 정확도는 97%로 보고되었다. 의료 분야의 경우, 2017년 〈네이처〉에 발표된 기념비적인 논문은 DNN을 이용한 피부암 진단이 피부과 전문의의 정확도에 버금가는 수준임을 보이며, 이 분야에서 인공지능의 영향력을 드러냈다.[20] 딥블루와 왓슨에 관한 부적절한 명칭이나 지나친 홍보에도 불구하고, DNN 및 관련 신경망은 아타리Atari, 알파고, 포커 등의 게임을 장악하게 된다.

심층 신경망

진화에 있어서 5억 년 전 캄브리아기 대폭발Cambrian explosion에 비견될 정도로 급격하게 변화하는 오늘날 인공지능의 발전 양상은 심층망 네트워크의 성공과 연관된다. DNN 시대는 여러 측면에서 다음의 4가지 조건이 맞아떨어지는 '퍼펙트 스톰perfect storm'이 없었더라면 불가능했을 것이다. 첫 번째는 훈련에 필요한 방대한 데이터세트로, 이미지넷이 보유한 1500만 장의 라벨링된 이미지, 분당 300시간씩 늘어나고 있는 유튜브의 어마어마한 비디오 라이브러리, 매시간 100만 마일씩 추가되고 있는 테슬라의 주행 데이터, 비행기 한 대가 움직일 때마다 500Gb씩 늘어나는 항공사의 비행 데이터, 페이스북에 있는 수십억 장의 이미지 라이브러리와 매일 45억 건의 언어 번역 등이 이에 해당된다.[21] 두 번째는 비디오 게임 산업에서 유래한 대규모 병렬 아키텍처로 집약적인 연산을 수행할 수 있는 전용 그래픽 처리 장치graphic processing unit, GPU이다. 2018년에 출간된 광학 회절 심층 신경망 연구 결과를 접한 페드로 도밍고스는 "GPU로 이동하십시오. 우리는 이제 빛의 속도로 딥러닝을 할 수 있습니다"라고 말했다.[22] 세 번째는 클라우드 컴퓨팅으로 인해 방대한 양의 데이터를 경제적으로 보관할 수 있게 되었다는 점이다. 그리고 네 번째는 구글의 텐서플로우TensorFlow, 마이크로소프트의 코그니티브 키트Cognitive Kit, UC 버클리의 카페Caffe, 페이스북의 파이토치PyTorch, 그리고 바이두의 패들Paddle과 같은 오픈 소스 알고리즘 개발 모듈로, 이를 통해 인공지능과의 협업이 훨씬 용이해졌다.

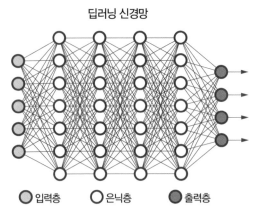

딥러닝 신경망

◯ 입력층　　◯ 은닉층　　● 출력층

그림 4.4: 입력층, 다수의 은닉층, 출력층으로 구성된 DNN 아키텍처

　심층 신경망(그림 4.4)은 속을 뒤집어 놓은 클럽 샌드위치와 비슷한 구조를 지녔다. 하지만 샌드위치 안의 베이컨, 상추, 토마토는 고정되어 있는 반면, 데이터는 특징을 추출하기 위해 여러 연산 과정을 거친다. 가장 중요한 점은 이러한 층이 인간의 설계에 의한 것이 아니라는 것이다. 이들은 인간이 볼 수 없게 숨겨져 있으며, 제프리 힌튼이 주창한, DNN과 데이터의 상호작용 시의 역전파와 같은 기술에 의해 조정된다. 인공지능을 이용한 흉부 엑스레이 판독 학습을 예로 들 수 있다. 수천 장의 흉부 엑스레이가 영상의학과 의사의 판독과 진단을 통해 네트워크의 학습에 정답으로 사용된다(그림 4.5). 학습을 마친 다음, 네트워크는 라벨이 없는 흉부 엑스레이를 입력으로 받아들일 준비가 된다. 데이터는 5층에서 1,000층에 이르는 다중 은닉층을 거치게 되는데, 이들은 각각 엑스레이 이미지의 서로 다른 형태나 가장자리와 같은 특징에 해당한다. 이미지(전파된 데이터)가 상위층으로 올라갈수록 특징과 구조는 더욱 복잡해진다. 네트워크의 층이 깊을수록 입력 이미지로부터 더 복잡한 특징을 추출할 수 있게 된다. 최상층에서 뉴런은 완전히 분화된 특징을 지니며, 출력을 산출할 준비, 즉 학습에 기반한 흉

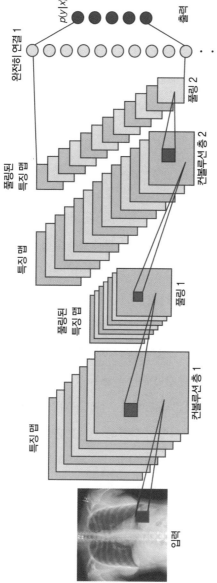

그림 4.5: 특징 매핑, 풀링 및 예측을 위한 일련의 컨볼루션 층을 가진 흉부 엑스레이 판독용 심층 컨볼루션 신경망의 개요

부 엑스레이 결과를 예측할 준비를 마치게 된다.[23] 이러한 구조적 근간을 지닌 DNN은 기능적인 측면에서 볼 때 증기 기관이나 전기와 같은 범용 기술로 간주될 수 있으며, 따라서 모든 문제에 적용될 수 있을 것이다.[24] 의료에 사용되기에 앞서, 이 네트워크는 4가지 주요 영역에 응용되었다. 게임, 이미지, 음성, 그리고 무인자동차다. 우리는 의료에서의 딥러닝의 활용을 탐구하는 과정에서 이들 각 영역으로부터 교훈을 얻을 수 있을 것이다.

게임

1997년 역사적인 딥블루 대 카스파로프의 체스 경기가 열리기 전부터 인공지능은 오셀로, 체커(5 × 10²⁰ 이상의 경우의 수가 가능), 스크래블과 같은 게임에서 인간 최고수를 능가해왔다.[25] 하지만 당시 인공지능은 고파이GOFAI("좋았던 그 옛날의 인공지능good old-fashioned AI")라 불리는 규칙 기반 알고리즘을 사용했다. 이와 같은 양상이 바뀐 것은 2015년 딥마인드가 브레이크아웃Breakout이라는 고전적인 아타리 게임에서 승리하면서부터였다. 이 프로젝트 결과를 기술한 〈네이처〉 논문의 첫 번째 문장은 향후 인공지능 DNN에 대한 중요한 암시를 담고 있다. "우리는 과거 번번이 실패로 끝났던 인공지능의 핵심 목표, 즉 다양한 종류의 까다로운 과제에 대해 폭넓은 수준의 경쟁력을 갖출 수 있는 단일 알고리즘 제작에 착수했다." 알고리즘은 CNN과 강화학습을 통합해 패들을 조작하며 벽돌을 깼다.[26] 이 소식을 듣고 깜짝 놀란 맥스 테그마크Max Tegmark는 자신의 저서 『라이프 3.0Life 3.0』 (2017, 동아시아)에서 다음과 같이 기술했다. "인공지능은 숫자(인간은 이를 어떤 키를 눌러야 하는지에 해당하는 코드로 인식하지만 인공지능은 그렇지 않다)를 규칙적으로 산출하며 점수를 극대화하라는 지시를 받았을 뿐이다." 딥마인드의 리더 데미스 하사비스Demis Hassabis에 의하면 인간은 "그들이 만든 인공지능으로부터 학습할 때까지는" 딥마인드가 어떤 전략을 학습했는지조차 알지 못한다. 따라서 인공지능은 인간 전문가의 비디오 게임 수행 능력뿐만 아니라 창조자마저도 능가한 것이다. 인공지능은 이후 다른 여러 비디오 게임을 정복했고, 여기에는 49개의 아타리 게임도 포함된다.[27]

그로부터 1년이 지난 2016년, 알파고가 세계 바둑 챔피언인 이세돌에 승리를 거두면서 DNN 인공지능은 직접 인간을 능가하기 시작했다. 딥러닝은 상당한 사전 준비를 거쳤다. 16만 번의 실전을 통해 3000만 번의 움직임을 학습했다. 체스 명인인 에드워드 라스커Edward Lasker는 "바둑의 규칙은 너무나도 우아하고, 유기적이며, 철저하게 논리적이기 때문에 우주 어딘가에 지적 생명체가 존재한다면 아마도 바둑을 두지 않을까 싶다"라고 했다.[28] 2억 8000만 명 이상이 알파고의 경기를 생중계로 지켜본 것은 아마도 이러한 우아함 때문일 것이다. 하지만 이 시청자 수는 바둑에서 가능한 경우의 수인 $2.081681994 \times 10^{170}$에 비하면 너무나 미미한 수준이다. 이는 우주에 존재하는 모든 원자의 수보다 많으며, 바둑이 체커나 체스와 같은 게임에 비해 훨씬 더 흥미로운 도전인 이유일 것이다.[29] 바둑은 적어도 3,000년 전부터 시행되어온 게임이다. 2015년, 전문가들은 인공지능이 승리하기 위해서는 최소한 10년은 걸리리라 예측했다. 인공지능의 승리는 DNN(지도학습 및 강화학습)과 고파이의 결합으로 가능했으며, 여기서 사용된 고파이는 몬테카를로 트리 탐색Monte Carlo tree search이었다.[30] 승기를 잡게 된 포석인 37번째 수는 기계에 의한 것이긴 하지만 매우 창의적인 수로 간주되며, 아마도 더 중요한 점은 이것이 인간의 기보에 없는 수라는 사실일 것이다.[31]

바둑이 오랜 전통을 지닌 무척이나 복잡한 게임이라는 사실을 고려하면, 이는 분명 인공지능의 기념비적인 성과라 할 수 있다. 하지만 얼마 지나지 않아 이를 뛰어넘는 결과가 나왔다. 2017년 가을, 알파고를 넘어서는 차세대 알고리즘인 알파고 제로AlphaGo Zero가 게임 세계를 평정했다.[32] 알파고 제로는 무작위 움직임random move부터 시작했지만 곧 스스로를 상대로 수백만 번의 경기 경험을 쌓았다. 〈네이처〉에 실린 "인간의 지식 없이 바둑 마스터하기Mastering the Game of Go Without Human Knowledge"라는 제목의 논문에서 연구자들은 "기본 규칙 외에 어떤 사전 지식도 없는 상태에서 인간의 사례나 지도 없이 초인간적인 수준으로 (알고리즘을) 훈련시킬 수 있다"라는 결론에 도달했다. 이는 또한 적은 훈련으로 더 뛰어난 성과를 거둔 놀라운 사례이기도 했다. 알파고 제로는 알파고와는 달리 500만 번 이하의 연습 게임을 했고(알파고는 3000만 번), 3일 동안만 훈련했으며(알파고는 수개월), 단일 신경망을 사용했고(알파고는 두 개의 개별 신경망), 단일 텐서 처리 장치 tensor processing unit, TPU 칩으로 작업을 수행했다(알파고는 48개의 TPU와 여러 대의 컴퓨터).[33]

알파고 제로는 여기에 만족하지 않았다. 수개월 후, 알파고 제로는 체스에 관한 사전 지식 없이 기본 규칙만 입력된 상태에서 단지 4시간의 자가 학습 후 챔피언 수준의 인간을 상대로 경기를 가졌다.[34] 이 소식을 접한 테그마크는 이번에도 역시 엄청난 충격을 받고 트위터에 다음과 같이 썼다. "알파고의 경우와는 달리 이번 뉴스가 충격적인 이유는 알파고 제로가 바둑 기사들을 손쉽게 이겼다는 점이 아니라, 보다 개선된 체스 소프트웨어를 만들기 위해 지난 수십 년 동안 헌신한 인공지능 연구자들을 힘들이지 않고 압도했다는 사실이다."[35]

인공지능은 가장 대중적인 포커 게임인 텍사스 홀덤Texas hold'em에서도 체스에서와 같이 엄청난 속도로 초인간적인 수준에 도달했다. 포커는 매우 중요한 차이점을 지닌다. 즉, 불완전 정보 게임imperfect information game인 것이다. 완전 정보 게임perfect information game에서는 모든 플레이어가 동일한 정보를 지니는데, 이러한 상황을 정보 대칭information symmetry이라 부른다.

이는 바둑이나 아타리 비디오 게임, 체스, 〈제퍼디!〉의 경우에 해당한다. 하지만 포커에서는 모든 플레이어가 과거 이벤트를 전부 알지는 못한다. 각자의 카드만 파악한 상태에서 블러핑bluffing을 하는 것이다. 〈사이언스〉에 실린 3개의 논문은 이러한 문제를 다루고 있다. 첫 번째는 2015년 1월 앨버타대학 컴퓨터과학 연구팀이 발표한 논문으로, 이들은 두 개의 후회 최소화 regret-minimizing 알고리즘(counterfactual regret minimization, 즉 CFR+라 불리기도 한다)을 사용해 (그들의 표현에 따르면) "적당히" 게임을 하면서, "이 게임은 딜러가 이기는 게임이라는 사실을 입증했다."[36] 두 번째 논문 역시 앨버타대학 및 공동 연구 기관에서 2017년 2월에 발표한 것인데, 이는 그 이름에서도 알 수 있듯이, DNN을 사용해 전문 포커 플레이어를 상대로 승리를 거둔 딥스택DeepStack에 관한 내용을 다루고 있다.[37]

인공지능의 근소한 우위는 그리 오래 가지 않았다. 2017년 12월에 〈사이언스〉에 발표된 세 번째 논문에서, 카네기멜론대학 소속의 두 컴퓨터과학자들은 최고수들을 상대로 진정한 초인간적 성능을 보인 리브라투스 Libratus 알고리즘을 발표했다. 알파고 제로와 마찬가지로 리브라투스 알고리즘은 특정 게임에만 적용되는 것이 아니라 불완전 은닉 정보 게임에도 적용되었다. 하지만 딥스택이나 알파고 제로에서와는 달리 DNN은 사용되지 않았다.[38] 세계 최고 포커 선수들의 블러핑을 추론해 이토록 복잡한 게임에서 승리를 거둔 리브라투스의 성과는 상당한 것이다. 게임 분야에서 끊임없이 쏟아지는 눈부신 성공 스토리는 의료 분야에서 인공지능에 대한 무모한 기대에 불을 지폈다. 하지만 게임과 사람의 건강이 지닌 중요성의 차이는 극명하다. 게임에서 기계가 인간을 능가하는 것과 기계 의료에 개인의 건강을 맡기는 것은 차원이 다른 문제이다. 그렇기 때문에 나는 의학적 진보에 "게임 체인저"라는 용어가 사용되는 모습을 보면 무척 당혹스럽다.

이미지

이미지넷은 "인간 수준의 인공지능에서 주요 제한 요소는 알고리즘이 아닌 데이터세트다"라는 인공지능에 관한 격언을 잘 보여주는 전형적인 예이다.[39] 스탠퍼드대학 소속의 컴퓨터과학자이면서 구글에도 소속되어 있는 리페이페이가 2007년 이미지넷을 시작했을 때, 그녀는 알고리즘에 빅데이터를 공급하는 것이 가장 바람직하다는 주장에 맞서며, 그 대신 이미지에 상세한 주석을 달았다. 중요한 것은 빅데이터가 아니라 신중하고 광범위하게 라벨링된 빅데이터라고 생각했기 때문이다. 수년 후에 그녀는 다음과 같이 말했다. "이미지와 비디오에 있는 픽셀 데이터는 인터넷의 암흑 물질이라고 생각합니다."[40] 매년 시행되는 이미지넷 챌린지ImageNet Challenge 대회에서는 이미지를 가장 잘 분류하기 위해 여러 가지 다른 컨볼루션 DNN이 사용되었다(알렉스넷AlexNet, 구글넷GoogleNet, 브이지지넷VGGNet, 레스넷ResNet 등). 그림 4.6은 2017년을 마지막으로 끝난 이미지넷 대회에서 수년에 걸친 오차율 감소를 통해 인공지능이 이미지 인식에서 인간의 능력을 넘어서는 결과를 보여준다. 오차율은 2010년 30%에서 2016년 4%로 떨어졌다. 리의 "컴퓨터가 그림을 이해하도록 가르치는 방법How We're Teaching Computers to Understand Pictures"이라는 2015년 테드TED 강연은 200만 이상의 조회수를 기록했으며, 내가 가장 좋아하는 강연이기도 하다.[41]

면밀하게 라벨링된 이미지넷의 데이터가 지닌 오픈 소스open-source라는 특성은 기계 이미지 판독의 변화에 필수적인 요소였다. 구글은 이를 모방해 2016년 6,000개 범주 900만 장의 오픈 소스 이미지로 이루어진 오픈 이미지Open Image 데이터베이스를 구축했다.

이미지 인식은 비디오에서 고양이를 찾는 등의 재주만을 의미하는 것은 아니다. 그 핵심에는 얼굴 인식이 있다. 얼굴 인식의 정확도가 94% 이상으

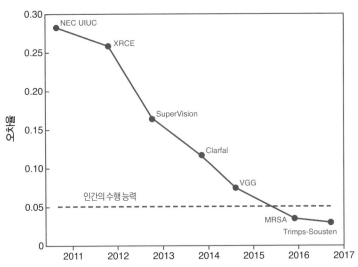

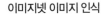

이미지넷 이미지 인식

그림 4.6: 시간이 지남에 따라 딥러닝 인공지능은 이미지 인식에서 인간의 능력을 넘어섰다.

출처: Y. Shoham et al., "Artificial Intelligence Index 2017 Annual Report," *CDN AI Index* (2017): http://cdn.aiindex. org/2017-report.pdf.

로 치솟자, 이에 수반된 문제, 즉 프라이버시를 침해하고 차별을 조장할 가능성이 있다는 논란 역시 고조되었다.[42] 2017년 아이폰 X에 탑재된 애플의 페이스아이디Face ID는 잠금 해제를 위한 생체지표 암호로 얼굴 인식을 사용했다. 얼굴 인식은 과거 삼성에서 먼저 사용했던 기술로, 전방 센서를 통해 3,000개 좌표를 스캔하고 이를 토대로 3D 얼굴 모형을 만든다.[43] 이는 곧 프라이버시에 대한 우려를 낳았다. 2018년 기준으로 미국의 전체 성인 절반의 얼굴 이미지는 경찰이 검색할 수 있는 데이터베이스 중 적어도 하나 이상에 저장되어 있다. 그리고 카리오스Karios와 같은 기업은 이미 2억 5000만 명의 얼굴 정보를 가지고 있다고 한다.[44] DNA 마커가 개인의 얼굴을 좀 더 정확하게 예측하고 확인할 수 있다는 주장도 제기되었는데, 이 역시 맹렬한 비난을 받았다.[45] 하지만 긍정적인 용도로 사용될 경우, 얼굴 특징은 인공지능 스마트폰 페이스투진Face2Gene 앱을 통해 희귀 선천성 질환을 진단하는 데 도움이 될 수 있다.[46] 그 외에도 의학적 진단을 용이하게 하기 위해 좀 더 광범위한 사용을 제안하는 연구도 있다.[47]

이미지를 이용한 개인 식별은 얼굴에만 국한되지 않는다. 얼라이브코어는 심전도를 통해 개인을 식별할 수 있는 4층의 DNN을 개발했다. 사용자가 다른 사람에게 센서를 건네면 이 기기는 "당신이 아닌 것 같군요"라고 말할 것이다. 심전도는 그 특이성으로 인해 유용한 생체 지표로 사용될 수 있지만, 동적 변화가 심한 까닭에 그러한 목적으로 사용이 가능할지는 의문스럽다.

마찬가지로 얼굴 이미지는 개인 식별 이상의 용도를 지닐 수 있다. 지난 2014년, UC 샌디에이고 연구진은 얼굴에 기계학습을 적용해 통증 정도를 파악했는데, 이는 인간의 지각보다 더 정확한 것으로 나타났다.[48] 또한 통증의 정량화뿐만 아니라 스트레스나 기분에 대해서도 동일하게 활용될 가능성이 있으며, 이에 대해서는 8장에서 좀 더 자세히 다룰 것이다.

이미지 분할segmentation은 디지털 이미지를 여러 세그먼트나 픽셀 집합으로 나누는 것을 가리키는데, 이는 그동안 기존의 알고리즘과 전문가의 감독에 의존해 왔다. 딥러닝은 정확도와 작업 흐름의 개선을 통해 이러한 과정의 자동화에 중대한 영향을 미치고 있다.[49]

음성, 문자 인식 및 번역

단어의 처리는 픽셀을 처리하는 것과 다르다. 이미지의 경우에는 한 번에 모든 정보가 주어지지만, 단어에서는 음성이건 문자이건 간에 정보가 시간에 따라 순차적으로 제시된다. DNN은 자연어 처리라고 알려진 이 분야를 변화시켰다. 2017년 전화 음성 인식에 대한 기계의 정확도는 인간과 동등

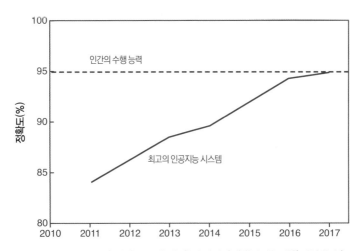

그림 4.7: 시간이 지남에 따라 딥러닝 인공지능은 음성 인식에서 인간의 능력을 넘어섰다.

출처: Y. Shoham et al., "Artificial Intelligence Index 2017 Annual Report," *CDN AI Index* (2017): http://cdn.aiindex. org/2017-report.pdf.

한 수준을 보였다(그림 4.7).[50] 마이크로소프트는 인공지능이 전문 속기사보다 더 정확하게 음성을 전사할 수 있음을 입증했다. 이러한 진전은 아마존의 알렉사를 비롯한 음성 비서를 탄생시켰으며, 이들은 헬스케어 분야에서 광범위하게 응용될 수 있다. 나는 음성 플랫폼voice platform이 가상 의료 코치의 기반이 될 것으로 기대하는데, 이러한 시스템의 설계 및 특징에 관해서는 12장에서 설명하겠다.

인공지능의 약진이 두드러진 분야 중 하나는 기계 번역이다. 구글의 부사장이자 구글 번역Google Translate의 수장인 페르난도 페레이라Fernando Pereira는 이 분야의 비약적 발전을 다음과 같이 묘사했다. "내가 현역에 있는 동안 볼 수 있으리라고는 상상도 하지 못했습니다. 우리는 꾸준히 발전해왔어요. 하지만 지금의 발전 양상은 그동안의 점진적인 모습이 아닌 급진적인 형태입니다."[51] 알파고 제로 알고리즘이 바둑 외에 다른 게임에서도 사용되는 것처럼, 2017년 구글은 학습 내용을 전달할 수 있는 단일 번역 시스템을 발표하며 "범용 국제어universal interlingua"를 향한 첫걸음을 내디뎠다. 2016년 말 기준으로 매달 5억 명 이상의 사용자들이 매일 1400억 단어를 다른 언어로 바꾸고자 한다.[52] 구글은 37개 언어의 문자 번역과 32개 언어의 음성 번역을 지원하며, 이는 곧 100개 이상으로 늘어날 것이다. 언어 번역에 있어서 이러한 노력은 분명 인공지능이 인간의 의사소통을 활성화하는 데 중요한 기여를 하는 것으로 간주될 수 있을 것이다.

손글씨를 포함한 문자에 대한 기계의 인식, 장문을 요약(이해라고 표현하지 않은 점에 주목하자)할 수 있는 알고리즘의 능력, 그리고 문자로부터 음성을 생성하는 기능 역시 상당한 진전을 보였다.[53] 구글의 웨이브넷WaveNet과 바이두의 딥스피치Deep Speech는 자동적으로 음성을 생성하는 DNN에 해당한다.[54] 놀랍게도 문자에서 변환된 음성은 인간의 육성과 거의 구분되지 않는다.[55]

흥미롭게 얼굴 인식을 비롯한 여러 생체 지표들은 자동차에도 응용된다. 이는 시동을 걸 때 운전자를 식별하는 방법으로 쓰일 수 있다. 목소리와 얼굴 정보를 통해 운전자의 감정 상태나 졸린 정도를 감지하는 것 역시 안전성 강화에 사용될 수 있다.[56] 2017년 한 해 동안 미국에서 발생한 치명적인 교통사고는 4만 건이 넘는데, 대부분은 사람의 과실 때문이었다. 차량 인공지능으로부터 얻을 수 있는 가장 큰 소득은 인간을 대신한 운전일 것이다. 이들의 도움이 절실하다.[57]

무인자동차

동굴에 숨어서 지내는 사람이 아니라면, 최근 수년간 무인자동차에 대해 끊임없이 쏟아지는 거창한 주장을 접할 수밖에 없었을 것이다. 특히 만약 당신이 테슬라의 유튜브 비디오를 통해 "운전자"가 게임을 하고, 글을 쓰며,

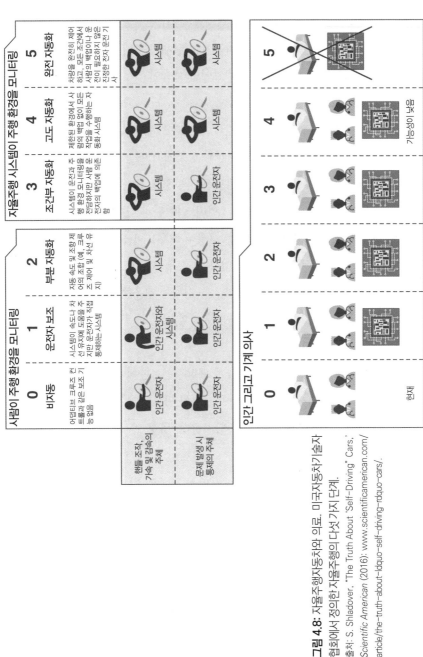

그림 4.8: 자율주행자동차와 의료. 미국자동차기술자협회에서 정의한 자율주행의 다섯 가지 단계.

출처: S. Shladover, "The Truth About 'Self-Driving' Cars," *Scientific American* (2016): www.scientificamerican.com/article/the-truth-about-ldquo-self-driving-rdquo-cars/.

뒷좌석으로 이동해 책을 읽는 모습을 본다면, 무인자동차 시대가 임박했음을 직감할 수 있을 것이다.[58] 무인자동차는 현재까지 인공지능 분야에서 거둔 최고의 성과이긴 하지만, 겉으로 보이는 모습이 전부는 아니다.

미국자동차기술자협회Society of Automotive Engineers는 무인 운전의 단계를 5가지로 분류했다. 먼저 5단계 자율(그림 4.8)은 차량이 완전히 자율적임을 의미하며, 모든 작업을 수행하고 시간과 장소에 구애받지 않고 어떤 조건에서도 운전하지만, 차량에 탑승한 사람은 자동차를 통제하는 것이 불가능한 상황을 의미한다. 이는 아직 갈 길이 멀며, 실현된다 하더라도 수십 년은 지나야 할 것으로 추정된다.[59] 4단계는 차량이 대부분의 상황에서 자율적이며 인간 운전자의 역할이 거의 필요 없다. 조건부 자동화conditional automation, 즉 상황에 따라 사람이 차량의 통제권을 지니는 경우는 3단계이다. 대부분의 사람들은 크루즈 컨트롤이나 차선 유지와 같은 매우 제한적인 자동화를 의미하는 2단계에 친숙하다.

모든 자동차 업계는 사람의 역할이 제한적인 4단계에 주목하고 있는데, 이를 구현하기 위해서는 여러 기술의 결합이 필요하다. 통합 멀티태스킹 딥러닝은 다른 차량, 보행자, 차선을 탐지한다. 차량 인식은 카메라, 레이더, 유다UDAR(물체로부터 반사되어 나오는 광펄스), 그리고 DNN과 더불어 의사결정의 입출력을 처리하는 인공지능 "다중 도메인 컨트롤러"에 의해 이루어진다. 소프트웨어를 통한 인간 지각의 시뮬레이션은 여전히 만만치 않은 도전으로 간주된다. 컴퓨터 비전의 보행자 인식 오차율은 과거 30프레임당 하나에서 현재 3000만 프레임당 하나로 감소했다. 동일한 운영 체계를 탑재한 모든 자율주행자동차가 서로 소통하며 정보를 공유하는 집단 학습 덕분에 이들은 더욱 영리해진 것이다. 하지만 지각 외에도 해결해야 할 문제가 있다. 4단계에서는 인간의 개입이 허용되지만 이 단계의 차량에서 노트북이 다운되거나 웹 브라우저가 충돌하는 것과 같은 상황이 발생한다면 대

캡차CAPTCHA(보안문자) 풀기

새로운 악기 만들기

미술사 확인

루빅 큐브 풀기

주식 포트폴리오 관리

위키피디아 기사 작성

입술 읽기

웹 사이트 제작

의복 재단

작곡

에너지원 발굴

두뇌 "샤잠"(fMRI 음악)

기사 작성

원화 그리기

액센트 정의

시 짓기

인구 조사 수행

문자를 액센트 있는 음성으로 바꾸기

옷차림 추천

예술 작품의 진위 구별

자율 매장

레고 조각 분류

가짜 비디오, 사진 만들기

실제 구매 1주 전에 예측하기

텍스트를 예술로 변환

인조 코메디

프레임을 대치하여 슬로우 모드 비디오 만들기

뽑기

기밀 유지 협약 확인

잘 익은 과일 따기

야생 동물의 개체 수 확인

이케아 가구 조립

영화 예고편 제작

벽을 통한 인간의 자세 감지

토론하기

지진 발생 후 여진 예측하기

표 4.3: 최근 몇 년 동안 인공지능이 달성한 것으로 보고된 다양한 작업

참사가 초래될 가능성이 있다.

무인자동차와 의료 인공지능의 비교는 이 책에서 가장 강조하고 싶은 부분이다. 4단계 자율주행자동차는 이상적인 환경과 교통 상황에서는 가능한 목표일 수 있지만 의료에서 3단계를 넘어가는 자율이 허용될 가능성은 낮다. 알고리즘을 이용한 피부 병변이나 중이염의 정확한 진단과 같은 특정 과제의 수행은 인공지능으로 가능할 수 있다. 하지만 의료 영역 전반에서, 모든 질환에 대해 항상 의료진의 감독이 없는 상황은 결코 허용되지 않을 것이다. 2단계, 즉 크루즈 컨트롤이나 차선 유지와 같은 부분적 자동화는 앞으로 의사와 환자 모두에게 많은 도움이 될 것이다. 알고리즘이 진단을 하고 치료를 권고하며, 의사들이 백업을 맡는 상황인 3단계는 머지않아 특정 질환을 지닌 일부 환자에게 적용될 수 있을 것이다.

여기서 요약한 4가지 주요 인공지능 분야(게임, 이미지, 음성, 자동차)가 충분하지 않다고 느껴진다면, 그 외에도 인공지능이 할 수 있는 잡다한 업무 목록을 참고할 수 있다(표 4.3). 이를 통해 인공지능의 다재다능함이 전달되고, 현재까지의 성과, 특히 최근 수년간 가속화된 발전에 대한 역사적 기반을 이해할 수 있길 바란다. 하지만 이러한 과열 현상에 대한 우려의 시선 역시 존재한다. 다음 장에서는 인공지능의 법적 책임에 관한 체계적 고찰을 통해 흥분을 가라앉히고 객관적 시각에서 인공지능이 의료에서 지니는 의미를 찬찬히 곱씹어 볼 것이다.

5장

심층 법적 책임

인공지능이 쥐의 지능을 따라가려면 아직 멀었다.

—얀 르쿤

나는 학생들에게 "인공지능"이라는 용어에 호도되지 말라고 한다. 여기에 '인공적'인 것은 없다. 인공지능은 인간이 만들었고, 인간의 의도대로 작동하며, 인간의 삶과 사회에 영향을 줄 것이다.

—리페이페이

2017년 말, 리페이페이를 만나기 위해 구글에 방문했을 당시에는 인공지능의 과대광고가 정점에 이른 것 같았다. 그녀는 이러한 상태를 진정시키고 현실을 검증하며, 그동안의 성과에 의한 충격을 완화하기 위해 또 한 번의 '인공지능 겨울'이 필요할지도 모르겠다고 했다. 우리는 분명 산업 전반에 걸쳐 과장이 난무하며, 파멸의 임박, 대량 실업, 의사의 실직과 같은 전망이 쏟아져 나오는 광경을 목격했다. 인공지능에 관련된 부정적인 이슈에 관해 조사해보니, 이를 주제로 족히 책 한 권은 쓸 수 있을 것 같았다. 그런 내용을 담은 책은 분명 여러 권 나올 것이다. 악의에서 비롯되었건 부지불식간에 일어나건 간에 인공지능처럼 강력한 도구가 범죄 목적으로 사용될 수 있다는 주장은 그다지 놀랍지 않다. 이제 우리는 딥메디슨이 마주할지도 모르는 부정적인 문제에 관해 간략하게 살펴볼 것이다. 여기에는 인공지능 자체의 방법론, 편향 및 불평등 조장 가능성, 진실 왜곡, 프라이버시 침해, 일자리 및 인간 존재에 대한 위협 등이 포함된다.

신경망 방법론과 한계

이 책에서 "방법론"이란 용어는 입력으로부터의 출력과 출력으로부터의 출력을 모두 의미한다. 신경망은 질적으로나 양적으로 최적화된 데이터를 학습 및 예측에 사용하는 것이 가장 바람직하다. 현재까지 인공지능의 작업은 대개 구조화된 데이터(이미지, 음성 및 게임 등)로 이루어졌다. 이들은 잘 조직화되어 있고, 정해진 형식을 지니고, 쉽게 찾을 수 있고, 다루기 간편하고, 저장 및 검색이 가능하고, 완전히 분석할 수 있다. 하지만 불행하게도 많은 데이터는 라벨링되어 있거나 주석이 달려 있지 않으며, "깨끗"하지도 구조화되어 있지도 않다. 의료에는 전자의무기록의 자유 형식 텍스트free text와 같이 구조화되지 않은 데이터가 무수히 많다. 인공지능은 일부 예외적인 경우를 제외하고는 아직까지 지도학습supervised learning을 사용해 왔으며, 이는 훈련을 위한 "정답"의 기입이 반드시 필요하다. 부정확한 라벨링이나 오답은 터무니없는 출력으로 이어질 수 있다. 예를 들어 영상 사진에 대한 의사들의 판독 소견이 일치하지 않는다면 정답이 모호해진다. 데이터 정리cleaning는 불완전하고, 부적절하고, 오류가 있고, 부정확하고, 틀린 데이터를 모두 제거하거나 수정한 후 포함하는 것을 의미한다.

데이터를 정리하고, 구조화하고, 이에 주석을 달았다 하더라도 여전히 문제가 발생할 수 있다. 시간이라는 차원도 고려해야 한다. 시간에 따라 데이터가 바뀌는 경우, 데이터가 변화하면서 모델의 성능이 저하될 수도 있기 때문이다.[1]

얼라이브코어의 사례는 메이요 클리닉이 초기에 모든 입원 환자를 의도적으로 배제하면서 발생한 데이터 선택이 어떻게 편향을 유발할 수 있었는지를 잘 보여준다. 첫 데이터세트에서 칼륨 수치가 높은 환자의 부족으로 인해 연구팀은 프로젝트를 거의 포기할 뻔했다. 전체적으로 신호 대 잡음비 signal-to-noise ratio를 높이고, 정확한 예측을 하며, 과적합overfitting(이는 신경망이 제한된 데이터세트를 미러링할 때 불가피하게 발생한다)을 피하기 위해서는 충분한 데이터가 필요하다. 재차 말하지만 구글 검색 건수나 인스타그램 또는 페이스북의 포스트 수, 유튜브 비디오의 수를 생각해보면 분명 엄청난 수의 데이터가 있음을 알 수 있을 것이다. 하지만 의료 분야의 데이터는 수십억 단위가 아니라 대개 수천에서 기껏해야 수백만 단위에 불과하다. 이러한 데이터세트는 심층 신경망을 필요로 하지 않지만 만약 심층 신경망이 사용된다면 불충분한 입력으로 인한 출력의 신뢰도 저하가 문제가 된다.

DNN은 860억 개의 뉴런neuron과 100조 개의 연결로 구성된 1.4kg짜리 뇌의 학습 능력을 본떠서 만들어진 것으로 알려져 있지만, 이러한 주장을 지지하는 근거는 사실 존재하지 않는다. 신경망은 사실 실제 신경계와 그다지 비슷하지 않다. 구글의 딥러닝 전문가인 프랑소와 숄레Francois Chollet는 『케라스 창시자에게 배우는 딥러닝Deep Learning with Python』(2018, 길벗)에서 다음과 같이 지적한다. "뇌가 현재 딥러닝 모델에서 사용되는 것과 같은 학습 기전을 따른다는 근거는 없습니다."[2] 물론 기계가 뇌를 모방해야 하는 이유는 없다. 이는 지나치게 단순한 역의인화reverse-anthropomorphic 사고이다. 그리고 우리는 기계가 영리한 모습을 보일 때면 이들을 의인화하여 뇌를 일종의 CPU와 같은 인지처리장치cognitive processing unit로 간주한다.

딥러닝 기반의 인공지능은 인간의 학습과는 현저하게 다르며, 상호 보완적인 관계이다. 아이의 발달을 예로 들어보자. 페이스북의 인공지능 개척자인 얀 르쿤은 이 중요한 주제에 관해 다음과 같이 언급했다. "아이들은 매우 빠른 속도로 대화나 상식을 배울 수 있습니다. 우리는 아직까지 발견하지 못한 어떤 것, 즉 우리가 파악하지 못한 어떤 학습 패러다임이 존재한다고 여기죠. 저는 개인적으로 이러한 문제를 해결하는 것이 인공지능의 진정한 발전으로 이어질 수 있으리라 생각합니다."[3]

기계는 방대한 양의 데이터세트를 필요로 하지만 아이들은 많은 입력을 요하지 않는다. 단순히 기계는 딥러닝에 강하고, 아이들은 베이즈 확률론 Bayesian probabilistic method을 사용해 추론을 주로 하는 것은 아니다. 아이들은 이성적 사고를 할 수 있으며 세상이 돌아가는 원리를 빠르게 이해한다. 그리고는 경험해 보지 못한 상황에 처할 때 새로움에 적응한다. 영아는 라벨이 없는 최소한의 사례로부터 추상적 언어와 같은 규칙을 배우는 데 몇 분밖에 걸리지 않는다.[4] 마이크로소프트의 해리 셤Harry Shum은 다음과 같이 말했다. "현대의 컴퓨터는 특정 작업의 수행 능력은 뛰어납니다. 하지만 일반적 작업에서는 인공지능이 아이들의 경쟁 상대가 되지 못합니다." 이는 존 로크John Locke가 1689년 자신의 대표작 『인간지성론Essay Concerning Human Understanding(4권짜리 저작으로, 사실 에세이라 부르기에 적합하지 않다!)』에서 제안한 타불라 라사tabula rasa, 즉 인간은 빈 서판과 같은 마음의 상태로 태어난다는 개념을 상기시킨다. 신경망은 분명 빈 서판과 같은 성질을 지니지만 개리 마커스Gary Marcus를 포함한 여러 연구자들은 인공지능 연구자들이 인간의 본성을 설명할 수 있을 때까지는 컴퓨터가 아이들과 같은 속도로 지식을 파악하는 재주를 지니지는 못할 것이라고 한다.[5] 비록 컴퓨터가 특화된 업무에 대해서는 타의 추종을 불허할 정도의 전문가가 될 수 있지만, "수천 가지의 특화된 좁은 영역의 업무에서 보인 초인간적인 수행 능력이 젖먹이가 지닌 일반 지능과 상식으로 연결되지는 않습니다"라고 숄레는 말한다. 상식과 같은 인간 고유의 특징과 인공지능 학습의 결합이야말로 의료가 가장 갈망하는 것이다.

기계는 실제로 읽을 수 없지만 영상이나 슬라이드를 "읽는" 능력은 흔히 기계의 특징으로 간주된다. 기계의 이해력 부족은 아무리 강조해도 지나치지 않다. 인식은 이해가 아니다. 리페이페이의 컴퓨터 비전에 관한 테드 강연에서 예로 들었듯이 맥락이 없는 것이다. 이는 다음과 같은 예로 잘 설명할 수 있다. 즉, 기계는 말을 타고 있는 고정된 조각상을 "말을 타고 거리를 거니는 사람"으로 해석한다. 이는 정체 상태에 머물러 있는 이미지 인식 분야를 잘 나타낸다. 2018년 리페이페이에게 최근 바뀌거나 나아진 점이 있는지 묻자 그녀는 "전혀 없어요"라고 대답했다.

심지어 기본적인 물체 인식에서조차 문제점이 있음이 두 건의 연구 결과에서 확인되었다. 첫 번째는 "방 안의 코끼리The Elephant in the Room"라 불리는 연구로, 소파와 사람, 의자, 그리고 책장 가득 채운 책이 있는 거실 장면에 코끼리 이미지를 끼워넣으면, 딥러닝은 코끼리의 이미지를 정확하게 인식하지 못하는 것으로 드러났다.[6] 반면 다른 연구에서는 마치 유령을 보는 것과 같이 실제 이미지상에 존재하지 않는 사람을 인식하는 DNN의 취약성이 확인되기도 했다.[7]

어떤 전문가들은 딥러닝이 한계에 도달했으며, 지금처럼 특화된 기능 수행의 수준을 넘기 어려울 것이라고 한다. 딥러닝의 아버지인 제프리 힌튼은 전반적인 방법론에 의문을 제기하기도 했다.[8] 그는 신경망의 오류 교정 방법인 역전파back propagation를 발명했지만, 최근 역전파에 대해 "심각한 의문"이 든다면서 "모든 것을 다 버리고 새롭게 시작"해야 할 것 같다는 의견을 피력했다.[9] 그는 오늘날 기술이 광범위한 라벨링에 의존하는 점을 지적하며 이러한 의존에서 비롯되는 비효율로 인해 "종말에 이를지도 모른다"고 했다.[10] 힌튼은 인공지능과 어린 아이 사이의 간극을 좁히기에 매진하며 캡슐 네트워크capsule network라는 개념을 도입했다.[11] 그는 분명 생물학과 컴퓨터과학을 융합한다는 생각에 흥분했으며, 이러한 융합을 위해서는 현재 DNN의 한계를 넘어설 필요성을 느꼈다. 캡슐 네트워크는 뇌의 신피질 neocortex과 마찬가지로 계층적 구조vertical column을 지닌다. 캡슐 아키텍쳐는 아직까지 네트워크의 성능 개선이 필요하지만, 역전파의 개념이 받아들여지는 데에도 수십 년이 소요되었다는 사실을 기억하자. 캡슐 네트워크도 같은 길을 걷게 될지는 아직까지 알기 어렵지만 힌튼이 현재의 DNN 방법론에 치명타를 가했다는 사실이 당황스럽긴 하다.

알파고 제로의 승리 역시 여러 문제를 야기했다. 저자들은 승리감에 도취된 채 〈네이처〉에 "인간의 지식 없이 바둑 마스터하기"라는 논문을 발표하며 자신들의 주장을 표현했다.[12] 이에 관해 개리 마커스Gary Marcus에게 의견을 묻자, 그는 "터무니없다"고 했다. "알파고 팀에는 17명의 전문가가 있었고, 그중 한 명은 세계적인 바둑 선수입니다. 그렇지만 그들은 시치미를 떼면서 '인간의 지식 없이'라고 표현한 겁니다." 나는 왜 딥마인드가 과대광고를 하는 것 같냐고 물었다. "그들은 언론 보도에 굶주려 있는 집단이죠."[13] 알파고 제로를 비판하는 사람은 마커스만이 아니다. 호세 카마초 코야도스Jose Camacho Collados는 투명성 결여(소스 코드가 공개되지 않았다), 게임의 규칙과 과거 게임에 대한 지식을 가르친 부분을 고려했을 때 "온전히 '자습' 만을 통한 학습"이라는 저자의 주장이 지닌 과도함, "성과를 정확히 기술하고…… 점차 늘어나고 있는 (종종 사리사욕을 위한) 잘못된 정보 및 신비화에 동참하지 않아야 하는 이 분야 연구자들의 책임"[14] 등 몇 가지 주요 쟁점에 관해 날카로운 비판을 했다.

다른 과학 분야에서와 마찬가지로, 유리한 결과만 선별하거나 재현성이 결여되는 상황에 관한 우려가 있다. 많은 연구에서 여러 신경망을 테스트했지만 우리는 성공적인 결과가 나온 논문만을 접하게 된다. 또 테스트용 데이터세트와 검증용 데이터세트가 완전히 다른 경우도 있다. 소스 코드 공개와 같은 오픈 데이터의 부족은 재현성을 약화시키는데, 이는 여러 논문에서 나타나는 문제점이다. 이 분야에서 또 다른 놀라운 점은 논문이 실린 저널의 위상이 낮다는 점이다. 이 책에서 인용된 게임 관련 인공지능 논문은 모두 〈네이처〉나 〈사이언스〉와 같은 일류 저널에 실린 것들로, 주목할 만한 가치가 있다. 하지만 의료와 관련된 이 분야 논문의 대부분은 arXiv와 같은 사이트에 출간 전 논문으로 올라와 있을 뿐이며, 이들은 학계의 전문가들이 게재 여부를 심사하는 피어 리뷰 저널이 아니다. 인공지능 분야의 발전은 전문가의 피어 리뷰 과정이라는 전통적인 검증 방식을 건너 뛰어서는 안 된다. 게다가 현재까지 발표된 연구의 대다수는 컴퓨터에 기반한 환경에서 후향적으로 시행되었기 때문에 실제 임상 진료 환경에서 전향적으로 검증될 필요가 있다.

블랙박스

인간의 뇌와 인공지능에 공통된 특징이 한 가지 있다면, 이는 아마도 불투명성opacity일 것이다. 우리는 신경망이 지니고 있는 학습 능력의 대부분을 이해하지 못하며, 출력값이 산출된 방식을 파악하기 위해 인공지능 시스템을 조사할 방법도 없다.

이세돌과의 역사적인 대국에서 알파고가 둔 37번째 수가 바로 그러한 예에 해당된다. 알고리즘을 만든 사람조차 이것이 어떻게 나온 수인지 설명할 길이 없는 것이다. 의료 인공지능에서도 동일한 현상이 나타난다. 일례로 피부 병변이 악성인지 양성인지 판별하는 데 있어 21명의 피부과 전문의 집단에 필적하는 딥러닝의 진단 능력을 들 수 있다. 그러한 알고리즘을 개발한 스탠퍼드대학 컴퓨터과학자들은 어떤 특성 때문에 성공했는지 여전히 알지 못한다.[15] 역시 의료 분야에 해당하는 세 번째 사례는 내 동료인 마운트시나이 의과대학 아이칸 연구소Mount Sinai's Icahn Institute 소속 조엘 더들리Joel Dudley의 연구이다. 더들리의 연구팀은 전자의무기록으로부터 얻은 데이터가 78개 질환의 발생을 예측하는 데 사용될 수 있을지 확인하기 위해 딥페이션트Deep Patient라는 프로젝트를 수행했다. 마운트시나이병원의 환자 70만 명 이상을 대상으로 신경망을 사용한 결과, 의무기록 데이터 원본에 비지도학습을 시행해 (다른 질환보다 특히) 조현병의 발생 확률 및 시기를 예측할 수 있었는데, 이는 의사들도 매우 어려워하는 부분이다. 더들리는 인공지능 블랙박스 문제를 다음과 같이 요약했다. "이러한 모형을 만들 수는 있지만 이들이 어떻게 작동하는지는 알지 못합니다."[16]

우리는 이미 의료에서 블랙박스를 받아들였다. 예를 들어 전기경련요법 electroconvulsive therapy은 중증 우울증에 매우 효과적이지만 아무도 그 작용 기전을 알지 못한다. 환자들은 기분이 좋아지거나 상태가 개선되기만 한다면 이러한 인간형human type 블랙박스를 기꺼이 수용한다. 인공지능 알고리즘에게도 동일한 대우를 해야 할까? 페드로 도밍고스는 이에 찬성하면서 "작동 원리를 알지만 정확도는 80%에 불과한 인공지능"보다 "99%의 정확도를 지닌 블랙박스 인공지능"을 선호한다고 했다.[17]

그러나 이러한 견해가 대세는 아니다. 2017년 뉴욕대학에서 출범한 AI 나우 연구소AI Now Institute는 인공지능의 사회적 영향을 파악하는 데 주력한다. 이들이 발행하는 AI 나우 보고서AI Now report에서 가장 중요하게 권고하는 사항은 형사 재판, 헬스케어, 복지, 교육과 같은 "고위험" 대상은 블랙박스 인공지능에 의지해서는 안 된다는 것이다.[18] 이는 AI 나우 보고서만의 주장이 아니다. 2018년 유럽연합의 개인정보보호법General Data Protection Regulation, GDPR이 시행되면서 기업은 사용자들에게 자동화 시스템이 내리는 결정에 대해 설명할 의무를 지니게 되었다.[19]

이는 의료 분야의 핵심 사안이기도 하다. 알고리즘이 철저한 테스트를 통해 완전히 검증된 것으로 간주되더라도 의사와 병원, 그리고 보건 시스템은 기계가 내리는 결정에 대한 책임을 지게 된다. 유럽연합의 "설명 의무"는 환자에게 자신의 건강 또는 질병 관리에 관한 주요 이슈를 이해할 권한을 부여한다. 게다가 기계는 고장 나거나 해킹을 당할 수도 있다. 혈당 수치, 신체 활동, 수면 양상, 영양 상태, 스트레스 수준 등의 다층적 데이터를 받아들이고 처리하는 당뇨병 알고리즘이 미세한 결함이나 해킹으로 인해 잘못된 인슐린 용량을 권장한다고 상상해보자. 인간이 이러한 실수를 저지른다면 환자 한 명이 저혈당 혼수에 빠지거나 사망할 수 있다. 하지만 인공지능 시스템에 오류가 발생하면 환자 수백 명 또는 수천 명의 상태 악화 또는 사망으로 이어질 수 있다. 의료에서 기계가 의사 결정을 내리는 경우, 이는 항상 명확하게 정의되고 설명이 가능해야만 한다. 이에 더해 해킹이나 기능 이상에 대한 알고리즘의 취약성을 조사하기 위해 광범위한 시뮬레이션이 필요하다. 의료계가 알고리즘을 받아들이려면 시뮬레이션 테스트의 범위와 결과에 대한 투명성 또한 중요하다. 하지만 오늘날 영상 판독과 같이 작동 원리를 모르면서도 이미 사용하고 있는 상용 의료 알고리즘도 다수 존재한다. 안심하기 위해서는 영상의학과 의사가 문지기gatekeeper 역할을 하며 모든 영상을 자세히 검토해야 한다. 이들이 시간에 쫓기거나, 산만해지거나, 무사 안일주의에 빠져 감독을 소홀히 한 결과로 환자의 상태가 나빠지면 어떻게 될까?

심지어 알고리즘이 어떤 과정을 통해 결론에 도달하는지 이해하기 위한 '설명 가능한 인공지능explainable artificial intelligence'이라는 프로젝트도 있다. 컴퓨터과학자들이 신경망을 이용해 신경망의 작동 원리를 설명하려는 것은 그다지 놀랍지 않을 수도 있다. 예를 들어 구글 프로젝트의 하나인 딥드림Deep Dream은 본질적으로 역방향reverse 딥러닝 알고리즘으로, 이미지를 인식하는 대신 주요 특징을 통해 이미지를 생성한다.[20] "의심되면 잘라내 버려"라고 말하는 외과 의사와 마찬가지로, 인공지능 전문가들이 인공지능을 통해 이들의 모든 법적 문제를 해결하자고 제안하는 것은 다소 우스운 상황이다.

의료 분야에서 알고리즘의 블랙박스를 풀어보려는 시도가 몇 번 있었다. 2015년 연구에서는 기계학습을 이용해 폐렴 환자에서 심각한 합병증이 발생할 위험이 높은 병원을 예측하고자 했다. 알고리즘은 천식 환자가 폐렴에 더 잘 대처한다는 잘못된 예측을 내놓아 의사들이 천식 환자를 퇴원시키도록 유도했다.[21] 이후 알고리즘의 잘못된 부분을 파악했으며 각각의 입력 변수가 미치는 영향을 정의해 오류를 바로잡을 수 있었다.[22]

인공지능 신경망의 작동 원리를 이해하기 위한 노력은 계속될 것이다. 우리는 치료 효능과 위험의 경중을 비교해 실보다 득이 많은 경우 이를 수용하는 데 익숙하지만, 인공지능이 의료 분야의 필수 요소가 되더라도 블랙박스 기계는 대부분 수용할 수 없을 것이다. 우리는 표준 치료법에 비해 알고리즘이 우월한 효과(비록 그 기전을 알지 못하더라도)를 지니고 있음을 검증하는 무작위 임상시험을 시행할 것이다. 블랙박스 특성을 지닌 기계를 어디까지 허용할 것인지는 곧 시험대에 오를 것이 분명하다.

편향과 불평등

캐시 오닐Cathy O'Neil은 『대량살상수학무기Weapons of Math Destruction』 (2017, 흐름출판)에서 이렇게 말했다. "대다수 모형은 인간의 편견, 오해, 그리고 편향을 코드화했다. 그리고 이 코드들은 점점 더 우리 삶을 깊이 지배하는 시스템에 그대로 주입됐다."[23] 편향은 우리의 알고리즘 세계 깊숙이 박혀 있으며, 성별, 인종, 민족, 사회경제적 계층, 성적 취향 등에 대한 인식에 스며들어 영향을 미친다. 이는 누가 취직을 하고 심지어 누가 구직 면접을 보게 될지, 전문가들이 어떻게 평가되는지, 형사 재판이 어떻게 진행되는지, 대출이 승인되는지 등의 결정에 지대한 영향을 미친다. 다음의 몇 가지 사례에서 볼 수 있듯이 문제는 심각하다.

"남자도 쇼핑을 좋아한다Men Also Like Shopping"라는 제목의 논문에서 연구팀은 두 개의 이미지 컬렉션을 평가했는데, 각각은 상세한 설명이 있는 10만 장 이상의 복잡한 장면에 대한 사진으로 구성되었다.[24] 이미지는 예상 가능한 성별 편향을 보였다. 즉, 쇼핑과 요리는 여성과 연관되고, 스포츠, 코칭, 사격은 남성과 연관되었다. 결과 왜곡은 부엌에서 요리하고 있는 남성을 "여성"이라고 분류한 이미지를 통해 분명하게 나타났다. 더 큰 문제는 이를 바탕으로 훈련된 이미지 인식이 편향을 더욱 증폭시킨다는 사실이다. 훈련 과정에서 이러한 편향을 감소시킬 수 있는 방법이 제시되었지만, 이를 위해서는 프로그래머가 편향을 찾아내 수정이 필요한 부분을 구체적으로 확인해야 한다. 이러한 과정이 진행되더라도 원래의 데이터세트에 내재된 문제는 여전히 존재한다.[25] 성별 편향을 잘 드러내는 또 다른 예는 남성이 여성에 비해 고액 연봉 일자리에 대한 구글 광고를 훨씬 더 많이 접한다는 카네기멜론대학 연구에서도 확인되었다.[26]

월드와이드웹World Wide Web에서 얻은 8400억 단어에 기반한 방대한 표준 텍스트 뭉치를 이용한 인공지능 연구는 성별 및 인종 편향, 그리고 정신질환이나 노인의 이름 등과 같은 부정적 사고를 드러내는 놀라운 증거를 보여주었다.[27] 웹에서 얻은 자료를 이러한 연구에 이용하자 우리의 역사와 문화에 각인된 편향이 전면에 드러나게 되었다. 2015년 구글 포토Google Photo AI 앱이 고릴라를 흑인으로 잘못된 태그한 사건은 상당한 반향을 불러 일으켰다.[28] 프로퍼블리카는 "기계의 편향Machine Bias"이라는 기사에서 흔히 사용되는 상용 알고리즘이 흑인 피고가 추후 범죄를 저지를 가능성이 더 높다는 잘못된 예측을 한다는 명백한 증거를 제시했다. 백인 피고의 위험 점수는 자동적으로 더 낮게 편향되었다.[29] 범죄 발생 지역 예측에서 경찰이 가난한 이들을 대상으로 사용한 알고리즘이나[30], 성적 취향을 예측하는 얼굴 인식에 관한 "게이더gaydar(동성애자들이 서로를 알아보는 직관적 감각 - 옮긴이)"

연구에서 동성애자에게 사용한 알고리즘에도 편향이 개입되어 있었다.[31]

예상하지 못한 중요한 방식으로 편향이 조장되기도 한다. 차별의 확인 및 예방을 목적으로 개발된 앱인 네임프리즘NamePrism의 예를 들어보자.[32] 스토니브룩대학과 여러 인터넷 대기업의 합작으로 개발된 이 앱은 이름에서 민족성과 국적을 추론하는 기계학습 알고리즘으로, 수백만 개의 이름으로 학습한 결과, 80% 정도의 정확도를 보였다. 프로젝트를 추진할 당시 기관 생명윤리위원회institutional review board, IRB(인간을 대상으로 하는 연구에서 생명윤리 및 안전을 확보하기 위해 자체적으로 연구 계획의 윤리적, 과학적 타당성을 심의하는 기구 ― 옮긴이)와 연구진들은 앱이 차별을 조장하는 데 사용될 것이라고는 꿈에도 생각하지 못했다. 하지만 이는 곧 현실화되었다.[33]

선도적인 테크 기업과 고위 관리직에서 일하는 사람들에서 다양성이 부족하다는 사실은 이러한 상황의 해결에 전혀 도움이 되지 않는다. 다수의 기업에서 백인 남성의 수적 우위는 여성에 대한 성별 편향을 인식하고 관심을 기울이는 것을 더욱 어렵게 만들고 있지만, 이는 인공지능 알고리즘으로 해결될 수 있는 문제가 아니다.

AI 나우 연구소는 편향에 대처하는 방안으로 "훈련 데이터, 알고리즘 또는 시스템 설계상의 다른 요소의 문제로 편향과 오류를 증폭시키지 않기 위한 철저한 사전 검증"이 인공지능 시스템에 필요하다고 했다. 그리고 편향의 증거가 있는지 지속적으로 감시할 필요도 있는데, 이는 인공지능을 사용하는 일부 그룹에서 시도하는 영역이다.[34] 연구소의 창립자인 케이트 크로포드Kate Crawford는 이를 다음과 같이 요약했다. "인공지능은 보이지는 않지만 수도꼭지에서 나오는 물과 마찬가지로 우리의 일상에 스며들면서 새로운 인프라(사회기반시설)로 자리잡고 있기 때문에, 우리는 이들의 장단기적 효과를 파악하고 우리 모두에게 안전한지를 확인해야 합니다."[35] 공정성 증진을 위한 방안으로 알고리즘을 체계적으로 감시하려는 노력이 시도되어 왔다.[36] 실제로 인공지능은 위키피디아의 성별 편향을 확인하는 데 사용되었지만,[37] 인공지능 알고리즘이 사람보다 훨씬 더 편향이 적은지 여부조차 논란의 대상이다.[38]

연구에 참여하는 환자가 전체 환자군을 대표하는 경우는 매우 드물기 때문에 의학 연구에서의 편향은 이미 시스템에 고착화된 상황이다. 소수집단이 제대로 반영되지 않는 경우는 흔하며, 연구에 전혀 참여하지 않는 경우도 종종 있다. 유전체 연구에서 이는 두 가지 이유로 주목할 필요가 있다. 첫째, 유럽 혈통의 사람들이 대규모 코호트 연구 참여자의 대부분 또는 전체를 차지한다. 둘째, 질병 및 건강에 대한 유전체 특성은 혈통에 따라 차이를 보이기 때문에 이러한 연구는 대다수의 사람들에게 제한적인 가치만을 지니게 된다. 이들 데이터를 인공지능 알고리즘의 입력값으로 사용한 다음 모든 환자의 예측이나 치료에 적용하는 것은 문제를 일으키기 십상이다. 피부암에 대한 인공지능 사용이 그 전형적인 사례인데, 지금까지 시행된 연구에서는 극소수의 유색인 환자들만 참여했기 때문이다.[39]

인공지능이 이미 존재하고 있는 상당한 수준의(그리고 미국을 포함한 여러 국가에서는 계속해서 커지고 있는) 경제적 불평등을 악화시킬 가능성은 의료에도 적용될 수 있다. 유발 하라리는 『호모 데우스』에서 "20세기 의학은 환자의 치료에 주력했지만 21세기 의학은 건강한 사람을 더욱 건강하게 하는 데 중점을 둔다"고 했다.[40] 중국의 인공지능 전문가인 리카이푸Kai-Fu Lee 역시 비슷한 우려를 나타내며, "인공지능으로 인해 가중되는 국가 간의 격차, 그리고 국가 내에서 가진 자와 가지지 못한 자 간의 격차를 최소화할" 필요를 강조하고, 이러한 시스템의 의도적이거나 의도치 않은 사회적 영향을 고려하는 것이 중요하다는 사실도 강조한다.[41] 대개 사회경제적 지위가 낮은 사람들은 인공지능의 편향으로부터 부정적인 영향을 받고, 실직에 가장 취약하며, 인공지능 의료에 접근하기가 가장 어렵다는 삼중고를 겪는다. 이러한 우려를 불식시키기 위해서는 심사숙고하고 치밀한 전략을 짜서 모든 사람들이 사용할 수 있는 검증되고 영향력 있는 인공지능 도구를 만들어야 한다.

진실의 왜곡

가짜 뉴스, 가짜 이미지, 가짜 음성, 가짜 비디오가 판치는 세상은 부분적으로 인공지능의 소산이라 할 수 있다. 우리는 페이스북에서 가짜 뉴스를 만든 사람들이 특정인들을 겨냥해 2016년 미국 대선에 영향을 미치고, 인공지능을 사용한 여러 기업의 인터넷 광고가 사람들을 유혹하는(중독시킨다고 생각하는 이들도 있다) 모습을 보아왔다. 문제는 점점 더 악화되고 있다. 이미지를 수정하는 방법은 에어브러시, 그리고 얼마 후에는 포토샵이 대세였다. 하지만 이러한 조작은 이제 전례 없는 위조 수준으로 올라섰으며, 이미지를 다시 그리는 정도가 아니라 인공지능을 통해 현실을 재창조하고 있다.

라이어버드Lyrebird라는 스타트업 기업은 사람의 목소리를 녹음한 짧은 샘플을 통해 진짜와 거의 유사한 음성을 만들어낼 수 있다.[42] 후디니Houdini라는 인공지능 알고리즘은 음성 파일을 갈취한 다음 이를 변형할 수 있는데, 이는 사람의 귀로는 분간이 불가능하지만 다른 인공지능 알고리즘(구글 보이스Google Voice 등)은 그 차이를 명확히 구분할 수 있다.[43] 알고리즘을 이용한 포르노 비디오의 편집으로 〈원더 우먼Wonder Woman〉의 주인공인 갤 가돗Gal Gadot과 같은 유명 인사의 얼굴을 다른 여성의 몸에 합성한 경우도 있다.[44] 또한 워싱턴대학의 연구진은 신경망을 사용해 오바마 대통령이 실제로 시행하지 않은 가짜 연설 비디오를 만들었는데, 이의 진위 여부를 파악하기는 매우 어려웠다.[45]

생성적 적대 신경망generative adversarial networks, GAN이라는 인공지능은 이러한 목적으로 흔히 사용된다. GAN은 이미지 생성이 이미지 인식에 비해 뒤쳐져 있다고 생각한 이언 굿펠로우Ian Goodfellow가 2014년에 발명한 것이다. 엔비디아Nvidia의 연구팀은 굿펠로우의 창의적 산물을 바탕으로 보다 우수하고 효능이 뛰어난 GAN을 만들었으며 이전과는 비교하기 어려울 정도로 높은 수준의 해상도를 지닌 유명 인사 합성 사진을 만들 수 있었다.[46] 이후 보다 개선된 차세대 GAN이 쏟아져 나왔고(사이클갠CycleGAN, 디스코갠DiscoGAN, 스타갠StarGAN, 픽스투픽스에이치디pix2pixHD) 진짜와 가짜의 구분은 점점 어려워졌다. 조작할 수 있는 콘텐츠 종류에는 제한이 없어 보이며, 진위의 경계는 더욱 흐릿해지고 있다. 이는 진실이 점차 자취를 감추고 있는 오늘날 결코 원치 않는 상황이다.

프라이버시와 해킹

우리는 "프라이버시의 종말"에 도달했다는 선언을 여러 곳에서 접해 왔다. 얼굴 인식 기술의 정확도 향상은 이러한 주장을 뒷받침한다. 구글의 페이스넷FaceNet, 애플의 페이스아이디Face ID, 페이스북의 딥페이스DeepFace와 같은 얼굴 인식 DNN 알고리즘은 수백만 인파 속에 파묻혀 있는 당신의 얼굴을 어렵지 않게 인식할 수 있다. 미국 전체 성인의 절반은 하나 이상의 데이터베이스에 자신의 얼굴 이미지를 저장해 놓고 있으며, 이들은 경찰에 의해 조회가 가능하다. 또한 인공지능 얼굴 데이터는, 골든스테이트 연쇄 살인범을 찾는 데 사용된 유전체 데이터 인공지능과 같이 개인 식별을 위한 보완적 방법의 하나에 불과하다. 유전학자이자 재식별reidentification 전문가인 야니브 에를릭Yaniv Erlich은 대규모 소비자 유전체 데이터베이스 덕분에 "조만간 거의 모든 유럽 혈통의 미국인은 식별이 가능하게 될 것이다"라고 주장한다.[47] 이뿐만 아니라 앞으로는 망막 이미지나 심전도와 같은 강력한 생체 인식 지표 역시 개인 식별에 사용될 것이다. 또한 도처에 설치된 감시 카메라로 인해 개인 식별이 훨씬 더 용이해지고 프라이버시의 개념이 사라지면서, 머신 비전 인공지능은 조지 오웰의 '빅 브라더' 망령을 되살릴 지도 모른다.

2017년 이후 인공지능 기업인 딥마인드와 로열 프리 런던 NHS 재단 신탁Royal Free London National Health Service Foundation Trust의 이야기는 의료계의 긴장 상태를 잘 보여준다.[48] 2015년 11월, 영국 국가보건서비스National Health Service, NHS는 자체 시스템에서 기업 시스템으로 전자의무기록 데이터베이스를 전송하기 위해 명시적 동의explicit consent를 받지도 않은 상태에서 딥마인드(구글/알파벳의 자회사)에 식별 가능한 데이터를 제공했다. 이 데이터에는 영국인 160만 명에 대한 지난 5년 이상 기간의 건강 기록이 담겨 있었다. 매년 영국에서 4만 명의 목숨을 앗아 가는 신장 손상에 관해 의사들에게 경보 메시지를 보내는 스트림스Streams라는 스마트폰 앱을 개발하기 위해서였다. 이러한 시도는 분명 칭찬받을 만한 일이었지만 당시 딥마인드는 헬스케어 서비스에서 업무 경험이 거의 없는 상태였다. 비록 딥마인드는 자신들이 얻은 데이터가 "구글 계정이나 제품, 서비스와 연동되거나 관련되는 일은 절대 없도록" 주의에 주의를 거듭했지만, 전 세계에서 가장 큰 광고 회사인 구글의 자회사가 이러한 데이터에 접근하는 상황은 우려를 낳을 수밖에 없었다.[49] 이 점이 바로 핵심이다. 구글에서 스핀오프된 베릴리Verily는 헬스케어를 주력으로 하는 기업인데, 이곳을 방문했을 때 한 고위 임원은 내게 새 회사의 업무 강령에는 구글과 연계되었다고 인식되지 않도록 하는 것이 포함되었다고 말했다.

기업에서 어떤 말로 호언장담을 하건 간에, 방대한 NHS 환자 데이터세트를 이용해 어떤 일이 진행되었는지 추적할 방법은 없었다. 이들 데이터에는 약물 과다 복용, 유산, 정신 질환에 대한 치료, HIV 양성을 나타내는 혈액 검사 결과를 포함해 엄청나게 많은 정보가 담겨 있었다. 2017년 말, 영국의 규제 기관은 데이터가 합법적으로 제공되지 않았다고 결론 내렸다.[50] 이러한 우려에 대한 조치로 딥마인드는 결국 전체 환자 데이터에 대한 모든 접근의 감사 기록을 제공하는 디지털 원장 시스템digital ledger system을 만들었다. 사실 이는 프로젝트가 시작할 때 포함되어 프라이버시와 안전성을 보장했다면 더욱 좋았을 것이다.

딥마인드가 개발해 NHS에 무료로 배포한 스트림스 앱은 결과적으로 매우 성공적이었다. 신장 기능 저하와 관련되는 환자 정보 수집에 소요되는 시간이 현저히 감소했으며 간호사와 의사, 환자 보호 단체 모두 이 앱을 적극적으로 사용했다. 사용자 중 한 명인 간호사 사라 스탠리Sarah Stanley는 다음과 같이 말했다. "환자를 중증도에 따라 분류하는 데 30초밖에 걸리지 않아요. 예전에는 4시간 동안 했던 작업이거든요."[51] 영국의 환자 데이터 이해 Understanding Patient Data라는 단체의 수장인 니콜 페린Nicole Perrin은 이 프로젝트의 열성적인 팬이다. "우려와 위험에 지나치게 집착하다가 이렇게 뛰어난 전문성과 자원을 가지고 헬스케어에 관여하길 원하는 기업과의 협업 기회를 놓치지 않는 게 중요하다고 생각해요."[52] 딥마인드 인공지능 팀의 조 레드샘Joe Ledsam도 자신의 견해를 덧붙였다. "우리는 이러한 모델의 위험과 안전성에 관해 더욱 주의를 기울여야 합니다."

딥마인드의 사례는 빅데이터로 인해 야기될 수 있는 여러 의료 관련 프라이버시 문제를 제기한다. 적절한 동의를 구하지 않는 것, 투명성 결여, 그리고 헬스케어 산업에 총력을 기울이고 있는 거대 테크 기업(구글, 아마존, 애플, 페이스북, 마이크로소프트)의 독점으로 인해 IT 기업에 대한 "반기업 정서"가 증가하는 문제 등. 딥마인드는 의사와 환자 모두에게 도움이 되는 제품을 내놓긴 했지만, 이와 함께 소중한 교훈을 던져 주기도 했다.[53]

딥러닝의 프라이버시 침해 가능성에 관한 또 다른 예는 〈미국국립과학원회보Proceedings of the National Academy of Sciences〉에 실린 논문에 기술되어 있다.[54] 스탠퍼드대학 인공지능 연구실의 연구진은 200개 도시에서 2200만 대의 차량을 찍은 5000만 장의 구글 스트리트 뷰 이미지와 공개된 데이터를 조합해 우편번호나 선거구에 따른 대중의 투표 패턴, 인종, 교육, 소득을 정확하게 추정할 수 있었다. 이 딥러닝 알고리즘은 개인 또는 가구 단위의 예측은 하지 못했다. 하지만 여러 테크 기업 역시 그러한 데이터를 가지고 있을 것이며, 유사한 신경망 분석을 통해 개인 및 가구별 정보를 얻을 수 있을 것이다. 가장 주목할 만한 사례는 케임브리지 애널리티카Cambridge Analytica의 경우인데, 이들은 페이스북 데이터를 통해 확보한 미국 성인 대다수에 대한 광범위한 개인 정보를 활용해 알고리즘으로 표적화된 가짜 뉴스를 배포하고 궁극적으로는 2016년 대선 결과를 바꿨다는 주장이 있다.[55]

해킹 가능성에 대한 염려는 무인자동차와 같은 인공지능 제품이 사고를 낼 수 있다는 타당한 우려와 자동화된 사이버 공격으로 인해 더욱 힘을 얻고 있다. 우리는 오늘날 일반적인 자동차도 원격으로 해킹되어 주행 중에 잘못될 수 있다는 사실을 인지하고 있다.[56] 해킹의 시대에는 인공지능을 사용한 모든 작업에 있어 항상 시스템 오류를 초래할 수 있는 잘못된 데이터, 인공지능 멀웨어malware, 인공지능 봇bot, 인공지능 대 인공지능의 전쟁(숙주 시스템이 침입자를 거부함)에 대해 우려할 필요가 있다.

다른 한편으로는 DNN을 사용해 사이버보안을 강화하려는 노력도 진행 중이다. 그러나 에퀴팩스Equifax, 야후Yahoo, 언더아머Under Armour(마이피트니스팔MyFitnessPal 앱)를 비롯한 다수의 경우에서 나타난 대량 데이터 유출 사태를 보면, 이러한 노력이 아직까지는 그다지 힘을 발휘하지 못하고 있는 게 분명하다. 좀 더 고무적인 것으로 차등 프라이버시differential privacy라는 개념이 있는데, 이는 개인의 신원 보호를 위해 구체적인 병력 수집 없이

PATEPrivate Aggravation of Teacher Ensembles라는 기계학습 알고리즘을 사용한다.[57] 하지만 이렇게 제한적인 데이터의 사용은 특정 집단에 대한 편향을 초래할 수 있으므로 프라이버시와 편향의 상호작용을 고려할 필요가 있다.

윤리와 대중 정책

최근 수년 동안 인공지능이 발전해 온 속도를 고려한다면, 속도계와 새로운 규정을 도입하자는 주장이 놀랍지는 않다.[58] 알렌 인공지능연구소Allen Institute for AI의 CEO인 오렌 에치오니Oren Etzioni는 "조심하자는 취지에서 인공지능의 발전 속도라도 늦추려는 조치가 필요하다"고 했다. 이 장에서 논의되는 문제의 대부분은 아직 인공지능에 의해 유발되지 않았다. 이들은 고전적 윤리 문제이다. 하지만 "게이더" 연구, NHS-딥마인드 간의 협업, 인종 차별, 의도치 않은 불평등 조장 등에서 알 수 있듯이 이러한 윤리적 문제들은 인공지능으로 인해 더욱 증폭되고 있다. 하지만 인공지능의 윤리적 반응이 반드시 고전적일 필요는 없다. 인공지능 윤리에는 두 가지 기본 단계가 있다. 하나는 인공지능 시스템 자체를 지칭하는 기계 윤리이며, 다른 하나는 알고리즘에 국한되지 않는 보다 넓은 영역이다.

기계 윤리의 전형적인 예로 무인자동차의 딜레마가 있다. 즉, 사고가 임박한 상황에서 어떻게 반응을 하더라도 사망자가 나올 수밖에 없을 때 어떤 선택을 하는지에 관한 것이다. 이는 이미 50년도 더 전에 제기된 트롤리 문제의 현대판이라 할 수 있다. 장-프랑수아 보네퐁Jean-Francois Bonnefon이 이끄는 연구팀은 1,900명 이상으로부터 입력을 얻고 시뮬레이션을 통해 이 딜레마를 심층적으로 분석했다.[59] 세 가지 시나리오(그림 5.1) 각각에서 올바른 선택은 존재하지 않는다. 단지 누가 그리고 얼마나 많은 사람이 죽느냐의 문제일 뿐이다. 사망자는 한 명의 승객 또는 보행자이거나 여러 명일

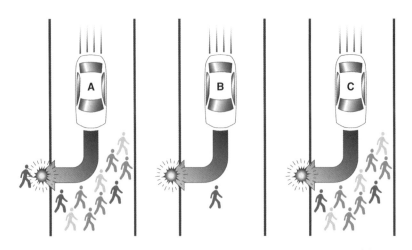

그림 5.1: 자율주행자동차는 피할 수 없는 사고가 임박한 세 가지 상황에 있다. 자동차는 (A) 보행자 여러 명 vs. 행인 한 명, (B) 보행자 한 명 vs. 자신의 승객, (C) 보행자 여러 명 vs. 자신의 승객 가운 데 누구를 희생할지를 결정해야 한다.

출처: J. F. Bonnefon et al., "The Social Dilemma of Autonomous Vehicles," *Science* (2016): 352(6293), 1573 – 1576.

수도 있다. 도덕적 가치와 문화 규범, 개인의 사리사욕이 충돌하는 상황에 서 정답은 없다. 하지만 응답자의 대부분은 자신을 희생하면서 "다수의 행 복"을 선택하지는 않았다. 자율주행자동차를 제어하는 알고리즘의 설계에 서 이러한 문제는 분명 만만치 않은 일일 것이며,[60] "오늘날 인공지능 분야 에서 가장 골치 아픈 문제" 중 하나이기도 하다.[61] 이 딜레마에 관한 또 다른 문제점은 누가 알고리즘 설계에 관여할 것인가 하는 점이다. 소비자? 제조 사? 정부? 예상하는 바와 같이 기업은 정부의 규제를 환영하지 않기 때문에 마이크로소프트와 구글을 비롯한 여러 기업들은 자체 윤리 위원회를 구성 했다. 이들은 규제 조치가 역효과를 불러 일으키며, 무인자동차가 전체 교 통사고 사망률을 감소시키는 사실이 명백함에도 불구하고 부수적인 문제 로 인해 도입이 지연되고 있다고 주장한다. 하지만 우리는 이 문제를 거시 적인 관점에서 생각하지 못한다. 운전자에 의한 교통사고로 매년 125만 명 이상이 사망하며 이들의 대부분의 인간의 과실에 기인하지만, 우리 사회는 이러한 상황에 눈 하나 깜짝하지 않는다.[62] 컴퓨터의 도입으로 인한 실질적인 이득은 고려하지 않은 채 인지 편향이 생기는 것이다. 무인자동차로 인해 사망자가 발생하면 그 위험성에 관한 성토가 이어진다. 무인자동차에 의한 최초의 보행자 사망은 2018년 애리조나의 우버 프로그램Uber program에서 발생했다. 차량의 알고리즘은 보행자가 어둠 속에서 길을 건너는 모습을 포착했지만 정지하지 않았고, 백업 운전자는 차를 지나치게 신뢰한 나머지 반응하지 않았다.[63] 아이러니하게 들리겠지만 나는 인공지능 자체의 윤리가 아니라, 충분한 검증과 백업 운전자 없이 프로그램을 지나치게 빨리 운영한 기업의 윤리에 의문을 제기한다.

인공지능의 규제 문제는 의료 분야와 더욱 관련된다. 우리는 의료 알고리즘 규제 감독의 초기에 있으며 현재까지 승인된 것은 소수에 불과하다. 하지만 이는 얼마나 많은 인공지능 기반 앱이 FDA에 제출되었고, 또 얼마나 더 많은 앱이 앞으로 승인을 얻기 위해 제출될지의 문제만이 아니다. 이러한 도구는 더욱 방대한 데이터세트와 자가학습 능력을 통해 지속적으로 진화하고 있으며 앞으로도 계속 그럴 것이다. 이는 검토 및 승인 과정에서의 새로운 기본 원칙 개발, 시판 후 부작용 감시post-market surveillance 시행, 인공지능 관련 전문 지식을 갖춘 규제 기관 신규 인력 양성 등을 필요로 한다. 적절하게 검증되지 않거나 쉽게 해킹될 수 있는 알고리즘의 승인은 재앙을 유발할 수 있다.

윤리 위반 및 위해에 대한 우려는 AI 나우 연구소의 설립뿐 아니라 전 세계적으로 인공지능의 윤리를 강조하고 안전성을 증진하기 위한 노력으로 이어졌으며, 여기에는 오픈에이아이OpenAI, 펠베이드Pervade, 파트너십 온 에이아이Partnership on AI, 생명의 미래 연구소Future of Life Institute, 에이아이 포 굿 서밋AI for Good Summit, 그리고 UC 버클리, 하버드대학, 옥스퍼드대학,

케임브리지대학 등 학계의 노력도 포함된다. 하지만 AI 나우 연구소가 지적한 바와 같이 어떤 테크 기업도 내부적으로 윤리 지침을 준수하고 있는지 추적하지는 않는다. 그리고 이러한 현실은 최근 인포시스Infosys에서 발행한 "헬스케어에서의 인공지능: 효능과 윤리의 균형AI for Healthcare: Balancing Efficacy and Ethics"이라는 보고서를 읽었을 때 진심으로 와닿았다.[64] 이 보고서는 산업계 전반과 이를 구성하는 기관들이 "윤리적 기준과 의무를 설정할 필요가 있다"고 주장하지만 그러한 기준이나 의무가 구체적으로 무엇인지는 언급하지 않았다. 헬스케어에서는 환자 진료 지침을 보험이나 소득 상태에 따라 정하는 것과 같은 비윤리적인 알고리즘을 의도적으로 만들 수 있는 가능성도 있다. 분명한 점은 앞으로 처리해야 할 일이 엄청나게 많다는 사실이다.

일자리

나는 "인공지능(또는 로봇)이 당신의 일자리를 빼앗을 것인가?"와 같은 제목의 기사가 몇 개나 있는지 세다가 포기했다. 이러한 부정적인 전망의 기사도 있지만, 긍정적인 전망의 기사 역시 비슷하게 많아 보인다. 나는 MIT 디지털경제연구소Initiative on the Digital Economy 소장인 에릭 브린욜프슨Erik Brynjolfsson의 견해를 주로 참고하는데, 그는 다음과 같은 말을 했다. "수백만 개의 일자리가 사라지고, 수백만 개의 일자리가 새로 생길 겁니다. 그리고 더 많은 수의 일자리가 변할 겁니다."[65] 코그니전트 테크놀로지 솔루션즈Cognizant Technology Solutions는 이를 수치화하면서 15년 내에 21개의 새로운 직업군이 생기고, 1900만 개의 일자리가 사라지며, 2100만 개의 일자리가 새롭게 생길 것으로 추정한다.[66] 스탠퍼드대학 겸임교수로 인공지능을 가르치는 제리 카플란Jerry Kaplan도 같은 맥락에서 이렇게 말했다. "인공지능은 우리의 생활 수준을 개선하고, 친숙한 자본주의의 흥망 주기에서처럼 한 범주에서 다른 범주로 일자리를 섞어 놓으며 우리가 생활하고 일하는 방식을 바꿀 겁니다."[67] 맥킨지 글로벌연구소McKinsey Global Institute에서 만든 160페이지짜리 보고서는 일자리 전반의 생성과 소멸에 동의하면서 새로 생기거나 없어지는 직종은 전 세계 지역에 따라 매우 달라질 것이라는 사실을 강조하는 심층적 국제 전망을 내놓았다.[68] 일자리의 변화와 혼란은 거부할 수 없는 흐름임이 확실하지만 이러한 변화에 대한 대처는 마치 석탄 채굴자를 데이터 채굴자로 훈련시키는 것과 같이 간단한 문제는 아니다. 스탠퍼드대학의 빈곤 및 기술 센터Poverty and Technology Center를 이끌고 있는 엘리자베스 메이슨Elizabeth Mason은 미국 내에 아직 직원 미채용 상태의 일자리가 수백만 개 있는데, 이제 이러한 자리에 맞는 사람을 뽑을 수 있다고 생각한다. 인공지능의 도움으로 문제를 해결하겠다는 것이다.[69] 2018년 OECD 보고서는 전 세계 모든 헬스케어 관련 업종의 40% 이상이 자동화될 수 있다고 추정하며, 엄청난 혼란을 직면하게 되리라는 점을 강조한다.[70] 인공지능 분야에서도 인간의 재능과 현재 요구되는 재능 간에는 커다란 격차가 존재한다. 인공지능을 전공으로 박사학위를 갓 취득한 졸업생의 연봉은 30만 달러에서 100만 달러 이상에 이른다. 이들 대부분은 이제 막 학교를 마쳤거나 다른 테크 기업에서 스카웃된 경우이다. 이 분야에서도 인공지능 전문가에게 미국프로풋볼리그National Football League의 연봉상한제salary cap를 도입해야 할 필요가 있다는 농담이 생길 정도이다.[71] 하지만 불행하게도 해고된 노동자들(또는 인공지능 분야의 구직자들)에게 새로운 일자리를 찾는 것보다 더 큰 문제는 기계가 더 잘하지 못하는 새로운 일자리를 창출하는 일일 것이다.

이러한 변화에 적응하는 것은 과거에도 쉽지 않았고 앞으로도 쉽지 않을 것이다. 가리 카스파로프는 『딥씽킹』에서 다음의 사례를 통해 자동화와 두려움, 그리고 궁극적인 수용의 주기에 관해 상기시켜준다. "자동화 엘리베이터 기술은 1900년에 이미 개발되었지만 사람들이 안내원 없는 엘리베이터에 타는 것을 매우 불안하게 생각했기 때문에 1950년대에 이르러서야 무인 엘리베이터가 상용화될 수 있었다(1945년 엘리베이터 안내원 조합의 파업 이후)." 일부 테크 기업의 리더들은 이러한 변화가 좀 더 쉽게 수용될 수 있도록 비용 지출을 늘리기도 한다. 예를 들어 구글은 노동자들이 새로운 경제 환경에 적응하도록 돕기 위해 비영리재단에 10억 달러를 기부했다.[72] 다음 장부터는 헬스케어 산업의 모든 직역에서 발생하는 새로운 일자리의 등장과 기존 일자리의 소멸 및 변화에 대해 논의할 것이다.

존재에 대한 위협

인류가 더 이상 존재하지 않는다면 인간의 건강과 인공지능에 관해 걱정할 필요가 없을 것이다. 스스로를 설계하고 복제하고, 어떤 목표에 대해서건 인간 이상의 성취 능력을 지니고, 지각력을 지닌 생명체처럼 움직이고, 초지능을 지닌 자율적 존재를 인간이 만들 수 있을까? 만약 만든다면 그 시기는 언제일까? 아직은 알 수가 없다. 하지만 〈터미네이터The Terminator〉의 스카이넷Skynet, 〈2001년 스페이스 오디세이2001: A Space Odyssey〉의 HAL 9000, 〈매트릭스The Matrix〉의 스미스 요원Agent Smith 등과 같은 캐릭터의 지속적인 등장으로 이러한 사상은 분명 우리에게 주입되어 왔다.

이렇게 엄청난 흥행을 거둔 영화들은 범용인공지능artificial general intelligence을 지닌 자각적 기계sentient machine를 묘사했으며, 많은 SF 영화는 선견지명이 있음이 입증되었으므로 인공지능에 대한 두려움은 그다지 놀라운 일이 아니다.[73] 우리는 스티븐 호킹("완전한 인공지능의 개발은 인류의 종말을 가져올 것이다"), 일론 머스크("인공지능을 통해 우리는 악마를 소환한다"),

헨리 키신저("역사의 단절을 초래할 수 있으며, 문명의 작동 방식에 얽힌 실타래를 풀 수 있을 것이다"), 빌 게이츠("핵무기로 인한 재앙보다 더 위험할 수 있다")와 같은 유명 인사들로부터 어두운 전망을 들어왔다. 하지만 에딘버러대학의 알랜 번디Alan Bundy[74]나 얀 르쿤("⟨엑스 마키나*Ex Machina*⟩나 ⟨터미네이터⟩와 같은 시나리오는 없을 것이다. 왜냐하면 굶주림, 권력, 번식, 자아 보존과 같은 인간의 욕망을 지닌 로봇은 만들어지지 않을 것이기 때문이다")[75]과 같이 정반대의 견해를 제시하는 전문가들도 있다. 르쿤의 상사인 마크 저커버그 역시 페이스북을 통해 낙관적인 견해를 표출했다. "인공지능이 엄청난 위험 요인이 될 거라면서 공포를 조장하는 사람들도 있지만 그다지 설득력이 없어 보인다. 질병의 확산이나 폭력 등과 같은 재앙에 비해 가능성이 훨씬 떨어진다."[76] UC 버클리의 스튜어트 러셀Stuart Russel처럼 자신의 견해를 완전히 바꾼 인공지능 전문가도 있다.[77] 무수한 미래학자들이 이 논쟁에 참여하고 있으며, 긍정적인 견해와 부정적인 견해, 또는 두 가지 모두를 제시하며, 심지어 서로 다투기도 한다.[78] 나는 특히 앤드류 응과 일론 머스크의 상반된 견해를 접하며 인공지능과 화성의 연관 관계가 흥미롭게 느껴졌다. 응은 "킬러 로봇의 부상을 우려하는 것은 화성에 거주하기도 전에 인구과잉을 걱정하는 것과 같다"고 했지만,[79] 머스크는 킬러 로봇이 등장할지도 모르기 때문에 화성을 식민지로 만들어야 하며, 인공지능이 멋대로 행동하며 인류를 공격할 경우 화성을 도피처로 삼아야 한다고 했다.[80]

머스크는 이러한 가능성에 깊은 우려를 나타내며 안전한 인공지능을 만들 목적으로 10억 달러를 투자해 샘 올트먼Sam Altman과 함께 오픈에이아이라는 비영리 기관을 설립했다. 그는 또한 생명의 미래 연구소에 100만 달러를 기부했는데 최악의 시나리오를 구상한 다음, 이를 예측하고 피하기 위해서였다.[81] 이 연구소의 소장인 MIT의 물리학자 맥스 테그마크는 인공지능 전문가들이 모이는 자리를 마련해 인류가 범용인공지능을 접하게 될 예상 시점을 물었다. 다양한 의견이 나왔지만 결국 합의에 이른 시기는 2055년이었다. 이와 유사하게 옥스퍼드대학과 예일대학의 인류미래연구소Future of Humanity Institute 연구팀은 기계학습 전문가를 대상으로 대규모 설문 조사를 시행하고 그 결과를 발표했다. "인공지능이 45년 내에 모든 업무에서 인간을 능가하고, 120년 내에 모든 인간의 직업을 자동화할 가능성은 50%이다."[82] 흥미로운 점은 인류미래연구소 소장이 『슈퍼인텔리전스Superintelligence』(2017, 까치)의 저자이자 〈뉴요커〉와의 심층 인터뷰에서 인공지능을 "최후의 발명품"이라 칭하며 지지를 표명한 닉 보스트롬Nick Bostrom이라는 사실이다.[83] 테그마크는 이러한 일이 일어날 가능성이 낮다며 이렇게 말했다. "초지능(슈퍼인텔리전스)은 공룡을 멸종시킨 거대한 소행성 충돌과 비슷한 부류에 속할 게 틀림없습니다."[84]

미래의 인공지능이 어떤 모습일지는 알 수 없지만 오늘날의 인공지능은 제한된 영역에서의 인공지능이다. 범용인공지능이 인간을 애완동물처럼 취급하고 우리를 살해할지도 모른다고 상상할 수는 있지만, 그러한 순간이 다가오고 있다는 주장은 지나친 비약이다. 테그마크의 분류에 의하면 우리는 라이프 2.0 시대에 살고 있다. 즉, 인간은 새롭고 복잡한 기술을 습득하면서 자신의 소프트웨어를 재설계할 수 있지만 생물학적 하드웨어의 조절은 매우 제한적이다. 스스로의 하드웨어와 소프트웨어를 설계할 수 있는 존재가 등장하는 라이프 3.0 시대가 도래할지는 지켜봐야 할 일이다. 따라서 가까운 미래에 인류의 멸종 여부가 문제시되지는 않는다. 오히려 인간과 인간의 생활이 어떻게 바뀔지, 환자를 진료하는 의사들은 어떻게 바뀔지가 관건일 것이다. 테그마크는 인류를 호모 센티언스Homo sentiens(감각을 주관적으로 경험하는 인간 – 옮긴이)로 간주하자고 제안했다. 이제 의사 가운을 입은 호모 센티언스는 어떤 모습일지 알아보도록 하자.

6장

의사와 패턴

컴퓨터로 대체 가능한 의사라면 대체되어야 마땅하다.
　　　　　　　　　　　　　—워너 슬랙Warner Slack, 하버드 의과대학

영상의학과 의사가 이런 일을 하도록 하는 것은 일종의 범죄 행위라 할 수 있습니다. 그 과정에서 사람이 죽기 때문입니다.
　　　　　　　　　　　　　　　　　—비노드 코슬라Vinod Khosla

수년 전, 나는 끔찍한 복통과 요통을 겪은 후 좌측 신장 및 요관에 결석이 있다고 진단받았다. 요관에 위치한 두 개의 결석은 비교적 커서 지름이 9mm가 넘었다. 자연 배출을 위해 많은 양의 물을 마시고 플로맥스Flomax와 같은 약제도 복용했지만 결석은 빠져나가지 않았다. 다음 단계는 쇄석술lithotripsy이었다. 이는 쇄석기lithotripter로부터 나오는 고에너지 음파를 요관 부위에 가해 결석을 부수는 시술이다. 이유는 알려지지 않았지만 이 시술은 상당한 통증을 유발하기 때문에 흔히 전신마취하에 시행되며, 내 경우도 마찬가지였다.

쇄석술을 받은 지 일주일 후, 나는 결석이 부서지거나 사라졌으리라 기대했다. 신장요관방광 단순촬영술simple KUB X-ray 시행은 몇 분밖에 걸리지 않았고, 촬영을 마친 방사선사는 영상이 제대로 찍혔는지 확인했다. 좌측 요관에 결석이 보이는지 물었지만 그녀는 확실하지 않다고 했다. 나는 직접 영상을 들여다보았지만 역시 확신을 가지기 힘들었고, 결국 영상의학과 의사에게 물어보기로 했다.

이는 통상적인 과정은 아니다. 영상의학과 의사가 "인터벤션intervention", 즉 혈관 내 기구를 삽입하는 등의 중재적 치료를 전공한 경우가 아니라면 영상의 결과를 상의하는 등의 목적으로 환자와 접촉하는 일은 드물다. 이들은 대개 어두운 판독실에 하루 종일 틀어박혀서 영상을 들여다보며 판독하고 결과지를 작성한다. 대부분의 임상 의사들은 처방한 엑스레이를 직접 들여다볼 시간이 없기 때문에 환자와 결과를 상의할 때에는 판독 소견에 의존하게 된다.

이러한 상황은 승용차를 구입할 때와 비슷하다. 당신은 영업사원과 이야기하지 매니저를 직접 만나지는 않는다. 영업사원과 협상을 하면, 이들은 다른 방으로 가서 매니저와 상의한다. 의학 영상을 촬영하는 과정에서는 영상을 판독하는 의사가 아닌 방사선사만 만날 가능성이 높다. 당신이 옷을 입고 나가기 전에, 촬영된 영상에 기술적으로 문제가 없는지 확인하기 위해 방사선사가 영상의학과 의사와 직접 또는 문자나 메신저 등을 통해 연락하기도 한다.

대기실에서 15분 정도 기다린 후 영상의학과 의사를 만나러 갔다. 모니터 조명에 비친 그는 검은 머리에 턱수염을 길러서 마치 예언자와 같은 모습에 서글서글한 인상을 지닌 내 또래 백인이었다. 그는 나를 반갑게 맞이해 주었고, 의자를 끌어당겨 나를 옆자리에 앉혔다. 나는 그가 기다란 흰 가운을 입는 이유가 궁금했다. 청바지를 비롯한 평상복을 입거나 잠옷을 입더라도 상관없을 것 같았기 때문이다.

영상의학과 의사는 커다란 모니터 화면에 나의 신장을 보여주는 여러 개의 영상을 한꺼번에 띄웠다. 수개월 전 초기 진단에 사용된 CT 영상에서는 두 개의 결석이 명확하게 보였다. 그는 이번에 새로 찍은 신장요관방광 단순찰영술과 비교하기 위해 결석이 위치한 부위를 몇 배로 확대했다. 유감스럽게도 결석은 그대로 있었으며 크기도 변하지 않았다. 두 개 중 하나가 약간 아래로 내려왔을 뿐이었다. 쇄석술로 인한 변화는 미미했다. 신장은 여전히 확대되어 있었기에 부분 폐쇄가 있음이 분명했고, 영구적인 손상 없이 얼마나 버틸 수 있을지 우려되었다. 이렇게 안 좋은 소식에도 불구하고 이번 일은 내게 많은 통찰을 주었으며, 비뇨의학과 의사와의 재진보다 더 의미 있었다. 영상의학과 의사의 관점에서 볼 때 쇄석술은 실패였으며, 결석의 크기와 위치를 감안한다면 이를 제거하기 위한 수술이 필요했다. 게다가 영상의학과 의사는 수술 시행 여부와 무관하기 때문에 그가 수술이 필요하다고 이야기하는 것은 비뇨의학과 의사의 조언에 비해 내 상태에 대한 훨씬 더 객관적인 소견일 것이다.

이번에 환자로서 영상의학과 의사와 만난 것은 예외적인 상황이었지만 이는 앞으로 우리가 지향해야 하는 바를 잘 나타내는지도 모른다.

지난 50년간 영상의학 분야에는 많은 중요한 변화가 있었다. 아날로그에서 디지털로 매체medium가 바뀌면서 필름을 보관하고 찾는 작업이 훨씬 더 수월해졌다. 영상의 해상도도 훨씬 더 높아졌고, 영상의 디지털 현상 속도도 빨라져 엑스레이 필름에서처럼 현상될 때까지 기다릴 필요가 없어졌다. 예전에 필름을 걸어서 보던 투박한 뷰박스view box를 생각하면 웃음이 날 정도다. 그날 촬영한 환자의 필름을 알파벳 순서로 정렬해 놓고 하나씩 보았기 때문에 원하는 필름의 순서가 되려면 몇 분씩 기다리기도 했었다. 주치의는 매일 같이 인턴, 레지던트를 데리고 지하로 내려가 영상의학과 의사와 함께 필름을 보았다. 하지만 이제는 PACSPicture Archiving and Communication System(의료영상저장전송시스템) 덕분에 이러한 방문은 드문 일이 되었다. 검사를 의뢰한 의사는 원격으로 판독지를 보고, 비록 자주는 아니지만 영상을 직접 보기도 한다. 펜실베니아대학병원 영상의학과 의사인

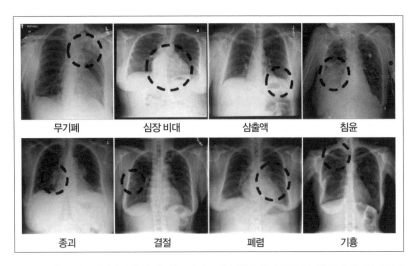

그림 6.1: 흉부 엑스레이에서 확인 가능한 8가지 소견. 이들은 여러 특징을 공유하기 때문에 진단에 사용하기 어려울 수 있다.

출처: X. Wang et al., *ChestX-ray8: Hospital-Scale Chest X-ray Database and Benchmarks on Weakly-Supervised Classification and Localization of Common Thorax Diseases*, arXiv (2017): https://arxiv.org/abs/1705.02315.

소랍 자Saurabh Jha는 이러한 변화를 다음과 같이 표현했다. "뷰박스에 걸린 필름을 보던 시절의 영상의학과 의사는 한때 우주의 중심이었지만 PACS를 비롯한 영상 기술의 발전으로 이제 이들은 목성에 있는 무수히 많은 이름 모를 위성 중 하나에 불과합니다."[1] 단순 엑스레이에서 CT, PET, 핵의학 검사, MRI에 이르기까지 모든 과정은 더욱 효율적으로 되었지만 판독만큼은 예외였다.

의학 영상의 기본은 흉부 엑스레이다. 전 세계적으로 매년 20억 장 이상의 흉부 엑스레이가 촬영되는데, 종종 판독이 난해한 경우가 있으며, 특히 폐렴을 진단할 때 더욱 그렇다. 심부전도 진단을 어렵게 하는 요인이며, 과거에 앓았던 폐질환 흔적, 종괴, 결절, 삼출액, 무기폐 등 다른 질환에서도 나타날 수 있는 특징으로 인해 진단이 까다로워질 수 있다(그림 6.1).[2]

기계가 흉부 엑스레이를 빠르고 정확하게 판독할 수 있다면 이는 분명

이 분야에서의 획기적인 발전이 될 것이다. 기디언 루이스 클라우스Gideon Lewis-Kraus는 다음과 같이 말했다. "고양이를 인식할 수 있는 네트워크는 CT 영상 인식 목적으로도 훈련이 가능하며, 가장 뛰어난 의사가 볼 수 있는 것보다 훨씬 더 많은 양의 영상을 검토할 수 있을 겁니다."[3] 물론 많은 양의 영상을 검토하는 것이 전부는 아니며, 기계는 이들을 판독하는 방법을 배워야 한다. 여러 문제가 산적해 있긴 하지만 제프리 힌튼은 다음과 같은 의견을 피력했다. "영상의학과 의사는 와일 E. 코요테(미국 애니메이션의 캐릭터로, 로드 러너를 잡으려다 늘 수모를 당한다 – 옮긴이)와 같은 상황에 있습니다. 낭떠러지 끝을 이미 지나쳤지만 아래를 내려다보지 않았을 뿐이죠. 이미 발 디딜 곳이 없어요. 지금이라도 영상의학과 의사의 수련을 중단해야 합니다. 5년 이내에 딥러닝이 영상의학과 의사의 능력을 뛰어넘는 것은 너무나도 자명한 사실이거든요."[4]

2017년 말, 앤드류 응이 이끄는 스탠퍼드대학 컴퓨터과학과 연구팀은 힌튼의 예측이 이미 현실화되었다고 했다. 응은 트위터를 통해 말했다. "영상의학과 의사는 실직을 걱정해야 할까요? 새로운 소식을 알려드리죠. 흉부 엑스레이를 이용한 폐렴 진단은 우리가 영상의학과 의사보다 더 뛰어납니다."[5] 이들은 3만 명 이상의 환자로부터 얻은 11만 2,000장의 영상에 121층의 CNN을 적용해 학습시킨 결과, 알고리즘이 "폐렴 진단에 있어 평균적인 영상의학과 의사의 수준을 능가했다"라는 결론을 발표했다. 하지만 여기서 주의할 점은 비교의 대상이 단 4명의 영상의학과 의사였으며, 이 연구에는 여러 심각한 방법론적 문제가 있었다는 사실이다.[6] 캘리포니아 공과대학 소속의 전산생물학자인 라이어 패쳐Lior Patcher는 다음과 같은 글을 썼다. "기계학습 분야에서 인지도가 높은 사람들이 대중에게 과장된 결과를 발표하면 다른 분야 과학자들의 입장은 더욱 난처하게 된다. 대중이 과학적 사실이 아닌 과대광고를 반복적으로 접하게 된다면 이들이 어떻게 과학자를 신뢰할 수 있을까?"[7]

물론 현재까지의 데이터를 놓고 볼 때 아직까지는 인공지능 분야의 세계적 리더인 힌튼과 응이 주장한 것처럼 영상의학과 의사가 멸종 위기에 있다고 결론 내릴 수 없다. 하지만 불행하게도 의료 분야의 인공지능에 관한 많은 연구 보고서는 다양한 수준의 데이터 해석 오류를 포함하고 있을 뿐만 아니라 컴퓨터 기반 환경에서 시행된 후향적이고 재현 불가능한 연구에서 비롯되었음에도 불구하고 이들의 주장과 유사한 논지를 지닌다. 기계학습에 관해 연구 중인 영상의학과 의사 데클란 오레건Declan O'Regan은 트위터로 이렇게 말했다. "이 분야의 박사 학위 소지자라면 누구나 딥러닝 네트워크를 훈련시켜 교차 검증을 통해 인간 수준으로 이미지를 분류하도록 만들수 있습니다. 하지만 이를 현실 세계에 적용시켜보면 모두 기대에 못 미치는 수행 능력을 보이죠."

영상의학과 의사는 매년 약 2만 건의 영상 검사를 판독하는데 이는 일일 50~100건에 해당하며, 판독 건수는 꾸준히 증가하는 추세이다.[8] 엑스레이는 검사당 한 장의 이미지이지만 초음파는 수십 장, CT 및 MRI는 수백장으로 이루어지며, 이 비율 역시 계속해서 증가하고 있다. 미국에서만 매년 8억 건의 영상 검사가 시행되며, 이들의 개별 이미지는 600억 장에 달해 1초마다 약 2만 장의 이미지가 생성되는 셈이다.[9] 영상의학과 의사들은 훈련과 경험을 통해 이상 소견을 빠르게 확인할 수 있는 패턴 인지 시각 체계를 발달시킨다. 하버드 의과대학 소속의 주의력 분야 연구자인 트래프턴 드류Trafton Drew는 "영상의학과 의사들이 일하는 모습을 본다면[10] 이들이 초인간이라는 사실을 깨닫게 될 겁니다"라고 말했다.[11] 이는 논리적 분석이라기보다는 반사적 패턴 매칭 과정이기 때문에 시스템 1 사고에 가깝다. 하지만 영상의학과 의사들은 무주의 맹시inattentional blindness에 시달리기도 한다. 이는 특정 항목을 찾는 데 지나치게 집중한 나머지, 눈앞에 보이지만 예상하지 못한 데이터를 놓치는 현상으로, 영상의학과 의사들에게 암을 나타내는 징후를 찾도록 하고 의료 영상에 고릴라 복장으로 주먹을 흔드는 사람의 이미지를 포함시킨 실험을 통해 확인되었다. 영상의학과 의사의 83%는 고릴라로 분장한 사람을 인지하지 못했다.[12]

일부 연구에서는 위양성률이 2%, 위음성률은 25% 이상으로 나타났는데, 이러한 결과는 영상의학과 의사의 영상 검사 판독 오류가 일반적으로 생각하는 수준보다 훨씬 더 심각하다는 사실을 보여준다. 매년 8억 건의 영상 검사가 이루어지는 현실을 고려하면 엄청난 수의 판독이 잘못될 위험이 있는 것이다. 주목해야 할 점은 미국 영상의학과 의사의 31%가 의료 소송을 경험했으며, 대부분 진단 누락과 관련되어 있었다는 사실이다.[13]

기계의 정확도가 증진된다면 영상의학과 의사에게 분명 도움이 된다. 예를 들어 5만 장 이상의 흉부 엑스레이를 단순히 정상과 비정상으로만 분류하도록 한 연구 결과, 알고리즘의 정확도는 95%로 나타나, 영상의학과 의사가 좀 더 유심히 봐야 할 사진을 분류하는 데 활용될 가능성을 보였다.[14] 인간의 주의력 결핍이나 오류만이 문제는 아니다. 시간 역시 중요한 요인이다. 영상의학과 의사는 매년 2만 장의 영상을 판독할 수 있지만, 기계는 수백만에서 수십억 장의 영상을 검토할 수 있다. 예를 들어 2015년 IBM은 의료 영상 회사인 머지 헬스케어Merge Healthcare를 인수하면서 300억 장의 이미지에 접근할 수 있게 되었다.[15] 게다가 의학 영상에는 질감이나 조영제 증강 정도, 신호의 강도 등 육안으로는 보이지 않는 많은 정보가 픽셀이나 복셀(픽셀의 3차원 형태)마다 담겨 있다. 라디오믹스radiomics라 불리기도 하는 이 분야는 영상 데이터에 숨겨진 특징을 파악하기 위해 개발되었으며[16], 수산 칼슘이나 요산와 같은 결석의 무기질 조성을 나타내는 결석 밀도 하운스필드 유닛Hounsfield unit의 개발이나 가장 성공률이 높은 치료법의 제시로 이어졌다. 이러한 분야는 기계의 판독에 이상적이다. 알고리즘을 통해 영상에 담긴 데이터를 심층적으로 정량화해 아직까지 알려지지 않았던 의미를 찾아낼 수 있기 때문이다.

이와 같은 주장의 핵심을 잘 드러내는 사례가 몇 가지 있다. 메이요 클리닉의 연구팀은 뇌 MRI의 질감을 통해 일부 악성 뇌종양 환자의 생존율 향상과 관련된 1p/19q 동시결실co-deletion이라는 특정 유전체 이상을 예측할 수 있었다.[17] 이와 마찬가지로 대장암 환자의 MRI 영상 판독에 딥러닝 알고리즘을 사용하면 치료 방침 결정에 많은 영향을 줄 수 있는 KRAS라는 주요 종양-유전자 돌연변이가 있는지 확인할 수 있다.[18] 조직 검사상 암의 고위험군으로 확인된 1,000여 명의 환자에서 유방촬영술을 시행하고 기계학습을 적용한 결과, 30% 이상의 불필요한 유방암 수술을 피할 수 있었다.[19] 고관절 골절 엑스레이에 딥러닝을 적용하면 엑스레이 결과가 불확실할 때 의사가 처방하게 되는 MRI나 뼈스캔bone scan, CT 등 고가의 추가 검사와 동일한 수준의 정확도로 진단이 가능하다. 172층의 CNN을 이용해 6,000장 이상의 엑스레이로 훈련시키고(전체 1,434,176개의 변수) 1,000명 이상의 환자에서 이를 검증한 결과, 알고리즘의 정확도는 99% 이상으로, 숙련된 영상의학과 의사에 버금가는 수준으로 나타났다.[20] 여러 대학병원의 보고에 의하면 딥러닝은 간과 폐의 결절이나 골연령 확인을 위한 CT 등 여러 영상 검사 결과를 자세히 분석할 수 있는 것으로 드러났으며, 이는 기계가 정확한 진단을 할 수 있다는 또 다른 근거로 제시되었다. UC 샌프란시스코는 1,600명이 넘는 환자의 흉부 CT에 대한 3D CNN을 개발해 이들 중 320명에서 폐암을 확진했다.[21] 동경대학은 간 종괴 분류를 위해 6층의 CNN을 개발해 460명의 환자에서 시행한 CT에 적용했는데, 이는 정답 데이터와 비교해 84% 정도의 정확도를 보였다.[22] 펜실베니아의 가이징거 헬스Geisinger Health는 약 4만 건의 두부頭部 CT을 통해 뇌출혈 진단에서 기계의 높은 정확성을 입증했다.[23] 네

146

덜란드의 라드바우드대학에서는 1,400건 이상의 디지털 유방촬영술을 통해 훈련된 DNN이 23명의 영상의학과 의사와 동일한 정확도의 판독 능력을 보였다.[24] 스탠퍼드대학의 CNN은 14,000건 이상의 엑스레이를 사용해 골연령을 정량화하는 방법을 터득했으며, 3명의 숙련된 영상의학과 의사와 유사한 수준의 결과를 보였다.[25] 한국의 서울대학교병원 연구팀은 4만 3,000건의 흉부 엑스레이를 이용해 암성 폐결절을 확인하도록 훈련된 딥러닝 알고리즘을 개발했으며, 검증 결과 알고리즘은 4개의 후향적 코호트에서 매우 정확한 것으로 나타났다(AUC = 0.92~0.96). 이는 영상의학과 의사에 필적할 만한 수준이었으며, 알고리즘과 의사가 영상을 함께 판독할 경우 정확도는 더욱 높아져 "보조 판독자"로서 알고리즘의 가치가 입증되었다.[26]

물론 알고리즘 이미징의 발전을 이해하기 위해 반드시 CNN을 알아야 하는 것은 아니다.

또한 딥러닝을 연구하는 곳이 대학병원에 국한되지는 않는다. 의료 영상의 딥러닝은 엔리틱Enlitic, 머지 헬스케어Merge Healthcare, 지브라 메디컬 비전Zebra Medical Vision, 에이닥Aidoc, 비즈.에이아이Viz.ai, 베이 랩스Bay Labs, 아터리스Arterys, 래드-로직RAD-Logic, 딥 래디올로지Deep Radiology, 이매진 Imagen을 비롯한 여러 기업들이 매진하는 분야이다. 이들 기업은 각각 특정 영상에서 성과를 보이고 있다. 아터리스는 심장 MRI에 특화되어 있으며 2017년 인공지능 의료 영상에 대해 최초로 FDA 승인을 받았다. 2018년에는 비즈.에이아이가 임상 의사에게 즉각적으로 텍스트를 전송하는 두부 CT 딥러닝으로 뇌졸중 진단에 대해 FDA의 승인을 받았고, 이매진 역시 그 뒤를 이어 뼈 영상 판독 인공지능으로 FDA 승인을 얻었다. 엔리틱은 근골격계 영상 수천 장의 자가학습 과정autodidactic processing을 통해 골절 진단의 정확도를 현저히 개선했을 뿐 아니라 골절 영역이 엑스레이상 의심 부위의 0.01% 정도에 불과한 미세 골절도 확인할 수 있게 되었다. 지브라 메디컬 비전은 영상의학과 의사들이 10번 중 1번 이상 놓치는 척추 압박 골절을 93%의 정확도로 진단하는 CNN을 검증했으며[27], 심장 칼슘 점수heart calcium score(CT를 이용하여 심장 관상동맥의 석회화를 평가하는 검사, coronary calcium score라는 표현을 더 많이 사용함 – 옮긴이) 예측에 딥러닝을 사용하기도 했다.[28] 영상의학 분야의 인공지능 기업들은 알고리즘 영상 판독 능력을 상용화하려고 노력 중이다. 지브라 메디컬 비전의 경우 2017년 말 기준으로 50개 병원에서 사용되고 있으며 100만 장 이상의 영상을 분석했다. 이들의 분석 속도는 영상의학과 의사의 10,000배에 달하지만 소요 비용은 영상 하나당 1달러에 불과하다.[29]

딥러닝과 기계가 영상의학과의 미래에 중대한 영향을 미치리라는 사실은 자명하다. 하지만 다소 극단적인 견해를 표출하는 사람들도 있다. 앤드류 응은 영상의학과 의사가 방사선사보다 쉽게 대체될 것이라고 한다.[30] 또한 케이티 초클리Katie Chockley와 에제키엘 이매뉴얼Ezekiel Emanuel은 "영상의학과의 종말?The End of Radiology?"이라는 글에서 영상의학과는 추후 5년에서 10년이면 몰락할지도 모른다고 했다. 벤처 캐피탈리스트인 비노드 코슬라Vinod Khosla는 "영상의학과 의사의 역할은 5년 후면 쓸모없게 될 겁니다"라고 했다.[31] 나는 비노드와 친분이 있어서 이 문제에 관해 논의한 적이 있는데, 그의 말은 영상의학과 의사 자체가 쓸모없게 된다는 뜻이 아니라 영상의 일차 판독자로서의 현재 역할이 사라진다는 의미였다. 저명한 의사이자 건강보험개혁법Affordable Care Act(소위 '오바마케어'로 알려진 미국 의료보험제도 개편안 – 옮긴이)의 설계자인 이매뉴얼은 〈월스트리트저널Wall Street Journal〉에 기고한 글에서 다음과 같이 주장했다. "기계학습은 사람보다 훨씬 더 높은 수준의 신뢰도로 수십억 장의 디지털 엑스레이, CT, MRI 영상을 판독하고 병리 슬라이드의 이상 소견을 확인하며 영상의학과 의사와 병리과 의사를 대체하게 될 겁니다."[32]

알고리즘 영상의학에 대한 전망은 분명 우리를 흥분시키지만 영상의학과 의사들 사이에서는 컴퓨터로 대체되는 것에 대한 두려움이 서서히 나타나고 있다. UC 샌프란시스코의 영상의학과 전임의인 펠프스 켈리Phelps Kelley는 이 분야의 현재 상태를 다음과 같이 말했다. "가장 우려되는 점은 우리가 기계에 의해 대체될 수 있다는 것입니다."[33] 영상의학과는 미국에서 가장 높은 보수를 받는 분야 중 하나로, 연 소득이 40만 달러 정도이다.[34] 반면 앤드류 빔Andrew Beam과 아이작 코하네가 이끄는 지브라 메디컬 비전은 고작 1,000달러의 비용으로 24시간 동안 2억 6000만 장의 의료 영상을 읽을 수 있다. 이러한 기술력을 고려할 때 영상의학과 의사를 기계로 대체해야 하는 경제적인 이유는 자명하다. 외주 업체를 통한 의료 영상의 원격 판독은 병원의 비용 절감 차원에서 점차 확대되는 추세이며, 버추얼 라디올로직Virtual Radiologic, vRAD과 같은 기업은 이미 500명 이상의 영상의학과 의사를 고용하고 있다. 현재 미국 병원의 약 30%가 이러한 서비스를 이용하는데, 이는 최근 수년 동안 기하급수적으로 증가해 왔으며, 의료 영상 판독은 현재 병원에서 아웃소싱하는 전문 서비스 중 가장 큰 비중을 차지한다. 병원은 영상의학과 의사의 수련 규모를 점차 축소하고 있다. 미국의 영상의학과 레지던트 정원은 최근 5년간 10% 정도 감소했다(하지만 활동 중인 영상의학과 의사의 수는 서서히 늘어서 2016년에 4만 명을 조금 넘어섰다). 그렇다면 영상의학과의 변화 양상을 고려해 그냥 기계에게 아웃소싱해버리면 어떨까?

아직까지는 불가능하다. 구글 헬스케어 부사장이자 영상의학과 의사인 그레고리 무어Gregory Moore는 "현재 영상의학과 의사가 하루에 수행하는 작업에 근접하기 위해서는 수천 개의 알고리즘이 필요합니다. 하루아침에 해결될 수 있는 문제는 아니죠"라고 말했다.[35]

앞에서 나는 기계학습 기업과 헬스 시스템이 환자의 전자의무기록과 영상 데이터를 모두 가지고 있다 하더라도 개별 환자의 모든 임상 데이터를 통합하는 것이 얼마나 어려운지 강조했다. 더군다나 일생 동안 여러 병원에서 의료 서비스를 제공받은 사람(거의 대부분의 미국인)의 경우에는 포괄적인 데이터베이스 수집이 사실상 불가능하다. 이러한 사실은 컴퓨터 기반의 이미지 분석에서 해결해야 할 중요한 과제이다.

영상의학과 의사들은 기계에 비해 총체적인 평가에 좀 더 능하다. 각각의 영상은 "폐암을 감별"하기 위한 흉부 엑스레이와 같이 나름의 처방 사유를 지닌다. 특화된 인공지능 알고리즘은 폐암의 감별 및 진단에서 탁월한 정확성이 입증되었다. 반면 영상의학과 의사는 폐결절이나 림프절 비대의 증거를 찾기 위해 사진을 샅샅이 검토하기도 하지만 늑골 골절, 칼슘 침착, 심장 비대, 체액 저류 등의 다른 이상 소견도 함께 살펴본다. 스탠퍼드 연구진들이 40만 장의 흉부 엑스레이로 훈련을 시행한 사례에서와 같이, 기계는 궁극적으로 이러한 작업을 수행하도록 훈련되겠지만, 아직까지 의료 영상의 딥러닝은 상당히 좁은 영역에 특화되어 있다.

하지만 이러한 문제가 해결된다 하더라도 영상의학을 기계에 온전히 맡겨야 하는지는 소요 시간이나 비용과 같은 요인만으로 단순하게 결정될 수 있는 문제가 아니다. 영상의학과의 미래에 대해 무모한 예측을 하는 사람들을 비난하긴 했지만, 나 역시 궁극적으로는 기계가 모든 의료 영상을 판독하는 날이 오리라 믿는다. 닉 브라이언Nick Bryan의 주장처럼 "10년 이내에 모든 의료 영상은 기계가 먼저 분석한 다음 영상의학과 의사가 판독할 것"이다.[36] 기계가 영상 판독을 전담하지 않도록 하려면 영상의학과 의사들도 변해야 한다. 내가 이전에 쓴 글에서처럼 "컴퓨터에 의해 대체되지 않으려면 영상의학과 의사들 스스로가 능동적으로 변화의 주체가 되어야 한다."[37]

영상의학과 의사들이 변화에 적응하며 기계와 동반자 관계를 형성한다면 이들의 미래는 밝을 것이다. 마이클 렉트Michael Recht와 닉 브라이언은

〈미국영상의학회저널Journal of the American College of Radiology〉에 기고한 글에서 다음과 같이 기술했다. "기계학습과 인공지능은 영상의학과 의사로 하여금, 가치 있고 환자 진료에 영향을 줄 수 있는 일을 하는 데 좀 더 많은 시간을 쓰게 하고, 즐기지도 않고 기계만큼 잘 할 수도 없는 단순 암기 작업에 할애하는 시간을 줄임으로써 영상의학과 의사로서의 가치와 직업적 만족도를 높이리라 확신한다."[38] 아이러니하게 들릴지 모르겠지만 CNN의 아버지라 불리는 컴퓨터과학자 얀 르쿤은 영상의학 분야에서의 인간의 미래를 긍정적으로 전망한다. 그는 단순한 작업은 자동화되겠지만 이로 인해 영상의학과 의사의 수요가 감소하지는 않을 것이라고 생각한다. 오히려 인공지능은 지루함과 부주의, 피로감으로 인해 발생하는 과실을 방지해 영상의학과 의사들의 삶을 더욱 윤택하게 만들 것이다.[39]

영상의학과 의사는 자신의 전문 분야에서도 좀 더 흥미로운 삶을 살게 되겠지만 환자와의 직접적인 접촉을 통해 딥메디슨의 미래에서 중요한 역할을 담당할 수도 있다. 때로는 업무량을 줄이는 것이 환자를 위해 더 많은 일을 하도록 하는 방법이다. UC 샌프란시스코의 영상의학과 의사인 마크 콜리Marc Kohli는 이 문제에 관해 날카로운 지적을 했다. "우리는 대개 환자와 떨어져 숨어 지냈습니다. 청구서에 기입되는 이름을 제외한다면 거의 보이지 않는 존재였죠. 이 점이 바로 문제입니다."[40] 우선 영상 검사의 상당 부분은 불필요하거나 부적절하다. 현재 영상의학과 의사는 문지기의 역할을 하지 않는다. 환자는 그저 검사를 받으러 오고 방사선사가 촬영할 뿐이다. 미래에는 처방된 검사를 시행하기 전에 르네상스적 영상의학과 의사가 검사의 필요성을 확인하고 다른 종류의 검사가 좀 더 적절한 것은 아닌지(대동맥 파열이 의심될 경우 MRI나 CT처럼) 검토하게 될 것이다. 영상의학과 의사가 처방된 검사의 필요성과 적절성을 검토하고 그 근거를 환자와 상의하는 것이다.

이러한 상황은 환자에게도 여러 가지로 도움이 된다. 불필요한 검사를 받지 않아도 됨에 따른 경제적인 이득과 더불어, 일생 동안 암 발생의 누적 위험을 초래하는 이온화 방사선에 대한 노출도 줄일 수 있다. 일부 고무적인 연구에서 저선량 이미지에 영상 화질을 현저하게 높이는 알고리즘을 적용하여 저선량 이온화 방사선의 약점인 낮은 해상도를 보완할 가능성을 도출해 낸 것처럼, 영상의학과 의사와 기계의 협력은 더 많은 결실을 맺을 수 있다. 이를 좀 더 개선할 경우 이론적으로는 초저선량 CT 촬영도 가능한데, 이 경우 방사선 노출량을 수십 분의 일로 줄이면서도 고출력 장치가 필요하지 않게 되어 CT 기기 자체의 가격도 낮출 수 있다. 이 얼마나 예기치 않은 반전인가. 기계가 인간이 아닌 기계를 대체하는 것이다. 이미지 보정 알고리즘은 환자의 검사 시간을 현저히 단축하기 위해 MRI에도 적용되고 있다. 개발자들은 이를 통해 효율이 3배 정도 증가할 것으로 추정하며, 이는 병원 입장에서도 매우 매력적인 상황이 된다. 하지만 가장 많은 혜택을 보는 대상은 환자일 것이다. 폐소공포증을 유발하는 좁은 통 안에서 시끄러운 소음을 들으며 꼼짝하지 않고 버텨야 하는 시간이 60분에서 10분으로 줄기 때문이다.[41] 그리고 이러한 모든 이득은 인공지능을 이용한 영상 판독의 개선과는 별개로 주어진다.

검사의 필요성을 판단하는 문지기 역할 외에도 영상의학과 의사에게 주어질 중요한 책임은 환자와 결과를 상의하는 것이다. 이는 일부 유방암 센터에서 이미 시행되고 있지만 모든 종류의 영상 검사에서 널리 채택되지는 않았다. 이러한 방식은 놀랄 만큼 많은 장점을 지닌다. 환자와의 대화를 통해 증상과 병력을 좀 더 자세히 파악하는 행위는 영상 판독에 도움이 된다. 이는 나도 직접 경험했듯이 수술을 선호하는 경향이 있는 외과 의사와 구별되는 독자적 관점을 제공한다. 뛰어난 상담자의 역할은 영상 소견에 관해 기계가 산출한 확률을 논할 때 더욱 중요해진다. 알고리즘이 제시하게 될 소견을 예로 들어보자. "임상적 소견과 CT 소견을 토대로 할 때 폐결절이 암일 가능성은 72%이고, 양성일 가능성은 28%입니다." 이에 대한 환자의 전형적인 반응은 아마도 "그럼 제가 암에 걸린 거군요"일 것이다. 이때 영상의학과 의사는 곧바로 환자의 불안을 진정시키면서 암이 아닐 경우가 4번 중 1번 이상이라고 설명할 수 있다.

사람이 의학적 결과를 종합해서 설명할 필요성은 더욱 부각될 것이다. 알츠하이머병이라는 끔찍한 진단의 예측에 관한 사례를 보자. 맥길대학 연구팀은 뇌 아밀로이드 영상 검사와 APOE4 유전자 검사를 시행하고 임상 경과를 추적 관찰한 273명의 환자 정보를 활용하여 딥러닝 알고리즘을 개발하고 검증했다. 이 알고리즘은 2년 이내 알츠하이머병 발생을 84%의 정확도로 예측했다.[42] 또 다른 중요한 사례는 수명에 관한 것이다. 호주의 연구팀은 60세 이상의 성인에서 5년 생존율 예측 방법을 개발하고 검증하기 위해 15,957건의 CT 영상에 신경망 분석을 시행했다. 이들은 환자를 사망 위험에 따라 구분했는데, 7%가 사망할 것으로 예측되는 군에서 87%가 사망할 것으로 예측되는 군까지 다양했다(그림 6.2).[43] 현재까지는 이러한 알고리즘이 연구 목적으로만 사용되고 임상 진료 영역에는 포함되지 않지만, 조만간 상시 사용되는 수준까지는 아니더라도 임상 적용은 가능하게 될 것이다. 오늘날 각 과 전문의들 가운데 이미지를 기반으로 하는 진단 알고리즘의 미묘함을 가장 잘 이해하는 영상의학과 의사들은 환자와 소통하고, 환자에게 응답하는 지침을 마련하는 데 가장 적합할 것이다. 그럼에도 불구하고 일부에서는 "미래의 영상의학과 의사는 사실상 의료 분야의 데이터 과학자가 될 것이다"라고 주장하기도 하지만 나는 우리가 반드시 그런 방향으로 나아갈 필요는 없다고 생각한다.[44] 오히려 영상의학과 의사들은 환자들과 더 많이 접촉하면서 진정한 의사의 역할을 수행할 가능성이 높다.

영상의학과 의사가 문지기나 뛰어난 독립적 해설자로서 환자와 더 많은

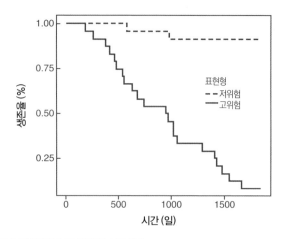

그림 6.2: CT 검사에서 DNN을 이용한 수명 예측.

출처: L. Oakden-Rayner et al., "Precision Radiology: Predicting Longevity Using Feature Engineering and Deep Learning Methods in a Radiomics Framework," *Sci Rep* (2017): 7(1), 1648.

시간을 보내기 위해서는 이들의 업무량(픽셀을 글자로 바꾸는 작업)을 줄여야 한다. 인공지능 알고리즘은 이미 이미지의 정량화와 세분화segmentation를 시행할 수 있으며, 이는 영상의학과 의사들의 작업 부담을 덜었다. 궁극적으로는 기계가 영상의 초기 판독을 담당하고 판독지 초안을 작성하면 영상의학과 의사는 이를 감독하고 승인해 공식적인 문서로 만드는 역할을 맡게 될 것이다. 여기에 개별 환자에 대한 포괄적인 의학 정보를 분석해 영상 판독 결과와 통합하는 과정이 포함되면 가장 이상적일 것이다. 이것이 실현된다면 오늘날 전자의무기록을 면밀히 검토해 환자의 임상적 배경과 영상 간의 연결 고리를 찾으려는 영상의학과 의사들에게 상당한 시간을 절약하게 해 줄 것이다. 이제 수년 후면 이러한 목표가 종합적으로, 그리고 일상적으로 현실화되는 시기가 도래할 것이다.

기계가 영상 스캔을 판독하는 의사를 대체할지도 모른다는 우려가 제기되기 훨씬 전에 비둘기가 있었다. 지난 50여 년간 축적된 데이터에 의하면, 비둘기는 사람의 얼굴에 나타나는 다양한 감정 표현이나 피카소, 모네의 그림을 포함한 복잡한 시각적 자극을 구분할 수 있는 것으로 나타났다. 2015년 리처드 레벤슨Richard Levenson이 이끄는 연구팀은 비둘기를 훈련시켜 영상 이미지 및 병리 슬라이드 판독이 가능할지 검증했다.[45] 이들은 12마리의 비둘기를 조작적 조건화실operant conditioning chamber에 넣고 유방촬영술 영상 및 병리 슬라이드를 4배, 10배, 20배 확대시킨 이미지를 이용해 유방암을 시사하는 미세석회화micro-calcification 및 악성 종괴를 감지하도록 훈련시키고 테스트했다. 새에게 아웃소싱한 판독 결과는 놀라울 정도로 정확했다. 이러한 결과로 인해 연구자들은 비둘기들에게 "비교적 따분한 업무"를 맡길 수 있으리라는 결론에 도달했다.

기계는 새에 비해 영상의학과 의사를 대체할 가능성이 훨씬 높다. 먹이나 새장을 필요로 하지도 않는다. 하지만 비둘기 실험에서 알 수 있듯이 병리과 의사들 역시 적어도 그들의 역할 중 일부는 기계가 학습을 통해 대체하는 미래를 맞이할 것이다.

병리과 의사들은 다양한 역할을 맡고 있으며 세부 전공도 여러 가지이다. 어떤 의사는 진단검사의학laboratory medicine을 담당하면서 임상 검사실 분석clinical lab assay를 감독한다. 법의학이나 부검을 전공으로 하는 의사들도 있다. 그러나 여기서 문제가 되는 이들은 인체 조직 슬라이드 판독을 통해 확진을 내리는 외과 병리 또는 세포 병리 분야의 의사들이다. 문제는 이러한 '확진'이 사실 다소 애매하다는 데 있다.

병리 슬라이드 소견이 암인지, 악성인지, 이식 거부 반응인지 등에 대한 병리과 의사들의 판독 결과가 놀라울 정도로 상이하다는 사실은 여러 연구에서 밝혀졌다. 예를 들어 특정 유방암의 경우 병리과 의사의 진단 일치율은 48% 정도에 불과하다.[46] 수련을 받고, 상당한 기간 동안 경험을 쌓았으며, 세부 전공 과정까지 이수한 병리과 전문의들조차 상당한 정도의 오진율과 과잉 진단 경향을 보인 것이다. 이에 대한 원인은 다양하다. 진단이 어려운 경우 중 일부는 조직의 표본이 원인이 된다. 최근에는 수술 대신 체외에서 장기에 바로 바늘을 삽입하는 세침 흡인fine needle aspiration을 통한 검사가 대세로 자리 잡았다. 이 검사 기법은 몇 가지 장점을 지닌다. 환자의 불편이 줄고, 수술실이나 전신 마취, 절개 등을 필요로 하지 않기 때문에 시술 비용 또한 절감된다. 문제는 최소한의 조직만 얻어진다는 데 있다. 적정 수준 이하의 표본은 검사 대상이 되는 조직이나 장기의 상태를 제대로 반영하지 못하지만 이는 기계를 통해 개선하기 어렵다. 하지만 그 외 다른 진단 영역은 개선의 여지가 있다. 그중 한 가지는 시술이 표준화되지 않았다는 점이다. 시간 문제 역시 해당된다. 병리과 의사는 수백만 개의 세포로 이루어진 슬라이드를 무한정 쳐다볼 시간이 없기 때문이다.

아날로그 시대의 병리과 의사들은 유리 슬라이드로 가득 찬 캐비닛을 가지고 있었고, 현미경을 통해 슬라이드를 하나씩 들여다봐야 했다. 이제 이들은 컴퓨터 모니터를 쳐다본다. 디지털 병리학은 병리 슬라이드 진단의 작업 효율과 정확도를 개선하는 데 일조했다. 특히 전체 슬라이드 이미징whole slide imaging, WSI이라는 디지털 기술은 의사가 전체 조직 표본을 하나의 슬라이드에서 볼 수 있도록 하며, 현미경 카메라는 더 이상 필요 없게 되었다. 그러나 병리과 의사들은 기대만큼 빠른 속도로 WSI를 비롯한 디지털 기술을 받아들이지 않았고, 이로 인해 인공지능과 병리학의 접목 또한 늦어졌다. 하지만 이는 곧 다가올 미래이다. WSI의 가장 중요한 미래지향적 특징은 병리에서 신경망 이미지 처리를 사용할 수 있는 기반을 제공한다는 점이다.

스탠퍼드 그룹은 WSI를 사용해 폐암 환자에서 생존율을 예측하는 기계 학습 알고리즘을 개발했는데, 이는 현재 사용되는 종양 등급과 병기를 이용한 예후 판단에 비해 정확도가 높은 것으로 나타났다. 이미지로부터 자동으로 파악된 수천 개의 특징 중 240개가 비소세포폐암(편평상피세포암, 선암 등)에 유용한 것으로 입증되었다.[47]

딥러닝을 이용한 병리 슬라이드 판독에 관한 다른 여러 연구 결과 역시 고무적인데, 이들 연구의 다수는 카멜레온 챌린지Camelyon Challenge라 불리는 국제 대회 이후 활성화되었다. 2016년 러 호우Le Hou가 이끄는 스토니브룩대학 연구팀은 CNN을 사용해 폐암 및 뇌암 슬라이드 이미지를 분류했는데, 그 결과 70~85% 정도의 정확도를 보였으며, 이는 지역사회 병리과 의사 집단과 유사한 일치율이었다.[48] 구글의 경우, 40배 확대한 고해상도 이미지(기가픽셀)를 사용해 암의 전이를 확인했는데, 병리과 의사들의 73%보다 높은 92% 이상의 정확도를 보였고, 위음성률은 25% 더 낮았다.[49] 심지어 구글은 병리과 의사들에게 슬라이드 검토 시간을 무한대로 주었다. 하지만 예상치 못한 문제도 발생했다. 구글의 알고리즘이 주기적으로 위양성 진단을 내린 것이다. 대규모로 진행된 유방암 진단 딥러닝 연구에서도 이와 유사한 문제가 발견되었는데, 위음성은 매우 적은 반면 위양성은 사람이 진단할 때보다 더 많아졌다.[50]

병리과 의사의 정확도에서 가장 중요한 변수는 슬라이드 검토에 할애된 시간인 것으로 드러났다. 바박 베지노르디Babak Bejnordi의 연구팀에 의해 진행된 또 다른 카멜레온 컨소시엄Camelyon Consortium 보고서에서는 암의 림프절 전이 진단에서 11명의 병리과 의사와 알고리즘의 성적을 비교했다.[51] 병리과 의사들에게 시간을 제한했을 때에는(통상적인 판독 시간과 유사하게 슬라이드당 1분 미만으로) 알고리즘의 성적이 우월한 것으로 나타났다. 하지만 시간제한이 없는 경우, 병리과 의사와 알고리즘의 정확도는 비슷했다.

영상 검사와 마찬가지로 병리 슬라이드를 검토하는 알고리즘은 전이에 대한 미세 근거microscopic evidence와 같이 숙련된 의사도 놓칠 수 있는 소견을 발견했다.[52] 또한 딥러닝은 현미경 이미지의 질을 현저하게 향상시키고, 초점이 맞지 않거나 낮은 품질의 슬라이드 문제도 해결할 수 있다.[53] 영상 검사의 경우와 마찬가지로 알고리즘은 병리과 의사를 대체하기보다 보조할 수 있는 것이다. MIT의 컴퓨터과학 및 인공지능연구소Computer Science and AI Laboratory, CSAIL 연구팀은 400개의 전체 슬라이드 영상을 활용해 암의 림프절 전이를 진단할 목적으로 27층의 심층망을 개발했다.[54] 알고리즘은 병리과 의사의 오진율을 현저하게 줄였지만 흥미롭게도 병리과 의사와 기계가 협업해 판독하는 경우 가장 우수한 결과가 나왔으며, 이때의 오진율은 거의 0에 근접했다. 인간과 기계는 정확한 진단을 하는 경우와 오진을 하는 경우가 서로 상이하기 때문에 이들의 상호 보완적인 관계는 신경망의 슬라이드 이미지 최적화와 함께 주목할 필요가 있다. 병리 슬라이드 분석에서 딥러닝을 상용화하려는 여러 기업(쓰리스캔3Scan, 셀노스틱스Cernostics, 프로시아Proscia, 패쓰에이아이PathAI, 페이지.에이아이Paige.AI, 컨텍스트비전ContextVision 등)들은 이러한 시너지 효과를 간과하지 않았다. 예를 들어 패쓰에이아이는 알고리즘 단독의 경우 오진율이 29%, 병리과 의사 단독의 경우 3.5%이지만, 이들이 협업하면 오진율이 0.5%로 감소한다고 광고한다.

병리과 의사가 슬라이드 판독만 하는 것은 아니다. 예를 들어 이들은 정확한 암 진단을 위해 조직 DNA에서 후성 메틸화 패턴epigenetic methylation pattern 확인과 같은, 분자 수준에서의 표본 검사를 시행하기도 한다. 디지털 병리나 WSI와 같은 분자 진단학이 통상적인 암 조직의 병리 검사에 통합되는 과정은 대체로 지연되고 있다. 뇌암 검체의 메틸화에 대한 기계의 분석과 병리과 의사의 슬라이드 판독을 비교한 연구에서는 이러한 메틸화 데이터가 주어질 경우 알고리즘의 정확도가 더 뛰어난 것으로 나타났다.[55] 뉴욕대학 연구팀의 병리 슬라이드 관련 연구에서는 폐암의 아형 진단에서 알고리즘의 정확도가 상당히 우수하게 나타났지만(AUC = 0.97), 병리과 의사들은 슬라이드의 절반을 잘못 분류했다. 게다가 이들의 신경망은 10개의 흔한 유전체 돌연변이genomic mutation 패턴을 인식하도록 훈련을 받고 나서 상당한 정확도(0.73~0.86)로 이를 예측했다.[56] 이러한 결과는 주목할 필요가 있는데, 기계가 육안으로 쉽게 구분할 수 없는 패턴도 파악할 수 있다는 사실을 보여주는 전형적인 예이기 때문이다. DNA 서열, RNA 서열, 단백질체학proteomics, 메틸화와 같은 분자 진단학이 널리 활용될수록 대규모 데이터베이스를 소화하고 처리하는 인공지능 분석의 장점과 상호 보완성은 병리과 의사들에게 더욱 유용할 것이다.

슬라이드를 판독하는 병리과 의사 간에도 상반된 의견을 내놓는 경우가 있듯이, 주요 병리학 저널에 실린 딥러닝의 발전에 대한 견해에도 차이가 있다. 한 그룹은 기계를 옹호하며 다음과 같은 글을 썼다.

컴퓨터가 병리과 의사들이 어려워하는 문제에 대한 해답의 정확도를 개선할 수 있게 되면 병리 업무에 포함되는 경우가 점차 늘어날 겁니다. 사람보다 훨씬 더 정확하게 유사 분열 수를 세거나 면역조직화학 염색immunohistochemistry stain을 정량적으로 판정하는 프로그램을 생각해 볼 수 있으며, 슬라이드에서 관심 영역region of interest를 파악해 세포 병리에서처럼 병리과 의사가 선별 검사에 사용하는 시간을 줄일 수도 있을 겁니다. 추후 컴퓨터는 분별력discriminatory ability개선을 통해 병리과 의사의 진단 시간을 단축할 수 있을 것이며, 이를 통해 현미경 전문가microscopist로서의 병리과 의사의 역할은 줄이고 이들이 좀 더 높은 수준의 진단 및 협진 업무(분자 정보, 형태 정보, 임상 정보를 통합해 개별 환자에 대한 치료 방

침 결정을 보조)에 집중할 수 있도록 할 겁니다.[57]

이에 반해 "미래의 프레너미Future Frenemies(프레너미는 friend와 enemy의 합성어로 '친구를 가장한 적'을 의미한다 – 옮긴이)"라는 제목의 글은 아직까지 딥러닝 알고리즘의 진단 정확도가 저조하다는 사실을 지적하며 인간의 우월함을 강조했다. "병리학적 진단은 훈련과 경험을 통해 개선될 수 있지만 휴리스틱과 편향의 영향을 받기도 하는, 세심하게 계획된 인지적 산물이라고 생각합니다."[58]

하지만 이는 개인의 인지적 산물만은 아니다. 영상의학과 의사와 마찬가지로 병리과 의사 역시 환자와 직접 대면하지 않는다. 판독 결과를 전달하는 것은 주치의의 역할이고, 이들은 때로 병리 검체 판독에서의 미묘한 차이점을 그다지 중요하게 생각하지 않기도 한다. 결과를 알려주기 위해 환자와 직접 접촉할 수 있다면 이는 병리과 의사나 환자, 그리고 주치의 모두에게 혁신적 변화가 될 것이다.

소랍 자와 나는 영상의학과 병리학에서 인공지능이 지니는 위상의 유사성에 주목해 〈미국의학협회지JAMA〉에 "정보 전문의information specialist"에 관한 기사를 썼다.[59] 우리는 이들 두 전공 분야의 업무 중 많은 부분을 인공지능이 수행할 수 있다는 사실과 두 전공 간의 근본적인 유사성을 고려해 이들 두 과의 통합을 제안했다. 이는 인공지능, 딥러닝, 데이터 과학, (패턴 인식보다는) 베이즈 논리를 강조하는 통합 수련 프로그램과 자격증 발급을 통해 실현될 수 있는 자연스러운 융합으로 생각된다. 정보 전문의는 헬스케어 팀에서 없어서는 안 될 중추적인 역할을 담당하게 될 것이다.

종양 진료 다학제 위원회tumor board가 좋은 예이다. 현대 의료에서 이 위원회는 여러 과 전문의로 구성되며, 개별 환자의 암 진단을 검토하고 치료 대안을 모색한다. 종양내과 의사, 종양외과 의사, 방사선종양학과 의사 등이 여기에 해당되는데, 이들은 환자에게 고려할 수 있는 약물, 수술, 방사선 치료를 종합적으로 검토한다. 하지만 영상의학과 병리학에서 인공지능의 역할이 커지게 되면, 딥러닝 진단 및 예후 예측 알고리즘의 기본을 진정으로 이해하는 정보 전문의가 이들 팀의 핵심 멤버가 될 것이다. IBM 왓슨 헬스가 노스캐롤라이나대학 라인버거종합암센터의 분자 진단 종양 전문의와 왓슨을 비교한 첫 번째 피어 리뷰 연구 논문에 주목할 필요가 있다. 종양 진료 다학제 위원회와 왓슨이 후향적으로 검토한 1,000건 이상의 증례에서 30% 이상이, 특히 특정 돌연변이에 대한 치료 방안과 관련해 인공지능 정보의 도움을 받은 것으로 나타났다.[60]

영상의학과나 병리과와 마찬가지로 피부과 역시 패턴 인식이 많이 관여하는 분야이다. 피부 질환은 의사를 찾게 되는 가장 흔한 원인으로, 전체 외래 진료의 15%에 해당한다! 하지만 영상의학과나 병리과의 경우와는 달리 피부 질환의 3분의 2는 피부과 전문의가 아닌 의사에 의해 진단된다. 비전문의에 의한 진단은 오진으로 이어지는 경우가 흔하며, 어떤 기사에서는 오진율이 50%에 달한다고도 한다. 물론 피부과 의사가 피부 발진 등의 병변을 보고 진단만 하는 것은 아니다. 이들은 병변을 치료하거나 절제하기도 한다. 하지만 피부 질환의 패턴 인식은 의료 전반에서 매우 커다란 부분을 차지하며 인공지능이 중요한 역할을 할 수 있는 분야이다. 더욱이 미국은 피부과 의사가 부족한 편이기 때문에 기계가 개입하기에 적합한 환경이다.

모바일 앱의 성장과 함께 시작된 스마트폰 셀카에 의한 피부 병변의 디지털 처리는 들쭉날쭉한 결과를 나타내며 순조롭지 못한 출발을 보였다. 지난 2013년, 흑색종 진단의 정확도에 관한 스마트폰 앱을 평가한 결과, 악성이 양성으로 분류된 경우가 30%에 달했으며 정확도는 6.8%에서 98.1%까지 다양했다.[61] 세 개의 앱을 평가한 또 다른 연구에서는 피부과 의사에 비해 저조한 민감도(21~72%)와 다양한 특이도(27~100%)를 보였다.[62]

피부 발진을 비롯해 피부과 의사가 인지해야 하는 패턴은 다양하다. 하지만 피부과 영역에서 인공지능의 주된 역할은 아마도 피부암의 정확한 진단일 것이다. 특히 흑색종의 조기 진단이 중요한데, 림프절과 다른 장기로 전이되기 전에 진단될 경우 5년 생존율이 훨씬 늘어나기 때문이다(조기 진단의 경우 99%, 말기 진단은 14%).[63]

피부암은 사람에서 발생하는 암 중에서 가장 흔하다. 이 중 가장 치명적인 흑색종은 호주와 뉴질랜드에서 발생률이 가장 높고(10만 명당 50명) 미국에서는 10만 명당 30명꼴로 발생한다. 미국에서 매년 새롭게 피부암으로 진단되는 환자는 540만 명 이상이며, 이로 인한 의료비 부담은 80억 달러가 넘는다. 미국인 5명 중 1명은 일생 동안 한 번은 피부암에 걸리지만 다행히도 비흑색종이 흑색종에 비해 20배 더 흔하다. 따라서 피부암 중 가장 흔하면서 완치율이 높은 각질형성세포암과 악성도가 높은 흑색종을 구분하는 것이 매우 중요하다. 양성 병변을 흑색종으로 오진하면 환자는 불필요한 조직 검사를 받게 된다(특히 피부과 전문의가 아닌 의사의 경우 오진이 흔하다). 흑색종 진단을 놓치는 경우는 더욱 심각하다. 이는 매년 미국인 약 1만 명의 목숨을 빼앗는 무서운 질환이기 때문이다.

피부과 의사는 대개 ABCDE라는 이니셜의 휴리스틱을 이용해 흑색종을 진단한다. 여기서 A는 asymmetry(비대칭성), B는 border(불규칙한 경계), C는 color(하나 이상의 색상 또는 고르지 못한 색상 분포), D는 diameter(6mm 이상의 직경), E는 evolve(색상이나 모양이 변화하거나 크기가 커지는 경우)를 의미한다. 피부과 의사는 두 눈과 경험뿐만 아니라 더마토스코프dermatoscope를 이용해 병변에 빛을 비추고 확대해서 보기도 한다. 다양한 거리와 각도에서 조명 상태를 달리하며 관찰하는데, 이는 피부 병변의 사진과는 매우 다르다. 인공지능 시대에는 딥러닝이 이러한 진단 방식을 시뮬레이션하거나 오히려 더 뛰어난 진단 능력을 발휘할 수 있을지 의문이 제기되었다.

2017년, 매우 인상적인 논문 한 편이 〈네이처〉에 실렸다. "병변을 학습하다Lesions Learnt"라는 제목으로 표지를 장식한 이 논문은 피부암 진단에 관한 것이었다.[64] 알고리즘의 목적은 두 가지였다. 병변이 양성인지 악성인지 정확하게 구분하고, 악성일 경우 흑색종인지 확인하는 것이다. 스탠퍼드대학의 안드레 에스테바Andre Esteva 연구팀은 구글 CNN 알고리즘(구글넷 인셉션 v3)을 사용했는데, 이는 이미지넷에서 1,000가지 이상의 사물object class에 대한 128만 장의 비非 의료 이미지를 통해 사전 훈련을 받은 상태였다. 신경망은 2,032종의 피부 질환을 나타내는 129,450장의 피부 병변 이미지로 훈련받았다(그림 6.3). 하지만 이들 이미지의 다수는 조직 검사 사진이 아닌 일반 사진이었으며, 따라서 1,942가지 병변에 대한 확진 목적의 조직 검사를 시행해 이미지가 암인지, 암이 악성인지에 대해 예/아니오로 분류했다(악성 여부에 관해서는 사진과 더마토스코프 이미지를 모두 포함했다). 결과는 20명 이상의 스탠퍼드 소속 피부과 의사들이 검증했는데, 이들은 이전에 병변을 보지 못했으며, 각 환자에게 병변 조직 검사를 권할 것인지, 환자를 안심시킬 것인지에 대한 질의를 받았다. 알고리즘은 135장의 더마토스코프 이미지에 대한 암 분류에서 모든 피부과 의사를 능가했으며, 130장의 흑색종 사진과 111장의 흑색종 더마코스코프 이미지에 대해서는 피부과 의사의 평균치보다 우월한 성적을 보였다(그림 6.3).

CNN 알고리즘을 이용한 피부암 평가에 관한 스탠퍼드 논문은 IBM 왓슨에 의해 재현되었는데, 왓슨은 8명의 숙련된 피부과 의사에 비해 흑색종 진단에서 더 높은 정확도를 보였다.[65] 이후 스탠퍼드 연구에서 사용된 알고

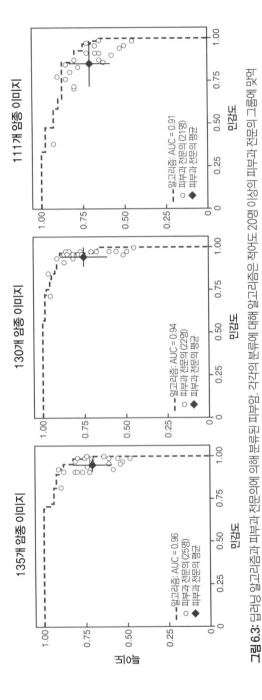

그림 6.3: 딥러닝 알고리즘과 피부과 전문의에 의해 분류된 피부암. 각각의 분류에 대해 알고리즘은 적어도 20명 이상의 피부과 전문의 그룹에 맞먹는 성능을 보였다.

출처: A. Esteva et al., "Dermatologist-Level Classification of Skin Cancer with Deep Neural Networks." *Nature* (2017): 542(7639), 115 – 118.

리즘을 좀 더 개선하여(구글 인셉션 v4 CNN) 58명의 피부과 의사들로 이루어진 확대된 그룹과 흑색종 진단 능력을 비교한 결과, 이번에도 역시 대부분의 의사들을 능가했다.[66]

이 연구는 몇 가지 중요한 점과 더불어 문제점을 제시한다. 〈네이처〉의 편집위원들은 사설에서 의료진이 "기계가 내리는 진단에 반응하는 기사의 역할"만 수행하게 될지 물었다.[67] 이는 넓은 의미에서 볼 때 바로 이 책에서 강조하고자 하는 점이지만, 이 사설은 비판적인 시각에서 알고리즘의 시범 운영이 실생활에서의 기술 활용과 동일하지 않다는 점을 지적하기도 했다. 현재까지 알고리즘 훈련에 포함된 비유럽 혈통의 환자는 극소수에 불과하다.[68] 또한 CNN은 임상적 검증이 필요하다. 그렇기 때문에 한 피부 병변 연구에서 모바일 기기용 알고리즘이 이러한 검증 절차 없이 대중에 공개된 것은 매우 놀라운 사실이다.[69] 이 연구에서 평가의 대상이 된 피부과 의사들은 환자를 직접 보지 않았고 오진에 대해 걱정할 필요도 없었다. 실제 피부과 진료에서는 병변의 관찰만 중요한 것이 아니다. 피부과 외래 진료에서는 병변의 변화 양상, 개인별 위험 인자, 피부 전체에 대한 광범위한 평가 등의 정보를 모두 파악해야 한다. 더군다나 암인지 아닌지는 단순히 이분법으로 결정되지 않는다. 때로는 조직 검사를 시행하기 전에 추후 병변의 변화 양상을 지켜보자는 결정도 필요하다. 따라서 알고리즘은 진단을 내리고, 조직 검사 계획을 세울 때 실제 임상 진료와 비교해서 고려할 수 있는 다소 부자연스러운 특화된 방법으로 간주될 수 있다. 그럼에도 불구하고 딥러닝이 피부암의 진단 정확도를 높일 수 있다는 점은 자명하다. 스탠퍼드 연구 결과가 전하는 분명한 메시지는 알고리즘이 추가적인 검증을 받을 준비가 되어 있다는 사실이다. 애플의 기계학습 그룹과 협업하는 비주얼디엑스VisualDx와 같은 기업은 3만 장 이상의 이미지 데이터베이스를 이용해 암뿐만 아니라 피부 발진을 포함한 병변의 진단을 보조한다.[70] 이러한 공동의 노력으로 인해 피부 병변이 있는 환자는 스마트폰과 인터넷 접속이 가능한 환경이라면 전 세계 어디에서건 도움을 받을 수 있을 것이다.

앞서 언급했듯이 미국 내 피부과 의사는 그다지 많지 않으며, 현재 1만 2,000명의 피부과 의사가 3억 2500만 명의 미국인을 돌보고 있다. 따라서 지금 논하는 이야기는 피부과 의사의 대체가 아니라, 피부과 질환과 관련된 힘들고 지루한 작업을 맡아야 할 가정의학과 의사와 일반의의 업무 능력 증진이다. 완전히 검증된 정확한 알고리즘은 피부 질환의 진단 및 치료에 많은 영향을 미칠 것이다. 알고리즘은 피부과 의사로 하여금 진단에 관련된 업무는 줄이고, 병변의 절개 및 치료에 좀 더 시간을 할애할 수 있도록 할 것이다. 피부 질환을 가장 먼저 마주하게 되는 일차진료 의사들은 알고리즘을 통해 진단의 정확도를 향상시킬 수 있을 것이고, 불필요한 조직 검사와 치료 위험에 노출되어 있던 환자들은 과도한 시술을 받지 않아도 될 것이다.

지금까지 의료 영상, 병리 슬라이드, 피부 병변에 관한 전반적인 논의를 통해, 진단의 정확도를 개선하고 진단 과정의 효율을 높여 의료를 변화시킬 수 있는 인공지능의 잠재력을 확인했다. 패턴을 파악하는 것은 인공지능의 "특기"이다. 하지만 이렇게 가장 "위협받는" 전공 분야에서조차 인공지능이 의사를 대체할 수 있으리라는 데이터는 아직 나오지 않았다. 이제 전형적인 패턴을 주로 보지 않는 의사들을 만나 볼 차례이다.

7장

비패턴형 의사

진단용 의료 인공지능은 암 환자나 당뇨병 환자의 데이터를 장기간 수집해 다양한 특성과 습관, 증상 간의 연관 관계를 분석함으로써 질병의 예방이나 진단에 도움을 줄 수 있다. 이렇게 우리에게는 유용한 결과가 인공지능에게는 아무런 의미가 없어도 괜찮을 걸까?

—가리 카스파로프

정보 전문의와 달리 대부분의 의사 및 간호사는 패턴 중심pattern-centric의 진료를 하지 않는다. 대부분의 일차진료 및 전문의 진료는 의료 영상이나 슬라이드와 같은 패턴화된 요소를 포함하지만, 이들의 주된 기능은 평가 및 계획 수립이다. 여기에는 환자를 문진하고, 신체 검사 및 검사실 검사를 포함한 객관적 검사 데이터(정보 전문의에 의해 판독되는 의료 영상과 슬라이드 등)를 분석하고, 의학 문헌을 이해하며, 환자 및 보호자와 소통하는 것과 같은 여러 요소 간의 통합이 요구된다. 의사의 진료 패턴은 결코 단순하지 않다. 딥러닝은 입력과 출력만 있으면 충분하지만 대부분의 진료는 단순한 알고리즘 과정만으로 설명할 수 없다. 인공지능은 "비패턴형 의사"들에게 부가적인 기회를 제공하고, 기계로 보다 효율적으로 처리할 수 있는 영역을 보완한다. 이는 키보드 사용의 배제에서 다양한 종류의 데이터 처리에 이르기까지 광범위한 영역에 적용될 수 있다.

초기에는 인공지능의 장점으로 의생명과학biomedicine 분야의 방대한 연구 결과를 소화할 수 있다는 점이 홍보되었다. 매년 200만 건 이상의 피어 리뷰 논문이 발표되는데, 이는 15초에 한 편꼴로, 아무리 부지런한 의사라 하더라도 이러한 속도로 쏟아지는 새로운 정보를 모두 따라잡을 수는 없다. 2017년, IBM은 의사가 이 시스템을 이용하면 매일 5,000편의 연구 논문을 읽으면서 동시에 환자 진료도 가능하다는 다소 우스꽝스러운 광고를 냈다. 적어도 현재까지는 왓슨을 비롯한 그 어떤 인공지능 알고리즘도 이러한 기능을 지원하지 못한다. 왓슨이 취급하는 것은 대부분 논문의 서두에서 본문 내용을 간결하게 요약하는 초록이다. 게다가 이들 데이터는 구조화되어 있지 않기 때문에 모든 문자의 단순한 입력을 강화된 지식 기반으로 바꿀 방법은 없다.

이는 다소 놀라운 결과가 아닐 수 없는데, 왓슨은 〈제퍼디!〉에서 보여준 초인간적인 능력으로 의사 역시 능가하고 의학 문헌을 빠르게 해치울 수 있으리라 기대되었기 때문이다. 사실 퀴즈쇼에서 인간을 상대로 거둔 승리는 질문 95% 이상의 출처인 위키피디아 내용 습득에 의한 것에 불과하다는 사실이 밝혀졌다. 의생명과학 문헌에서 정보를 수집하는 일은 위키피디아 항목을 이해하는 것과는 차원이 다르다. 컴퓨터가 과학 논문을 읽으려면 키워드와 주요 결과를 선별하기 위해 사람의 감독이 필요하다. 스크립스 연구소의 일원인 앤드류 수Andrew Su는 과학계 외부에서 선발된 참가자들을 대상으로 웹 기반 크라우드소싱을 사용해 마크2큐어Mark2Cure라 불리는 대규모 프로젝트를 시행했다. 자원자(우리는 이들을 시민 과학자라 부른다)들은 미국국립보건원National Institutes of Health, NIH에서 운영하는 연구 데이터베이스인 펍메드PubMed에 존재하는 2000만 건의 이상의 의생명과학 논문을 수집하고 주석을 달았다. 아직까지 이렇게 중요한 기능을 수행할 수 있는 자연어 처리 능력을 지닌 소프트웨어는 존재하지 않지만 이는 분명 언젠가는 현실화될 것이다. 앞으로 수년이 지나 의학 문헌이 적절하게 필터링되고 사용자에게 친숙한 인터페이스가 갖춰진다면, 왓슨은 지금 과대광고되고 있는 것처럼 모든 의사들이 자신의 진료 분야의 최신 지견을 지속적으로 파악하도록 할 수 있을 것이다.

과거에 전자의무기록이 도입되기 이전에는 두꺼운 차트를 통해 환자의 복잡한 상태를 신속하게 평가할 수 있었다. 그러나 전자의무기록의 시대가 도래한 오늘날에도 차트는 여전히 신환을 진료하거나 이차 소견을 구할 때 빈번하게 활용되며, 수십 내지 수백 페이지에 달하는 내용이 팩스나 이메일로 전송된다.

디지털의무기록으로 인해 의사의 삶은 훨씬 더 편해질 것으로 기대되었다. 하지만 현재 널리 사용되고 있는 전자의무기록은 구성이 단순하지 않고, 검색 과정도 복잡하기 때문에 우리가 보고자 하는 환자의 주요 데이터를 파악하기가 쉽지 않다. 전자건강기록electronic healthcare record, EHR의 사용법을 익히기 위해 20시간 이상 교육을 받아야 한다는 사실만으로도 이를 이용한 작업의 복잡성은 실제 우리가 평가해야 하는 환자의 복잡성을 능가하기도 한다. 조악한 검색 기능보다 더 심각한 문제는 불완전성이다. 우리는 개인에 관한 데이터와 정보가 EHR에 기재된 내용보다 훨씬 더 많다는 사실을 잘 알고 있다. 환자가 다른 의료 기관에서 진료를 받기도 한다. 또한 환자가 어렸을 때나 다른 지역에 거주했을 때 지녔던 선행 질환이나 문제에 관한 데이터도 있을 수 있다. 혈압, 심장 리듬, 혈당 수치와 같이 센서에서 얻은 데이터는 차트에 누락되기도 한다. 수백만 명으로부터 취득한 유전체 데이터 역시 의무기록에 포함되지 않는다. 또한 페이스북과 같은 소셜미디어 정보 역시 간과된다. 의사가 환자의 EHR을 잘 파악한다 하더라도 이는 여전히 매우 제한적이며 불완전한 견해일 뿐이다.

전자건강기록 역시 인공지능의 힘이 미치지 못하는 영역이다. 관련된 의학 문헌의 경우와 마찬가지로, 환자에 관한 데이터가 깔끔하고 간결하게 포괄적으로 구성된다면, 인공지능은 이들을 수집하고 통합할 수 있을 것이다. 그렇게 할 수 있다면 이는 의사의 업무 효율을 높일 뿐만 아니라, 개별 환자에 대한 보다 의미 있고 철저한 평가도 할 수 있을 것이며, 질병과 더불어 살아가야 하는 개인에게도 매우 소중한 가치를 지닐 것이다.

외래 진료에서 의사와 환자가 공통적으로 싫어하는 것을 한 가지 꼽으라면 아마 키보드 사용일 것이다(그림 7.1). 키보드를 두드리는 상황에서 의사는 환자에게 집중하지 못하며, 환자 역시 소외감을 느낀다. 대면 접촉, 신체언어를 사용할 기회, 개인 간 의사소통의 핵심이 모두 소실되는데, 이는 환자와 의사 모두에게 영향을 미친다. 환자는 의사가 공감하고 있는지 전혀 알 길이 없다. 전자차트기록에 대한 부담으로 인해 절망적인 상황에 처한 의사는 환자의 말을 경청하고 이들과 유대 관계를 형성하는 능력이 감소했음을 너무나도 잘 알고 있다. 이렇게 전산화로 야기된 오늘날의 진료 양상으로 인해 의사들의 번아웃과 우울증 발생 빈도는 최고조에 이르렀다.

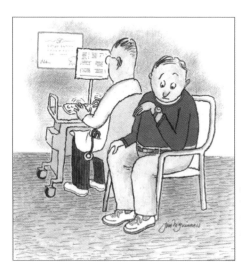

그림 7.1: 의사와 환자 간의 단절.
출처: "The Pharos," *The Pharos of Alpha Omega Alpha Honor Medical Society*, Summer Edition, 78 (2015).

전자건강기록이 처음 도입될 당시, 키보드 작업을 제3자에게 맡기고 의사와 환자 간의 상호작용을 유지하기 위해 의무기록사scribe(진료실의 진료 내역을 전자의무기록에 단순히 입력하는 사람으로, 통상적인 의미의 보건의무기록 정보관리사를 지칭하지 않음 – 옮긴이)라는 새로운 직군이 탄생했다. 스크라이브아메리카ScribeAmerica는 미국 내 의료 시스템과 병의원을 대상으로 진료 기록을 전자건강기록에 입력해주는 서비스를 제공하는 20개 이상의 업체 중 가장 큰 규모이다. 2016년 기준으로 2만 명 이상의 의무기록사가 고용되었으며, 이 수는 2020년까지 10만 명 이상으로 늘어날 것으로 추정되는데, 이는 의사 7명당 의무기록사 1명에 육박하는 수치이다.[1] 키보드 작업을 의무기록사가 전담하면 환자와 의사 모두의 만족감이 개선된다는 보고가 여럿 나왔다. 하지만 이는 결코 완벽한 해결책이 아니다. 상당한 규모의 정규직 고용 증가는 에픽Epic이나 써너Cerner와 같은 의료정보시스템의 과도한 비용 부담을 더욱 악화시킨다. 그뿐만 아니라 진료실 안에 낯선 사람이 한 명 더 있게 되어 환자와 의사 간의 긴밀한 대화에 방해가 될 수도 있다.

진료실 내 컴퓨터의 도입은 의료의 디지털화를 위한 첫걸음이라 할 수 있지만, 많은 사람들은 이를 처참한 실패로 간주한다. 아이러니하게도 이 문제는 기계를 통해 해결할 수도 있다. 알렉사와 같은 음성 비서가 존재하는 시대에서는 타이핑이 필수적인지조차 의문인데, 이는 음성이 훨씬 빠르기 때문이다. 불편한 전자건강기록에 데이터를 입력하는 행위는 지나치게 많은 시간을 허비하게 만든다. 예를 들어 어떤 환자의 금연력을 기입한다고 할 때, '지난 20년간 매일 3팩의 담배를 폈고, 5년 전에 흡연을 중단했다'를 타이핑하려면 몇 분이 걸릴 수 있다. 하지만 말로는 몇 초면 충분할 것이다.

인공지능을 이용하면 이런 일이 식은 죽 먹기라 생각할 수도 있다. 인공지능 음성 처리는 인간 의무기록사의 수행 능력을 이미 능가한다. 외래 진료에서 주고받는 대화를 녹음한 다음, 전사를 통해 완전한 대본을 만들고, 이 구조화되지 않은 대화 내용을 진료 기록에 병합할 수는 없을까? 이렇게 스스로 작성된 진료 기록은 환자가 먼저 수정한 다음, 의사의 검토와 기계학습 과정을 거칠 수 있다(의사마다 지닌 고유의 진료 기록 방식과 문체를 고려해서). 이러한 방식으로 50여 건 이상의 진료 기록이 작성되면 이후에는 좀 더 간략한 검토 과정을 거쳐 전자의무기록에 저장될 수 있을 것이다. 이는 의무기록사 대신 자연어 처리를 사용한 효율적이고 매끄러운 방식으로, 비용을 절감하고 환자와 의사가 서로 마주 보며 소통하도록 해 줄 것이다.

또한 진료 기록 편집에 환자를 참여시키면 외래 진료 및 전자의무기록에 만연한 오류의 일부를 해결할 수 있을 것이다. 외래 진료 전체를 녹화하고 그 내용을 전사하여 기록으로 보관하면 환자는 이를 추후에 검토할 수 있는 기회를 갖게 되는데, 진료실에서 논의되는 내용의 상당 부분을 환자가 완전히 이해하거나 기억할 필요가 없게 되므로 이는 매우 유용할 것이다. 한편 의무기록의 80%는 이전 내용을 복사해 붙여 넣은 것이며, 이로 인해 한 번 기입된 오류는 다음 외래 기록에는 물론 다른 의사에게까지 전파될 수 있다.[2] 복약 목록에도 실제로 투여되지 않는 약제(또는 한 번도 처방된 적이 없는 약제)가 포함될 수 있고, 정확하지 않은 진단명이 기입되어 있을 수도 있다. 환자가 의무기록에 직접 참여하는 행위는 그동안 요구된 바 없었지만 데이터 정리cleaning에 매우 유용할 수 있다. 이러한 행위가 새로운 부정확함으로 이어질 수 있다고 우려하는 의사들도 있지만 우리의 현재 상황과 비교해 득실을 따진다면 이로운 점이 더 많을 것이다. 스탠퍼드대학은 구글과 협력해 자연어 처리(외래 방문 시 이뤄진 대화 내용의 전사)와 기계학습(의무기록 작성)을 결합한 디지털 전사 파일럿digital scribe pilot을 시작했다. 또한 마이크로소프트, 아마존, 구글, 뉘앙스Nuance와 같은 기업과, 소프리스헬스Sopris Health, 올비타Orbita, 케어보이스CareVoice, 세이카라Saykara, 오그메딕스Augmedix, 센슬리Sensely, 수키Suki, 노터블Notable과 같은 스타트업들 역시 이러한 진료 기록을 생성하는 알고리즘 개발에 박차를 가하고 있다.[3]

자연어 처리에 의한 외래 기록은 여전히 이상적인 수준에 미치지 못할 수 있다. 구조화되지 않은 언어를 간결하지만 완전한 의무 기록으로 전사하는 일은 기술적으로도 쉽지 않지만 누락의 문제도 있다. 예를 들어 비언어적 의사소통은 소실될 것이다. 모든 내용이 녹음되어 보관되며 진료 기록에 포함될 수 있다는 사실은 비공식적인 일상의 대화를 억제할 수 있다. 이처럼 보편적 활용에 대한 불확실성이 존재함에도 불구하고 이러한 목적의 인공지능은 현재 활발히 개발 중이다.

외래 진료의 다른 요소들은 기계학습에 적합하다. 인공지능은 이미 임상 의사결정 보조 시스템clinical decision support systems, CDSS의 근간을 이루고 있다. 이 알고리즘은 환자 데이터 검토, 진단명 추정, 검사실 검사 혹은 영상 검사의 제안, 예방 접종 권장, 약물 알레르기 및 약물 상호작용 알람 표시, 투약 오류 방지 등 의사의 업무를 좀 더 용이하게 하고 진료 수준을 개선하기 위해 다양한 기능을 제공할 목적으로 지난 수십 년 동안 사용되면서 개선되어 왔다. 하지만 아직까지 투자 비용에 합당한 결과는 보이지 않는다. CDSS 관련 무작위 임상시험 28건에 대한 체계적 문헌 고찰 결과, 생존율 개선 효과는 입증되지 못한 대신, 약간의 질병 예방 효과만이 확인되었다.[4] 현재 CDSS의 주된 문제점으로는 지나치게 많은 메시지와 알람으로 인한 업무 흐름의 단절을 들 수 있다. 또한 최근 인공지능 분야의 발전을 감안한다면 현재의 의사 결정 보조 시스템은 아직 원시적인 단계에 머무르고 있다. 만약 모든 의학 문헌을 소화하는 능력을 갖추게 된다면 지금보다 개선될 것이다. 이는 아직은 불가능하지만 언젠가는 현실화될 것이다. 그렇게 되면 방대한 지식을 개별 환자의 치료에 접목하며 의학적 진단을 보조하고 최적의 치료를 권장할 수 있을 것이다. 이는 오늘날의 표준, 즉 의사들이 구글이나 업투데이트UpToDate(의학적 근거를 정리해 놓은 소프트웨어로, 일부 헬스 시스템의 CDSS에 내장되어 있으나 비용 문제로 활용도가 떨어진다)에서 검색하는 것보다는 훨씬 더 뛰어난 수준일 것이다.

최첨단 의생명공학 연구는 유용할 수 있지만 이것이 궁극적인 목표는 아니다. 랄프 호르위츠Ralph Horwitz와 동료들은 "근거 중심 의학에서 의학 중심 근거로From Evidence Based Medicine to Medicine Based Evidence"라는 제목의 통찰력 있는 글에서 영국의 저명한 역학자인 오스틴 브래드포드 힐Austin Bradford Hill이 의사들이 연구에서 얻을 수 없는 것에 관해 한 말을 인용했다. "연구는 의사가 알고 싶어 하는 것을 알려주지 않는다. A라는 치료법이 평균적으로 B라는 치료법에 비해 우월하다는 사실을 입증하도록 연구를 설계할 수 있지만, 이러한 연구의 결과가 '이 약제가 특정 환자에게 투여될 때 어떤 반응을 유발할 것인가?'와 같은 의사의 질문에 해답을 주지는 못한다."[5]

특정 환자에게 가장 바람직한 결정을 내리려면 의사나 인공지능 시스템은 대규모 코호트 수준에서 나타난 전반적인 효과에 의존하는 대신 개인의 모든 데이터, 즉 생물학적, 생리학적, 사회적, 행동적, 환경적 요소에 해당하는 데이터를 포괄해야 한다. 예를 들어 대규모 무작위 임상시험에서는 스타틴 투여 시 100명 중 2~3명에서 심근경색 발생이 감소하는 결과를 나타낸다. 그렇지만 나머지 97~98명은 혈액 검사에서 콜레스테롤 수치가 개선된 점 외에 임상적 효용은 전혀 없는 약을 복용할 것이다. 지난 수십 년 동안 우리는 흡연과 당뇨병과 같이 심장 질환을 유발할 수 있는 위험 요인을 파악해 왔으며, 이제는 저렴한 비용으로 유전자 어레이gene array(한 번의 검사로 다수의 유전자형을 확인할 수 있도록 만들어진 검사 방법 – 옮긴이)를 이용해 위험 점수를 지닌 유전자 데이터를 확인할 수 있다(23앤드미23andMe, 엔세스트리디엔에이AncestryDNA 등의 기업에 의뢰하면 50달러에서 100달러의 비용으로 가능하다). 이 점수는 기존의 임상적 위험 요인에 독립적, 추가적으로 심장 질환이 발생할 가능성과 스타틴 사용에 대한 개인별 유용성을 예측한다. 이와 유사한 유전자 위험 점수가 유방암, 전립선암, 심방세동, 당뇨병 및 알츠하이머병을 포함한 다양한 질환에 대해 검증되었다.

스마트한 인공지능을 사용한 데이터 분석은 개인의 검사실 검사 결과 처리에도 적용된다. 오늘날 검사 수치는 주어진 지표가 대조군에서 설정된 "정상" 범위 내에 존재하는지를 확인하는 매우 단순한 방법이다. 이러한 접근 방식은 의료계가 실제로 존재하지 않는 '평균적인 환자'에 얼마나 집착하고 있는지를 여실히 드러낸다. 예를 들어 당뇨병을 모니터링할 때 사용하는 당화혈색소나 신장 기능을 모니터링할 때 사용하는 혈청 크레아티닌 수치와 같은 주요 검사 결과치는 유럽 혈통과 아프리카 혈통 간에 상당한 차이가 있다.[6] 하지만 이러한 사실을 잘 알고 있음에도 불구하고 혈통이나 민족에 따른 검사 결과의 특수성을 고려하지 않는다. 또한 소위 '정상' 수치 내에도 많은 정보가 숨겨져 있다. 지난 5년 동안 혈색소 수치가 15.9g/dL에서 13.2g/dL로 꾸준히 감소하고 있는 남성 환자를 예로 들어보자. 처음 수치와 마지막 수치 모두 정상 범위 내에 있기 때문에 이러한 변화는 검사 결과지에서 경고 신호의 대상이 되지 못하며, 시간에 쫓기는 대부분의 의사들은 장기적 수치 변화 양상을 파악하려는 시도조차 하지 못할 것이다. 하지만 이러한 혈색소 수치 감소는 잠복성 출혈이나 암과 같은 질병의 초기 징후일 수 있다. 우리는 정상 또는 비정상이라는 이진수로 데이터를 판독하는 세상에 스스로를 가두고 있다. 반면 활용 가치가 높은 세분화되고 연속적인 데이터가 풍부함에도 불구하고 이를 무시한다. 포괄적이고 끊임없이 업데이트되는 개인의 정보에 딥러닝을 적용한다면 의사들이 궁금해하는 부분에 대한 해답을 얻을 수 있을 것이다. 이제부터 이를 강화된 개인 맞춤 의료 지원augmented individualized medical support, AIMS이라 부르도록 하겠다.

지금까지 우리는 인공지능이 모든 의사에게 전반적으로 영향을 미칠 수 있는 부분에 관해 살펴봤다. 이제 발전 정도를 가늠할 만한 인공지능 관련 연구 결과가 나와 있는 몇 개의 전공 분야에 대해 알아보겠다. 이들 중 어떤 것도 아직까지 진료 현장에서 일상적으로 사용되지는 않지만, 이 분야가 어떤 방향으로 나아가고 있는지를 나타내는 훌륭한 지침이 될 것이다.

안과 의사

인공지능이 초기에 빠른 발전을 보인 분야는 영상의학과와 병리과이지만, 최근 인공지능을 이용한 안 질환 진단의 발전 양상을 보면 이 분야가 조만간 선두에 올라서지 않을까 하는 생각이 든다.

시력 소실의 가장 흔한 원인인 당뇨병성 망막병증diabetic retinopathy은 전 세계적으로 1억 명 이상에서 발생하며, 미국에서의 유병률은 당뇨병으로 진단된 환자의 30% 정도로 추정된다.[7] 당뇨병성 망막병증은 공중 보건에서 매우 중요한 질환으로 기본적인 선별 검사가 권장된다. 하지만 효과적인 치료로 진행을 억제하고 실명을 막을 수 있음에도 불구하고 이러한 선별 검사가 제대로 이루어지지 않는 경우가 빈번하다.

당뇨병 환자에게 권장되는 선별 검사가 모두 시행된다면, 매년 3000만 장 이상의 망막 영상 판독이 필요할 것이다.[8] 이는 분명 딥러닝에 적합한 일처럼 보인다. 구글 연구진이 이끄는 그룹은 당뇨병성 망막병증과 당뇨병성 황반부종을 자동으로 감지하는 알고리즘을 개발했다.[9] 여기에 사용된 CNN에 관한 기술적인 정보는 거의 공개되지 않았지만, 구글의 크리스티안 세게디Christian Szegedy와 그의 동료들이 쓴 논문과 인셉션-v2 아키텍처를 참고한 사실은 알려져 있다.[10] 이들은 훈련 목적으로 12만 8,175장의 망막 영상과 검증용 이미지 2세트(9,963장 및 1,748장으로 구성)를 사용했으며, 누적 환자 수는 7만 5,000명이 넘는다. 이 망막 영상은 전문의 자격증을 지닌 60명 이상의 안과 의사에 의해서도 판독되었으며, 수천 장의 이미지를 판독한 의사도 있었다(중앙값은 1,745장에서 8,906장 사이). 이 소프트웨어는 민감도 87~90%, 특이도 98%라는 놀라운 수치를 기록했다.[11] 당뇨병성 망막병증 진단을 위한 딥러닝을 개발한 곳은 구글만이 아니었다. IBM은 3만 5,000장 이상의 이미지를 사용해 86%의 정확도를 보였다고 발표했다.[12] 심지어 16세에 불과한 카브야 코파라푸Kavya Kopparapu도 국립안연구소National Eye Institute에서 3만 4,000장의 이미지를 훈련용 데이터로 얻고, 마이크로소프트의 레즈넷-50ResNet-50이라는 모델을 이용해 알고리즘을 개발했다. 그녀는 남동생, 학교 친구와 함께 아이애그노시스Eyeagnosis라는 회사를 설립했고, 3D 프린터를 이용해 스마트폰에 부착할 수 있는 렌즈를 개발해 알고리즘이 어디에서나 당뇨병성 신경병증 진단에 사용될 수 있도록 했다.[13]

이렇게 고무적인 소식을 대할 때 유념해야 할 점이 몇 가지 있다. 망막병증을 동반한 당뇨병 환자는 산동(검사를 위해 약물을 사용하여 동공을 인위적으로 확대함 - 옮긴이)이 어렵고 심한 백내장을 동반할 가능성이 높은데, 이 두 가지 요인은 알고리즘 개발을 위한 적절한 이미지 확보를 어렵게 만든다. 게다가 안과 의사뿐만 아니라 검안사 및 기타 의료진 등 누가 망막 카메라를 사용하느냐에 따라 결과가 달라질 수 있다. 이러한 의문은 의료 분야에서의 인공지능에 관한 최초의 전향적 임상시험에서 제기된 문제이다. 아이오와대학 안과에서 스핀오프된 기업인 아이디엑스IDx는 탑콘Topcon 망막 카메라를 사용해 당뇨병성 망막병증을 감지하는 딥러닝 알고리즘을 개발했다. 미국의 10군데 지역에서 900명의 당뇨병 환자가 일차진료 의사의 진료실에서 아이디엑스 기계와 알고리즘으로 눈 검사를 받았다. 이미지는 즉시 클라우드로 전송되어 분석되었고, 수 분 내에 결과가 나왔다. 당뇨병성 망막병증의 진단은 민감도 87%, 특이도 90%로 매우 높은 정확도를 보였다.[14] 이 전향적 연구는 유사한 연구 중 최초로 시행된 임상시험이었는데, 후향적 연구 보고에 비해서는 정확도가 떨어졌다(다른 알고리즘을 사용한 2개의 데이터세트의 경우 AUC = 0.99). 아이디엑스는 2018년 FDA의 승인을 받았다. 이 기술은 2만 달러가 넘는 아이디엑스 시스템을 필요로 하기 때문에 제한적으로 활용될 수밖에 없지만, 이 중요한 논문에 대한 논평에서 내가 피어스 킨Pearse keane과 함께 언급했듯이, 안과 의사 없이 기계에 의한 정확한 진단에 한 발 더 가까이 다가선 것으로 평가된다.[15]

실명의 또 다른 주요 원인으로는 노인성 황반변성age-related macular degeneration, AMD이 있는데, 이는 당뇨병성 망막병증과 마찬가지로 적절한 시기에 치료를 받는다면 발병을 막거나 적어도 지연시킬 수 있는 질환이다. 2018년, 나는 세계적으로 유명한 안과 센터인 런던의 무어필드 안과 병원Moorfields Eye Hospital을 방문했다. 그곳의 선구적인 안과 의사인 피어스 킨은 광간섭단층촬영optical coherence tomography, OCT을 이용해 나의 눈을 검사했다(그림 7.2). 당뇨병성 망막병증 연구에 사용되는 망막 안저retinal fundus의 정면 이미지와는 달리, OCT 이미지는 망막 조직의 단면을 나타낸다. 이는 매우 거창하게 들릴 수 있지만, 머리를 기계에 기대고 한 번에 한 쪽씩 빛을 통해 망막을 스캔하는 단순한 과정만으로 이미지를 얻을 수 있다. 그러면 1분도 채 지나지 않아 판독할 수 있는 이미지가 생성된다. 킨은 딥마인드와의 협업을 통해 매년 무어필드에서 시행되는 100만 건 이상의 고해상도 3D OCT 검사를 보조할 수 있는 딥러닝 알고리즘을 개발했다. 이 알고리즘은 노인성 황반변성을 포함한 대부분의 망막 질환을 증상이 채 발현되기도 전에 정확하게 진단할 수 있다. 무어필드와 딥마인드의 합동 연구에서 1만 4,000장의 OCT 이미지를 분석한 자동 판독 소견은 녹내장, 당뇨병성 망막병증, 노인성 황반변성을 포함한 50종 이상의 안 질환에 대한 분석과

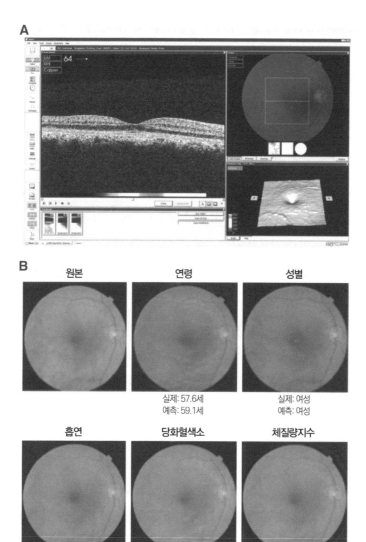

그림 7.2: 망막의 이미지. (A) 무어필드 안과 병원에서 시행된 나의 광간섭단층촬영 결과, (B) 망막 이미지를 이용한 주요 지표 예측.

출처: R. Poplin et al., "Prediction of Cardiovascular Risk Factors from Retinal Fundus Photographs via Deep Learning," *Nature Biomedical Engineering* (2018): 2, 158 – 164.

응급 상황에서 협진을 의뢰하기 위한 중증도 분석 측면에서 숙련된 안과 의사와 동일하거나 더 높은 수준의 정확도를 보였다.[16] 알고리즘이 심각한 안 질환을 지닌 환자에게 그냥 지켜보자고 한 경우는 단 한 건도 없었으며, 거짓 경보false alarm(정상임에도 이상이 있다고 보고함 - 옮긴이)에 대한 알고리즘의 AUC는 0.992였다. 반면 의사들은 의뢰 여부의 결정에 있어 65%에서만 의견이 일치했다. 킨은 안과 검사가 시행될 때마다 OCT가 반드시 포함되어야 한다고 주장한다. 물론 오늘날 미국의 상황은 그렇지 못하다. 현재 킨은 임상시험을 진행하고 있는데, 만약 알고리즘이 전향적으로 검증된다면 OCT는 추후 표준 진료로 자리 잡을 수 있을 것이다. 그리고 그의 연구팀이 개발한 심층 신경망을 통해 안 질환에서 응급 의뢰 결정의 정확도 역시 현저하게 개선될 것이다.

이와 유사하게 UCSD 소속의 캉장Kang Zhang이 동료들과 함께 개발한 OCT 판독 알고리즘은 11만 장 정도의 이미지를 분석했는데, 노인성 황반변성 진단에서 안과 의사를 능가하는 정확도를 보였다.[17] 이들은 특수 OCT 장비와 마찬가지로 이미지를 캡처할 수 있는 스마트폰 부착 장치를 개발하는 중이다.

우리는 망막 영상에 대한 신경망을 통해 노인성 황반변성 진단 이상으로 많은 정보를 얻을 수 있다. 30만 명 이상의 환자를 대상으로 한 구글 연구에서 망막 영상은 임상 정보 없이도 환자의 나이, 성별, 혈압, 흡연 상태, 혈당 조절 상태(지난 2~3개월 동안의 혈당 평균치를 확인하기 위한 검사인 당화혈색소로 확인함 - 옮긴이), 주요 심혈관계 질환 발생 위험 등을 예측할 수 있는 것으로 나타났다(그림 7.2).[18] 예측 정확도는 나이와 성별의 경우 상당히 우수했고, 흡연 상태와 혈압에 대해서는 보통이었다. 이러한 연구는 환자의 경과를 관찰하기 위한 신체의 창으로 눈이 보다 큰 역할을 할 가능성을 시사한다. 이와 같은 접근이 전향적으로 검증된다면 미래에는 스마트폰을 이용해 정기적으로 자가 망막 검사를 하는 것이 보편화될지도 모른다. 이를 통해 혈압이나 당뇨병의 조절, 위험 인자의 관리뿐만 아니라 노인성 황반변성, 당뇨병성 망막병증, 녹내장, 백내장의 조기 진단 및 추적 관찰, 그리고 알츠하이머병의 조기 징후 포착 등이 가능할 수 있을 것이다.[19] 이는 또한 눈 굴절률refraction의 정확한 측정을 통해 안경 처방에도 활용될 수 있다. 사람들은 동공을 확장하는 안약의 투여를 꺼리기 때문에 스마트폰을 이용한 자가 눈 검사가 대중적으로 확산되기 어려울 수도 있다. 하지만 이는 적외선 사용과 같은 방법으로 해결할 수도 있다. 저렴한 비용과 이미지 캡처의 용이성(비침습성), 그리고 방대한 데이터로 인해 언젠가 혁신적인 변화가 일어날지도 모른다.

인공지능은 아이들의 안 질환에도 유용하게 사용될 수 있다. 소아 안질환 중 진단이 매우 까다로운 것이 바로 미숙아 망막병증retinopathy of prematurity이다. 이 질환은 출생 시 체중이 1,250g 미만인 조산아 3명 중 2명에서 발생하는데, 신생아학을 전공한 소아과 의사는 소아 안과 의사가 아니므로 미숙아 망막병증 진단의 전문가라 할 수 없다. 또한 신생아 집중치료실에서 시행되는 검사는 이상적이지 못한 환경에서 다소 주관적으로 시행되기 때문에 종종 진단을 놓치는 경우가 생긴다. 미숙아 망막병증은 소아 실명의 가장 흔한 원인이지만 동시에 치료 가능한 질환이기 때문에 이러한 상황을 개선하는 것은 매우 중요한 일이다. 6,000장의 이미지를 이용한 대규모 후향적 연구에서 딥러닝은 매우 뛰어난 정확도를 보였으며, 미숙아 망막병증의 전문가들과 동등하거나 오히려 더 우수한 수준으로 나타났다.[20]

아이들이 인공지능의 도움을 받을 수 있는 또 다른 질병은 선천성 백내장으로, 이는 대개 특수 센터에서 진단 및 치료가 이루어지고 있다.[21] 선천성 백내장은 일반적인 노인성 백내장에 비해 렌즈 이미지의 분류, 정확한 진단, 수술 여부에 대한 최선의 결정 등에 있어 훨씬 더 복잡한 질환이다. 또한 당뇨병성 망막병증 진단에서와 마찬가지로 조명의 세기, 각도, 이미지 해상도 등은 영상 장비나 의사에 따라 천차만별이기 때문에 진단에 어려움이 있다. 중국에서 진행된 한 연구에서는 886명의 환자에서 얻은 이미지에 대해 안과 의사들의 판독을 거친 후, 씨씨-크루저 에이전트CC-Cruiser agent라고 하는 딥러닝 네트워크를 훈련시켰다. 이미지넷에서 가져온 7층의 CNN을 사용해, 선천성 백내장을 지닌 소아로부터 얻은 410장의 눈 이미지와 476장의 정상 이미지에서 4,096개의 특징feature을 분석했다. 신경망은 전향적 방식으로, 이 희귀 질환을 지닌 57명 중 단 한 명을 제외하고는 모두 정확하게 진단했고, 중국 내 다수의 병원에서 진행된 임상시험에서 치료 방침을 제안했으며, 추가적으로 시행된 클라우드 플랫폼의 웹사이트 기반 합동 연구에서도 유사한 결과를 얻었다. 이는 알고리즘이 숙련된 안과 의사에 버금가는 능력을 지녔다는 주장을 뒷받침한다. 좀 더 넓은 의미에서 본다면, 이러한 첨단 기술이 희귀 질환에 적용되었다는 사실은 딥러닝이 전문 병원이 아닌 공간에서도 유용하게 쓰일 가능성을 보여주었다는 면에서 주목할 만하다. 접근성을 보다 높이고 전 세계의 데이터를 수집한다면, 선천성 백내장에 대한 인공지능 알고리즘의 수행 능력은 더욱 개선될 것이다.

심장내과 의사

심장내과 의사에는 여러 종류가 있다. 일반 심장내과 의사 외에도 중재 전문의(동맥의 막힌 곳을 뚫기 때문에 배관공이라고도 불린다), 전기생리 전문의(부정맥을 치료하므로 전기 기사라 불리기도 한다), 영상 전문의, 심부전 전문의 등 여러 분야별 심장내과 의사가 존재한다. 따라서 특정 검사나 치료가 모든 분야에서 동일한 비중을 지니기는 어렵지만 모든 심장내과 의사가 가장 중요하게 생각하는 기본 검사가 두 가지 있다. 바로 심전도와 심초음파이다.

심전도는 지난 수십 년 동안 기계에 의해 판독되어 왔다. 심전도는 12 유도로 구성되는데, 이 중 6개는 심장의 전기적 활동의 벡터를 추적하며(양측 팔과 다리에 놓인 전극을 통해 얻는다), 나머지 6개는 가슴의 표준 위치에 직접 부착된다. 심전도 판독 자동화 시스템은 1970년대에 처음 도입되어 1980년대부터 보편화되었으며, 인공지능이 의료에 활용된 첫 번째 이정표로 간주될 수도 있다. 하지만 이는 분명 현대적 의미에서의 인공지능은 아니다. 사실 당시만 해도 인공지능이라는 것은 우리에게 생소한 개념이었기 때문에 "컴퓨터 보조computer aided"라는 단순한 용어로 쓰였다.

1981년, UC 샌프란시스코에서 내과 전공의 과정을 밟던 나는 심장 전기생리 전문의였던 멜빈 쉐인만Melvin Scheinman의 진료실에서 심장내과 실습 수업을 받았다. 매일 철망으로 된 수납 바구니에 담긴 40~50장의 심전도 검사 기록지를 읽어야 했는데, 각각의 기록지에는 컴퓨터로 진단명이 인쇄되어 있었다. 이를 참고하지 않고 심전도를 판독하게 되어 있었지만 이러한 원칙을 지키기는 쉽지 않았다. 특히 잘못된 판독 소견을 찾는 게 흥미로웠는데, 이러한 경우는 결코 드물지 않았다. 심전도 판독에 사용되는 인공지능 알고리즘은 그다지 영리하지 않기 때문에 오늘날에도 잘못된 판독이 빈번한 것은 마찬가지이다. 이 알고리즘은 학습을 하지 않으며, 정해진 규칙에 기반해 패턴을 구분하는 휴리스틱이다. 1991년, 심전도 알고리즘의 정확도를 평가하기 위한 대규모 연구가 진행되었는데, 전반적인 정확도는 69%로 나왔다.[22] 오늘날에도 이와 동일한 알고리즘이 미국 전역의 병의원에서 여전히 사용되고 있다.

현재의 인공지능 도구를 사용해 심전도 자동 판독의 정확도를 높이기 위한 시도가 거의 없었다는 점은 다소 놀라운 사실이다. 1997년에 발표된 심근경색 진단용 신경망에는 입력층, 15개의 뉴런으로 구성된 은닉층, 그리고 출력층이 각각 하나씩 있었다.[23] 단일 은닉층에 더 많은 뉴런을 추가해 정확도를 개선하긴 했지만 하나의 은닉층은 심층이 아니다.[24] 이는 이전의 12유도 심전도 기기 판독과 마찬가지로 규칙 기반이었다. 현재 매년 3억 건 이상의 심전도 촬영이 이루어지고 있으며, 40년 동안 수백억 건 이상이 규칙 기반 알고리즘을 통해 판독되었다. 트레드밀 부하 검사는 동일한 알고리즘을 사용해 다중 12유도 심전도를 판독한다. 심전도 기기 회사는 아직까지 정확도를 개선하려는 의지가 없는 것으로 보이며, 의료에서 최초이자 지속적으로 사용되는 인공지능에 대한 인간의 우위를 유지시키고 있다. 덕분에 나는 학생이나 전공의와 함께 심전도 판독하는 것을 여전히 즐기고 있으며, 이들에게 기계의 진단을 절대로 신뢰하지 말라고 강조한다.

최근 12유도 심전도를 이용해 심근경색 진단에 대해 상당히 높은 정확도(민감도 93%, 특이도 90%)를 보이는 DNN 알고리즘이 개발되면서 우리는 규칙 기반 판독에 머물러 있던 정체기에서 벗어나기 시작했다.[25] 12유도 심전도와는 달리, 현대의 딥러닝을 이용한 단일 유도 심장 리듬 진단은 지속적으로 발전해왔다. 이것이 가능한 이유는 개인의 심장 리듬을 연속적으로 기록할 수 있는 기술이 발전했기 때문이기도 하다. 1949년에 노먼 홀터Norman Holter가 발명한 홀터 모니터가 표준적인 기기로 사용되었는데, 이는 와이어가 연결된 여러 개의 전극을 부착해야 하는 단점이 있었다. 이 책의 초반에 언급한 아이리듬의 지오는 반창고 형태의 패치로, 심장 리듬을 진단하기 위해 환자에게 우편으로 배송된다. 이는 가슴에 부착되어 단일 유도를 기록하는데, 10일에서 14일 동안 모든 심장 박동을 기록할 수 있으며, 환자가 운동이나 샤워를 해도 무방하다. 기술 발전으로 인해 아이리듬의 데이터세트는 이전에 심장 리듬 연구에서 사용되던 것에 비해 500배나 커졌다. 앤드류 응이 이끄는 스탠퍼드대학 그룹이 사용한 34층 CNN은 2만 9,163명의 환자로부터 얻은 30초짜리 심전도 기록 6만 4,121건을 분석했으며, 심전도 판독 자격증을 지닌 심전도 기사들이 정답을 입력했다.[26] 이후 328명의 환자에게서 측정한 336건의 심전도 기록으로 테스트했으며, 알고리즘과 6명의 심장내과 전문의의 판독을 비교했다(그리고 정답 확인을 위해 또 다른 3명이 판독했다). 그 결과 심방세동과 방실 차단을 포함해 모두 12종류의 부정맥과 정상 동성 리듬sinus rhythm이 진단되었다. 이 후향적 연구에서는 거의 모든 종류의 부정맥에서 알고리즘이 6명의 심장내과 의사를 능가했다. 하지만 기계와 의사 모두 판독 오류를 범했으며, 전체 양성예측도는 70~80% 수준으로 나타났다.

심방세동의 진단은 특히 중요하다. 이는 매우 흔한 질환으로, 일반 인구 집단에서 일생 동안 약 30%의 발생 위험을 지닌다. 증상을 동반하지 않는 경우가 흔하며, 뇌졸중의 주요 위험 요인이기도 하다. 2017년 말 FDA는 얼라이브코어가 개발한, 시계 밴드 탑재 센서와 딥러닝 알고리즘을 결합한 시스템을 심방세동 진단 용도로 승인했다. 이를 착용하면 심장 박동을 연속적으로 모니터링하는 심전도 단일 유도 센서가 애플 워치와 연결된다. 사용자가 시계 밴드에 엄지를 갖다 대기만 하면 30초짜리 심전도가 생성된다. 그러면 지난 5년 이상 사용되어온 스마트폰 센서의 경우와 마찬가지로 알고리즘이 심전도를 분석한다. 얼라이브코어는 가속도 센서를 이용해 사용자의 움직임을 추적하며, 활동 수준에 비해 지나친 변화를 보이는 심장 박동수를 감지해 부정맥을 확인할 수도 있다. 비지도학습 신경망은 5초마다 작동하며 개인의 심장 박동수와 신체 활동 간의 상호 관계를 예측한다. 비선형적인 패턴nonlinear pattern은 부조화를 나타내며, 이때 기기는 사용자에게 알람을 보내 부정맥이 발생할 가능성이 높은 시기에 심전도를 측정하도록 한다. 지금까지 언급한 모든 기술과는 달리, 이 기기는 의사가 아닌 사용자를 위해 개발되었으며, 진료실이 아닌 실생활에서 환자의 활동을 기록하는 것이 핵심이다. 하지만 이렇게 기록되고 저장된 후 심장내과 의사(또는 다른 의사)에게 간단히 전송되는 심전도는 진단에 매우 유용할 수 있다(얼라이브 코어의 심전도 측정용 애플워치 밴드는 이 책의 원서 출간 이후인 2019년 8월에 판매가 중단되었다. 2018년 9월에 심전도 및 심방세동 측정 기능이 내장된 애플워치가 출시됨에 따라, 시장 경쟁에서 밀린 것으로 평가받고 있다 – 옮긴이).

심전도 측정과 심장 박동 – 신체 활동 부조화 간의 시간적 괴리는 유사한 기술이 겪고 있는 문제점이다. 스마트워치를 이용해 부정맥 진단을 연구하는 또 다른 기업으로 카디오그램Cardiogram이 있다. 6,000명 이상의 참가자들이 이 기업의 딥하트Deep Heart 기계학습 알고리즘 앱이 설치된 애플 워치를 평균 9주간 착용했지만, 심방세동 진단의 정확도는 기대 이하로 나타나 민감도와 특이도 모두 67%에 불과했다.[27]

심장내과의 또 다른 핵심 기술인 심초음파 검사는 심장의 구조와 기능을 평가하기 위해 사용된다. 초음파 영상에서 심장 내막(심장의 가장 안쪽 층)과 같은 주요 구조를 정확히 정의하기는 어렵다. 또한 심장은 계속해서 움직인다. 이러한 이유 때문에 완전히 자동화된 경계 감지 분석edge-detection analysis은 쉽지 않다. 하지만 심초음파 검사에서 인공지능 도구를 활용하려는 시도는 지속되고 있는데, 영국 옥스퍼드의 스타트업 기업인 울트로믹스 Ultromics(옥스퍼드대학의 스핀오프)와 UC 버클리 등이 대표적인 예이다.[28] 버클리 그룹은 최초로 심층 신경망을 심초음파에 적용해, UC 샌프란시스코 소속의 심장내과 의사와 기계의 이미지 판독을 비교한 결과를 발표했다. 이 후향적 연구는 수백 명의 환자 이미지를 사용해 비교적 소규모로 진행되었지만 정확도는 상당히 우수한 것으로 나타났으며, 심장내과 의사가 발견한 소견의 90% 이상을 알고리즘도 잡아냈다.[29] 울트로믹스는 부하 심초음파 stress echo 이미지 판독에 주력했는데, 이는 초기, 운동 전, 최대 부하 운동 중에 심초음파를 시행해 비교한 것이다. 이 회사는 자체 웹사이트를 통해 관상동맥질환 진단의 정확도가 90% 이상이라고 주장했지만, 이는 아직 논문으로 발표되지 않았다.[30] 신규 스마트폰 초음파 기업 중 하나인 버터플라이 네트워크Butterfly Network는 인공지능을 이용해 초음파 프로브probe(탐촉자)의 위치와 이미지 출력을 감지하며, 딥러닝 알고리즘을 통해 프로브의 위치를 조정한다. 심장 질환의 진단 및 치료에서 심초음파의 중요성을 감안할 때, 심초음파 판독을 자동으로 하기 위한 인공지능 관련 연구가 훨씬 더 많이 필요할 것이다. 대부분의 의사들은 심초음파 사용에 관한 교육을 받지 않으며, 이 검사를 시행할 수 있는 전문가가 주변에 없는 경우가 빈번하기 때문에, 빠르고 정확한 기계 분석은 대다수의 의사들에게 유용할 것이다.

다른 진단 도구도 심장내과에서 연구되고 있다. 아터리스Arterys와 엔비디아Nvidia는 심장 공명 MRI 알고리즘에 관해 연구하고 있으며, 정확하고 신속한 판독을 추구한다.[31] 하지만 심전도나 심초음파와는 달리 MRI는 임상에서 흔히 사용되지 않는다. 영상뿐만 아니라 기존의 EHR 역시 기계 알고리즘을 이용한 면밀한 분석을 통해 심장 질환의 위험을 예측하는 데 이용된다. 노팅엄Nottingham 그룹은 38만 명가량의 환자에서 EHR 데이터를 얻었으며, 훈련 집단에 29만 5,000명 이상, 검증 집단에 8만 3,000명 정도를 배정했다.[32] 신경망을 포함한 4종류의 알고리즘은 널리 사용되는 미국 심장학회/미국심장협회의 10년 예측 위험 기준보다 우수한 결과를 보였다. 이는 사회경제적 지위와 인종이 기계학습 알고리즘에 포함되었기 때문이기도 하다. 마찬가지로 보스턴대학의 그룹에서는 지난 수십 년간 심장 질환 발생을 예측하기 위해 사용된 프레이밍햄 임상 위험 인자Framingham clinic risk factor 대신 기계 알고리즘으로 EHR을 분석했는데, 프레이밍햄의 정확도는 56%로 동전 던지기보다 약간 나은 수준이었던 반면, 알고리즘은 80% 이상의 정확도를 보였다.[33]

암 전문의

IBM의 왓슨이 처음 헬스케어에 진출했을 때, 사업 목록의 일 순위가 종양학 분야였음은 다소 놀라운 일이다. 모든 종류의 암을 대상으로 한다면, 종양학만큼 풍부하고 광범위한 데이터세트를 통해 최신 진단 및 치료법이 새롭게 개발되는 분야는 없기 때문이다. 모든 암은 환자마다 고유하며 다양한 층위의 특징을 지닌다. 이러한 특징을 파악하기 위한 방법에는 개인의 고유한 DNA 서열 분석, 종양 DNA 서열 분석, 종양 RNA 서열 분석, 혈중 순환 종양circulating tumor DNA 서열 분석(이는 액체 생검liquid biopsy이라 불리기도 한다), 종양과 환자의 면역 체계 상태 기술, 다양한 약제에 대한 오가노이드organoid(인체 장기와 유사한 구조, 세포 구성, 기능을 가진 3차원의 세포 덩어리 – 옮긴이)라 불리는 것의 반응을 검사하기 위한 실험실에서의 암세포 배양이 포함된다. 최근 들어 이러한 정보는 살아 있는 암세포의 분석에까지 확장되었는데, 이들 세포는 유방암이나 전립선암을 지닌 환자의 미세유체microfluidics에서 분리된 후, 인공지능 머신 비전에 의한 평가를 거쳐 수술 후 위험을 예측하게 된다.[34] 이는 현재까지 포르말린에 고정된 조직 블럭tissue block(이는 분명 "죽은" 것으로 간주되었다)에 의존해 왔던 암 진단의 역사를 볼 때 상당히 독특하다. 이렇게 다양한 생물학적 층위를 지닌 데이터를 치료 도중, 감시 도중, 그리고 재발이 있는 경우에 연속적으로 평가할 수 있어야 하며, 또 어떤 경우에는 반드시 평가를 해야만 한다. 이러한 모든 이미지 정보에 더해, 환자 데이터와 암 진행에 관한 데이터도 테라바이트 단위로 존재한다. 또한 각 환자별 빅데이터뿐만 아니라 암으로 진단된 미국인 1500만 명 이상의 인구학적 정보와 치료 및 결과에 대한 정보도 있다.[35] 최상의 치료 성적을 얻기 위해서는 상이한 계열의 치료제를 조합하는 것이 필요한데, 예를 들면 종양의 특정 유전자 변이를 겨냥한 치료와 환자의 면역 기능을 강화하는 치료를 조합할 수 있다. 이러한 치료법의 조합은 상상을 초월할 정도로 다양하다. 2가지 다른 종류의 면역항암제를 사용해 성공적인 결과를 얻었다는 논문도 많고, 이제 환자의 T 세포를 조절할 수 있는 면역항암제까지 등장했다. 요약하면 암의 세계는 놀라울 정도로 복잡하며, 숙련된 의료진과 전산생물학자, 인공지능 모두에게 엄청난 도전이다.

유방암에 관해서는 6장에서 인공지능을 활용한 영상 및 병리 슬라이드 판독에 대해 논의했다. 휴스턴감리교 병원Methodist Hospital에서 시행한 연구 결과 인공지능 덕분에 유방촬영술 판독 시간이 단축되었고,[36] 보스턴 센터의 연구에서는 생검이 어려운 부위에 대한 기계학습으로 1,000명 이상의 환자 중 30%가 수술을 피할 수 있었다.[37] 하지만 이들 연구는 엄청나게 방대한 데이터를 처리하고, 임상 성적을 개선하기 위해 인공지능이 앞으로 극복해야 할 도전에 비할 수는 없을 것이다.

IBM 왓슨이 미국의 초일류 암센터 중 하나인 MD 앤더슨과 시행한 첫 번째 협업은 실패로 끝났다. 하지만 MD 앤더슨은 왓슨 포 온콜로지를 사용하는 5대륙 50개 이상의 병원 중 하나에 불과하다.[38] IBM 왓슨 연구팀은 노스캐롤라이나대학의 라인버거종합암센터와의 협업을 통해 얻은 데이터를 바탕으로 최초의 피어 리뷰 저널을 발표했다. 저널의 내용이 "인공지능, 게임 체인저로 자리매김하다Artificial Intelligence Positioned to Be a Game-Changer"라는 제목으로 〈60분〉에 방송된 지 1년 후, 연구팀은 1,018명의 암 환자에 관한 상세한 데이터를 발표했다.[39] 노스캐롤라이나대학 암 전문의들이 먼저 환자를 진료했고, 이후 IBM 왓슨이 환자 기록을 분석했다.[40] 왓슨은 노스캐롤라이나대학 팀이 간과한 323명의 '치료를 시행할 수 있는' 암 환자, 즉 약물 치료에 적합한 종양 유전자 변이를 지닌 환자를 확인했다. 이 자동 분석에는 환자당 3분 미만밖에 소요되지 않았는데, 이는 분명 놀라운 성과이긴 했지만 IBM 왓슨 팀은 다소 과장된 결론을 내렸다. "암 전문의들은 인지 컴퓨팅cognitive computing을 활용해 신속하고 포괄적으로 데이터를 분석하고 최신 임상시험에 참여가 가능할지 여부를 판단하며, 이를 통해 환자 진료를 개선할 수 있다."[41] 사실 이는 엄밀한 의미에서 인지 컴퓨팅이 아니었다. IBM의 아쇼크 쿠마Ashok Kumar가 "기계학습과 딥러닝의 단계를 넘어선다"라고 표현한 "인지 컴퓨팅"은 IBM이 즐겨 쓰는 용어이다.[42] 하지만 위의 경우는 IBM이 환자의 변이와 임상시험 간의 매칭을 수작업이 아닌 자동화로 시행한 것에 불과하다. 은닉층이나 딥러닝은 존재하지 않았고, 포괄적인 접근과도 거리가 멀었다. 사려 깊은 IT 전문가인 코리 닥터로우Cory Doctorow는 이 결과에 대해 "왓슨 포 온콜로지는 암과 싸우는 인공지능이 아니며, 검증되지 않은 '메커니컬 터크mechanical turk'에 불과하다"라고 했다.[43] 메커니컬 터크라는 용어에 익숙하지 않은 사람들을 위해 부연 설명하면, 닥터로우는 왓슨을 18세기 악명 높았던 가짜 체스 기계, 즉 인공지능으로 가장하긴 했지만 실제로는 인간에 의해 조작되는 기계에 비유한 것이다. 추후 우리는 확립된 가이드라인에서 가끔씩 벗어나기도 하고 잘못되거나 심지어 위험한 치료법을 권장하기도 한 왓슨 포 온콜로지의 "인공지능" 지침이 메모리얼 슬로언 케터링 암센터Memorial Sloan Kettering에 소속된 몇몇 암 전문의의 경험에 기반한 것이라는 사실을 알게 되었다.[44]

나는 아직 갈 길이 멀다는 생각이 들었다. 그러던 중 우연한 기회에 템퍼스 랩스Tempus Labs에 대해 알게 되었다. 2015년에 그루폰Groupon의 창업자인 에릭 레프코프스키Eric Lefkofsky가 설립한 이 회사는 암 관련 연구를 진행 중이었다. 그루폰 쿠폰과 암의 미래는 크게 관련이 없어 보였다. 하지만 레프코프스키는 2014년 자신의 아내가 유방암으로 진단된 후, 도움이 될 만한 임상 결과나 연구 결과가 존재하지 않는다는 사실을 깨달았다. 그는 "치료 근거가 되는 데이터가 거의 없다는 사실이 무척이나 당혹스러웠어요. 정밀 의학을 도입하기 위해서는 암에 관한 기존의 데이터 인프라를 고치는 수밖에 없었죠"라고 말했다.[45] 억만장자인 그는 이 분야에 뛰어들기로 마음먹었다.

레프코프스키는 과학을 전공하지는 않았지만 그와 잠시만 같이 있으면 그런 생각이 들지 않을 것이다. 나는 2017년 가을에 그의 회사를 방문했는데, 견학을 마칠 즈음에는 이곳이 바로 암에 대해 혁신적이면서 포괄적인 접근을 시도하는 최초의 기업이라는 생각을 가지게 되었다. 시카고 시내 과거 몽고메리 워드Montgomery Ward 백화점이 있었던 곳에서 3만 4,000평의 대지에 그루폰과 함께 자리 잡고 있는 이 회사는 그 자체만으로도 매우 인상적이었다. 거대한 웨어하우스warehouse 층은 책상에 앉아 모니터를 주시하며 구조화되지 않은 진료 기록과 같은 데이터를 샅샅이 검토하고 있는 젊은 과학자들로 가득 찬 것 같았다. 레프코프스키는 이미 인공지능 분야에 뛰어난 재능을 지닌 직원이 100명 이상 일하고 있으며, 미국에서 가장 잘 나가는 몇 명도 어렵지 않게 스카우트했다고 말했다. 견학을 하는 도중 나는 최신 일루미나 하이식Illumina HiSeq과 노바식NovaSeq 서열 분석 기기, 암세포 오가노이드 배양실, 영상 사진과 조직 검사 결과에 대한 기계학습을 위해 마련된 또 다른 커다란 방, 병리 슬라이드를 뛰어난 해상도로 실제보다 크게 확대해 스크린에 투영하는 영상실 등을 볼 수 있었다. 이곳 사람들은 눈을 가늘게 뜨고 현미경 렌즈를 들여다볼 때에 비해 병리 소견을 훨씬 더 잘 진단할 수 있을 것처럼 보였다. 내가 방문했을 당시, 템퍼스는 11,000명 이상의 환자로부터 2.5페타바이트 이상의 데이터를 확보한 상태였다. 클라우드 기반의 플랫폼과 클러스터 컴퓨팅, 자연어 처리, 그리고 인공지능과 더불어, "전 세계에서 가장 큰 규모의 분자 데이터 및 임상 데이터 라이브러리와 이러한 데이터에 쉽게 접근해 유용하게 사용할 수 있도록 하는 운용체계"를 만들 인프라가 바로 이곳에 있었다.[46]

템퍼스 랩스는 현재 40곳 이상의 미국 국립암연구소National Cancer Institute

와 협업하며 시퀀싱에서부터 배양에 이르기까지 다양한 분야의 연구를 진행하고 있다. 템퍼스는 환자에게 광범위한 평가를 시행할 뿐만 아니라, 샘플을 받고 나서 2~3주 후면 "디지털 쌍둥이" 정보가 담긴 보고서를 제공한다. 여기에는 인구학적 및 생물학적 정보가 가장 유사하지만 개인 정보는 지워진 환자들의 치료 방법과 그 결과가 담겨 있다. 이 역시 최근접 이웃 분석nearest neighbor analysis이라는 고급 분석 기법을 사용한다.

이는 딥피노타이핑deep phenotyping(심층 표현형 분석)과 딥어낼리틱스deep analytics(심층 분석)에 기반한 모델로, 암 전문의들이 데이터에 근거한 의사 결정을 하도록 돕는다. 지금 템퍼스가 진짜배기라고 말하는 것은 성급한 발언이겠지만, 이들은 막대한 자본과 자원을 활용해 2년 후에는 IBM 왓슨이 지난 5년 동안 얻은 것보다 더 많은 성과를 낼 것으로 보인다. 왜 의료계에서 템퍼스의 인지도가 낮은지, 왜 홍보를 적극적으로 하지 않는지 묻자, 레프코프스키는 제2의 테라노스Theranos가 되고 싶지는 않다고 했다. 이 회사는 완전한 투명성을 추구하며, 피어 리뷰 저널에 데이터를 발표하는 것을 목표로 하고 있다고 하니 이들의 시도에 박수를 보낸다.

IBM 왓슨과 템퍼스 랩스 외에도 인공지능을 활용해 암 치료에 필요한 여러 데이터를 통합하려는 기업이 있다. 그중 하나가 소피아 제네틱스SOPHiA GENETICS인데, 스위스에 위치한 이 기업은 이미 55개 국가, 400개 이상의 기관과 협업하며 임상 데이터, 분자 데이터 및 영상 데이터를 한데 모아 암 전문의들을 돕고 있다.[47]

암 중에서 인공지능의 공격이 잘 통하지 않을 분야가 하나 있다. 바로 소화기암이다. 대장내시경으로 대장 폴립과 악성 병변을 정확하게 진단하는 것은 대부분의 사람들이 생각하는 것보다 훨씬 어렵다.[48] 이러한 병변이 간과되는 경우가 20% 이상이라는 주장은 여러 연구에서 입증되었으며, 일부에서는 그 비율이 더 높다고 한다. 200개 이상의 작은 폴립에 대한 컴퓨터 보조 연구 결과에서 드러났듯이, 아무리 숙련된 소화기내과 의사라 하더라도 육안으로 보는 것은 컴퓨터 비전만큼 정확하지 않다.[49] 최근 인공지능을 이용해 이러한 병변을 발견하려는 생각은 딥러닝 연구로 이어졌다. 이 연구에서는 500배로 확대한 3만 장의 대장내시경 이미지에서 딥러닝을 이용해 300개의 특징을 파악한 다음, 205명 환자의 306개 폴립을 대상으로 알고리즘을 테스트했다.[50] 정확도는 86%로 기존 문헌에 비해 우수하게 나왔다. 325명의 환자를 대상으로 시행된 실시간 인공지능 이미징 처리real time AI-processed imaging 대장내시경에 관한 최초의 전향적 연구에서는 아주 작은 폴립의 진단 정확도에서 고무적인 결과가 나왔다.[51] 이러한 고배율 확대와 기계의 패턴 파악은 대장내시경이라는 중요한 암 선별 검사에 매우 유용하게 활용될 수 있을 것으로 보인다.

외과 의사

인공지능이 외과 의사의 손과 수술 기술에도 많은 영향을 미칠 것이라는 주장은 직관에 반하는 것처럼 들릴 수 있다. 수술은 슬라이드나 영상 사진과 같은 간단한 입력과는 가장 거리가 먼 행동이다. 어번 딕셔너리Urban Dictionary(공식 사전에는 안 나오지만 최근 쓰이는 말을 정리한 사전 - 옮긴이)에는 "인간미human-touch"가 "타인의 감정에 공감하고, 인간적인 면을 이해하며, 로봇처럼 행동하지 않는 것"으로 정의되어 있긴 하지만 수술에 인간미가 포함된다는 것은 아이러니한 일이다. 지난 20여 년간 외과 의사들은 인튜이티브 서지컬Intuitive Surgical에서 만든 다빈치da Vinci라는 로봇을 주로 사용해 인공지능 보조 수술을 시행했다. 이들 로봇에 관한 무작위 임상시험 데이터에 의하면 표준적인 수술법에 비해 주요 결과 지표가 개선된 점이 관찰되지 않지만,[52] 2016년 한 해 동안만 전 세계적으로 4,000대 이상의 로봇이 75만 건 이상의 수술을 보조했다.[53] 그렇지만 이는 매년 시행되는 800만 건의 수술의 10%에도 미치지 못한다. 최근에는 로봇의 수술 능력을 향상시키고 활용도를 높일 목적으로, 사람의 팔과 유사하게 움직이는 관절을 지닌 베르시우스Versius라는 로봇이 영국의 케임브리지 메디컬 로보틱스Cambridge Medical Robotics에서 개발되었다.[54] 새로운 로봇을 선보이는 다른 스타트업 기업으로 메디컬 마이크로인스트루먼츠Medical Microinstruments가 있는데, 이들은 컨트롤 콘솔control console없이도 사용할 수 있는 미세 손목miniature wrist을 개발했다(이는 미세수술에 적합하다). 오리스 헬스Auris Health는 내시경처럼 작동하는 로봇으로 2018년 FDA 승인을 얻었는데,[55] 이 로봇은 입을 통해 환자의 체내로 들어가 기관을 거쳐 폐에 도달한 다음, 컴퓨터 보조 비전을 이용해 조직 검사를 시행할 수 있다. 메드트로닉Medtronic은 독일의 로봇 회사를 인수했는데, 이들의 로봇은 외과 의사의 감각에 비견할 만한 촉각 센서를 지니고 있다. 인간의 감독 없이 봉합을 시행하거나, 괴사 조직 및 암 조직을 감지하고 제거할 수 있는 로봇도 이미 존재한다. 촉각을 지닌 로봇(아직까지 수술과는 무관하다) 분야는 최근 빠르게 발전하고 있으며 앞으로 수술에도 많은 영향을 미칠 것으로 보인다.[56] 안구 내 로봇 보조 미세수술에 관한 최초의 소규모 무작위 임상시험에서는 이렇게 섬세한 종류의 수술에서도 치료 성적이 향상되는 고무적인 결과를 얻었다.[57]

이들 기업은 모두 인공지능을 내장해야 하는 로봇의 성능 개선에 주력하지만, 2015년 구글과 존슨앤존슨의 합작 투자로 설립된 버브 서지컬Verb Surgical은 인공지능을 수술실 내부에까지 끌어들이고 있다. 모든 버브 서지컬 로봇은 인터넷을 통해 서로 연결되어 있으며, 각각의 수술 데이터를 기록하고 이에 기계학습을 적용해 최상의 수술 방식을 결정한다.[58] 이렇게 클라우드로 연결되어 수술 경험과 데이터를 공유하는 외과 의사라는 버브의 개념은 "서저리Surgery 4.0"이라 불리는데, 이는 수술의 민주화와 흡사한 면이 있다. 특히 개별 환자의 데이터와 수술 중 영상에 대한 기계학습은 과거의 수술 방식을 재정립하고, 수술 성적을 개선하는 데 도움을 줄 수 있을 것이다. 예를 들어 이러한 방식은 성기능 이상이나 요실금과 같이 전립선절제술에서 발생할 수 있는 심각하면서도 드물지 않은 합병증을 피하는 데 핵심이 되는 수술 과정이 어떤 것인지 알려 줄 수 있을 것이다. 또한 가상현실과 3D 비디오 현미경을 통합해 수술 과정에서 해부학적 구조를 놀라울 정도로 잘 보여줄 수도 있을 것이다.

인공지능이 외과 의사를 대체한다는 말이 직관에 반하는 것처럼 들리더라도 그 개연성은 점점 높아지고 있다. 옥스퍼드대학과 예일대학의 연구진은 다양한 분야에서 언제 인공지능이 인간을 능가할 것인지에 관한 설문 조사를 시행했는데(그림 7.3), 외과 의사의 대체 시점은 '30년 후' 정도로, 소매업 종사자보다 2배 이상 긴 시간이 소요될 것으로 예측되었지만 인공지능 연구자들의 '85년 후'에 비해서는 훨씬 짧은 기간이었다![59]

이외 다른 분야의 헬스케어 전문가들

결국 어떤 의사도 예외가 되지 못할 것이다. 우리는 스마트폰으로 전송된 뇌 영상에 인공지능을 적용해 신경과 의사가 신속하게 뇌졸중을 진단하는 모습을 목격했다.[60] 3만 7,000건 이상의 두부 CT를 판독하고 응급 의뢰 여부를 판단하기 위한 심층 신경망은 소요 시간을 현저하게 줄이긴 했지만(150배 빠른 속도: 알고리즘은 1.2초, 영상의학과 의사는 177초), 정확도는 수용하기 어려운 수준이었다(선별 검사 역치에 대한 AUC=0.56).[61] 빠른 진단을 위해 정확성을 포기할 수는 없지만 적어도 한 가지 중요한 요소는 기계의 도움으로 개선되었다. 응급 의뢰를 위한 환자의 OCT 영상을 평가한 무어필드 안 질환 연구에서와 마찬가지로, 이 연구는 응급 의뢰 결정에 도움이 되

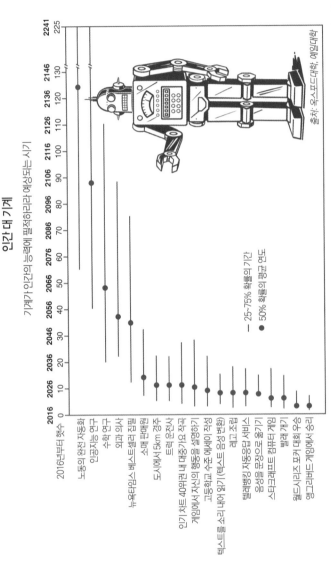

인간 대 기계

기계가 인간의 능력에 필적하리라 예상되는 시기

2016년부터 햇수

노동의 완전자동화
인공지능 연구
수학 연구
외과 의사
뉴욕타임스 베스트셀러 집필
소매 판매원
도시에서 5km 경주
트럭 운전사
인기 차트 40위권 내 대중가요 작곡
게임에서 자신의 행동을 설명하기
고등학교 수준 에세이 작성
텍스트를 소리 내어 읽기 (텍스트 음성 변환)
레고 조립
텔레뱅킹 자동응답 서비스
음성을 문장으로 옮기기
스타크래프트 컴퓨터 게임
빨래 개기
월드시리즈 포커 대회 우승
앵그리버드 게임에서 승리

— 25~75% 확률의 기간
● 50% 확률의 평균 연도

출처: 옥스포드대학, 예일대학

그림 7.3: 직업별로 기계가 인간의 능력의 능력에 필적하게 될 시기에 대한 예상. 이 설문은 컴퓨터과학자들이 진행한 것이며 인공지능 연구와 외과 의사 항목에 주목하길 바란다.

출처: K. Grace et al., *When Will AI Exceed Human Performance? Evidence from AI Experts*, arXiv (2017): https://arxiv.org/abs/1705.08807; *The World in 2017, Economist.*

196

는 딥러닝 알고리즘의 사용을 확대했다.[62] 딥러닝 인공지능은 아직까지 특화된 업무만 수행할 수 있지만 이들 두 연구 결과는 한 가지 임상적 진단의 차원을 넘어, 가능성 있는 수십 가지 진단의 감별을 위한 응급 의뢰에까지 그 응용 폭을 넓혔다. 다른 분야의 의사에 대해서는 추후에 다시 논의할 것이다. 딥메디슨의 미래에 대체될 것이라고 생각하기 어려운 그룹은 환자를 진정으로 돌보는 이들, 즉 간호사이다. 많은 병원에서 음식 및 약물의 전달 목적으로 사용되고 있는 로봇 간호 도우미 터그Tug는 전혀 위협이 되지 못한다.[63] 이는 인공지능이 간호사의 업무를 강화할 부분이 없다는 의미는 아니다. 예를 들어 머신 비전은 집중치료실에서 환자의 움직임을 추적해 환자가 기관 삽관 튜브(불편감을 초래하지만 환자의 호흡을 보조하는 데 매우 중요한 기구)를 뽑는 것을 예측해 이를 미연에 방지할 수 있을 것이다. 생체 징후에 대한 실시간 분석 자료는 관련 검사실 검사 결과 및 영상 검사 데이터와 통합되어 환자에게 곧 발생할 수 있는 문제에 관해 간호사에게 경보를 보낼 수 있다. 좀 더 발전된 형태의 로봇과 인공지능은 생체 징후를 직접 측정하고 모니터링할 수도 있을 것이다. 간호사들 역시 의사와 마찬가지로 환자에 관한 방대한 데이터를 다뤄야 할 일이 점차 늘어날 것이므로 간호사를 돕는 장비도 늘어날 것이다. 하지만 이러한 작업은 이제 막 중병으로 진단받은 환자의 말에 귀를 기울이고, 그들을 이해하고 공감하며, 손을 잡아주는 등의 행동과는 분명 다를 것이다. 딥러닝이나 로봇이 이렇게 사람이 하는 지지 행동의 본질을 구현할 수 있을지는 의문이다.

하지만 인공지능은 결국 입원이나 외래 모두에서 간호사를 필요로 하는 상황을 줄여줄 것이다. 인공지능 알고리즘은 집에 있는 환자를 원격으로 모니터링해서 얻은 데이터를 처리할 수 있다. 그렇게 되면 데이터를 수집하거나 증상 악화 및 재발을 확인하기 위해 환자를 단지 관찰하는 곳으로써 병원의 역할은 현저하게 줄어들 것이다. 이는 병원 인력의 대대적인 감축으로 이어질 가능성이 있다. 물리적 방문이 아닌 원격 의료에 대한 의존도의 증가 역시 동일한 효과를 가져올 것이다.

인공지능이 가져올 변화에 관해 자세히 살펴봐야 할 마지막 분야는 정신건강이다. 사람의 정신 상태를 단순한 패턴과 같은 것으로 디지털화하는 엄청난 도전은 상상조차 하기 어렵다. 이는 너무나도 중요한 주제이기 때문에 한 장을 온전히 할애할 필요가 있으며, 바로 다음 장에서 다룰 것이다.

8장

정신 건강

> 정신건강의학은 지난 40여 년간 뇌기능이나 약물 연구에 치중하여 환자의 마음을
> 돌보는 데 소홀했었다. 디지털 표현형은 어쩌면 시계추를 반대 방향으로 되돌려 행
> 동, 인지, 그리고 기분에 대한 새로운 시각을 제공할 수 있을 것이다.
>
> ─톰 인셀Tom Insel

매주 목요일 아침, 나는 의례적으로 〈이코노미스트Economist〉 최신호를 훑어본다. 이 잡지의 과학 코너에는 흔히 다뤄지지 않는 서너 가지 흥미로운 주제에 관한 기사가 실려 있다. 최근 가장 기억에 남는 기사는 사람들이 자신의 가장 내밀한 비밀을 털어놓을 때 다른 사람(특히 의사)보다 기계를 선호한다는 글이었다. 이 기사는 〈인간 행동에서의 컴퓨터Computers in Human Behavior〉라는 생소한 저널에 실린 논문을 인용했는데, 논문의 핵심은 부제에 담겨 있었다. "때로는 가상 정신건강의학과 의사가 진짜 의사보다 나을지 모른다A Virtual Shrink May Sometimes Be Better Than the Real Thing."[1] 나로선 이전에 상상조차 하지 못한 내용이다. 그러나 이코노미스트가 다룬 연구는 엄청난 정신 건강 부담과 이에 대처하기 위한 전문 인력이 턱없이 부족한 요즘 시대에 깊은 시사점을 던진다.

조너선 그래치Jonathan Gratch가 주도한 이 연구는 로스앤젤레스 소재 창

조기술연구소USC Institute for Creative Technologies의 혁신적 가상 인간 연구의 일환으로 진행되었다.[2] 그래치의 연구팀은 크레이그리스트Craigslist(미국의 온라인 중고 매매 사이트 - 옮긴이)에서 239명의 참여자를 모집했는데, 18세 이상 65세 이하의 시력이 양호한 사람이면 누구나 참가할 수 있었다. 모든 참여자는 TV 스크린을 통해 엘리Ellie라는 인간 아바타avatar와 인터뷰를 했다. 연구진은 참여자를 반으로 나눠 두 집단에 무작위로 배정했는데, 첫 번째 집단은 '엘리는 사람이 아니며 컴퓨터에 의해 통제된다'고, 두 번째 집단은 '엘리는 다른 사람에 의해 원격으로 조종된다'고 들었다. 엘리는 "가장 최근에 진정 행복하다고 느꼈던 순간을 말해보세요"와 같이 점차 더 개인적이고 민감한 질문을 던졌다.[3] 연구진은 참여자들의 얼굴을 관찰했고, 세 명의 심리학자가 인터뷰 내용을 분석했는데, 이들은 참여자가 엘리에 대해 어떻게 들었는지 알지 못했다. 이렇게 얻어진 데이터는 인터뷰 동안 참여자가 드러낸 공포나 슬픔과 같은 감정적 반응과, 질문에 얼마나 솔직하게 대답했는지를 정량화하는 데 사용되었다.

참여자들은 매번 실제 인간이 아닌 가상 인간과 대화한다고 생각할 때 속마음을 더 드러냈다. 가상 인간과 소통한 참여자 두 명의 진술은 이러한 결과를 잘 보여준다. "사람과 대화할 때보다 훨씬 나아요. 저는 다른 사람에게 개인적인 이야기를 할 때 마음이 정말 불편하거든요.", "사람들은 곧잘 상대를 재단하죠. 가상 인간은 그러지 않아서 더 많은 이야기를 할 수 있었어요."[4]

이러한 결과는 1965년 최초로 제안된 기계 상담가에 강력한 경험적 근거가 되었다. 당시 MIT의 조셉 와이젠바움Joseph Weizenbaum은 사람의 대답을 질문으로 바꾸면서 심리 치료 과정을 모방하도록 제작된 초기 컴퓨터 프로그램 일라이자ELIZA를 만들었는데, 사람들은 일라이자에 자신의 속마음을 털어놓곤 했다(여기서 일라이자는 조지 버나드 쇼George Bernard Shaw가 지은 희곡 〈피그말리온Pygmalion〉의 주인공인 일라이자 두리틀Eliza Doolittle에서 비롯되었는데, 이번 연구의 엘리Ellie 역시 이와 이름이 비슷하다) [5]. 가상 인간이 실제로 효과적이란 근거가 쌓이기까지 수십 년이 걸렸다. 하지만 그래치의 연구는 내면의 깊은 생각을 드러내는 데 아바타가 인간보다 분명한 이점이 있음을 잘 보여준다. 실제로 2018년 〈월스트리트 저널〉이 주최한 헬스 컨퍼런스에 참석했을 당시 시행된 설문 조사에서 대다수의 사람들이 기꺼이 기계와 비밀을 공유할 것이며, 심지어 기계를 의사보다 선호한다고 답했다. 이와 관련하여 2,000명에 가까운 사람이 참여한 흥미로운 트위터 설문조사가 있다. "공개하기 부끄러운 질병이 있을 때 (1) 주치의, (2) 의사/간호사 (3) 봇bot 중 누구에게 치료받기를 원하는가?"라는 질문에 44% 대 42%의 근소한 차이로 봇이 "주치의"보다 많은 표를 얻었다.[6]

비록 그래치의 연구는 정신 건강에 문제가 있는 사람들을 찾아내지 못했지만, 최근 몇 년간 정신적 또는 정서적 고통을 가진 사람들을 위해 특별한 디지털 도구가 개발되었다. 이 중에는 사용자를 자신이 모르는 사람들과 연결해 주는 도구도 있다. 특히 2013년에 출시된 '일곱 잔의 차'(7 Cups of Tea, 지금은 그냥 '일곱 잔'이라 불린다)는 훈련을 받은 자원봉사 상담자와의 무료 온라인 채팅을 제공하는 서비스이다. 2017년까지 140개 언어를 사용하는 23만 명 이상의 상담자가 189개국의 2500만 명 이상과 채팅을 통해 상담했는데, 이 중 약 절반은 미국인이었다. 그 외에도 50만 명 이상의 사용자를 보유한 톡스페이스Talkspace 앱이 있으며, 영국의 NHS는 120만 명의 런던 시민을 모집해 유사한 앱의 시범 연구를 진행했다. 또 다른 앱은 자연어 처리를 이용해 사람들을 챗봇과 연결했다. 2017년 미국인 800만 명이 단지 말 상대를 찾기 위해 클레버봇Cleverbot과 대화했는데, 연구자들은 2025년까지 10억 명 이상이 정기적으로 채팅을 하게 될 것이라 전망했다.[7] 마이크로소프트가 개발한 중국의 채팅 소프트웨어인 샤오아이스Xiaoice의 경우에도, 출시된 지 얼마 지나지 않아 등록된 사용자 수만 2000만 명이 넘었다. 최근 기업들은 정신 건강 증진을 위한 챗봇 개발에 착수했다. 앤드류 응이 회장으로 있는 워봇Woebot이 대표적인 사례인데, 워봇은 불과 수 개월 만에 심리학자가 100년간 만날 수 있는 사람보다 더 많은 사용자를 확보했다.[8]

최근까지 우리의 행동, 기분, 인식은 대개 임상 진료라는 작위적인 환경에서 짧은 방문 시간 동안 주관적으로 평가되었다. 그리고 이러한 평가는 질환을 예방하기보다는 이미 발생한 질환에 대한 후속 조치로 진행되었다. 표 8.1에 기분과 정신 건강 상태를 깊이 있게 표현하기 위해 객관적 데이터를 수집하는 여러 가지 방법이 나열되어 있다. "디지털 표현형digital phenotyping"이라는 용어는 각 특징을 디지털화하여 다양한 지표를 만들어 낼 수 있음을 의미한다. 이들 표현형의 대부분은 환자의 실생활에서 스마트폰으로 쉽게 얻을 수 있는데, 추가적으로 센서를 연결하면 많은 생리적 지표를 드러나지 않게 얻을 수 있으며, 때로는 연속적으로 수집할 수도 있다. 이는 인공지능이 처리하는 개인별 데이터양이 많아진다는 의미이다. 전 국립정신보건연구소National Institute for Mental Health 소장 톰 인셀은 "스마트폰에서 수집된 음성과 스피치를 심각한 정신 질환의 조기 경보 신호로 만들어주는 자연어 처리 및 인공지능 혁명이 일어나리라고 누가 상상이나 할 수 있었겠습니까?"라고 말했다.[9]

이러한 지표는 다양한 문제에 적용 가능하다. 서던캘리포니아대학의 연구자들은 음질, 소리의 떨림 정도·높이·흔들림, 음량, 운율 등 74가지 음향 특성을 사용해 부부간의 불화를 전문 치료사와 동등하거나 더 뛰어난 수준으로 예측할 수 있는 소프트웨어를 개발했다.[10] 연구진은 추후 전문가가 수동으로 인터뷰 내용을 코딩한 결과와 음향 데이터를 비교했는데, 음성에 기초한 기계학습 알고리즘은 전문가보다 더 많은 데이터를 수집했을 뿐 아

스피치	운율, 음량, 모음 공간, 단어 선택, 구문 길이, 일관성, 감정
음성	결합가, 톤, 음의 높이, 억양
키보드	반응 시간, 주의력, 기억력, 인지력
스마트폰	신체 활동, 움직임, 소통, 사회성, 소셜미디어, 트윗, 이모티콘, 인스타그램
얼굴	감정, 틱, 미소, 미소 짓는 시간, 아래 쳐다보기, 눈의 움직임, 눈맞춤
센서	심장 박동수, 심장 박동수 변동, 갈바닉 피부 반응(피부의 전기 전도도를 측정하는 검사 방법 - 옮긴이), 피부 온도, 혈압, 호흡 패턴, 한숨의 횟수, 수면, 자세, 몸짓

표 8.1: 정신 상태의 디지털 표현형. 다양한 지표가 정신 상태의 디지털화에 사용될 수 있다.

니라 훨씬 더 정확하게 결과를 예측한 것으로 나타났다.[11]

평균 연령 22세의 젊은이 34명을 대상으로 시행된 소규모 연구에서 연구진은 조현병 위험이 있는 사람에서 정신병 발생을 예측하기 위해 문구의 길이, 혼란, 혼동, 단어 선택과 같은 스피치의 여러 가지 특징에 대해 "일관성coherence" 분석을 시행했다. 연구 결과, 기계는 전문가의 임상 평가를 능가하는 것으로 나타났다.[12] 뉴로렉스 다이아그노스틱스NeuroLex Diagnostics란 회사는 일차진료 의사가 조현병, 양극성 장애, 우울증 등의 진단에 사용할 수 있는 상용화 도구를 개발하기 위해 설립되었으며, 아마존의 알렉사Alexa에서 작동하는 시제품을 개발했다.[13]

사람들이 스마트폰 키보드를 사용하는 방식 역시 유용한 지표가 될 수 있다. 마인드스트롱Mindstrong이라는 기업은 이러한 사용 방식을 스크롤링, 스페이스와 문자 입력 사이의 지연 시간 등 45가지 패턴으로 정리했는데, 이 회사의 데이터는 초기 연구에서 인지 기능과 기분(그림 8.1)에 대한 최적 표준 측정치와 유의한 상관관계를 보였다. 일리노이대학의 컴퓨터과학자들은 이 개념을 가속계가 장착된 맞춤형 키보드와 딥러닝을 사용해 더욱 발

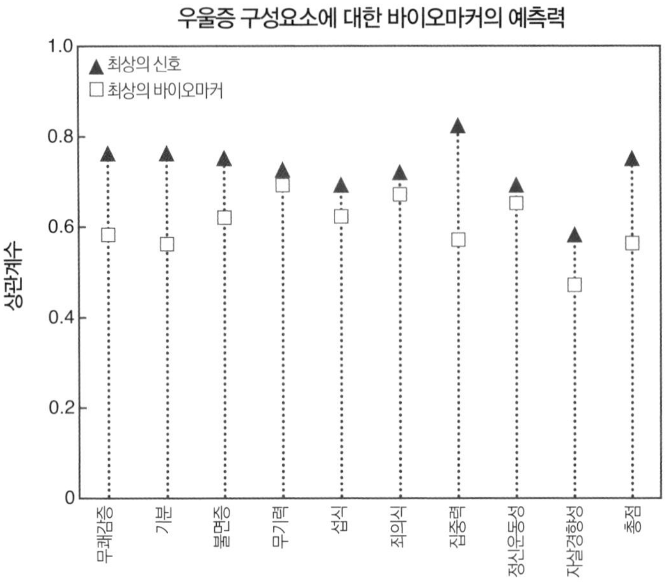

그림 8.1: 마인드스트롱Mindstrong에서 키보드 지표를 이용해서 확인한 기분과 바이오 마커의 상관관계.

출처: Tom Insel, DigiMed Conference, La Jolla, California, October 5, 2017.

전시켰다. 그들은 예비 연구pilot study에서 직접 만든 딥무드DeepMood 알고리즘을 사용하여 개인의 키보드 활동을 통한 수동적 기분 추적과 관련된 몇 가지 개념을 독자적으로 증명하면서 매우 높은 정확도로 우울증을 예측했다.[14]

  이미 인공지능 도구를 사용해 정신 건강 임상 진료에 진출하고 있는 기업도 있다. 코지토Cogito는 내가 매우 존경하는 박식가이자 MIT교수인 알렉스 "샌디" 펜트랜드Alex "Sandy" Pentland와 조슈아 피스트Joshua Feast가 공동 설립한 회사로, 펜트랜드는 디지털 혁명의 많은 분야, 특히 프라이버시 보호와 보안 분야에서 활발히 활동했다(최근에야 나는 그가 자신의 할머니가 근무하던 정신 병원에서 글을 배웠다는 사실을 알게 되었다). 샌디의 휴먼 다이나

믹스Human Dynamics 연구소는 수십 년간 우리가 무의식적, 비언어적으로 우리 자신에 대한 진실을 전달하는 방식인 "정직한 신호honest signals"를 연구해왔다. 여기에는 우리가 말하는 동안 나타나는 어조, 유창성, 대화 참여 정도, 활력 등이 해당된다. 코지토는 딥러닝 알고리즘과 정직한 신호를 사용해 심리학자, 간호사, 사회복지사가 환자의 정신 건강을 관찰할 수 있는 컴패니언Companion이란 앱을 개발했다. 이 앱은 환자가 음성 일기를 녹음하고 업로드하면 그들이 말하는 방식을 분석해 우울증 및 기분 변화에 대한 단서를 추출하고 환자의 상태를 평가할 수 있다. 또한 대화 내용을 실시간으로 분석할 수도 있는데, 이는 보험회사에서 고객의 전화를 처리하는 데 사용되었다.[15] 미국 재향 군인회의 경우, 참전 용사 중 고위험군의 정신 건강 상태를 하루 24시간, 주 7일 추적 관찰하기 위해 컴패니언 앱을 활용하기도 했다.[16]

심지어 인스타그램 사진도 분석에 유용하게 활용된다. 매일 1억 건 이상의 새로운 게시물이 올라오는 이 소셜 미디어는 트위터보다 훨씬 더 많이 사용되며, 페이스북보다 빠르게 성장하고 있다. 2017년 앤드루 리스Andrew Reece와 크리스토퍼 댄포스Christopher Danforth는 166명(이들은 자신의 소셜 미디어 내역을 공유하는 데 디지털 방식으로 동의했다)을 대상으로 딥러닝을 활용하여 4만 3,950개의 인스타그램 사진을 수집했는데, 이들 중 71명에서 우울증 병력이 있었다.[17] 심리 상태를 평가하기 위해 사람이 포함되었는지, 배경이 실내인지 야외인지, 밤인지 낮인지, 화소별 색과 밝기, 사진에 대한 코멘트와 좋아요like 여부, 사용자의 게시 빈도 등 상상을 초월할 정도로 다양한 특징이 분석되었다. 그 결과, 인스타그램 사진은 우울증이 있는 사람과 건강한 사람을 구별할 수 있고, 우울증을 사전에 진단하는 데 활용할 수 있으며, 정신 건강에 대한 자기 자신의 평가와는 무관한 것으로 드러났다. 특히 색을 제거하는 인스타그램 필터와 같은 특징을 이용하면 예상보다 더

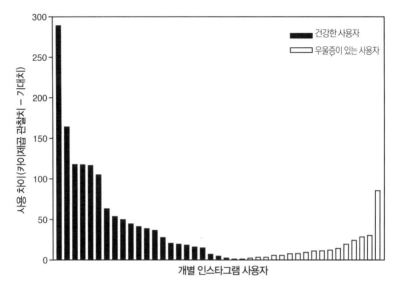

우울증이 있는 사용자와 건강한 사용자 사이의 인스타그램 필터 사용 차이

그림 8.2: 우울증이 있는 사람과 건강한 사람들의 인스타그램 필터 사용, 막대는 관찰 빈도와 예상 빈도 간 차이를 나타냄.

출처: A. Reece and C. Danforth, "Instagram Photos Reveal Predictive Markers of Depression," *EPJ Data Science 6* (2017): 15.

높은 확률로 우울증에 걸린 사람과 건강한 사람을 구분할 수 있었다(그림 8.2). 우울증 진단에 대한 기계의 정확도는 70%로, 이전 연구 결과에서 우울증에 대해 50% 이상의 위양성 진단을 내린 일차진료 의사보다 나았다.[18] 정신건강의학과 의사가 이 분야의 전문가임에도 불구하고 우울증을 앓고 있는 사람의 대다수는 대부분 일차진료 의사만을 만나거나, 정신건강의학과 의사는커녕 그 어떤 의사도 만나지 않는다.

이와 같은 접근 방법은 다양한 정신과적, 정서적 문제를 진단하고 치료하는 새로운 수단을 모색하기 위해 활용되고 있지만, 몇 가지 주의사항을 명심할 필요가 있다. 우선 많은 센서가 정확성이 검증되지 않았고, 측정한다고 알려져 있는 것을 실제로 측정하지 못하기도 한다. 예를 들어, 다양한 정신 건강 문제에서 중요한 지표인 수면의 질은 종종 손목 밴드나 시계를 통해 단순히 사용자의 수면 중 움직임을 감지하는 형태로 평가된다. 그러나 환자의 수면 상태를 제대로 파악하려면 그러한 움직임과 뇌파 간의 상관관계가 확립되어야 하는데, 이는 아직 분명하지 않다.

바이오마커biomarker 역시 지나치게 단순할 수 있다. 뉴욕대학의 넌지오 포마라Nunzio Pomara 교수는 "우울증은 단일 바이오마커로 표현하기에 지나치게 복잡하다"고 설명한다.[19] 정신 건강과 관련된 바이오마커(표 8.1)는 매우 많은데, 어떤 바이오마커, 혹은 얼마나 많은 바이오마커가 정확한 진단이나 치료 반응의 평가에 중요한지는 전혀 알려져 있지 않다. 음성의 74가지 하위 특징과 키보드 상호작용의 45가지 하위 특징을 분석하려면 수백만 개의 순열과 조합을 계산할 수 있는 컴퓨터가 필요하다. 내가 여기에 언급했거나 언급하지 않은 연구를 모두 포함하여, 지금까지 수행된 연구는 소규모이고 지엽적이며, 대개 특정 지표만을 집중적으로 다루었다. 지표의 조합이 꽤 유용한 경우도 있지만, 현시점에서 우리는 올바른 조합이 무엇인지 혹은 그것이 개인이나 조건에 따라 어떻게 다른지 전혀 알지 못한다. 예를 들어 외상 후 스트레스 장애에 효과적인 지표가 우울증에는 매우 부정확할 수도 있다. 또한 지표를 추가하더라도 더 이상 정확성이 향상되지 않는 포화 시점도 알지 못한다. 정확성을 확립하기 위해서는 정답이 중요하지만, 정신 건강 장애는 그동안 주로 주관적, 임상적 특징으로 정의되어 왔기 때문에 정답을 정의하기도 까다롭다. 소프트웨어의 값싼 피드백을 이용하여 데이터를 드러나지 않게 수집하는 방법의 실용성 역시 아직 정확히 검증되지 않았다. 이러한 허점에도 불구하고 나는 우리가 언젠가 원하는 목표에 도달하리라는 희망을 갖고 있으며, 실질적 진전을 열망하는 사람들이 굳이 실망할 이유는 없다고 생각한다. 이제 우울증에 대해 우리가 알고 있는 것들을 논의해보도록 하자.

우울증은 단연코 가장 흔한 정신 건강 장애로, 현재 3억 5000만 명 이상이 이 질환으로 투병 중이다.[20] 우울증은 전 세계 질병 부담의 10% 이상을 차지하고 있고, 연간 7600만 인년human-years(대상자의 관찰 기간을 년 단위로 합산한 단위, person-year로 더 많이 표현된다 – 옮긴이)에 달하는데, 이는 심장병, 암, 그리고 다른 모든 의학적 진단을 능가하는 수치이다.[21] 매년 미국인의 7%(1600만 명의 성인)가 우울증 진단을 받으며, 일생 동안 정신 질환이 발생할 확률은 약 30%이다. 미국이 정신 건강에 지출하고 있는 연간 2000억 달러 이상의 비용 대부분이 우울증과 관련되어 있지만, 이렇게 막대한 지출에도 불구하고 모든 사람이 도움을 받기는커녕 의사 진료마저 제대로 받지 못한다. 2016년 미국에서 심각한 우울증을 앓았던 1600만 명이상의 성인 중 37%가 치료를 받지 못했다.[22] 개선의 여지가 많은 상황이 아닐 수 없다.

바이오마커 시대 이전에는 『정신 질환의 진단 및 통계 편람Diagnostic and Statistical Manual of Mental Disorders, DSM』에 따라 우울한 기분, 수면이나 신체 활동의 변화, 무가치한 느낌, 쾌감 감소(무쾌감증) 등 9가지 기준 중 5가지가 충족될 경우 우울증으로 진단되었다. 하지만 이러한 증상의 상당 부분은 객관화하거나 정량화하기 어렵다.

진단을 보다 정량화하기 위한 방법이 몇 가지 시도되었다. 뇌파 측정이 그중 하나인데, 이는 다른 정신 질환의 진단법으로도 사용되어 왔다. 헤드기어를 이용한 뇌의 전기적 활동 데이터 수집이 정신 상태를 정확하고 실용적으로 평가할 수 있는 방법인지 확실하지 않음에도 불구하고, 중국의 일부 고용주는 직원들에게 뇌파 검사를 위한 헤드기어의 사용을 강제한다.[23] 이 모자가 뇌파를 충실하게 포착한다는 근거는 없으며, 뇌파가 사람의 감정 상태를 정확히 반영하는지 역시 불분명하다. 이러한 사례는 직원의 프라이버시를 노골적으로 침해하는 것을 의미할 뿐이다. 하지만 장기적으로 볼 때,

적어도 이론적으로는 웨어러블 장비 혹은 뇌에 이식된 칩을 통해 수집된 뇌파 데이터가 유용할 가능성이 있다(전혀 매력적이지는 않지만).

뇌 MRI는 우울증을 구별할 수 있는 강력한 바이오마커임이 입증되었다. 뇌 백질의 확산 텐서 자기공명영상diffusion tensor MRI과 기계학습을 이용하여, 주요 우울 장애 환자와 건강한 대조군을 뚜렷하게 구별할 수 있었다.[24] 웨일 코넬 의과대학Weill Cornell Medicine의 코너 리스톤Conor Liston과 동료들은 거의 1,200명의 영상을 분석했는데, 대상자의 40%에서 우울증 병력이 있었다.[25] MRI에 기계학습을 적용해 258개 뇌 영역에서의 신호 변동을 분석한 결과, 네 가지의 뚜렷한 생물형biotype이 확인되었다(그림 8.3). 4가지 뇌 연결 패턴은 모두 건강한 대조군과 달랐고, 각각의 패턴에서는 피로, 저에너지, 불면증, 무쾌감증 등의 증상이 상이한 양상으로 나타났다. 이 패턴은 경두개 자기 자극에 대한 반응을 예측하기도 했는데, 이 치료는 생물형 2와 4(25% 반응)에 비해 생물형 1과 3(최대 70%에서 반응) 환자에서 효과적인 것으로 밝혀졌다. 조현병이나 범불안장애generalized anxiety disorder 환자들의 MRI를 서로 비교했을 때, 조현병 환자의 MRI에는 서로 겹치는 소견이 거의 없었지만 범불안장애 환자의 대부분은 4종류의 우울증 생물형 중 하나에 해당되었다.

기능적 뇌 자기공명영상functional brain MRI을 이용한 여러 소규모 연구에서도 건강한 대조군과 비교하여 주요 우울증 장애와 관련된 패턴을 확인하기 위해 기계학습 알고리즘이 사용되었다.[26]

현재 키보드 및 인스타그램 연구 외에도, 우울증을 진단하고 특징짓기 위해 음성이나 말과 같은 보다 일상적인 바이오마커에 초점을 맞춘 여러 연구가 진행 중인데, 손드 헬스Sonde Health의 산후 우울증 프로젝트[27], 뉴욕대학의 찰스 마마Charles Marmar가 진행하는 외상 후 스트레스 장애 연구[28] 등이 그 대표적인 예이다. 마마는 신경망을 사용하여 외상 후 스트레스 장애를

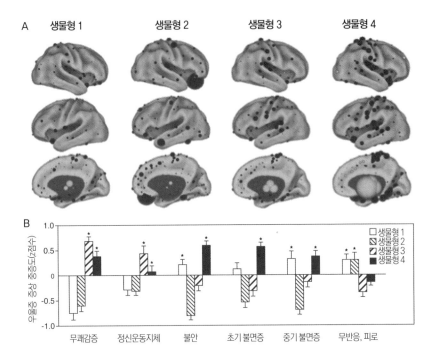

그림 8.3: 뇌 MRI 신호(A)와 환자 증상(B)의 상관관계를 나타내는, 우울증의 신경생리학적 생물형 진단을 위한 기능적 뇌 연결성 지표.

출처: A. Drysdale et al., "Resting-State Connectivity Biomarkers Define Neurophysiological Subtypes of Depression," *Nat Med* (2017): 23, 28 – 38.

겪고 있는 재향 군인을 외상 후 스트레스 장애를 겪지 않는 재향 군인이나 건강한 대조군과 구별할 수 있는 30가지 음성 특징을 확인했다. 이러한 특징은 5년간 진행 예정인 전향적 대규모 코호트 연구의 임상 경과 확인에 사용되고 있다. 외상 후 스트레스 장애 환자 250명을 대상으로 분석한 결과, 모음 공간의 감소가 현저히 변화한다는 사실이 기계학습 알고리즘으로 확인되었다.[29] 양극성 장애에 대한 음성 데이터 사용의 효과는 스마트폰 기반의 7개 연구에 대한 리뷰 논문 제목인 "높은 잠재력, 그러나 제한된 근거High Potential but Limited Evidence"에 잘 요약되어 있다.[30] 항우울제는 효과가 불규칙적이고 종류가 너무 많기 때문에 환자가 약에 반응할지 여부는 매우 불확실하다. 항우울제에 대한 반응을 예측하기 위해 임상적 특징에 기계학습 알고리즘을 적용하는 방안도 시도되었지만, 현재까지의 정확도는 60%에 불과해 그다지 고무적이지 못한 결과를 보였다.[31]

　　최근 인공지능을 활용한 자살 예측 및 예방이 상당한 관심을 받고 있다. 미국의 경우, 지난 30년간 자살률이 전반적으로 증가했으며, 2017년에는 4만 4,000명 이상이 자살로 사망했다.[32] 즉, 매일 120명 이상이 자살한 셈인데,[33] 이는 살인이나 에이즈, 자동차 사고, 전쟁으로 인한 사망자보다 많은 수치다. 전 세계적 상황은 더욱 충격적이다. 해마다 2500만 건의 자살 시도가 있으며, 1억 4000만 명이 자살을 고민한다. 자살자의 거의 80%는 진료 중에 의사와 치료사에게 자살 생각suicidal ideation을 숨겼다.[34] 지난 50년간 출간된 2,542건의 논문을 검토해 이 중 365건의 자살 관련 연구를 분석한 대규모 문헌고찰 연구 결과(전체 3,400개 이상의 서로 다른 지표가 사용되었다), 수천 개의 위험 요인이 자살 생각, 자살 시도 또는 자살 실행에 대해 매우 약한, 즉 무작위 추측보다 경미하게 높은 수준에 불과한 예측 요인으로 밝혀졌다.[35] 어떤 범주나 하위 범주도 자살 가능성을 우연 이상의 수준으로 예측하지 못했기 때문에, 조셉 프랭클린Joseph Franklin과 동료들은 "이러한 연구 결과는 연구의 대상을 위험 인자에서 기계학습 알고리즘으로 전환할 필요성이 있음을 시사한다"라고 했다.[36]

　　2017년 밴더빌트대학 및 플로리다 주립대학의 연구팀이 바로 이런 일을 했다. 개인 정보를 삭제한 테네시주 입원 환자의 전자의무기록 200만 건을 분석한 결과, 연구팀은 3,000명 이상의 자살 시도자를 확인할 수 있었다. 이 데이터에 비지도학습 알고리즘을 적용하자, 추후의 자살 시도를 약 80%의 정확도로 예측할 수 있었는데(최대 6개월의 추적 관찰 기간 동안), 이는 기존의 위험 인자를 이용한 로지스틱 회귀분석 예측 결과인 60%에 비해 상당히 높은 수준이었다.[37] 연구팀은 결혼 파탄이나 실직 같은 생애 주요 사건, 기분이나 행동의 갑작스러운 변화, 그리고 소셜미디어 데이터와 같은 정보에 접근할 수 있다면 알고리즘을 더욱 향상시킬 수 있으리라고 예상했다.[38]

유사한 종류의 데이터를 분석한 다른 연구도 있다. 신시내티 어린이병원의 존 페스천John Pestian은 자신이 개발한 기계학습 알고리즘을 479명의 환자에 적용해 심각한 자살 위험성을 93%의 정확도로 예측했다고 보고했다.[39] 이는 웃음, 한숨, 분노 표현과 같은 실생활에서의 상호작용에 대한 데이터를 통합한 결과이다. 또한 카네기 멜론의 연구진은 자살 충동자 17명과 대조군 17명을 대상으로 기능적 뇌 자기공명영상을 이용해 소규모이지만 매우 도발적인 연구를 수행했다.[40] 기계학습 알고리즘은 자살 시도에 대한 "신경의미론적neurosemantic" 특징을 정확하게 탐지할 수 있었다. MRI를 촬영하는 동안 참가자들에게 3세트의 단어(각 세트는 "죽음" 또는 "암울"과 같은 단어 10개로 구성되었다)를 들려준 결과, 자살 충동군은 다섯 군데의 뇌 영역에서, 그리고 여섯 개의 단어에 대해 대조군과 다른 패턴을 보였다. 기계학습은 자살 충동군 17명 중 15명, 그리고 대조군 17명 중 16명의 뇌 영상 반응을 정확하게 분류했다. 이 연구는 학문적 관점에서는 흥미롭지만, 자살 위험이 있는 사람을 찾기 위해 MRI 검사를 할 수는 없으므로 실용적이지는 못하다.

연구진은 자살 위험과 정신적 고통을 확인하기 위해 소셜 미디어를 활용하기도 했다. 이들은 기계학습을 이용해 매우 인기 있는 중국의 소셜 네트워크 플랫폼인 웨이보의 텍스트를 분석했고 몇 개의 단어 분류기word classifer를 찾아냈다.[41] 페이스북은 훨씬 더 큰 규모의 조사를 통해 자해 위험을 나타내는 사용자 게시물을 확인하고 있는데, 이는 2017년 출시된 페이스북 라이브Facebook Live가 수차례나 사람들이 자신의 자살을 중계하는 데 사용되었기 때문이다. 이러한 비극을 막아야 할 필요성이 증가함에 따라 페이스북의 CEO 마크 저커버그Mark Zuckerberg는 2017년, 게시물과 단어의 패턴을 분석해 페이스북 전담 직원이 빠르게 검토할 수 있도록 돕는 알고리즘을 발표하면서 다음과 같이 말했다. "향후 인공지능은 언어의 미묘한 뉘앙스를 더 많이 이해하고, 자살뿐만 아니라 다양한 형태로 표출되는 괴롭힘과 증오를 신속하게 확인할 수 있을 겁니다." 유감스럽게도 페이스북은 알고리즘의 세부사항 공개를 거부했지만, 자해를 시도하던 100명 이상의 회원들에게 개입했다고 주장한다.[42]

최근 데이터 과학자들은 문자 메시지나 이모티콘에서 위험 요소를 확인하기 위해 크라이시스 텍스트 라인Crisis Text Line(미국에서 개발된 문자 메시지 기반의 24시간 자살 위기 상담 서비스 - 옮긴이)의 7500만 개 문자 메시지[43]에 기계학습을 적용하고 있다.[44] 인공지능을 이용해 우울증과 자살 위험을 감지하려는 이러한 시도는 아직 초기 단계에 있음에도 불구하고 기존의 주관적 임상 위험 인자 기반의 접근 방법에 비해 훨씬 좋은 결과를 낼 수 있을 것으로 기대된다. 특히 흥미로운 점은 이 기술이 폐루프closed loop(결과의 출력값을 이용하여 입력값을 조정하는 시스템 - 옮긴이)로 발전할 수 있다는 것인데, 이를 통해 스마트폰과 같은 기기는 신속한 진단을 보조할 뿐만 아니라 치료를 매개하는 역할도 할 수 있을 것이다.

그러한 예의 한 가지로, 기존의 집중적인 대면 세션에 의존해 온 심리치료의 일종인 인지행동치료cognitive behavioral therapy, CBT를 휴대전화기에 탑재하는 방법이 있다. CBT는 여러 형태로 정의될 수 있는데, 이 중 가장 중요한 정의는 부적응적 사고 패턴이나 행동 패턴의 변화, 즉 "부정적이고 자기 파괴적인 사고 패턴을 식별하고 바꾸는 데 도움을 주는 치료"라 할 수 있을 것이다.[45] CBT의 디지털 버전은 '대화 치료'로 간단히 정의할 수 있다. 이것은 정신 건강 전문가와의 노동 집약적 대면 상담을 통한 우울증 치료와 유사한 효능을 갖는다(적어도 경증 – 중등도 우울증에서는). 랜턴Lantern, 조이어블Joyable, 무드짐MoodGYM, 진저.아이오Ginger.io 등 CBT에 관한 다양한 모바일 앱이 소개되어 있다. 22종의 우울증 치료용 스마트폰 앱을 사용하는 환자 3,400여 명을 대상으로 시행된 18건의 무작위 대조군 시험을 메타분석한 결과, 증상이 현저히 개선되었으며 특히 CBT 기반의 앱이 효과적인 것으로 나타났다.[46]

연구에서 사용된 앱은 모두 인간과의 상호작용을 포함하지만, 모든 앱이 인간과의 상호작용에 의존하지는 않는다. 펭귄 형태의 챗봇인 와이사Wysa는 불과 3개월 만에 5만 명의 사용자를 확보했는데, 이들이 참여한 대화의 횟수는 무려 100만 회에 달했다. 500명 이상의 사용자가 이 앱이 그들의 정신 건강 문제에 얼마나 도움이 되었는지에 대해 사용 후기를 남겼다.[47] 위봇은 인스턴트 메신저 앱을 통해 사용자와 면담을 진행하는데, 대개 "지금 무슨 생각을 하세요?"나 "기분이 어떤가요?"와 같은 개방형 질문으로 시작한다. 그리고 자연어 처리를 이용해 사용자의 정신 건강 상태를 정량화하는 동시에 사용자의 반응에 적절하게 CBT를 시행하기 위한 대화 방향을 설정한다. 전 스탠퍼드대학 교수 앨리슨 다아시Alison Darcy가 만든 이 텍스트 기반의 대화형 기분 추적 에이전트는 70명의 대학생을 대상으로 진행된 소규모 무작위 시험에서 검증되었다.[48] 이 연구에서 참가자들은 두 집단(우울증 관련 책자를 제공받은 대조군과 위봇을 통해 CBT를 시행한 군)에 배정되었는데, 위봇을 사용한 집단에서 순응도가 높았고 대조군에 비해 우울증이 더 감소한 결과를 보였다. 이 가상 상담가[49]에 대해 어떤 사람들은 영리하다거나 귀엽다고 말했고, 또 다른 사람들은 "개구리 커밋Kermit the Frog과 스타트랙의 스팍Spock이 합쳐진 성격"을 갖고 있다고 평가했다.[50] 심리 치료를 위해 고안된 또 다른 챗봇으로 엑스투에이아이X2AI가 있는데, 이는 감정 상태와 연관될 수 있는 표현 방식, 발음, 타이핑 속도, 문법적 음성 등의 광범위한 데

이터를 감지한다.[51]

　초기 근거를 기반으로 더 많은 연구가 수행되고 좀 더 나은 결과가 도출
된다면 CBT와 챗봇은 의료진이 참담할 정도로 부족한 정신 건강 분야에
서 좋은 성과를 보여줄 수 있을 것이다. 미국을 비롯한 고소득 국가에서 정
신 질환을 앓고 있지만 치료를 받지 못하는 사람들의 비율은 50%를 상회
하고, 저소득 및 중산소득 국가의 경우 이 비율은 85%까지 올라간다.[52] 미
국인 1억 6000만 명 이상은 연방정부에서 정신 건강 전문가가 부족하다고
분류한 지역에 살고 있다.[53] 정신과 의사 수는 미국의 경우 인구 10만 명당
8명이 채 안 되지만, 대부분의 저소득 및 중간소득 국가에서는 10만 명당
1명에도 미치지 못한다(아프가니스탄이 0.16으로 가장 낮다).[54] 가상 상담자가
인간 상담자를 완전히 대체하지는 못하겠지만 이들은 의료에서 인공지능
을 이용한 가장 중요한 보조 기능의 하나로 활용될 수 있다. 가상 상담자는
소프트웨어이고, 비용이 저렴하며, 딥러닝을 통해 점점 더 개선될 것이다.
닉 로미오Nick Romeo는 이렇게 말했다. "인공지능 상담자는 비행기 표나 음
식, 거주지, 급여를 필요로 하지 않습니다. 이들은 수만 건의 업무를 쉽게 처
리할 수 있고, 휴대전화가 있는 사람이라면 누구나 문자 메시지를 통해 언
제든 이용할 수 있습니다."[55] 이러한 발언은 스마트폰과 밀접하게 결부되어
있을 뿐 아니라 관련 질환의 주요 관심군(정신 질환의 74%는 24세 이전에 발
병한다)에 해당되는 젊은이들에게 더욱 유효할 것이다.[56]

　프라이버시와 데이터 보안은 정신 건강 분야의 챗봇과 스마트폰 앱의 가
장 큰 고민거리 중 하나이다. 사실 이러한 문제가 해결되지 않은 상태에서
정신 건강 앱이 광범위하게 사용되고 있는 모습은 상당히 놀랍다. 과거에
비해 많이 개선되긴 했지만 정신 질환은 여전히 낙인의 대상이다. 또한 매
우 민감한 정보가 다뤄지기 때문에 많은 사람들이 개인 정보나 프라이버시
의 침해를 심각하게 우려하고 있다. 워봇과 페이스북은 사용자 콘텐츠에 담

겨 있는 데이터는 전혀 보지 않으며, 관련 정보를 판매하거나 광고하지 않는다고 주장한다. 그러나 개인 정보의 도용이나 불법 판매를 목적으로 한 정신 병력 및 데이터 해킹 등 프라이버시 관련 우려는 지속되고 있다.

또한 사람이 기계와 대화하고, 자신의 내밀한 경험과 감정을 기계와 공유하는 행동 자체에 대한 윤리적 우려도 있다. 앨리슨 퓨Allison Pugh는 〈뉴요커〉에 기고한 글에서 이를 1959년에 심리학자 해리 할로우Harry Harlow가 진행한 "천 원숭이cloth monkey" 실험에 비유했다. 할로우는 원숭이에게 잔인한 선택을 강요했다. 즉, 우유를 주지 않는 헝겊 어미와 우유를 주는 철사 어미 중 하나를 선택하도록 한 것이다.[57] 이 딜레마는 인간과 기계에 주어진 중요한 선택을 상징한다. 상처받은 사람이 기계에게 본인의 수치심을 기꺼이 드러내는 현상은 인간에 의한 보살핌을 원천적으로 차단할 가능성이 있다. 이러한 형태의 인공지능 치료는 치료를 받지 않는 것만 못할 것이라고 여기는 이들도 있을 수 있다.

지금까지 질병 치료를 통해 정신 건강에 영향을 미칠 수 있는 인공지능의 잠재력에 대해 논의했다. 이제 마지막으로 인공지능이 행복을 증진시킬 수 있을지에 관해 살펴보도록 하겠다. 유발 하라리는 자신의 저서 『호모 데우스』에서 전 인류의 행복 보장이 (인간의 수명 연장, 힘의 극대화와 더불어) 그가 말하는 인류 혁명의 세 가지 가장 중요한 목표 중 하나가 될 것이라 예견했다. 그는 심지어 미래 문명의 척도는 국내총생산gross domestic product이 아닌 국내총행복gross domestic happiness이 될 것이라고 예측하기도 했다.[58] 그는 인간은 사실 무언가를 만들기를 원하는 것이 아니라 단지 행복하기만을 바랄 뿐이며, 향후 기술과 지식의 현저한 발전을 통해 진정한 행복의 영약을 만들 수 있으리라(그리고 어떤 신도 우리를 막을 수 없으리라)고 주장한다.

하라리의 주장이 사실이라 하더라도 오늘날의 현실은 그가 묘사하는 세계와는 분명 거리가 멀다. 그렇지만 우울증과 마찬가지로 행복 역시 우리가 기술 발전을 통해 측정하고 개선할 수 있는 대상이다. MIT의 파스칼 버드너Pascal Budner와 동료들은 2개월 동안 60명을 대상으로 진행한 소규모 연구에서 스마트워치를 사용해 심장 박동수, 위치, 기상 조건 등에 관한 약 1만 7,000개의 데이터를 수집했다. 사용자는 "해피미터happimeter"를 이용해 9개의 이모티콘 중 하나를 선택하여 하루 네 번 자신의 마음 상태를 입력했다.[59] 비록 의미 있는 결과를 얻지는 못했지만, 이 연구는 인공지능을 이용해 우울증의 이면인 행복을 이해하고 추적하기 위해 시행된 최초의 연구 중 하나이다. 사실 우리는 아직까지 행복이 무엇인지 명확하게 알지 못하지만 행복하지 못한 주된 이유가 정신 질환이라는 사실은 알고 있다. 2017년 〈세계행복보고서World Happiness Report〉에서는 빈곤, 교육, 고용, 동반자, 신체 질환, 정신 질환 등 행복과 관련된 모든 요인을 다루었다. 이 보고서에서 자세히 분석한 4개 국가(미국, 호주, 영국, 인도네시아)에서는 정신 질환이 행복을 저해하고 불행을 초래하는 주된 요인임이 명백하게 드러났다.[60]

전 인류의 행복은 불가능하다고 해도 크게 무리한 주장은 아닐 것이다. 하지만 우울증으로 인한 전 세계의 막대한 부담을 경감시키고자 하는 목표는 가장 중요하게, 그리고 가장 우선적으로 간주되어야 한다. 우울증을 디지털화하는 바이오마커 혁명과 인공지능 도구의 결합 덕분에 우리는 문제 해결을 위해 한 걸음 더 나아가기에 유리해졌다.

역사적으로 우리는 정신 질환보다 신체 질환을 우선시해왔다. 측정하기 쉽고, 치료하기 쉬우며, 낙인 효과도 적기 때문이다. 그러나 이제 우리는 보다 열린 자세로, 마음의 "디지털화"를 가능하게 하는 새롭고 객관적인 바이오마커와, 전문가에게 전적으로 의존하지 않는 치료법이라는 정신 건강의 혁명을 마주하고 있다. 자살 증가, 우울증으로 인한 막대한 부담, 그리고 치료 없이 방치된 정신 질환으로 인해 세계는 정신 건강의 위기에 직면했지만, 인공지능이 이러한 문제의 해결에 도움을 줄 수 있을 것이다. 행동과 마음의 상태에 대한 디지털 표현형 분석 또한 정신 질환을 진단하는 것 이상의 의미를 가진다. 사회 역학 및 행동 역학은 각 개인에 대한 생리적, 생물학적, 해부학적, 환경적 데이터를 포함한 포괄적이고 다양한 방식의 정보를 제공하는 데 중요하다. 이러한 데이터의 원활한 수집과 처리는 고혈압이나 당뇨병과 같은 만성 질환과 스트레스와의 관계를 이해하는 데 도움이 될 수 있다.

이렇게 각기 다른 요인들은 각각의 특정한 상황이나 환자마다 여러 방식으로 취합될 수 있지만, 결국 모든 의료 전문가들이 인공지능의 영향을 받게 될 것이다. 영상의학과 의사가 불필요한 검사를 제한하는 문지기 역할을 수행한다면 궁극적으로 영상 검사를 수행하는 기사의 수요는 줄어들 것이다. 의무기록, 유전체 선별 검사, 센서 등으로부터 얻은 데이터가 인공지능에 의해 통합 처리되면 약사는 약물의 효능 부족, 예상치 못한 상호작용, 심각한 부작용 등을 제시하는 등 처방과 관련해 보다 나은 지침을 제공할 수 있게 된다. 물리치료사는, 내가 직접 경험한 바와 같이, 각 환자의 세부 프로필에 맞는 좀 더 맞춤화된 프로그램을 제공할 수 있을 것이다. 생성적 적대 신경망 인공지능은 개별 환자를 위한 치과용 크라운을 인간 전문가보다 더 정확하게 만들어 치아 수복을 용이하게 할 것이다.[61] 코펜하겐의 코르티Corti라는 기업은 이미 음성 인식과 응급 전화 데이터를 이용해 심근경색을 정확하게 진단하는 인공지능 보조원을 통해 구급 대원들을 돕고 있다.[62] 각 환자에 대한 권고사항이 포함된 진보된 분석법과 결과를 통해, 인공지능은 임상간호사nurse clinician와 의사 보조physician assistant(미국의 physician assistant, 즉 PA는 우리나라의 전문간호사와는 달리 자격증을 취득해야 하는 독립된 직역이다 – 옮긴이)가 더 많은 책임을 수행하도록 권한을 부여하게 될 것이다. 모든 의료진에 대해 인공지능이 놀랄 만한 변화의 잠재력을 가지고 있음은 점점 더 분명해진다. 하지만 이러한 변화는 개별 의료진의 수준을 넘어, 각 부분의 총합인 전체 의료 시스템의 수준에서도 일어날 것이다.

이제 인공지능이 환자와 의료진에게 제공하는 직접적인 혜택 이상을 논의할 때다. 다음 장에서는 인공지능이 의료 시스템의 모습을 어떻게 바꿀 수 있는지 살펴볼 것이다.

9장

인공지능과 보건 시스템

간호사는 수술복을 입지만 수술복은 너무도 깨끗하다. 환자가 다른 곳에 있으니까.
—아더 앨런Arthur Allen

몇 년 전 따뜻하고 화창한 오후, 당시 90세이던 내 장인어른은 안뜰을 청소하던 중 갑자기 몸에 힘이 빠지면서 어지러운 증상을 느꼈다. 그는 무릎을 꿇고 집안으로 기어들어 와 소파에 앉았다. 우리 부부는 한 블록 떨어진 곳에 살고 있었기 때문에 내 아내 수잔이 몇 분 후 도착할 수 있었다. 당시 그는 떨고 있었으나 의식은 명료했다. 수잔은 막 외래 진료를 마치려던 내게 문자 메시지를 보내 급히 오라고 했다.

내가 도착했을 때 장인어른은 스스로 일어설 수 없을 정도로 쇠약해진 상태였다. 이러한 상황을 초래한 원인은 분명하지 않았다. 기본적인 신경 검사에서는 이상이 없었다. 말투와 시력은 양호했고, 약간의 떨림이 있긴 했지만 근력과 감각 기능도 괜찮았다. 스마트폰으로 심전도와 심초음파를 시행했지만 모두 정상이었다. 나는 썩 만족스러운 결과를 기대하기 어렵다는 사실을 잘 알고 있었지만 원인을 규명하기 위해 장인어른을 응급실로 모시자고 제안했다.

퍼플 하트 훈장에 빛나는 2차 세계대전 참전 용사 존John은 그동안 아주 건강했다. 사실 우리는 예전에 그를 스크립스 연구소Scripps Research에서 진행한 건강 노인Wellderly 유전체 연구에 참여시키기도 했었다. 이 연구는 오랜 기간 건강하고, 만성 질환의 병력이 없으며, 콜레스테롤 수치 상승이나 다른 만성 질환으로 스타틴statin(이상지질혈증의 치료에 사용되는 대표적 약물 – 옮긴이) 등의 약물을 복용한 경험이 없는 85세 이상의 노인을 대상으로 했다. 그는 최근에야 경미한 혈압 상승으로 인해 주치의로부터 약한 이뇨제인 클로르탈리돈chlorthalidone을 처방받았다. 이외에 지난 수년 동안 그가 복용한 약이라고는 예방 목적의 저용량 아스피린뿐이었다.

그는 나의 설득에 동의했고, 우리 두 부부는 함께 지역 응급실로 향했다. 응급의학과 의사는 뇌졸중의 가능성을 의심했으나, 두부 CT 검사 결과 아무런 이상도 확인되지 않았다. 다만 혈액 검사에서 칼륨 수치가 1.9 mEq/L로 심각하게 낮게 나왔다. 이는 내가 본 가장 낮은 수치 중 하나였는데, 이뇨제만으로 그 이유를 설명하기는 어려웠다. 어쨌든 존은 정맥 주사와 경구 보충제로 칼륨 수치를 정상화하기 위해 병원에서 하룻밤을 보냈다.

그리고는 모든 게 괜찮아 보였다. 수 주 후 그가 갑자기 선홍색 피를 토하기 전까지는. 존은 아프다는 사실을 인정하고 싶지 않아 수잔에게는 연락하지 말라고 했지만 겁에 질린 장모님은 즉시 전화를 걸었다. 이번에도 아내는 재빨리 현장에 도착했다. 침실, 거실, 욕실을 비롯해 온 사방에 피가 산재해 있었다. 그는 정신이 온전하긴 했지만 구토를 하고 검은 타르 같은 대변을 보았는데, 이 두 가지는 심각한 위장 출혈을 나타내는 명백한 징후였다. 다시 응급실로 가야 했다. 기본적인 검사를 시행했고, 소화기내과 전문의와의 협진이 의뢰되었다. 수 시간 뒤 응급 내시경이 시행되었고, 출혈의 원인인 식도정맥류가 확인되었다.

내시경을 받기 위해 존은 전신 마취를 해야 했고, 펜타닐도 주입되었다. 저녁이 되어서야 비로소 병실에 도착한 그는 간신히 몇 마디 말만 할 수 있을 뿐이었고, 이내 깊은 혼수상태에 빠졌다. 그동안 검사 결과가 하나씩 확인되었다. 간 기능 검사 수치는 매우 안 좋았고, 혈중 암모니아 수치 역시 극도로 상승했다. 초음파 검사에서는 간경변이 확인되었다. 우리는 식도정맥류가 말기 간질환에 이차적으로 발생한다는 사실을 즉시 떠올렸다. 90년간 완벽한 건강 상태를 유지해 온 한 남자가 갑자기 간 기능 부전으로 혼수상태에 빠진 것이다. 그는 정맥 주사를 맞거나 영양 공급을 받지는 않았지만 간 기능 부전에 의한 혈중 암모니아 상승을 해결하기 위해 락툴로스lactulose 관장약을 투여받았다. 의미 있는 수준으로 회복될 가능성은 전혀 없었기 때문에 주치의와 레지던트는 우리에게 '심폐 소생술 거부' 동의서에 서명하도록 권유했다.

이후 며칠간 그를 맞이할 준비를 했다. 호스피스의 도움을 받아 그가 우리 집에서 임종을 맞을 수 있도록 하기 위해서였다. 장인어른을 집으로 모시기 전날인 늦은 일요일 밤, 아내와 딸이 병실을 찾아갔다. 그들은 둘 다 "힐링 터치healing touch"를 배웠고, 혼수상태로 누워있는 그에게 깊은 애정을 표현하고자 몇 시간 동안 말을 건네고 영적 치료를 시행했다.

월요일 아침, 아내는 병실 밖에서 호스피스 간호사를 만났다. 수잔은 간호사와 자세한 이야기를 나누기 전에 먼저 아버지를 만나고 싶다고 했다. 수잔이 그를 끌어안고 말했다, "아버지, 제 말이 들리세요? 오늘 아버지를 집으로 모시고 갈 거예요." 그러자 존의 가슴이 들썩였다. 그는 눈을 뜨고, 그녀를 바라보며 소리쳤다. "오오오." 수잔이 그에게 자신이 누군지 아느냐고 묻자, 그는 "수Sue(수잔의 애칭 – 옮긴이)"라고 대답했다.

라자로Lazarus의 부활(예수 그리스도가 죽은 라자로를 살린 이야기 – 옮긴이)은 바로 우리 가족의 이야기이다. 모든 것이 뒤집어졌다. 그의 임종 계획은 폐기되었다. 호스피스 환자 이송 직원들은 이송 계획이 취소되었다는 말을 전해 들었다. 처음으로 정맥 주사가 투여되었다. 동부에 거주하던 다른 가족들은 충격적인 생사 전환에 대한 이야기를 듣고, 서둘러 그를 방문했다. 다음날 아내는 먹을 것을 가져다 달라는 아버지의 전화를 받기도 했다.

당시 존을 휠체어에 태워 밖으로 나갔던 일은 나의 기억 속에 여전히 생생하다. 입원한 지 열흘째였던 그는 여러 개의 정맥 주사 라인과 도뇨관(소변줄)이 삽입된 채 백지장처럼 창백한 모습이었다. 아름다운 가을 오후, 나는 간호사의 만류에도 불구하고 그의 온몸을 꽁꽁 싸맨 다음, 병원 앞으로 향했다. 우리는 보행로를 따라 병원 앞 작은 언덕을 걸었다. 근처 유칼립투스 나무의 은은한 향이 바람을 타고 전해졌다. 우리는 함께 이야기하다 울었다. 나는 그가 운 이유가 살아서 가족을 보는 기쁨 때문일 것이라 생각했다. 존은 나의 아버지가 돌아가신 후 지난 20년 동안 내게 친아버지와 같은 존재였다. 알고 지낸 40여 년 동안 우리는 매우 가까운 사이였다. 나는 그가 아프리라고는 상상조차 못했다. 바위와 같이 강건했던 그는 진정한 건강의 표상이었기 때문이다. 이제 다시 살아나 안정을 되찾긴 했지만 이러한 상태가 얼마나 오래 지속될지 염려스러웠다. 그의 음주량이 과하지 않았기 때문에 말기 간질환은 이해하기 어려운 상황이었다. 원발성 담즙 간경변primary biliary cirrhosis의 아주 작은 가능성을 시사하는 항체가 확인되었지만, 이는 이제 91세가 된(온 가족이 병원에 모여 그의 생일을 축하했다) 남성에게는 매우 드문 희귀 질환이었다. 불확실한 점이 많았다.

그의 삶은 그리 오래 지속되지 못했다. 재발성 출혈을 예방하기 위한 식도정맥류 주사 경화 치료를 고려했지만, 이를 시행하려면 내시경이 불가피한데, 존은 지난번에 내시경을 받다가 거의 죽을 뻔했었다. 일주일 후 그가 막 퇴원하려 할 때 또다시 출혈이 발생했고 그는 끝내 이겨내지 못했다.

예측, 예측, 예측

이 이야기가 인공지능으로 인한 심층 변화deep change와 무슨 관련이 있는가? 내 장인어른의 이야기는 병원과 환자 간의 상호작용을 중심으로 하는 헬스케어의 몇 가지 문제와 얽혀 있다.

가장 분명한 문제는 인생의 마지막을 마무리하는 방법에 관한 것이다. 의학의 한 분야로서 완화치료palliative care는 이미 폭발적인 성장을 거듭하고 있다. 앞으로 이는 근본적으로 재편될 것으로 예상된다. 전자건강기록의 데이터를 이용하여 전례 없는 정확성으로 사망 시점을 예측하고, 동시에 예측 인자에 관한 상세한 보고서를 의사들에게 제공하는 최신 도구가 개발 중이기 때문이다.[1] 충분한 검증이 이루어진다면, 이와 관련된 딥러닝의 성과는 미국 전체 병원의 약 60%에 해당하는 1,700개 이상 병원의 완화치료 팀에 영향을 미칠 수 있다. 미국에는 공인 완화치료 의사가 고작 6,600명, 즉 환자 1,200명당 1명꼴에 불과하기 때문에, 돌봄의 질을 유지하기 위해서는 더 높은 효율이 요구된다. 완화치료를 필요로 하는 입원 환자의 절반 이하만이 실제 적절한 관리를 받는다.[2] 말기 치료를 받는 미국인의 80%가 집에서 임종하기를 원하지만 60%는 병원에서 사망하며 단지 소수만이 집에서 임종을 맞이할 수 있다.[3]

가장 우선시되는 관건은 사망 시점을 예측하는 것으로, 이는 집에서의 임종 가능 여부를 결정짓는 핵심 요인이다. 사망 시점 예측에 대한 의사의 성적은 처참한 수준이다. 의료진은 임종을 눈앞에 둔 사람을 파악하기 위해 지난 수년간 놀람 질문Surprise Question이라는 선별 도구를 사용해왔다. 방법은 다음과 같다. 환자를 머릿속에 떠올리면서 "이 환자가 앞으로 12개월 안에 죽는다면 놀라게 될까?"라고 자문하는 것이다. 2만 5,000명 이상에 대한 예측을 담은 26편의 논문을 체계적으로 검토한 결과, 전체적인 정확도는

75%에 미치지 못했으며 논문별로 심한 편차를 보였다.[4]

스탠퍼드대학의 컴퓨터과학자 아난드 아바티Anand Avati와 동료들은 사망 시점 예측을 위한 전자건강기록 기반의 딥러닝 알고리즘을 발표했다. "딥러닝을 통한 완화치료의 개선Improving Palliative Care with Deep Learning"이란 논문의 제목에는 분명히 드러나 있지 않지만, 이는 사망 알고리즘dying algorithm이다.[5] 사라 페일린Sarah Palin은 2009년 연방 건강 법안에 대한 토론에서 "사형 배심원death panels"이란 용어를 최초로 사용하며 심한 불안감을 불러일으켰다. 여기에는 의사가 관여했지만 지금 우리는 기계에 의한 예측에 관해 논하고 있다. 환자 약 16만 명의 전자건강기록을 이용한 18층의 DNN 학습 결과, 4만 명의 환자로 이루어진 검증군에서 사망까지의 시간을 놀라울 정도로 정확하게 예측할 수 있었다. 이 알고리즘은 의사들은 사용하지 않은 예측 지표를 활용했는데, 여기에는 척추나 비뇨기계 영상 검사 시행 횟수 등이 포함되었으며, 이들은 확률적인 면에서 나이와 유사한 정도의 통계적 유의성을 지닌 것으로 나타났다. 결과는 놀라웠다. 앞으로 3~12개월 이내에 사망할 것으로 예측된 사람의 90% 이상이 실제로 그 기간 내에 사망한 것이다. 12개월 이상 살 것으로 예측된 사람의 경우도 마찬가지였다. 주목할 점은 알고리즘에 사용된 정답이 절대적으로 확고한 데이터, 즉, 평가된 20만 명 환자에 대한 실제 사망 시점이었다는 점이다. 그리고 이 결과는 나이, 시행된 시술 및 영상 검사, 입원 기간 등 전자건강기록에 있는 구조화된 데이터만으로 얻어진 것이었다. 이 알고리즘은 심리 상태, 삶에 대한 의지, 보행 능력, 악력 등의 개인적 특성이나 여러 수명 관련 변수는 말할 것도 없고, 검사실 검사 결과, 병리 결과 또는 영상 판독 결과도 이용하지 않았다. 만약 알고리즘이 이러한 자료를 모두 활용했다면 아마도 정확도는 훨씬 더 높아졌을 것이다.

인공지능을 이용한 사망 알고리즘은 완화의료 분야에 거대한 변화를 예고하고 있으며, 케어스코어CareSkore사를 비롯해 사망 시점 예측을 목표로 하는 많은 회사가 존재한다. 하지만 입원 기간 동안 누가 사망할지를 예측하는 일은 신경망이 의료 시스템의 전자 기록 데이터를 통해 예측할 수 있는 많은 업무 중 단 한 가지 사례에 불과하다.[6] 구글Google의 연구팀은 대학병원 세 곳과의 협업을 통해 11만 4,000명의 환자에 대한 21만 6,000건 이상의 입원 기록과 470억 개에 달하는 데이터 포인트를 이용해 다수의 DNN 예측을 수행했다. 그 결과 환자의 사망 가능성, 재원 기간, 예상치 못한 재입원, 퇴원 시 최종 진단명의 예측에 관한 정확도가 모든 병원에서 상당히 높고 일관되게 나타났다.[7] 독일의 한 연구진은 4만 4,000명 이상의 환자를 대상으로 딥러닝을 사용해 수술 후 원내 사망, 신부전, 출혈 합병증을 정확하게 예측했다.[8] 딥마인드 에이아이DeepMind AI는 미국 보훈부와 협력하여 70만 명이 넘는 퇴역군인의 임상 경과를 예측하고 있다.[9] 인공지능은 또한 환자가 심장 이식 후 생존할지 여부를 예측하고,[10] 전자건강기록과 염기 서열 데이터를 결합해 유전 진단을 용이하게 하기 위해 사용되고 있다.[11] 물론 과거에는 해당 데이터에 수학적 모델링과 로지스틱 회귀 분석을 적용했지만 훨씬 더 큰 데이터세트와 함께 기계학습과 딥러닝을 사용해 정확도가 향상되었다.

이는 광범위한 영향을 미칠 수 있다. 싯다르타 무케르지Siddhartha Mukherjee는 "알고리즘이 대부분의 인간보다 사망률의 패턴을 더 잘 이해할 수 있다는 생각에 내재된 일말의 불편함을 떨치기 어렵다"고 말했다.[12] 분명히 알고리즘은 환자와 의사가 완화치료나 회복을 목표로 하는 모든 치료 과정에서 의사 결정을 내리는 데 도움을 줄 수 있다. 또한 중환자실, 소생술 또는 인공호흡기와 같은 의료 시스템의 자원 활용에도 영향을 미칠 수 있다. 반면 의료 보험 회사가 보험금 지급 용도로 이러한 예측 데이터를 사용할지도 모른다는 우려의 목소리도 점차 커지고 있다.[13]

병원비는 미국 의료비 항목 중 1위로, 3조 5000억 달러의 연간 의료비 지출액 중 거의 3분의 1을 차지한다. 병원비에서 인건비가 가장 큰 비중을 차지하긴 하지만 최초 입원이건 재입원이건 입원의 감소는 여러 인공지능 프로젝트에서 주요 목표가 되었다. 퇴원 30일 이내에 재입원하면 보험료 지급을 받을 수 없기 때문에 경제적인 요인이 주된 이유이다. 입원을 제한하려는 시도가 환자의 경과에 부정적인 영향을 미칠지에 대한 우려가 있으며, 실제로 논쟁이 발생하기도 했다.[14]

여러 연구에서 퇴원 후 1개월 이내 재입원 가능성 예측에 도전했고, 특히 의사들이 포착하지 못한 지표를 찾으려 노력했다. 예를 들어, 뉴욕시의 마운트시나이병원에서 수행한 연구에서는 전자건강기록, 약제, 검사 결과, 시술 기록, 생체 징후를 사용했는데, 비교적 작은 규모의 코호트에서 83%의 정확도를 보였다.[15] 이후 훨씬 더 많은 30만 명의 환자 자료가 딥알 애널리틱스DeepR Analytics DNN[16]을 훈련하고 검증하는 데 사용되었으며, 이 신경망은 닥터에이아이DoctorAI[17]와 딥케어DeepCare 등에 비해 우수한 결과를 보였다. 재입원 가능성을 예측하는 것은 인공지능을 이용한 개별 환자 사례 관리와 더불어 많은 스타트업 기업 및 대학에서 추구하는 목표이다. 특히 인터마운틴 헬스케어Intermountain Healthcare, 피츠버그대학 메디컬센터, 서터헬스Sutter Health 등이 이러한 알고리즘의 구현을 목표로 하는 선두 주자들이다.

보다 과감한 목표는 전형적인 증상이 없는 환자에서 질병을 예측하는 것이다. 베이징 칭화대학의 한 연구팀은 18,000개 이상의 전자건강기록에서 얻은 데이터를 토대로 고혈압, 당뇨병, 만성폐쇄성폐질환, 부정맥, 천식 및 위염 등 6가지 흔한 질병을 정확하게 진단했다.[18] 약 30만 명의 환자를 8년간 추적한 대규모 코호트에서는 18가지 검사실 검사 결과에 DNN을 적용해 신장 질환을 비롯한 특정 질환을 정확히 예측할 수 있었다.[19] 마운트시나이 그룹은 130만 명 환자의 전자건강기록을 이용해 당뇨병, 치매, 대상포진, 겸상 적혈구 빈혈, 주의력 결핍 장애 등 5가지 질병을 매우 높은 정확도로 예측했다. 이러한 질병을 예방하려면 두 가지 전제 조건을 만족해야 한다. 즉, 전자건강기록, 검사실 검사 결과, 그리고 기타 데이터를 사용하는 알고리즘이 엄격한 검증을 거쳐 이러한 질병 발생을 실제로 정확히 예측할 수 있음을 입증해야 하며, 효과적인 치료법이 존재해야 한다. 두 가지 전제 조건이 모두 충족된다면, 알고리즘은 질병으로 인한 인적 부담을 줄일 뿐 아니라 비용 절감을 추구하는 고용주와 보험 회사를 돕는 데도 유용할 것이다. 그러나 현시점까지의 모든 예측은 실제 임상 환경이 아닌 기계의 기존 데이터세트를 기반으로 한 가상환경에서 이루어졌다. 여러 임상 경과의 예측에 관한 15건의 연구 결과(표 9.1)를 보면, 표본 크기와 정확도 수준이 다양하게 나타났으며 대부분의 연구에서 통계적 방법론상의 결함이 확인되었다.[20] 인공지능이 임상 경과를 얼마나 잘 예측할 수 있을지는 아직까지 알 수 없다.

내 장인어른의 이야기로 다시 돌아가 보면, 완전히 간과되었던 그의 중증 간질환은 첫 입원 시 확인된 심각한 칼륨 수치 저하로 예측할 수 있었을지 모른다. 심지어 인공지능 알고리즘은 아직까지 규명되지 못한 근본적인 원인을 파악할 수 있었을지도 모른다. 하지만 내 장인어른 삶의 마지막 이야기는 알고리즘으로는 결코 포착되지 않을 여러 요인을 상기시키기도 한다. 검사 결과, 간부전, 나이, 무반응을 근거로 의사는 그가 결코 깨어나지 않을 것이며 며칠 안에 임종을 맞게 되리라 말했다. 장인어른이 입원 중에 임종을 맞이할 것이라는 알고리즘의 예측은 결국 적중했을 것이다. 하지만 그러한 예측이 장인어른이나 다른 환자가 아직 살아 있는 동안 우리가 해야 할 일을 모두 알려주지는 않는다. 인간의 생사 문제에 기계와 알고리즘을 개입시키기는 어려우며, 사실 그러한 개입만으로는 충분하지도 않다. 의사들의 암울한 예측에도 불구하고 그는 다시 살아났고, 대가족이 모여 그의 생일을 축하할 수 있었으며, 추억과 웃음, 그리고 애정을 공유할 수 있었다. 나는 '힐링 터치'가 그의 부활에 영향을 미쳤는지 알 수 없지만, 내 아내와 딸은 그 효과를 확신한다. 그러나 그의 생명을 유지하기 위한 노력을 포기했

예측	환자 수	AUC	참고문헌
병원 내 사망률, 계획되지 않은 재입원, 입원 기간 연장, 퇴원 시 최종 진단명	216,221	0.93[*] 0.75[+] 0.85[#]	Rajkomar et al., Nature NPJ Digital Medicine, 2018
3~12개월간 전체 사망률	221,284	0.93[^]	Avati et al., arXiv, 2017
재입원	1,068	0.78	Shameer et al., Pacific Symposium on Biocomputing, 2017
패혈증	230,936	0.67	Horng et al., PLOS One, 2017
패혈 쇼크	16,234	0.83	Henry et al., Science, 2015
중증 패혈증	203,000	0.85[@]	Culliton et al., arXiv, 2017
클로스트리디움 디피실 감염	256,732	0.82[++]	Oh et al., Infection Control and Epidemiology, 2018
질병 발생	704,587	다양	Miotto et al., Scientific Reports, 2018
진단	18,590	0.96	Yang et al., Scientific Reports, 2018
치매	76,367	0.91	Cleret de Langavant et al., J Internet Med Res, 2018
알츠하이머병 (+ 아밀로이드 영상)	273	0.91	Mathotaarachchi et al., Neurobiology of Aging, 2017
항암 화학 요법 후 사망률	26,946	0.94	Elfiky et al., JAMA Open, 2018
133개 질병 발생	298,000	다양	Razavian et al., arXiv, 2016
자살	5,543	0.84	Walsh et al., Clinical Psychological Science, 2017

AUC(area under the curve, 곡선 아래의 면적), 정확성 지표, 환자 수: 훈련 데이터세트 + 검증 데이터세트, [*]병원 내 사망률, [+]계획되지 않는 재입원, [#]입원 기간 연장, [^]전체 환자, [@]구조화 및 비구조화 데이터, [++]미시간대학

표 9.1: 임상 결과를 예측하기 위해 인공지능을 사용한 15개 연구 사례.

다면, 존은 가족을 다시 만나고, 작별 인사를 나누고, 깊은 애정을 표현할 기회를 잃었을 것이다. 이러한 기회가 지닌 의미를 가늠할 수 있는 알고리즘은 없다.

의료 노동 인력 및 업무 흐름

인공지능은 병원과 대형 의료 시스템에서 사망 및 주요 임상 경과를 예측하는 수준을 넘어 활용되고 있다. 2017년 의료 산업은 전체 일자리 수를 기준으로 했을 때 소매업을 넘어 미국에서 가장 큰 규모의 산업으로 자리매김했다.[21] 의료 산업에 고용된 인원은 1600만 명 이상이며, 2017년과 2018년에는 30만 개가 넘는 새로운 일자리가 창출되었다. 미국인 8명 중 1명꼴로 의료 산업에 종사하고 있는 셈이다.[22] 미국 노동 통계국의 전망에 의하면, 향후 10년간 가장 높은 성장률이 기대되는 직업은 간병인personal care aides(75만 4,000명), 가정 방문 요양사home health aides(42만 5,000명), 의사 보조physician assistants(4만 명), 임상간호사nurse practitioners(5만 6,000명), 물리치료 보조사physical therapy assistant(2만 7,000명) 등 건강과 관련된 직업이다. 현재 미국의 연간 의료비는 3조 5000억 달러 이상이며, 이 중 인건비가 가장 큰 비중을 차지하고 있다. 따라서 많은 사람들이 인공지능을 이용해 운영을 자동화하고, 걷잡을 수 없이 늘어나는 비용을 절감할 수 있는 방안을 모색하리라는 건 쉽게 예측 가능하다. 하버드대학의 캐서린 배이커 Katherine Baicker는 "헬스케어 분야의 일자리를 늘리려는 목표는 헬스케어 서비스를 저렴하게 유지하려는 목표와 양립할 수 없다"고 말했다.[23]

일부 경제학자들은 헬스케어 분야에서 인공지능으로 대체되는 직종의 수에 비해 새롭게 창출되는 직종의 수가 비슷하거나 더 많을 것이라고 전망했다. 그러나 인공지능의 대표적인 권위자인 리카이푸의 견해는 다르다.

"인공지능은 비용을 거의 들이지 않고도 우리 업무의 절반가량을 더욱 잘 수행할 수 있음이 곧 확실해질 겁니다. 이는 아마도 인류 역사상 가장 빠른 변화가 되겠지만, 우리는 아직 이러한 변화를 맞이할 준비가 되지 않았습니다."[24]

병원, 의원, 그리고 대형 의료 시스템은 보험 회사에 제출할 올바른 청구 코드를 찾을 목적으로 사람을 고용해 의무 기록의 내용을 요약한다. 또한 보험금 징수 및 청구 관리를 위해 많은 수의 전담 직원을 고용한다. 미국 청구전문가학회American Academy of Professional Coders의 회원은 17만 5,000명 이상인데 이들은 평균 5만 달러의 급여를 받으며 의료비 청구서를 작성한다. 놀라운 점은 미국에서 청구서 작성에 소요되는 비용은 20달러 이상으로, 전체 외래 진료비의 15%에 해당한다는 사실이다. 응급실 진료의 경우에는 더욱 심각한데, 청구서 작성 비용이 전체 진료비의 무려 25% 이상을 차지한다.[25] 전체적으로 볼 때, 미국 의료비의 20% 이상이 행정과 관련되어 있다.[26] 수작업을 통한 수술실 스케줄 작성이나 외래 및 입원 병동의 근무 스케줄 작성은 너무나도 비효율적이다. 환자가 전화를 통해 예약을 잡는 과정의 대부분은 자연어 처리로 가능하며, 상담사는 필요한 경우에만 연결해주면 된다. 이미 일부 의료기관에서 진료 예약에 대한 노쇼no-show(예약 후 나타나지 않음 – 옮긴이)를 예측하기 위해 알고리즘을 사용하는데, 이는 지키지 않은 예약이 너무 많은 유휴 인력을 만들어내기 때문이다. 병원의 간호사 호출 버튼을 대체하거나 보완하기 위해 이노비아Inovia에서 개발한 아이바AIVA라는 가상 음성 보조원도 생산성 향상에 도움이 될 수 있을 것이다.[27]

이러한 모든 운영 상황에 인공지능의 참여와 효율성 업그레이드가 필요하다. 이미 몇 가지 시도가 이루어지고 있다. 한 예로 큐벤투스Qventus를 들 수 있는데, 이들의 플랫폼은 전자건강기록, 인력 배치, 스케줄 작성, 청구 시스템, 간호사 호출 장치 등으로부터 얻은 다양한 데이터를 이용해 병원의 응급실, 수술실, 약국에서의 업무 진행을 예측한다. 이 회사는 병원 내 낙상 환자의 수,[28] 진료를 못 받고 응급실을 떠나는 환자의 비율, 진료 대기 시간 등의 지표를 뚜렷하게 개선했다고 주장한다.[29] 컨버사 헬스Conversa Health, 아야스디Ayasdi, 피시스 테크Pieces Tech, 제이비온Jvion과 같은 회사 또한 이러한 운용 업무 개선에 인공지능을 사용하며, 효율성 향상 및 환자 참여 증진을 도모하고 있다.[30]

인공지능을 이용해 의료 업무 흐름을 개선한 사례로 워싱턴 DC의 최대 의료 시스템인 메드스타 헬스MedStar Health가 응급실에서 시작한 프로그램을 들 수 있다. 일반적인 응급 환자는 자신의 병력과 관련해 대략 60건 정도의 의무 기록을 가지고 있다. 따라서 의료진이 이를 검토하고 파악하기 위해서는 상당한 시간이 걸린다. 메드스타MedStar는 전체 환자 기록을 신속하게 검토하고 환자의 증상에 대처하기 위한 권고사항을 제시하여, 의사와 간호사로 하여금 실제 환자를 돌보는 데 시간을 할애하도록 하는 기계학습 시스템을 개발했다.[31] 또 다른 예로 의료 영상의 인공지능 기반 자동화를 언급할 수 있는데, 이는 단지 MRI 판독만을 의미하지는 않는다. 미국 식품의약처FDA의 승인을 얻은 아테리스Arterys의 딥벤트리클Deep Ventricle 알고리즘은 심장의 혈류를 신속하게 분석함으로써 혈액 채취를 통한 수동 측정으로 1시간가량 걸리던 복잡한 과정을 15초짜리 영상 검사로 줄였다.

의료 영상 검사의 업무 흐름 역시 현저히 개선되고 있다. 딥러닝 알고리즘을 사용한 영상 재구성을 통해 검사와 처리 과정에 소요되는 시간을 감소시킬 뿐 아니라 영상의 질을 개선하고, 이온화방사선 노출을 상당히 줄일 수 있을 것이라는 주장이 여러 보고서에서 제기되었다. 이러한 상황이 현실화된다면, 이는 인공지능이 안전성, 편리성, 그리고 비용 절감의 가능성을 증진하는 최초의 사례가 될 것이다.[32] 다른 하나는 항암 방사선 치료이다.

유니버시티 칼리지 런던과 딥마인드DeepMind의 연구진은 자동화된 딥러닝 알고리즘을 사용해 영상 검사의 분할 처리 속도를 현저하게 높임으로써 두경부암 환자에 대해 숙련된 방사선 종양 전문의와 유사한 수준의 성적을 보이면서 상당한 시간을 절약했다.[33] 이미지 분할을 위해 딥러닝 알고리즘을 사용하면 알고리즘 및 전문가 감수에 의존해 온 기존의 방법에 비해 영상 검사의 정확도와 업무 흐름을 모두 개선할 가능성이 크다.

앞에서 살펴본 바와 같이, 주요 질환의 발생을 실시간으로 예측하는 것은 인공지능이 추구하는 또 다른 목표이다. 이는 병원에서 매우 중요한데, 여러 병원에서 고심하는 주요 난제의 하나가 바로 입원 중 감염된 경우인 병원 감염의 치료이기 때문이다. 병원에서 흔히 발행하는 치명적인 감염인 패혈증은 미국 중환자실 입원 원인의 10%를 차지한다. 이를 치료하는 데 연간 100억 달러 이상이 소요되지만 실패로 끝나는 경우가 빈번하다. 패혈증은 미국의 입원 환자 전체 사망 원인의 20~30%에 해당되지만, 적절한 항생제가 투여되어 효과가 나타나는 건 고사하고, 항생제가 선택되기도 전에 환자 상태가 급속도로 악화될 수 있기 때문에 시기적절한 진단이 필수적이다. 존스홉킨스 의과대학의 수치 사리아Suchi Saria가 수행한 후향적 연구에서는 패혈증으로 확진된 5만 3,000명의 입원 환자에서 얻은 생체 징후, 전자건강기록, 검사실 검사 결과, 임상 정보 등의 데이터를 이용해, 이 질환이 좀 더 조기에 진단될 수 있었는지를 분석했다. 유감스럽게도 알고리즘의 정확성(ROC ~ 0.70)은 그다지 만족스럽지 못했다.[34] 미국에서 두 번째로 치명적인 병원 감염인 클로스트리디움 디피실Clostridium difficile 역시 인공지능의 대상이다. 현재까지 나온 데이터는 좀 더 긍정적으로 보인다. 미국에서는 매년 45만 명 이상이 클로스트리디움 디피실에 감염되며, 이들 중 약 3만 명이 목숨을 잃는다.[35] 에리카 셰노이Erica Shenoy와 제나 윈스Jenna Wiens는 대형 병원 두 곳에 입원한 37만 4,000명의 환자를 대상으로 각각 4,000

개 이상의 구조화된 전자건강기록의 변수를 사용해 위험 예측 알고리즘을 개발했다. 두 병원의 ROC는 각각 0.82와 0.75였고, 기관별로 상이한 특성이 다수 확인되었다.[36] 클로스트리디움 디피실 감염 위험이 높은 경우, 의료진에게 이를 자동으로 경고함으로써 향후 이 치명적인 감염의 발생률이 감소할 것으로 기대된다.

간병인이나 원내 환경으로 인해 25명 중 1명꼴로 발병하는 병원 감염 예방도 병원의 중요한 과제이다. 예를 들어, 우리는 손 씻기를 거르거나 게을리하는 것이 병원 감염을 유발하는 주요 요인임을 알고 있다. 스탠퍼드대학의 앨버트 헤이그Albert Haque와 그의 동료들은 "시각 기반의 스마트 병원을 향하여"라는 논문에서 영상과 심도 센서, 그리고 딥러닝 및 머신 비전을 이용해 스탠퍼드대학병원 의료진의 손 위생을 눈에 띄지 않게 추적했다. 이 기술은 95%가 넘는 정확도로 손의 청결도를 정량화할 수 있었다(그림 9.1).[37] 이러한 센서는 적외선을 사용해 목표물까지의 거리에 기반한 실루엣 이미지를 만들어 내며, 추후 병원 복도, 수술실, 병실 침대 등에 설치되어 컴퓨터 비전을 이용한 감시 체제 구축에 활용될 수 있을 것이다.

특히 딥러닝 기반의 머신 비전은 역동적이고 시각적인 병원 환경의 패턴을 학습하는 데 유용할 것으로 보인다. 중환자실 역시 머신 비전이 활용될 수 있는 주요 대상이다. 강화학습은 이전에 임상적으로 관리하기 힘들고 불규칙한 과정이던 기계 환기로부터 환자 이탈weaning(인공 호흡기 사용을 점진적으로 줄여 환자 스스로 호흡할 수 있도록 하는 과정 – 옮긴이)을 자동화하기 위한 데이터 기반 수단으로 사용되어 왔다.[38]

환자 감시용 비디오는 환자가 기관내(호흡) 튜브를 빼낼 위험성과, 생체 징후로 포착되지 않는 다른 변수를 파악하는 데 도움이 될 수 있으며, 이를 감지해야 하는 간호사의 부담을 줄여준다. MIT의 컴퓨터과학 및 인공지능 연구소computer science and artificial intelligence laboratory, CSAIL에서 개발한 중환

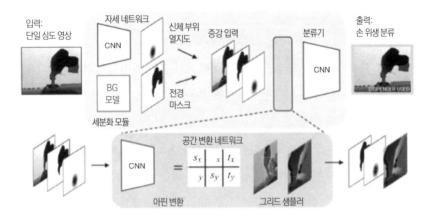

입력:
단일 심도 영상

자세 네트워크

CNN

BG
모델

세분화 모듈

신체 부위
열지도

전경
마스크

증강 입력

분류기

CNN

출력:
손 위생 분류

DISPENSER USED

공간 변환 네트워크

CNN $=$ $\begin{array}{ccc} s_x & x & t_x \\ y & s_y & t_y \end{array}$

아핀 변환

그리드 샘플러

그림 9.1: 머신 비전으로 분류된 손 씻기 활동.

출처: A. Haque et al., *Towards Vision-Based Smart Hospitals: A System for Tracking and Monitoring Hand Hygiene Compliance*, arXiv (2017): https://arxiv.org/abs/1708.00163.

자실 중재ICU Intervene DNN은 환자가 언제 기계 환기나, 혈압 상승을 위한 승압제 및 급속 수액 공급을 필요로 할지를 예측하는 데 도움을 준다.[39] 또 다른 CSAIL 알고리즘은 재원기간을 줄이고 사망을 예방할 목적으로, 중환 자실에서 일반 병실로 옮기는 최적의 시점을 결정하는 것을 돕는다.[40] 또한 카메라를 이용한 자동감시나 생체 징후의 알고리즘 처리도 중환자실을 주 대상으로 시도되면서 간호사들의 업무 부담을 줄이고 있다.

　우리는 아직 주변 센서를 이용한 머신 비전의 초기 단계에 머물고 있지 만, 이런 형태의 인공지능은 환자의 안전과 효율성을 향상시키는 데 유용 할 것으로 전망된다. 머신 비전이 변화시킬 가능성이 있는 또 다른 일상적 병원 업무로 환자에게 중심정맥카테터를 삽입하는 행위가 있다. 이 시술은 매우 침습적이어서 감염 위험뿐만 아니라 폐 허탈(폐의 일부가 팽창된 상태 를 유지하지 못하고, 부피가 줄어 쭈그러든 상태 – 옮긴이)이나 대동맥 손상 등 의 합병증 위험도 상당히 높다. 머신 비전은 멸균 상태를 유지하고, 도관이 적절한 위치에 삽입되는지 확인해 안전성을 향상시킬 수 있다. 수술실 역시 머신 비전 시스템을 활용해 업무 흐름에 따른 인력과 장비를 지속적으로 추적하는 방식으로 변화할 수 있다.[41] 또한 인공지능 비전을 통해 고위험 환자의 불안정한 움직임에 대한 주의를 환기시켜 병원 내 낙상을 예방하는 방안도 추진되고 있다.

뇌졸중의 조기 진단 및 치료를 위한 자동화 경보 역시 비슷한 상황이다. 미국 식품의약청은 비즈.에이아이가 개발한 알고리즘을 승인했는데, 이 알고리즘은 CT 분석을 통해 뇌졸중의 징후를 파악해 신경과 의사를 비롯한 의료진이 영상 검사를 받고 있는 환자에서 뇌졸중의 발생 여부와 유형을 신속하게 파악하도록 돕는다. 뇌 손상에 의한 사망자를 줄이기 위한 혈전용해제 투여나 혈전절제술thrombectomy의 효과는 이미 입증되어 있으므로, 이러한 인공지능 도구는 중재술에 적합한 특정 뇌졸중의 치료 시작을 앞당기는 데 도움이 된다. 이는 매우 중요한 목표인데, 혈전이 혈액 공급을 차단하면 1분당 약 200만 개의 뇌세포가 소실되기 때문이다.[42] 뇌졸중 진단에서 좀 더 일찍 응급구조요원이 환자에게 루시드 로보틱 시스템Lucid Robotic System을 사용할 수도 있는데, 이는 환자의 머리에 부착되어 초음파를(귀를 통해) 뇌에 전달하는 장치이다. 이것은 2018년 미국 식품의약청의 승인을 얻었으며, 인공지능 패턴 인식을 통해 뇌졸중 진단에 도움이 되고, 혈전 제거 가능성을 사전에 병원에 알리는 데에도 유용하다.[43]

병원 안팎에서의 의료 업무 흐름에 발생할 수 있는 또 다른 큰 변화는 인공지능으로 인해 비의사 의료인들이 더 많은 업무를 수행할 수 있는 권한을 갖게 되는 것이다. 미국에는 약 70만 명의 의사가 있지만, 의사 인력의 거의 50%에 육박하는 약 10만 명의 의사 보조와 24만 명의 임상간호사도 있다. 의료진을 지원하기 위해 수많은 인공지능 알고리즘이 개발되고 있기 때문에 앞으로 이들 세 집단은 보다 동등한 입장에서 활동하게 될 것이며, 향후 몇 년간 의사 보조와 임상간호사의 역할이 커질 것이다.[44] 의료 시스템에 인공지능을 도입하는 일과 관련된 비판은 새겨들을 필요가 있다. 사용자 연구, 잘 설계된 시스템, 위험과 편익을 포함하는 모델에 기초한 신중한 의사 결정의 전달이 필요하다. 의료 인공지능의 도입은 이러한 중요한 단계의 상당 부분이 누락되어 환자의 일상적 치료에 심각한 악영향을 미쳤던 전자건강기록의 도입과는 다르다.

일반 병실을 쓸모없게 만들다

우리는 병원, 적어도 오늘날 우리가 알고 있는 병원의 계획적인 "소멸"에 있어 훨씬 더 대담해지고 있다.[45] 중환자실, 수술실, 응급실은 분명히 필요하지만, 오늘날 병원의 대부분을 차지하는 일반 병실은 쉽게 대체 가능하다. 세인트루이스에 있는 머시 병원Mercy Hospital의 가상 진료 센터에서 다가올 미래를 엿볼 수 있다.[46] 이곳의 의사와 간호사는 환자와 대화하고, 각 환자의 모든 정보를 그래프로 표시한 모니터를 주시하며, 알람에 응답한다. 그러나 병상은 없다. 여기는 2015년 3억 달러를 들여 개원한 미국 최초의 가상 병원이다. 환자는 중환자실에 입원하거나 본인의 자택 침실에 있을 수도 있으며, 면밀한 모니터링의 대상이거나 철저한 조사의 대상일 수도 지만 모두가 원격으로 추적 관찰된다. 환자가 증상이 없더라도 인공지능 감시 알고리즘이 경고를 탐지해 의료진에게 알릴 수 있다. 패혈증이나 심장 기능 저하가 진단되기 전부터 그 가능성을 실시간으로 원격 감지하기 위해 첨단 알고리즘을 사용한다는 사실은 무척 매력적이다. 원격 관찰이란 말이 다소 냉정하게 들릴지 모르지만 실제로는 그렇지 않았다. "터치 없는 따뜻함touchless warmth"이란 개념이 자리잡은 것이다. 가상 치료센터의 간호사들은 장기간에 걸쳐 많은 환자들과 정기적으로 개별 상호작용을 하고 있으며, 환

자들은 간호사에 대해 "마치 50명의 조부모님을 둔 것 같다"고 말한다.[47]

급성 질환을 동반한 노인을 제외하면, 노인들이 요양 시설에 입주해야 하거나 간병인이 자주 방문해야 할 필요 없이 인공지능을 활용해 자신의 집에서 생활하면서 잘 지내는 능력을 지원할 수 있도록 하는 노력이 집중되고 있다. 걸음걸이, 맥박, 체온, 기분, 인지, 신체 활동 등을 추적 관찰하는 센서와 알고리즘을 개발하는 스타트업이 아주 많다. 또한 시력과 청력을 향상시키기 위한 인공지능 도구는 노인들이 감각 자극을 보다 잘 인지할 수 있도록 해 그들의 안전을 보장하고 삶의 질을 개선할 수 있다. 예를 들어, 시력이 매우 나쁜 노인이 에이폴리Aipoly 앱을 사용해 스마트폰으로 물체를 가리키면, 인공지능은 이를 식별해 음성으로 신속하게 안내한다. 색상의 경우도 마찬가지이다. 누군가가 넘어졌는지 감지할 수 있는 센서를 바닥에 내장할 수도 있다. 그리고 애완동물 형태의 로봇 도우미는 물론 알렉사Alexa와 유사한 기능을 지닌 엘리큐ElliQ(로보틱스라는 스타트업의 제품) 같이 특수하게 설계된 음성 도우미 역시 노인의 독립적인 생활을 향상시키기 위한 하드웨어 인공지능의 사례이다.[48]

임상 경과의 원격 관찰은 향후 매우 광범위하게 활용될 수 있다. 병원의 하루 입원비는 평균 4,700달러에 달하기 때문에 환자에게 원격 관찰을 위한 장비와 데이터 사용에 대한 비용을 지불하도록 하는 제도의 경제적 근거를 제시하는 일은 그다지 어렵지 않다. 게다가 환자는 병원 감염의 위험에 노출되거나 끊임없이 울리는 알람 소리로 인해 잠 못 이루는 밤을 경험할 걱정 없이 자신의 집에서 편안히 지낼 수 있다. 그럼에도 불구하고 세인트루이스의 병원은 이러한 형태를 갖춘 유일한 병원이며, 중환자실 침대를 필요로 하지 않는 환자에게 이런 서비스를 우선적으로 제공하려는 움직임 역시 거의 없다. 이는 몇 가지 문제가 우리를 막고 있기 때문인데, 여기에는 기술적 문제와 각종 규제가 모두 포함된다. 소테라 와이어리스Sotera Wireless사의 비지Visi와 같이 모든 생체 징후를 자동으로 추적 관찰하는 시스템이 승인되어 현재 많은 의료 시스템에서 사용되고 있긴 하지만, 미국 식품의약청의 승인을 받은 가정용 기기는 아직 없다. 가정용으로 승인된 정확하고 저렴하며 원격 모니터링 설비와 통합되는 자동식 장비가 나올 때까지 우리는 이러한 서비스를 사용하기 어렵다. 아마 단기적으로 더 중요한 문제는 그러한 원격 관찰에 대한 보험금 지급 모델의 부재과 메디케어 및 민간 보험 회사가 새로운 코드를 설정하고 승인받는 과정에서 직면하게 되는 오랜 시간 지연일 것이다.

보험 회사 및 고용주

가정에 의료용 인공지능을 도입하는 것에 보험급여의 지급 문제가 있다 해도 주도권을 지닌 지배 세력, 즉, 의료 보험 회사와 고용주들은 인공지능의 도입을 통해 많은 이익을 얻을 가능성이 높다. 그들의 동기는 단순하다. 비용을 절감하기만 하면 되는 것이다. 일반 대중은 보험 회사에 대해 매우 부정적인 감정을 가지고 있는데, 그 이유는 모든 환자들이 자신이 필요하다고 느끼는 서비스의 제공을 거절당하거나 자신이 받는 치료에 대해 매우 부분적인 보험 적용만을 받기 때문이다. 우리는 분명 지불을 거부하거나 보험급여를 삭감하는 새로운 알고리즘 따위는 필요 없다. 비록 인공지능이 이 분야에서 그런 용도로 활용될 수밖에 없다 할지라도 말이다.

미국의 37개 지역 계획을 총괄하는 보험회사 블루크로스블루실드협회 Blue Cross Blue Shield Association의 고문으로서, 나는 인공지능이 선별 기능 목적으로 사용되기 시작하는 사례를 보았다. 여기에는 당뇨병 환자를 위한 보다 지능적인 알고리즘의 제작이 포함되는데, 이 알고리즘은 현재 운영 중인 시스템과 같이 규칙 기반 방식일 뿐 아니라 개인의 일상 체중, 수면, 영양,

스트레스, 신체 활동과 같은 여러 주요 변수를 포함하여 딥러닝을 통해 예측까지 가능한 시스템이다. 당뇨병을 퇴치하기 위한 알고리즘 개발에 전념하는 회사인 온듀오Onduo와의 협력은 그러한 관심을 반영한다. 실제로 당뇨병은 가장 흔한 고비용 만성 질환이기 때문에, 몇 가지 프로그램에서는 당뇨병의 효과적 조절과 관리를 위해 가상 코칭 서비스를 제공하는 회사인 버타Virta, 리본고Livongo와 협력했다(11장 참조).

2017년 말 유나이티드헬스 그룹의 수뇌부를 방문했을 때, 신임 CEO인 데이비드 위치먼David Wichmann은 내게 그룹이 여러 특정 사안에 인공지능을 어떻게 적용하고 있는지 보여주었다. 이들은 외래 진료실에서 자연어 처리를 이용해 키보드 사용을 대체하려 하는데, 나는 시연 과정을 보며 그 가능성을 확신할 수 있었다. 다양한 건강 관련 기능을 지닌 유나이티드 헬스 브랜드의 아마존 에코Amazon Echo 서비스는 블루크로스와 마찬가지로 인공지능 음성 플랫폼을 의도적으로 사용한 또 다른 예이다. 유나이티드는 2017년 말 사비셰르파Savvysherpa를 인수하며 몇몇 선도적인 당뇨병 관리 회사에 막대한 투자를 하기도 했다. 사비셰르파는 연속 혈당 센서를 이용하여 보다 저렴한 비용으로 적어도 혈당 조절에 대해서는 더 좋은 결과를 얻을 수 있는 2형 당뇨병 관리 알고리즘을 개발한 기업이다.

블루크로스와 유나이티드헬스는 미국에서 가장 큰 두 개의 의료보험회사이다. 두 보험 회사에는 거의 1억 7000만 명의 미국인이 가입되어 있는데, 거대한 규모로 인해 이들은 새로운 기술을 적용하는 것에 신중한 움직임을 보이는 경향이 있다. 두 보험 회사는 자체 사업을 보다 효율적으로 운영하기 위해 자회사의 의료 서비스와 빅데이터(예, 옵텀헬스Optum Health) 연구뿐만 아니라 인공지능 도구도 활용하고 있다. 하지만 보험회사는 인공지능이 환자를 직접 대면하지 않는 영역이 아니라 실제 헬스케어에서 어떻게 구현되는지에 가장 큰 관심을 보인다. 물론 환자와 대면하지 않는 부서의 기능 역시 앞으로 더욱 발전할 것이다. 어콜레이드 헬스Accolade Health는 병의원을 찾는 일부터 청구서와 보험 문제 처리에 이르기까지 의료 시스템 전반에 걸쳐 맞춤형 안내를 제공하는 헬스 어시스턴트Health assistant란 스마트폰 앱으로 고객 서비스 처리 방식을 바꾸고 있다.

인공지능 기술이 보험 운영의 일부가 되면서 이 기술이 환자에게 문제를 초래할지도 모른다는 우려가 생겼다. 각 개인의 건강 위험에 따라 환자 집단을 나누고 개별 보험료를 인상할 목적으로 인공지능 분석을 사용할 수 있다는 점이 특히 걱정스럽다. 건강에 대한 예측이 향상되고 있는 현시대에는 위험도를 기반으로 개인을 차별하지 못하도록 규제가 필요할 것이다. 고용주와 의료 보험 회사에 의한 유전적 차별로부터 개인을 보호하기 위한 연방법의 제정에 수년이 걸렸으나 이는 아직까지 불완전한 상황이다. 생명 보험과 장기 장애 보장 보험에서는 유전 정보를 기반으로 차별이 가능하기 때문이다. 그리고 비록 건강보험개혁법에서 보험 적용 범위 고려 시 기존 병력을 배제하는 조항을 만들었지만, 이는 트럼프 행정부가 분명히 밝힌 바와 같이 아직 확정되지 않았다.[49] 이러한 맥락에서 다음으로 언급해야 할 우려의 대상은 개인별 위험 예측이다.

아마도 덜 위험하겠지만 여전히 걱정스러운 부분은 "웰니스wellness" 프로그램에 대한 의존이다. 이는 전반적으로 건강 증진에 대한 효과가 검증되지 않았음에도 불구하고 미국 내 대부분의 중소기업 및 대기업 고용주들이 운용하고 있다. 일반적으로 웰니스 프로그램은 걸음 수, 체중과 혈압 수치, 콜레스테롤 검사, 그리고 직원들의 참여도를 높이기 위한 몇 가지 방안(예, 직원이 내야 하는 보험료 추가 부담금)으로 구성된다. 그러나 웰니스의 정의는 모호하고, 해당 전략의 비용 대비 효과에 대해서도 심각한 의문이 제기되었다.[50] 해당 프로그램이 개선될 수 있는 한 가지 방법으로 가상 의료 코치 virtual medical coaches가 있으며, 이를 통해 각 개인에 대한 훨씬 세분화되고 깊이 있는 정보를 수집하고 활용할 수 있다. 여기서도 역시 고용주가 보험 회사를 통해 해당 데이터를 사용하여 개인에게 재정적으로 불이익을 줄 우려가 있으며, 이는 환자가 가상 의료 코치를 사용하는 데 중요한 걸림돌이 될 수 있다.

해외의 사례를 보면, 디스커버리 리미티드Discovery Limited는 좀 더 포괄적인 데이터로 경험을 쌓아온 비교적 소규모의 보험 회사로, 남아프리카에서 시작되었으나 현재 호주, 중국, 싱가포르, 영국에서도 기업 활동을 전개하고 있다. 이 회사의 바이탈리티Vitality 프로그램은 빅데이터 접근법을 사용하여 신체 활동, 영양, 검사실 데이터, 혈압, 그리고 최근에는 일부 개인에 대한 전장 유전체 염기 서열을 획득하고 분석한다. 추가된 정보가 임상 경과를 개선했다는 보고는 아직 없으나, 이는 향후 보험 회사가 어떤 방향으로 변화할지를 보여주는 사례가 될 수 있다.

국가적 차원에서의 의료 인공지능

의학 분야의 인공지능은 전 세계 군사, 사이버, 초강대국 지배에서의 인공지능만큼 주목을 받지 못했다. 후자에 대해 블라디미르 푸틴은 "이 분야의 리더가 세계의 지배자가 될 것"이라고 단언했다.[51] 우리의 목표는 세계 지배가 아니라 더 낮은 비용으로 사람들을 더 건강하게 하는 데 있다. 그리고 이러한 흐름은 전 세계에서 일어나고 있다. 캐나다는 토론토대학의 제프리 힌튼과 동료들, 그리고 현재 구글, 우버, 페이스북, 애플을 비롯한 여러 선도적 테크 기업에서 인공지능 분야의 뛰어난 리더 역할을 하고 있는 수십 명의 졸업생들을 배출하여 딥러닝의 진원지가 되어 왔다. 힌튼은 인공지능이 헬스케어에 혁명을 일으킬 것으로 믿고 있으며, 그의 회사인 벡터Vector는 토론토의 병원 곳곳에 있는 방대한 데이터세트에 신경망을 사용하고 있다. 그가 소속된 피터 멍크 심장 센터Peter Munk Cardiac Centre는 인공지능 기반의 환자 원격 모니터링을 통한 심혈관 질환 관리를 중점 연구하고 있다. 힌튼의 학생 중 한 명인 브렌던 프레이Brendan Frey가 창업한 딥지노믹스Deep Genomics는 유전체 해석에 인공지능을 사용한다.[52] 이들은 캐나다의 인공지능 헬스케어를 선도하는 여러 기관과 기업 중 일부에 불과하다.

의료 분야 인공지능의 커다란 변화는 미국 밖에서 일어날 가능성이 높다. 특히 인도나 중국과 같은 나라가 변화의 중심에 설 것으로 보인다. 인도는 의사 대 환자 비율이 인구 1,000명당 0.7명에 불과해 중국(1.5명)의 절반에 못 미치고 미국(2.5명)에도 크게 못 미친다. 인도에서 인공지능의 잠재력은 클라우드 기반 심장 질환 진단의 트리콕 헬스Tricog Health, 자궁경부암 자동 진단의 아인드라 시스템스Aindra Systems, 조기 유방암 진단의 니라마이Niramai, 원격 모니터링의 텐쓰리티Ten3T 등 다양한 기업 활동으로 나타나고 있다. 세계 최대 규모의 안과 진료 네트워크인 아라빈드 안과병원Aravind Eye Hospital에서 구글과 함께 수행한 선구적인 연구는 당뇨병성 망막병증 진단용 딥러닝 알고리즘의 기반이 되었다. 현재 4억 명 이상이 이 질환에 걸릴 위험에 처해 있지만 대다수가 검진을 받지 못하고 있는 실정이다.[53]

그러나 의료 분야 인공지능의 주도권을 쥐고 있는 것은 중국이다. 그 배경에는 여러 중요한 요인이 있는데, 비교 불가할 정도로 많은 양의 데이터 수집(시민들은 데이터 수집을 거부할 수 없다), 정부와 벤처의 대규모 자금 투자, 대부분의 주요 대학에 마련된 대규모 인공지능 프로그램, 상당히 느슨한 규제 환경 등을 열거할 수 있다.[54] 하지만 가장 중요한 점은 인공지능에 대한 수요이다. 중국 의료 영상 인식 업체 이투Yitu의 린 첸시Lin Chenxi는 다음과 같이 말했다. "중국은 의료자원이 매우 부족하고 편중되어 있어 최상위 자원이 각 성의 수도에 몰려 있습니다. 만약 인공지능이 지방 도시의 병원에서 사용될 수 있다면, 이는 진료 수준을 훨씬 높일 수 있을 겁니다."[55]

중국 내 안과 의사의 수는 인구 100만 명당 20명에 불과하며, 이는 중국 전체 인구에 대한 각 과 전문의 비율이 미국과 비교해 3분의 1 이하인 전반적 현황을 잘 드러낸다. 중국은 130곳 이상의 의료 인공지능 기업을 활용해 의료 시스템의 효율성과 접근성을 제고하고 있다.[56]

이 모든 것의 이면에는 엄청난 지원이 있다. 2018년 중국 정부는 전 세계 인공지능 분야의 선두 주자로 발돋움하겠다는 선언문을 발표하면서, 아폴로 11호 달 착륙선의 자체 개발에 비견될 정도의 노력을 쏟아붓고 있다.[57] 미국이 인공지능 전문지식을 가진 컴퓨터과학자를 훨씬 더 많이 보유하고 있기 때문에 중국과 미국 간 역량에 차이가 있었지만, 그 격차는 빠르게 좁혀지고 있다. 2014년 이후 DNN에 대한 논문은 미국보다 중국에서 더 많이 발표되었다. 중국은 현재 인공지능 관련 특허 출원 및 민간 투자에 있어 미국에 이어 두 번째이다.[58] 양국의 공룡 테크 기업의 독과점 양상 역시 비슷하다. 텐센트Tencent는 페이스북과, 바이두Baidu는 구글과, 알리바바Alibaba는 아마존과 닮은 꼴이다. 중국의 인공지능이 거둔 성과는 미국만큼 국제적인 명성을 얻지 못할 수 있지만, 중국이 영상 및 음성 인식 분야에서 이루어낸 발전은 주목할 만하다.

지금까지 의료 분야에서의 결과는 놀랍다. 광저우 병원은 전국 환자로부터 얻은 3억 건의 기록(〈이코노미스트〉에서 중국을 "데이터의 사우디아라비아"로 칭한 것은 당연한 일이다)으로 훈련된 인공지능을 수술의 거의 모든 부분, 즉, 환자 기록 정리, 위챗WeChat 봇과의 상호작용을 통한 진단 추정, 안면 인식을 통한 환자 식별, CT 영상 판독, 수술실 업무 흐름에 활용하고 있다.[59] 텐센트는 의료 영상 진단과 신약 개발에 매우 적극적이며, 미래를 선도하는 병원인 위닥터 그룹WeDoctor Group을 후원했다. 안저 영상 판독 회사인 복셀클라우드VoxelCloud 역시 텐센트의 지원을 받고 있으며, 중국 노동 연령 인구에서 시력 상실의 주요 원인인 당뇨병성 망막병증의 인공지능 선별 검사를 광범위하게 실시하고 있다. 현재까지 가장 집중적으로 의료 사업에 뛰어든 인공지능 기업은 음성 인식 분야의 글로벌 대표주자인 아이플라이텍 iFlytek이다. 이 회사는 2018년에 샤오이Xiaoyi라는 인공지능 로봇을 출시했는데, 이 로봇은 중국 의사면허시험에 커트라인보다 96점 높은 456점으로 합격했다.[60] 아이플라이텍은 중국 전역의 일반의 및 암 전문의로 하여금 샤오이의 개별 환자 데이터 습득 및 분석 기능을 활용하도록 할 계획이다. 종양 영상 전문의 총총 우chongchong Wu가 설립한 스타트업인 페레닥PereDoc은 이미 20개 중국 병원에 의료 영상 알고리즘을 설치했다.[61] 앤트 파이낸셜Ant Financial이란 기업은 고객 만족 분야에서 인간의 성과를 넘어서는 챗봇을 보유하고 있다.[62] 앤트 파이낸셜은 안저 인식 인공지능 알고리즘을 만드는 미국 회사인 아이베리파이EyeVerify (졸로즈Zoloz로 사명 변경)를 인수하기도 했다. 중국에서 의료 인공지능의 영향력이 점차 확장됨에 따라 감시 혹은 데이터 프라이버시의 잠재적 침해에 대한 우려 또한 제기되어 왔다. 예를 들어, 앤트 파이낸셜의 세 자릿수 신용 점수는 의료 데이터와 연계될 수 있다. 대부분의 도시에 100미터마다 설치되어 있는 비디오카메라를 이용해 개인의 고유 번호를 안면 인식, DNA 정보, 홍채 인식 및 기타 생체 정보와 연계할 수 있는 것이다.[63] 하지만 이렇게 광범위한 인공지능 인식 및 감시가 임상 경과 개선으로 이어진다는 근거는 아직까지 없다.

의료 인공지능을 추진하는 나라가 인도와 중국만은 아니다. 프랑스와 영국은 인공지능 발전을 위해 상당한 자원을 투입해 왔고, 의료용 인공지능의 우선순위와 목적을 분명히 했다. 2018년 "의미 있는 인공지능을 위하여"라는 프랑스 정부 정책과 상당한 규모의 투자(약 20억 달러)를 발표한 다음, 에마뉘엘 마크롱Emmanuel Macron은 와이어드Wired 잡지와 인터뷰를 가졌다.[64] 편집장인 니콜라스 톰슨Nicholas Thompson은 다음과 같은 질문을 던졌다. "가장 인상적이면서 이건 정말 중요해지겠다는 느낌을 갖게 한 인공지능의 사례를 말씀해주시겠어요?" 마크롱은 대답했다. "아마도 의료겠지요. 이제 개인 맞춤형 예방과 치료가 가능해졌으니까요. 그동안 의료 분야에서는 몇 차례 혁신이 있었습니다. 개선된 분석을 통해 앞으로 걸릴 수 있는 병을 예측하고, 이를 예방하거나 더 나은 치료를 받을 수 있게 되었죠. 인공지능이 가져올 의료 시스템의 혁신은 전면적인 변화를 초래할 겁니다. 새로운 방식으로 사람들을 치료하고, 다양한 질병을 예방하며, 의사를 대신한다기보다는 잠재적 위험을 줄이게 되겠죠."[65]

영국 또한 인공지능의 미래에 많은 투자를 하면서 헬스케어를 강조하고 있다. 영국 정부가 의료 분야에 중점을 둔 4대 도전 과제를 발표했을 때, 테레사 메이Theresa May는 다음과 같이 선언했다. "대량의 데이터를 사람보다 빠르고 정확하게 분석하는 스마트 기술의 발전은 완전히 새로운 의학 연구 분야를 열어주며 질병과의 전쟁에서 사용할 수 있는 새로운 무기를 제공합니다."[66] 2018년 나는 영국의 NHS와 함께 영국 의료 서비스의 미래에 관한 기획 작업에 참여하고, 특히 향후 20년간 인공지능 및 기타 의료 기술의 영향이 영국의 노동 인구에 미치는 영향에 대해 검토해 달라는 의뢰를 받았다.[67] 변화와 적응에 대한 확고한 의지를 가진 단일 건강보험 의료 시스템single-payer healthcare system에서 윤리학자, 경제학자, 교육자와 더불어 인공지능, 디지털 의료, 유전체학 및 로봇학의 리더와 함께 일하는 것은 흔치 않은 기회였다. 최종 보고서는 2019년에 발표되었으며, 여기에서 우리는 환자, 의료진, 그리고 전 국가적 의료 시스템 등 모든 영역에 미칠 영향을 전망했다.

나는 여기서 국가별로 나누어 접근했으나 언젠가 모든 국가의 의료 데이터가 통합되는 모습을 꿈꾼다. 세계화는 의료 인공지능의 잠재력, 즉 전 지구적 의료 지식 자원을 극대화하기 위한 최선의 방법이다. 현재까지 진행된 대부분의 의생명과학 연구는 유럽 혈통을 대상으로 이루어졌기 때문에 이를 바탕으로 다른 혈통을 지닌 사람에 대한 결과를 추론하기 어렵다는 문제가 있다. 하지만 데이터의 세계화는 이러한 문제를 해결해 줄 수 있다. 만약 그러한 의료 지식 자원에 모든 인류 구성원의 치료 및 결과에 관한 포괄적인 데이터가 포함된다면, 인공지능은 최근접 이웃 분석을 통해 "디지털 쌍둥이digital twins"를 찾아낼 수 있을 것이다. 디지털 쌍둥이란 위험 인자를 지니거나 주요 질병으로 새롭게 진단된 사람과 인구학적, 생물학적, 생리학적, 해부학적으로 가장 닮은 개인을 말한다. 쌍둥이의 치료 성적에 대한 지식은 우리와 후손들에게 보다 나은 예방과 치료를 약속할 것이다. 프라이버시, 데이터 보안, 그리고 문화 간 공유에 대한 우려를 고려할 때 전 세계 인구를 대상으로 이러한 자원이 구축될 가능성은 매우 낮다. 비록 작은 규모이긴 하지만 우리는 암 분야에서 템퍼스 랩스가 이러한 시도를 하고 있는 모습을 보고 있다(7장 참조). 모든 질환에 대해서 지역적 경계가 허물어지는 것을 상상하는 것은 지나치게 야심 찬 시나리오일 수도 있다. 그러나 개연성이 매우 낮다 하더라도 이러한 가능성을 인식하는 것만으로도 개연성을 높이는 데 도움이 될 수 있을지 모른다. 디지털 쌍둥이를 통해 최선의 치료법을 찾아냄으로써 환자의 임상 경과가 명백하게 개선된다는 사실이 확인된다면, 의료 시스템 전반에 걸쳐 이러한 인프라를 최우선적으로 개발하기 위한 실질적인 노력이 가시화될 것이다.

지금까지 의료 시스템 수준에서의 기회에 대해 살펴봤으므로 이제는 그 상류upstream에 해당하는 신약 개발, 그리고 개선된 치료 및 건강과 질병의 기전에 대한 통찰을 제시하는 과학에 관해 논의할 차례이다. 인공지능은 이러한 분야에서도 많은 영향을 끼치기 시작했으며, 시간이 지남에 따라 임상 경과와 진료 효율을 더욱 개선할 것이다.

10장

심층 발견

사람들은 '기술＋빅데이터＋기계학습＝과학'이라 생각하지만, 그렇지 않다.
—존 크라카우어John Krakaur

　　최근 의생명과학 분야는 방대한 데이터세트의 등장으로 인해 기계학습과 인공지능의 사용이 필수가 되었다. 예를 들어, 다양한 "오믹스omics"(유전체학genomics, 단백질체학proteomics 등)로 구성된 다차원 생물학 데이터의 암 유전체 지도Cancer Genome Atlas는 3만 명이 넘는 환자에서 생성된 2.5페타바이트 이상의 데이터를 포함한다.[1] 누구도 이 많은 데이터를 다 들여다볼 수는 없다. 록펠러대학의 암 전문의이자 신경과학자인 로버트 다넬Robert Darnell은 "자폐증과 같은 질병의 원인에 대한 우리의 지식은 생물학자와 비슷한 수준에 불과합니다. 과학자들이 기껏 10개의 질문을 할 수 있을 때 1조 개의 질문을 던질 수 있는 기계의 힘은 마치 게임 체인저와도 같습니다"라고 말했다.

　　병리과나 영상의학과 같은 패턴 중심 의료 분야의 의료진들은 인공지능에 의한 즉각적이며 지속적인 변화에 직면해 있지만, 과학자들은 아직까지 별다른 영향을 받고 있지 않으며, 인공지능은 아직 보조 역할에 머물러 있을 뿐이다. 팀 아펜젤러Tim Appenzeller가 〈사이언스〉에 기고한 바와 같이 인공지능은 아직 "과학자의 조수"에 불과하다. 하지만 인공지능은 많은 도움을 줄 잠재력이 있다. 2017년 〈사이언스〉의 표제는 "인공지능, 과학을 혁신하다AI Transforms Science"였다. 인공지능은 "인공지능 신경과학을 창출"했을 뿐 아니라 곧 알게 되겠지만 "발견 프로세스에 박차를 가했다." 실제로 〈사이언스〉는 "완전히 자동화된 과학에 대한 전망"을 제시하며, "지칠 줄 모르는 조수가 곧 어엿한 동료가 될지 모른다"라고 주장했다.[2]

인공지능 동료는 아직은 먼 이야기처럼 들리지만 과학과 발견에 인공지능을 활용하기 위한 노력은 인공지능이 과학자를 대체할지 여부와 상관없이 빠르게 진행되고 있다. 실제로 인공지능의 적용은 의료 분야에 비해 생명과학 분야에서 훨씬 더 빠른 속도로 이루어지고 있다. 기초과학은 임상시험을 통한 검증을 필요로 하지 않는다. 의료계의 수용이나 이행, 또는 규제기관의 감시가 필요하지도 않다. 비록 모든 과학적 발견이 임상에 적용되지는 못했지만, 이러한 발전은 궁극적으로 진료 형태에 막대한 영향을 미칠 것이다. 그 방식은 효율적인 약물 개발이나 건강 및 질병의 생물학적 기전에 관한 설명일 수 있다. 이제 이 조수가 그동안 무슨 일을 했는지 알아보자.

생물학적 오믹스와 암

유전체학 및 생물학 분야에서 인공지능은 기계의 눈을 통해 연구자가 볼 수 없는 것을 보고, 인간의 능력으로는 불가능한 방식으로 대용량 데이터를 자세히 검토하며 과학자에게 점점 더 중요한 동반자가 되고 있다.

대규모 데이터를 다루는 유전체학 분야는 기계의 도움을 얻기에 매우 적합하다. 우리 모두는 유전학 데이터의 보고寶庫이다. 인간의 유전체는 모계와 부계에서 유래한 A, C, G, T로 구성된 60억 개의 염기 서열, 즉 문자열로 이루어져 있는데, 이 중 98.5%는 단백질을 만들어내지 않는다. 최초의 인간 유전체 지도를 확보한 지 10년 이상 지났지만, 우리는 아직 그 기능을 완전히 이해하지 못한다.

초기 딥러닝 유전체 프로젝트의 하나인 딥-시Deep-SEA는 단백질을 만들어내지 않는 DNA의 기능 식별에 주력했다. 2015년 프린스턴대학의 지안 주Jian Zhou와 올가 트로얀스카야Olga Troyanskaya는 비코딩 DNA 염기 분류에 대한 여러 중요한 연구 성과를 바탕으로 DNA 서열이 염색질chromatin과 어떤 상호작용을 하는지 예측하는 알고리즘을 발표했다. 염색질은 DNA를 압축해 저장하고, 이를 다시 풀어내 RNA로 전사하고, 단백질로 번역하는 것을 돕는 커다란 분자로 구성된다. 따라서 염색질과 DNA 서열 사이의 상호작용은 DNA 서열에 주요한 조절 역할을 부여한다. UC 어바인의 컴퓨터과학자 샤오후이 시Xiaohui Xie는 이 성과를 "유전체학 분야 딥러닝 적용의 이정표"라 칭했다.[3]

이러한 개념의 또 다른 초기 성과로 자폐증 스펙트럼 장애의 유전체학에 대한 연구가 있다. 이 연구 이전에는 높은 근거 수준의 자폐증 관련성을 지닌 유전자가 65개에 불과했다. 알고리즘은 자폐증 스펙트럼의 증상에 관여하거나 심지어 원인이 될 가능성이 있는 유전자 2,500개를 확인했다. 또한 이 알고리즘은 자폐와 관련이 있는 유전자-유전자 상호작용을 파악할 수 있었다.[4]

딥러닝 역시 염기 서열 분석 후 인간 유전체에서 확인된 변이를 해석하는 기본 과제에 도움을 주고 있다. 가장 널리 사용되는 도구는 GATK라고 알려진 유전체 분석 도구 키트이다. 2017년 말 구글 브레인Google Brain은 GATK를 비롯한 기존 도구를 보완한 딥배리언트DeepVariant를 출시했다. 딥배리언트는 돌연변이와 오류를 찾아내고, 염기 서열의 진위 여부를 파악하기 위해 통계적 접근 방식을 사용하는 대신, 표준 유전체reference genome를 기반으로 염기 서열을 차곡차곡 "쌓아놓은 이미지"를 통해 컨볼루션 신경 망convolutional neural network, CNN을 훈련시키고, 연구자가 변이를 확인하고 자 하는 새로운 염기 서열 분석 결과를 시각화한다(GATK 등 기존의 염기 서열 분석 툴은 염기 서열을 A, T, G, C의 문자들로 이루어진 서열, 즉 문자열로 처리한다. 반면 딥베리언트는 염기 서열이 배치되어 있는 그 자체를 하나의 이미지로 처리하여 이미지 분석에 사용되는 딥러닝 방법론인 컨볼루션 신경망을 통해 분석한다 – 옮긴이). 이러한 접근법은 GATK에 비해 염기 서열의 정확성과 일관성이 뛰어났다. 딥배리언트는 오픈 소스 프로그램이지만 많은 연산 작업으로 인해 GATK 대비 CPU 가동 시간이 두 배로 소요되며, 이로 인한 비용 증가 때문에 현 시점에서는 아쉽게도 확장성이 크지 않다.[5]

유전자 변이가 질병 유발 가능성이 있는지 결정하는 일은 무척 어렵고, 특히 변이가 유전체의 비코딩 영역에 있는 경우에는 훨씬 더 어렵다. 현재 이 어려운 작업을 돕기 위한 인공지능 알고리즘이 10개 이상 존재하지만, 질병을 유발하는 변이의 식별은 아직 해결되지 않은 중요한 과제 중 하나이다. 앞서 언급한 프린스턴대학 연구팀은 비코딩 요소 변이가 유전자 발현 및 질병 위험에 미치는 영향을 예측하여 유전체학 분야의 딥러닝을 한 단계 더 발전시켰다.[6] 유전체 기업인 일루미나Illumina의 연구진은 인간의 질병을 유발하는 돌연변이의 예측 정확성을 향상시키기 위해 비인간 영장류의 유전체 분석에 딥러닝을 이용했다.[7]

DNA 기반 유전체학이 딥러닝과 기계학습이 적용되는 유일한 오믹스 분야는 아니다. 딥러닝은 유전자 발현, 전사 인자 및 RNA 결합 단백질, 단백질체학, 메타유전체학(특히 미생물체), 단일 세포 데이터를 포함한 모든 생물학적 정보에 이미 적용되어 왔다.[8] 딥시퀀스DeepSequence와 딥배리언트는 각각 돌연변이의 기능적 효과를 이해하거나 유전체 변이를 정확하게 파악할 수 있는 인공지능 도구로, 모두 이전 모델의 성능을 능가한다.[9] 딥바인드DeepBind는 전사 인자의 예측에 사용된다. 디파인DeFine은 전사 인자와 DNA의 결합을 정량화하며, 비코딩 변이의 기능성 평가에 도움을 준다. 또한 DNA 및 RNA 결합 단백질의 특이성, 단백질 서열로부터 단백질 백본protein backbone, 여러 세포 유형에 걸친 DNase I 과민성을 예측한 곳도 있다.[10] 딥시피지DeepCpG는 후성유전체의 단일 세포 메틸화 상태에 대해 분석했고,[11] 염색질의 표지와 메틸화 상태도 예측되었으며,[12] 단일 세포 RNA 서열 데이터 분석이라는 어려운 과제도 딥러닝 신경망을 통해 개선되었다.[13] 각 오믹스 내의 상호작용과 오믹스 간의 상호작용은 무한한 듯 보이며, 단일 세포 내에서 유전자가 상호작용하는 무수한 방식을 이해하기 위해 기계학습은 점점 더 많이 사용되고 있다.[14]

인공지능과 유전체 편집의 조합은 더욱 강력한 효과를 보였다. 마이크로소프트 리서치Microsoft Research는 엘리베이션Elevation이란 알고리즘을 개발했는데, 이는 DNA를 편집할 때 인간 유전체 전반에 걸친 표적 외 효과off target effect를 예측하고, 이에 따라 DNA 가닥을 편집하고 CRISPR(크리스퍼, "일정한 간격을 두고 주기적으로 분포하는 짧은 회문 반복 서열clustered regularly interspaced short palindromic repeats"의 약자로, 특정 염기 서열을 인지하여 해당 부위의 DNA를 절단하는 제한효소를 의미한다 – 옮긴이) 편집을 위한 가이드 RNA를 설계하는 데 이상적인 위치를 예측하는 것으로 나타났다.[15] 이것은 대개 기계학습을 사용한 다른 여러 CRISPR 설계 알고리즘을 능가했다. 이러한 알고리즘은 실험 생물학의 정밀도 향상을 위해서도 중요하지만 혈우병haemophilia, 겸상적혈구 빈혈sickle cell anemia, 지중해 빈혈thalassemia과 같은 질병에 대한 CRISPR 시스템 편집을 시도하는 많은 임상 연구에서 중요한 역할을 할 것이다.

영상 인식이 기계학습의 핵심 강점의 하나라는 사실을 생각하면 그다지 놀라운 일은 아니겠지만, 영상 인식은 형태를 구분하고, 유형을 나누고, 계보를 결정하고, 혈액 내 희귀 세포를 식별하고, 세포가 살아 있는지 죽었는지 구별하는 등 세포 분석에 중요한 역할을 담당한다.[16] 세포의 내부 작용은 성장, 유전자-유전자 상호작용, 기타 기능 등을 예측하는 딥러닝 알고리즘인 디셀DCell이 주력해 온 분야이다.[17]

암은 기본적으로 유전체 변이에 의한 질환이므로 종양학 영역에서 인공지능의 도입은 특히 큰 이득이 되었다. 뇌종양인 교모세포종glioblastoma에 시도된 바와 같이 종양의 염기 서열 데이터 해석에 도움을 줄 뿐 아니라, 암의 기원과 생물물리학에 대한 새로운 통찰을 제시하기도 했다.[18]

종양의 DNA 메틸화 데이터 역시 인공지능을 이용한 암의 분류에 매우 유용한 입력 자료임이 입증되었다. 병리과 의사는 기본적으로 슬라이드의 조직 샘플을 이용해 뇌종양을 진단한다. 하지만 이 과정은 많은 어려움을 수반한다. 예를 들어, 병리과 의사가 이전에 경험하지 않았다면 진단에 어려움을 겪을 수 있는 여러 희귀 암이 존재한다. 종양은 정상과 비정상 세포가 혼재된 모자이크로 존재하는데, 조직 검사는 통상적으로 종양의 불완전한 샘플을 얻을 뿐이다. 그리고 슬라이드를 시각적으로 검토하는 과정은 주관적일 수밖에 없다. 베를린 샤리테병원의 데이비드 카퍼David Capper와 동료들이 실시한 2018년의 기념비적 연구 결과, 종양 표본의 전장 유전체 메틸화를 확인하여 전체 82종의 뇌종양을 93% 정확도로 분류했는데, 이는 병리과 의사의 정확도를 훨씬 능가하는 수준이었다. 그 후 기계에 의해 확인된 DNA 메틸화 상태는 인간이 분류한 종양의 70% 이상을 재분류해야 하는 결과를 얻었는데, 이는 치료 결정과 예후 예측이 상당히 달라질 수 있음을 의미한다.[19] 해당 연구 결과는 암생물학 실험과 임상 진료 모두에 중요한 영향을 미친다.

우리는 인공지능의 도움으로 암의 진화에 대해 상당히 많이 알게 되었다.

178명의 환자를 대상으로 시행된 한 연구에서는 전달 학습 알고리즘transfer learning algorithm을 통해 암의 진화 과정에 숨겨진 신호를 확인해 환자 예후를 파악할 수 있게 되었다.[20] 그러나 인공지능이 과대광고되는 오늘날 이 결과는 연구가 진행된 영국에서 〈익스프레스Express〉 1면에 "암과 로봇의 전쟁Robot War on Cancer"이란 황당한 제목으로 보도되었다.[21] 한편 인공지능 도구는 암 체세포 돌연변이를 발견하고[22] 암 유전자 상호작용의 복잡성을 이해하는 데에도 도움을 주었다.[23]

인공지능 암 연구에서 주목할 만한 마지막 사례를 살펴보자. 연구자들은 세포가 암세포로 진행할지 여부를 예측하기 위해 복잡한 생물학적 시스템을 사용했다. 이들은 종양 발병에 관한 개구리-올챙이 모델을 사용하여 올챙이 개체군을 3가지 시약의 조합으로 처리했으며, 이를 통해 개구리 유충의 멜라닌세포를 암과 유사한 형태로 발달하도록 하는 조합을 찾고자 했다. 개체군 수준에서 모든 올챙이가 암에 걸리지는 않았지만, 연구진은 특정 올챙이의 모든 멜라닌세포가 같은 방식으로 행동한다는 사실, 즉 모두 암이 되거나 혹은 모두 정상적으로 발달한다는 사실에 놀랐다. 이들은 유기체의 세포 중 일부만 암으로 진행되는 중간 형태를 유발하는 시약의 조합을 밝혀내고자 한다.

정답 데이터를 얻기 위해 몇 차례 연구를 시행한 다음, 이들은 인공지능 모델을 사용하여 576개의 가상 실험을 수행했고, 다양한 시약의 조합에 대한 배아 발달을 시뮬레이션했다. 이 실험은 하나를 제외하고 모두 실패했다. 하지만 이 무수한 인공지능 실험 중에서 모든 세포가 동일한 방식으로 분화하지 않는, 마치 암과 같은 표현형을 예측한 모델이 있었으며, 이는 전향적으로 완전히 검증되었다. 이 연구를 주도한 볼티모어 카운티 소재 메릴랜드대학의 다니엘 로보Daniel Lobo는 이렇게 말했다. "시스템을 제어하는 정확한 기전에 대한 완전한 모델에도 불구하고, 과학자들의 힘만으로는 원하는 결과에 필요한 정확한 약물 조합을 찾을 수 없었을 거예요. 이 실험은 우리가 특정한 결과를 얻기 위해 필요한 정확한 중재 방법을 찾는데 인공지능 시스템이 어떻게 도움을 줄 수 있는지를 입증한 셈이죠."[24]

신약 발굴 및 개발

신약 후보 물질의 발견과 검증은 의생명과학에서 중대한 도전 중 하나로, 분명 가장 많은 비용이 소요되는 분야이다. 엄청난 비용과 높은 실패 위험 때문에 약물 개발 비용이나 이에 수반하는 어려움을 줄여줄 것으로 예상되는 모든 기술은 신속히 채택된다. 10년 전에는 신약 후보 물질을 빠르게 대량 선별하기 위해 하드웨어, 즉 로봇공학에 많은 투자를 했지만 지금은 알고리즘 자동화에 중점을 두고 있다. 2018년 기준으로 60곳 이상의 스타트업과 16군데 제약회사가 신약 발굴에 인공지능을 활용하고 있다.[25] 올챙이로 암을 연구한 연구자들과 마찬가지로, 이들은 인공지능을 사용해 의생명과학 문헌을 검토하고, 컴퓨터를 이용해 수많은 분자 구조를 분석하고, 표적 외 효과와 독성을 예측하고, 세포 분석을 대규모로 행하면서 방대한 양의 데이터에서 필요한 정보를 찾고 있다. 강력한 효능을 지닌 분자를 더 빠르게 개발하는 방법도 개발되고 있다(분자 설계 자동화). 심지어 인공지능 기반의 화합물 선별이 임상전 동물 실험의 필요성을 현저하게 줄여주리라는 희망적인 예비 결과도 있다.[26] 이들 기업의 인공지능 전략은 매우 다양하므로 대표적 사례만을 간단히 검토해 인공지능이 지닌 잠재적 영향을 확인하고자 한다(표 10.1 참조).[27]

자연어 처리를 이용해 의생명과학 문헌과 화학 물질 데이터베이스에 나와 있는 약물 및 분자에 대한 모든 정보를 습득하는 것이 시작이다. 인간의 편견이 없는 무가설 상태hypothesis-free에서 모든 데이터를 분석한다는 점

또한 인공지능의 장점이다.

하늘에 있는 별은 지상의 모래알보다 많다고 한다. 작은 분자들의 세계 역시 은하계와 비슷한 규모이다. 인간이 제조할 수 있는 약물의 속성을 가진 화합물의 수는 약 10^{60}개로, 태양계에 존재하는 원자 수보다 훨씬 더 많다(그림 10.1).[28] 이 화합물들은 인공지능을 적용하기에 완벽한 대상으로, 엑스사이언티아Exscientia와 같은 기업은 이들 화합물의 완전한 목록을 개발하고 있으며, 에피오다인Epiodyne사는 아직 만들어지지 않았으나 합성하기 용이할 것으로 판단되는 화합물 1억 개를 선별했다. 이런 일은 스타트

인공지능 기업	기술	협력사	적응증
아톰와이즈Atomwise	분자 구조에서의 DL	머크Merck	말라리아
베네볼런트AI BenevolentAI	연구 문헌에서의 DL 및 NLP	얀센Janssen	다수
버그BERG	환자 데이터로부터 바이오 마커의 DL	없음	다수
엑스사이언티아 Exscientia	리간드 활성의 베이지안 모델을 통한 생체특이적 화합물	사노피Sanofi	대사질환
GNS 헬스케어 GNS Healthcare	효능에 대한 베이지안 확률론적 추론	제넨테크 Genentech	종양
인실리코 메디슨 Insillico Medicine	약물 및 질병 데이터베이스로부터의 DL	없음	노화 관련 질병
뉴머레이트Numerate	표현형 데이터에서의 DL	다케다Takeda	중추신경계 질환, 종양, 소화기 질환
리커전Recursion	기계 시각 분석을 통한 세포 피노타이핑	사노피Sanofi	희귀 유전병
투사twoXAR	문헌 및 분석 데이터에서 DL 스크리닝	산텐Santen	녹내장

표 10.1: 신약 발굴을 위해 인공지능을 연구하는 선별된 회사 목록
DL(deep learning) – 딥러닝, NLP(natural-language processing) – 자연어 처리
출처: E. Smalley, "AI-Powered Drug Discovery Captures Pharma Interest," *Nat Biotechnol* (2017): 35(7), 604 – 605.

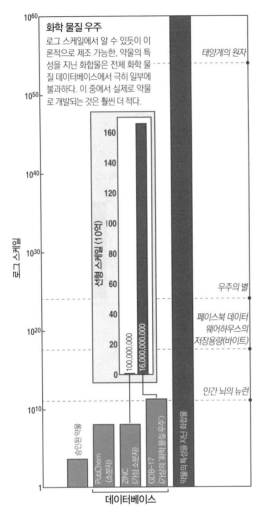

화학 물질 우주
로그 스케일에서 알 수 있듯이 이론적으로 제조 가능한, 약물의 특성을 지닌 화합물은 전체 화학 물질 데이터베이스에서 극히 일부에 불과하다. 이 중에서 실제로 약물로 개발되는 것은 훨씬 더 적다.

태양계의 원자

우주의 별

페이스북 데이터 웨어하우스의 저장용량(바이트)

인간 뇌의 뉴런

선형 스케일 (10억)

100,000,000

16,000,000,000

약물의 특성을 지닌 화합물

로그 스케일

승인된 약물

PubChem (소분자)

ZINC (가상 소분자)

GDB-17 (가상의 화학 물질 우주)

데이터베이스

그림 10.1: 화학 물질 데이터베이스와 기타 지표의 비교(로그 스케일)
출처: A. Mullard, "The Drug-Maker's Guide to the Galaxy," *Nature* (2017): 549(7673), 445–447.

업에서만 이뤄지는 게 아니다. UC 샌프란시스코의 브라이언 쇼이체트Brian Shoichet는 300만 개의 화합물 목록을 23개로 좁히는 진통제 발굴 프로젝트를 주도했다. 독일 뮌스터대학의 유기화학자들은 예측 가능하면서 빠르고 쉬운 화합물 합성을 위해 딥러닝을 사용해 왔다.[29] 인공지능 라이브러리 선별 기능을 지닌 케임브리지대학의 이브Eve라는 로봇은 항말라리아제의 작용에 대한 여러 근거를 찾을 수 있었다.[30] 스위스 베른대학의 장-루이스 레이몽Jean-Louis Reymond은 1660억 개 화합물의 데이터베이스인 GDB-17를 구축했는데, 이는 17개 이하의 원자로 구성된 화학적으로 합성 가능한 모든 분자를 의미한다. 최근접 이웃 알고리즘 분석은 알려진 약물과 유사한 효과를 가진 새로운 분자를 확인하기 위해 단 몇 분 안에 전체 데이터베이스를 검토할 수 있다. 레이몽의 데이터베이스에 있는 많은 화합물은 합성하기 매우 어려운 것으로 밝혀졌기 때문에 그는 이를 1000만 개의 쉽게 만들 수 있는 화합물 "간편 목록"으로 줄였다. 고작 1000만 개!

기계학습을 통한 화학 반응의 예측은 향상되고 있으며, 이는 2018년에 출간된 프린스턴대학의 애비게일 도일Abigail Doyle과 동료들의 연구 결과를 예로 들 수 있다. 그녀는 이렇게 간단하게 표현했다. "시작 물질, 촉매, 염기 등의 구조를 추출하면 소프트웨어는 이들 모두의 공통 서술어descriptor(공통의 화학적 특징)를 알아냅니다. 이게 바로 당신의 입력 데이터이고, 출력 결과는 반응의 수득률yield입니다. 기계학습은 이 모든 서술어를 (화학 반응의) 수득률과 매칭하며, 궁극적으로는 어떤 구조를 입력하더라도 해당 반응의 결과를 알려주는 것을 목표로 하고 있습니다."[31]

인실리코 메디슨Insilico Medicine은 공공 데이터베이스에서 7200만 개 이상의 화합물을 선별하고 한 쌍의 생성적 적대 신경망을 창의적으로 활용해 암 신약을 발굴하려 한다. 첫 번째 목표는 잠재적으로 치료 효과가 있는 분자의 선별이고 두 번째 목표는 이전에 특허 받은 화합물에 기반한 것들을 제외하는 것이다.[32]

유럽 최대 민간 인공지능 기업 중 하나인 베네볼런트AIBenevolentAI는 의생명과학 문헌과 화학 물질 데이터베이스를 면밀히 조사하는 자연어 처리법을 구축했다. 인공지능 약물 발굴에서 가장 인상적인 논문은 베네볼런트AI의 유기 화학자인 마빈 세글러Marwin Segler가 쓴 것이다.[33] 그는 뮌스터대학의 동료들과 함께 수백만 건의 사례에 기반하여 화학 반응의 진행 방식을 스스로 파악하는 딥러닝 알고리즘을 설계했다. 이는 이미 알려진 1200만 개 이상의 개별 유기 화학 반응으로부터 작은 유기 분자를 생성하기 위해 사용되었다.[34] 그들은 심지어 인공지능과 인간에 의한 합성 반응 경로를 구별할 수 있는지 알아보기 위해 이중 맹검 방식으로 권위 있는 두 연구 기관의 화학자들을 시험했으나 그 누구도 구별할 수 없었다. 마찬가지로, 글래스고대학의 르로이 크로닌Leroy Cronin의 연구팀은 새로운 화학 반응을 찾기 위해 기계학습을 사용하는 유기 합성 로봇을 설계했다.[35] 이 로봇은 화학자가 하루에 겨우 서너 번 할 수 있는 화학 반응 실험을 36번이나 할 수 있었다. 게다가 로봇은 결과를 예상하기 어려운 반응을 시도했다.[36] 데릭 로Derek Lowe는 이러한 혁신에 대해 다음과 같이 회상했다. "지적 작업이 자동화된 단순 작업으로 분류될 수 있다는 생각은 많은 화학자에게 모욕이자 위협으로 느껴질 겁니다. 그러나 인공지능의 사용은 실제로 분자를 만드는 방법에 대한 세부 사항에 집중하기보다 어떤 분자가 만들어져야 하고 왜 만들어져야 하는지와 같은 보다 높은 수준의 질문에 대해 생각할 여유를 줄 겁니다."[37]

영상 처리 기업인 리커전 파마슈티컬Recursion Pharmaceuticals은 알고리즘과 자동 현미경을 사용한 인간 세포에 대한 고속 처리 약물 검사를 토대로 세포와 핵의 크기 및 모양 같은 세부 정보를 얻는다. 또한 2,000개 이상의 분자를 모델링하여 어떤 분자가 유전병을 지닌 것처럼 만들어진 병든 세포를 건강해 보이는 세포로 전환시킬 수 있는지 알아냈다.[38] 이 회사는 이러한 전략으로 적어도 15개의 새로운 치료제 후보를 밝혀냈고, 그중 하나는 대뇌해면기형cerebral cavernous malformation에서 임상시험까지 추진되었다.

이름에서 알 수 있듯이 딥지노믹스Deep Genomics는 딥러닝에 유전체 앵커링 접근법genomic anchoring approach을 적용한다. 토론토에 본부를 둔 이 그룹은 브렌든 프레이Brendan Frey가 이끌고 있는데, 지난 2014년 인간 유전자 접합 코드human splicing code에 관한 인상적인 논문을 발표했으며 자폐증 스펙트럼 장애autism spectrum disorder와 척수 근육 위축spinal muscular atrophy과 같은 질병을 가진 환자에서 수천 개의 잠재적 표적을 도출했다.[39]

아톰와이즈Atomwise는 수백만 개의 분자를 선별하기 위해 딥러닝 알고리즘을 사용했으며, 이는 2017년 말까지 에볼라Ebola에서 다발성 경화증 multiple sclerosis에 이르는 질병에 대한 27개 이상의 신약 발굴 프로젝트로 이어졌다.[40] 이 회사의 신경망은 삼차원 모형을 이용하여 특정 질환의 분자적 기반과 긍정적으로 상호작용할 가능성이 가장 높은 72가지 약물 목록을 제공한다.[41] 스위스 연방 기술연구소Swiss Federal Institute of Technology의 기스버트 슈나이더Gisbert Schneider는 "자동화된 신약발굴이라는 개념은 의화학 프로젝트에서 시험 대상 화합물의 수를 대폭 줄이는 동시에, 편향성이 적은 적응형 분자 설계의 기반 확립에 도움이 될 수 있습니다"라고 지적했다.[42]

이러한 새로운 접근 방식은 새로운 민간-공공 협력을 촉진시켰다. 이 중 하나로 '의료 기회를 위한 치료 가속화Accelerating Therapeutics for Opportunities in Medicine'의 약어인 ATOM이란 조직이 있는데, 이는 복수의 학술 기관(듀크대학 및 툴레인대학)과 제약 회사(머크Merck, 애브비AbbVie, 몬산토Monsanto)를 모아 "현대 과학, 기술 및 공학, 슈퍼 컴퓨팅 시뮬레이션, 데이터 과학, 인공지능이 궁극적으로 의약품 개발 커뮤니티와 공유할 수 있는 단일 플랫폼으로 통합되는 항암제 발굴 다학제 접근법을 개발하고, 시험하고, 검증한다."[43] ATOM의 목표는 잠재적 약물 표적의 식별에서 이러한 표적에 작용하는 약물 후보 개발까지 걸리는 시간을 줄이는 것이다.[44] ATOM은 통상 4년이 소요되는 이 지난한 과정을 1년으로 줄이고자 한다. 프로젝트 서바이벌Project Survival은 버그 헬스BERG Health가 후원하는 공공-민간 컨소시엄으로, 바이오마커 발견과 질병의 조기 진단을 위해 암 환자에서 생물학적

표본을 수집하고, 7년 계획으로 각 환자의 임상 정보와 통합된 데이터를 조사한다.[45]

이 분야에서 인공지능의 사용은 신약 발굴의 간편화를 넘어 실험 약물의 올바른 투여량 예측에까지 확장된다. 최적의 약물 투여량은 나이, 성별, 체중, 유전적 특성, 단백질 유전 특성, 장내미생물과 같은 각 개인의 다양한 변수에 따라 달라질 수 있기 때문에 모델링과 딥러닝 알고리즘에 적합한 대상이다. 올바른 투여량의 파악은 약물-약물 상호작용의 가능성 때문에 더욱 어려워진다. 이미 UCLA, 스탠퍼드대학, UC 샌프란시스코, 버지니아 공과대학, 캔자스대학을 비롯한 여러 대학이 이 접근법을 사용하고 있다. 버지니아 공과대학의 요셉 바사가냐 리에라Josep Bassaganya-Riera는 다음과 같이 말했다. "모든 사람은 자신만의 특정 매개변수 집합을 가지므로, 우리는 개별 특성을 분석하기보다 그러한 특징으로 이루어진 고유의 조합이 무엇을 의미하는지 이해할 필요가 있으며, 기계학습이 도움이 될 겁니다."[46]

"인공지능은 알츠하이머 환자의 삶을 변화시키는 치료제 혁신을 약속한다"와 같은 신문 헤드라인처럼 인공지능과 신약 발굴에 대한 과대광고는 상당히 많다.[47] 하지만 베네볼런트AI와 같이 "약물 개발 일정을 4년 단축하고 제약 업계 평균과 비교해 효율성을 60% 향상시키기"와 같은 좀 더 현실적인 주장도 있다.[48] 신약 발굴이라는 목표를 향한 다양한 시도가 지닌 혁신적 잠재력의 실현 여부는 시간이 지나야 알 수 있을 것이다.

신경과학

인공지능과 뇌과학은 복잡한 배선도가 필요할 정도로 많은 공통점을 지닌다. 하지만 나는 그렇게까지 깊이 다루지는 않으려 한다. 신경과학은 이제는 너무나도 널리 알려진 인공 신경망의 개념이 도입된 이래 인공지능 연구자들에게 중요한 영감을 주고 있다. 그러나 이제 곧 살펴보겠지만, 신경과학과 인공지능(보다 넓은 의미의 컴퓨터과학은 말할 것도 없이)의 관계를 보면 한 분야의 지식과 혁신이 다른 분야를 변화시켜 왔으며 앞으로도 계속 그럴 것이라는 사실을 알 수 있다. 만일 '컴퓨터과학자'란 용어가 컴퓨터를 연구하는 과학자가 아닌 과학을 연구하는 컴퓨터를 의미하게 된다면, 이는 자기성찰적이면서 공생적이기까지 한 관계 때문일 것이다.

신경과학에서 인공지능의 사용은 급속도로 늘어나고 있다. 놀랍게도 많은 연구는 인간의 뇌가 아닌 초파리의 뇌를 대상으로 이루어진다. 특히 하워드 휴즈 의학 연구소Howard Hughes Medical Institute의 앨리스 로비Alice Robie가 수행한 연구는 실로 충격적이다.[49] 그녀는 40만 마리의 초파리를 촬영한 비디오에 기계학습과 머신 비전을 사용해 3가지 요소, 즉 유전자 발현, 특성, 그리고 이들 특성의 정확한 해부학적 근거를 매핑했다. 이를 통해 그녀는 움직임(뒤로 걷기 등)과 사회적 행동(암컷의 공격성 등)을 2,000개 이상의 유전적 표지자로 구성된 뇌 세포와 매치한 전뇌 지도whole-brain map를 만들었다.

뇌를 이해하는 것은 컴퓨터과학 문제를 이해하는 데에도 도움이 된다. 놀랍게도 대규모 정보 검색 시스템에서 유사한 이미지나 문서를 식별하는 "유사도 검색similarity search"이란 기본 연산 문제를 이해하는 데 초파리가 다시 한번 중요한 역할을 담당했다.[50] 이 경우는 이미지나 문서가 아니라 냄새였다. 초파리의 후각 시스템은 세 가지 비고전적 연산 전략을 사용하는 것으로 밝혀졌는데, 이는 한 가지 냄새에 태그를 달아 학습을 통해 유사한 냄새를 쉽게 인식하는 것이었다. 누가 최근접 이웃 컴퓨팅 검색이 초파리의 냄새 알고리즘과 공통점이 있으리라 상상했겠는가?

뇌를 이해하기 위한 인공지능의 주목할 만한 업적으로, 복잡한 인지 지각의 매핑 작업인 공간 내비게이션space navigation을 모델링하여 우리 신체 움직임의 속도와 방향에 대한 정보를 통합한 연구 성과를 들 수 있다. 이러한 작업을 위해 뇌는 주로 세 종류의 뉴런neuron에 의존한다. 첫째, 우리가 특정한 위치에 있을 때 발화fire하는 장소 세포place cell가 있다. 둘째, 머리의 방향을 알려주는 머리 방향 세포head-direction cell가 있다. 셋째, 아마도 가장 주목해야 할 격자 세포grid cell는 해마hippocampus에 완벽한 육각형으로 배열되어 있다. 해마는 뇌의 GPS라 불리기도 하는데, 이는 바로 격자 세포 때문이다. 이 세포는 우리가 육각형 격자 패턴을 형성하는 지점에 위치하게 되면 마치 우리의 뇌가 주위 환경을 인식할 때 사용하는 머릿속 지도처럼 발화한다.[51]

그러나 딥마인드의 연구진이 이에 대한 심층 연구를 시행하기 전까지 격자 세포의 작용 기전은 확실하지 않았다. 한 가지 중요한 질문은 격자 세포가 두 지점 간의 거리와 방향을 계산하는 데 도움을 주어 우리의 뇌가 한 지점에서 다른 지점까지의 최단 경로를 선택할 수 있게 하는지였다. 이것은 벡터 기반 내비게이션이라고 알려져 있는데, 경험적 근거가 없는 이론이었다. 벡터 기반 내비게이션이 실제 우리 뇌에서 작용하는지 알아보기 위해 딥마인드와 컴퓨터과학자들은 순환 신경망recurrent neural network을 훈련시켜 가상 환경에서 설치류의 위치를 알아내도록 했다. 그 결과 포유류의 신경 활동 패턴과 유사한 육각형 격자 모양의 자발적 출현으로 이어져 경로 내비게이션path navigation을 확인할 수 있었다. 그 후 인공 에이전트는 복잡한 가상현실 게임 환경과 심층 강화 신경망을 이용해 초인적 성능을 발휘하면서 전문적인 게임 플레이어를 능가하고, 지름길과 새로운 경로를 취하는 벡터 기반의 내비게이션을 선보였다. 반면 신경망의 격자 세포 기능을 억제하면 에이전트의 탐색 능력이 약화되었다.

이 격자 세포 연구는 흥분을 불러일으켰을 뿐만 아니라 인공지능이 영향을 미치고 실마리를 제공하는 신경과학 분야의 발전을 잘 보여준다. 앨런 연구소Allen Institute를 이끌고 있는 크리스토프 코흐Christof Koch는 이 같은 노력을 역사적 관점에서 이렇게 표현했다. "원자폭탄, 레이저, 트랜지스터로 대변되는 20세기가 물리학의 세기였다면 지금은 뇌의 세기인 겁니다. 특히 우주에서 가장 복잡한 고도의 흥분성 물질인 인간 뇌의 세기가 될 것입니다."[52] 우리는 또한 컴퓨터과학의 발전이 뇌의 작동 기전을 분류하는 데 그치지 않고, 이를 파악하기 위한 개념적 도구를 제공하여 뇌에 대한 이해를 증진시키는 모습을 보고 있다. 4장에서는 신경망이 결과물을 원래 목표와 비교하고 실행의 역순으로 조정하면서 학습하는 방식인 역전파backpropagation에 대해 검토했다. 이 비판적인 개념은 생물학적으로 타당하다고 생각되지 않았지만, 최근 연구는 실제 알고리즘 구현을 위해 뇌가 역전파 방식을 사용하고 있음을 입증했다.[53] 마찬가지로 대부분의 신경과학자들은 인공 신경망과 비교할 때 생물학적 신경망은 오직 지도학습supervised learning 방식으로만 작동한다고 생각해왔다. 그러나 뇌의 전전두엽 피질에서는 강화학습이 일어나는 것으로 밝혀졌다. 분자 패턴을 인식하는 DNA 기반 신경망의 확대로 인해 생물학적 신경망과 인공 신경망 사이의 경계가 모호해지면서, 4가지로 구분되던 DNA 분자를 9개 범주로 분류할 수 있게 되었고, 자율적인 분자 시스템 내에 내재된 학습도 가능하게 되었다.[54]

인공지능을 이용해 전자 현미경에서 신경 회로를 재구성하는 일은 상호작용의 또 다른 사례다. 우리 신경계의 생물학적 신경회로망을 종합적으로 매핑하는 분야인 "연결체학connectomics" 분야에서, 구글과 막스 플랑크 연구소Max Planck Institute의 연구진은 이 과정을 자동화하여 정확도를 10배 이상 높였다.[55]

인공지능은 신경과학 연구에 중추적인 역할을 담당하고 있지만 신경과학 또한 오랫동안 인공지능 발전에 중요한 역할을 해 왔다. 뇌의 작동 기전

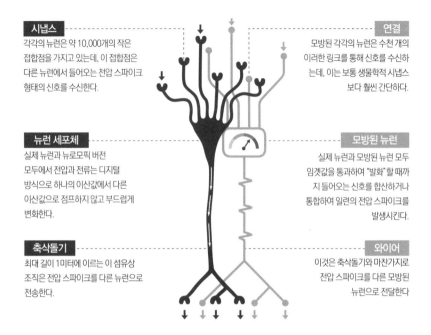

시냅스
각각의 뉴런은 약 10,000개의 작은 접합점을 가지고 있는데, 이 접합점은 다른 뉴런에서 들어오는 전압 스파이크 형태의 신호를 수신한다.

연결
모방된 각각의 뉴런은 수천 개의 이러한 링크를 통해 신호를 수신하는데, 이는 보통 생물학적 시냅스보다 훨씬 간단하다.

뉴런 세포체
실제 뉴런과 뉴로모픽 버전 모두에서 전압과 전류는 디지털 방식으로 하나의 이산값에서 다른 이산값으로 점프하지 않고 부드럽게 변화한다.

모방된 뉴런
실제 뉴런과 모방된 뉴런 모두 임곗값을 통과하여 "발화"할 때까지 들어오는 신호를 합산하거나 통합하여 일련의 전압 스파이크를 발생시킨다.

축삭돌기
최대 길이 1미터에 이르는 이 섬유상 조직은 전압 스파이크를 다른 뉴런으로 전송한다.

와이어
이것은 축삭돌기와 마찬가지로 전압 스파이크를 다른 모방된 뉴런으로 전달한다

그림 10.2: 생물학적 뉴런과 인공 뉴런 간의 유사성
출처: M. Waldrop, "Neuroelectronics: Smart Connections," *Nature News* (2013): 503(7474), 22 – 24.

에 대한 이해가 깊어질수록 신경과학의 영향력은 더욱 커질 것이다. 프랭크 로젠블랫이 발명한 퍼셉트론, 그리고 데이비드 러멜하트와 제프리 힌튼이 동료들과 함께 개발한, 퍼셉트론의 후계자라 할 수 있는 인공 신경망은 모두 인간의 뇌와 같은 뉴런 및 뉴런 네트워크의 작용 기전에서 영감을 받았으며, 최근의 많은 딥러닝 시스템의 구조와 기능 역시 신경과학을 기반으로 한다.

입력, 출력, 중앙 처리 및 기억을 담당하는 뉴런 및 시냅스(그림 10.2)와 컴퓨터 회로 간에는 일부 구조적 유사점이 분명히 존재한다. 그러나 차이점은 더욱 현저하다(표 10.2). 에너지 효율이 높은 인간의 뇌는 2리터도 되지 않는 작은 공간에서 가정용 전구보다 적은 10와트 정도의 전력만을 사용

속성	컴퓨터	인간의 뇌
기본 단위 수	최대 100억 개의 트랜지스터	1000억 개의 뉴런 100조 개의 시냅스
기본 연산 속도	100억/초	<1,000/초
정밀도	42억 분의 1 (32비트 프로세서의 경우)	100분의 1
전력 소비량	100와트	10와트
정보 처리 모드	대부분 직렬	직렬 및 대규모 병렬
각 장치의 입력/출력	1~3	1,000

표 10.2: 컴퓨터와 뇌의 속성 차이.
출처: L. Luo, "Why Is the Human Brain So Efficient?" *Nautil.us* (2018): http://nautil.us/issue/59/connections/why-is-the-human-brain-so-efficient.

한다. 반면 일본의 K 슈퍼컴퓨터는 약 10메가 와트의 전력을 필요로 하며 130만 리터 이상의 공간을 점유한다.[56] 약 1000억 개의 뉴런과 100조 개의 시냅스로 이루어진 우리 뇌는 가르쳐 주는 사람이 있건 없건 아주 적은 사례를 이용하여 학습할 수 있는 놀라운 능력을 지녔을 뿐만 아니라 실패에 대한 포용력이 뛰어나다. 반면 컴퓨터는 회로 손상으로 인한 오류에 취약하고, 학습을 시작하기 전에 많은 프로그래밍을 필요로 하며, 무수한 사례를 통해서만 학습이 가능하다. 또한 우리의 뇌는 비교적 느리며, 연산 속도가 컴퓨터의 1000만 분의 1에 지나지 않는다. 따라서 기계는 우리보다 자극에 훨씬 빠르게 반응할 수 있다. 예를 들어 우리가 무언가를 볼 때 빛이 망막에 닿은 다음 뇌에서 처리 과정을 거쳐 의식적으로 인지되기까지 약 200밀리초가 소요된다.[57]

일반적으로 기계는 기억을 업데이트하고 유용하지 않은 정보를 덮어쓰는 방법을 모른다는 사실 또한 컴퓨터와 인간의 또 다른 중요한 차이점이다. 우리의 뇌가 취하는 접근 방식은 "함께 발화하는 세포들은 서로 연결된다"라는 도널드 헤브Donald Hebb의 금언에 따라 헤비안 학습Hebbian learning

이라 불린다.[58] 이 원리는 자주 쓰는 지식은 쉽게 잊히지 않는다는 사실을 설명한다. 이는 시냅스 신경가소성synaptic neuroplasticity이란 현상 덕분이다. 즉, 뇌 회로에서 동기화된 발화가 반복되면 행동이 더욱 강화되고 덮어쓰기가 어려워지는 것이다.

최근까지 컴퓨터는 이런 식으로 작동하지 않았다. 하지만 인공 신경망은 이러한 "기억 인지 시냅스"의 기능을 모방하도록 설계된다.[59] 이것은 네트워크에서 개가 달리는 것을 인지한 다음 운동하는 사람을 인지하도록 훈련하는 것과 같은 순차적 개체 인식 작업을 통해 가능하다. 비지도 방식으로 네트워크에서 각 매개 변수의 중요도 측정이 누적된다. 그다음, 개가 달리는 것을 보는 반복 테스트로 그 성능을 확립할 수 있다. 이런 방식으로 인공지능은 기억해야 할 것과 잊어도 되는 것을 학습한다.

뇌에 대한 지식의 증가가 인공지능 및 컴퓨터에 대한 이해를 새롭게 하는 유일한 방법은 아니다. 힌튼이 최초의 인공 신경망 알고리즘을 고안하면서 우리의 신경계에서 영감을 얻은 것처럼, 많은 연구자들이 뇌에 대한 지식을 바탕으로 컴퓨터 자체를 재구성하고 있다.

오랫동안 우리가 인간의 뇌에 대해 알고 있는 거의 모든 지식은 어떤 전기적 활동도 없는 죽은 조직을 이용한 연구에서 비롯되었다. 앨런 뇌과학 연구소Allen Institute for Brain Science는 환자 36명의 동의하에 수술 검체에서 약 300개의 살아 있는 인간의 뇌세포를 추출했고, 이들 세포가 살아 있는 상태에서 그 구조와 기능을 연구해 발표했다. 그 결과로 얻게 된 3차원 지도와, 뉴런의 입력 신호 해석 및 출력 신호 생성에 대한 이해를 통해 인간과 컴퓨터 뉴런의 기능 간의 놀라운 유사점이 밝혀졌다.[60]

살아 있는 인간의 단일 뇌세포를 확대하고 재구성하는 새로운 능력이 놀랍기는 하지만, 모든 사람이 이를 큰 도약으로 받아들이지는 않는다. 영국의 신경과학자인 데이비드 마David Marr는 다음과 같은 유명한 말을 남겼다.

"뉴런을 파악해서 지각perception를 이해하려는 시도는 날개만 연구하면서 새의 비행을 이해하려는 것과 같습니다. 전혀 불가능한 일이죠." 유럽의 인간 두뇌 프로젝트Human Brain Project와 미국의 브레인BRAIN과 같은 지속적인 노력에도 불구하고, 우리는 뇌의 내부 작동 방식에 대해 그다지 많이 알지 못한다.

그러나 이러한 지식 부족이 뇌를 구조적으로 모방하는 칩을 만드는 데 장애물이 되지는 않았다. 뉴로모픽 컴퓨팅neuromorphic computing으로 알려진 이 분야는 1980년대 캘리포니아 공과대학에서 카버 미드Carver Mead의 연구로 시작되었는데, 그는 더 나은 컴퓨터를 만드는 대신 "도대체 어떻게 뇌는 그 많은 일을 다 할 수 있을까?"라는 질문에 해답을 찾고자 했다.[61] 뇌를 칩으로 역설계하는 것은 실리콘 뉴런을 포함하는데, 이는 에너지를 적게 사용하고, 뇌와 같이 구조의 탈중앙화를 통해 단일 만능 칩을 보다 단순한 칩으로 변경함으로써 작업을 분산하고 전력 소모를 줄인다. 뉴로모픽 칩은 두뇌 회로에 대한 우리의 이해를 향상시켰으며 향후 뇌-기계 인터페이스와 신경 보철neuroprosthetics용 하드웨어 시스템의 기반이 되었다. 실제로 인공지능은 뇌전증으로 뇌 심부 자극술을 시행한 환자 25명에서 사물 기억에 대한 개별 모형을 개발하는 데 사용되었다. 뇌 심부 자극술을 위해 삽입된 전극은 휴지 상태에 있다가 기억이 필요하다는 신호를 감지하는 훈련된 알고리즘에 의해 자극되어 그 신호를 증폭했다.[62] 아마도 인공지능과 신경과학의 융합을 가장 잘 보여주는 사례는 실리콘 뉴런을 생물학적 신경망과 통합한 "바이오하이브리드biohybrid" 컴퓨터의 제작일 것이다.[63]

반도체 업계는 뇌 회로에 대한 지식을 특수 칩의 설계에 활용하기 위해 더 많은 노력을 기울이고 있다. 존 헤네시John Hennessy 전 스탠퍼드대학 총장은 이렇게 말했다. "기존의 접근 방식은 이미 힘을 잃었고, 사람들은 시스템을 완전히 새로 설계하고자 합니다."[64] 수백 개의 알고리즘을 가진 신경망의 훈련을 이러한 저전력 전용 칩에 할당하면 효율을 높이고 전력 소모를 줄일 수 있다.

신경망에 대한 신경과학 연구에서 대부분의 인공지능은 소프트웨어 및 알고리즘 개발과 관련되어 있다. IBM 리서치IBM Research는 인공 시냅스를 위한 혼합 하드웨어-소프트웨어 접근을 통해 이미지 인식을 위한 20만 개 이상의 2-계층(단기 및 장기) 시냅스를 가진 신경망을 만들었는데, 이는 전력 소모가 100분의 1에 불과하며 와트-초당 280억 번 이상의 연산이라는 효율을 보였다(이는 현재 그래픽 처리 장치의 100배 이상이다). 이러한 성과는 향후 인공 신경망의 효율 향상 및 전력 소모 감소를 기대할 수 있는 긍정적인 신호라 할 수 있다.[65]

컴퓨터에서 인간의 뇌 기능을 구현해 그 성능을 향상시키려는 시도는 이 장의 서두에서 제시한 질문을 다시금 되새기게 한다. '과학은 컴퓨터만으로 이루어질 수 있을까?'

과학자의 새로운 도구이자 조수

인공지능은 분명 과학자가 새로운 것을 발견하는 데 도움을 줄 수 있지만 아직 널리 채택되지 않았다. 샤오후이 시는 지안 주와 올가 트로얀스카야의 연구를 높이 평가하면서도 다음과 같이 말했다. "사람들은 아직 회의적인 반응을 보이죠. 하지만 제 생각에 앞으로 점점 더 많은 사람들이 딥러닝을 받아들일 겁니다." 나도 전적으로 동의한다. 그러나 의심하는 이들의 마음을 바꿀 수 있는 많은 일이 조만간 일어날 것이다. 그 대상이 과학자가 사용하는 도구이건, 이를 통해 검증해야 할 아이디어의 원천이건 간에 인공지능은 과학에 혁명을 가져올 것이기 때문이다.

현미경은 수 세기 동안 의생명과학 분야의 과학자들에게 상징적인 도구였다. 이는 2014년 노벨상을 받은 형광 현미경fluorescence microscopy이란 기술 혁신으로 한차례 혁명을 겪었다. 형광 현미경은 형광 분자를 세포, 세포 내의 특징적 구조, 분자에 부착하여 현미경을 통해 볼 수 있도록 만드는 복잡한 검체 준비를 필요로 한다. 이 과정은 시간이 많이 소요되기도 하지만 세포 손상이나 사멸을 초래하며, 이로 인해 생성된 아티팩트artifact는 검체의 연속적, 종적longitudinal 평가를 불가능하게 만든다.[66] 여기에 딥러닝이 해결사로 등장한다. 구글의 에릭 크리스챤센Eric Christiansen과 동료들은 글래드스턴 연구소Gladstone Institute 및 하버드의 공동 연구자들과 함께 아무런 형광 처리 없이 검체의 형광 발현을 정확하게 예측할 수 있는 오픈소스 알고리즘을 개발했다. 그들은 형광 라벨이 붙은 이미지와 라벨이 없는 이미지를 매칭하는 과정을 수없이 반복하면서 DNN을 훈련시켰다. 인실리코 라벨링in silico labeling 또는 증강 현미경법augmented microscopy으로 알려진 이 방법은 "세포생물학의 신기원"이라 불렸다.[67] 그들의 발표 직후 앨런 연구소의 과학자들도 표지자가 필요 없는 현미경 검사법에 대한 또 다른 연구 결과를 발표했다.[68] 고배율을 이용한 전체 세포 및 세포 내 구조 영상의 정확한 분류가 딥러닝 모델과 32만 명이 넘는 시민 과학자의 참여라는 두 가지 방식으로 이루어졌다. 높은 수준의 정확도를 보인 기계학습과 인간의 뇌 처리의 상호 보완성은 주목할 만하다.[69]

마찬가지로 기계학습에 의한 "유령 세포계측법ghost cytometry"이 만들어졌다. 혈액 내 희귀 세포를 식별하고, 분류하고, 포착하는 일은 매우 어려울 수 있다. 일본의 씽크사이트ThinkCyte 연구원들은 별도의 영상을 만들지 않으면서도 세포의 움직임을 감지해 이들을 매우 세심하고 정확하고 빠르게 분류하기 위한 알고리즘을 개발했다.[70] 이와 유사하게 도쿄대학은 다양한 유형의 세포를 실시간으로 분류하기 위한 "지능형 이미지 활성 세포 분류법intelligent image-activated cell sorting"[71]이라는 DNN 개발을 주도했다.

이러한 무 영상 무 라벨image-free, label-free 혁신을 넘어, 현미경 검사법에서 딥러닝은 최적화되지 않거나 초점이 맞지 않은 영상을 처리하는 데 도움이 되고,[72] 해상도를 높여 과소 표집undersampling된 광학 현미경 데이터를 고품질 이미지로 재구성하는 데 도움이 되는 것으로 확인됐다.[73] 이는 또한 전이암을 실시간으로 탐지해 병리 슬라이드의 판독 효율을 높일 수 있다.[74]

현미경 검사의 발전과 같은 급진적 변화도 일부 연구자들의 과학 자동화를 위한 계획에 비하면 빛이 바랜다. 이제 기계는 단순히 실험을 수행(배터리 테스트, 화학 반응)하는 대신, 실험 자체를 고안해 낼 준비를 갖추고 있다. 완전히 자동화된 과학, 온전한 기능을 갖춘 기계 동료라는 개념은 외계인만큼이나 요원하게 느껴진다. 그러나 "카네기멜론대학의 교수들이 화학 실험 작업을 점진적으로 인공지능에 위탁할 계획"이라는 부제가 붙은 〈블룸버그 Bloomberg〉 기사를 보고 나는 이것이 실제로 얼마나 먼 미래의 이야기일지 궁금해졌다.[75] 실험용 로봇의 현재 업무 영역을 바꾸기 위해 노력하는 여러 기업 중 하나인 자이머젠Zymergen이 개발한 기계에 대해 읽었을 때, 나는 우리가 분명 진일보하고 있음을 느꼈는데, 이 로봇은 작업 중에도 마치 귀뚜라미가 우는 것처럼 조용해서 일하는지 알아채기가 힘들 정도라고 한다.

로봇은 피펫을 사용해 마이크로 리터 단위의 액체(세포 수준에서 이 정도 용량은 마치 해일과도 같다)를 흡입하고 웰well에 분사하지 않는다. 이들은 피펫을 건드리지도 않는다. 그 대신 초당 500회 음파의 펄스로 액체 자체의 잔물결을 만들고 인간이 옮길 수 있는 최소 크기의 1,000분의 1에 불과한 액체 방울을 만들어 옮긴다.[76]

과학자들에게 필요한 기계적 기능을 자동화하는 것은 널리 받아들여지는 전술이다. 하지만 인공지능은 더 많은 일을 약속한다. 과학 분야에서 인공지능이 도움을 줄 수 있는 여러 보조 기능이 있는데, 여기에는 훨씬 더 나은 문헌 검색을 수행하고(아이리스.에이아이Iris.ai, 시맨틱 스칼라Semantic Scholar), 실험을 설계하거나 수행하고(자이머젠, 트랜스크립틱Transcriptic), 데이터를 해석하며(데이터 습득에 기초한 수학 이론을 생성하는 뉴토니언 Nutonian), 논문을 작성하는(원고 초안에 빠진 인용을 찾는 사이토매틱Citeomatic) 업무가 포함된다.[77] 세포 및 분자생물학에서는 세포를 분주하거나 군집을 계산하는 수작업을 대체할 수 있다. 특정 실험에 대한 정확성과 효율성이 계속 향상되고 있다. 일부 연구자는 일련의 실험을 "설계designing"(많은 사람들이 인간의 직관을 내포한 이 용어의 사용이 적절한지 의문을 제기해왔다)하기 위한 데이터 기반 접근 방식으로 인공지능을 채택했다. "과학적 방법의 가속화"라는 개념은 이미 앞에서 요약한 많은 발전 사례를 통해 입증되었으며 훨씬 많은 연구가 현재 진행 중이다.[78] 그러나 인공지능에 의해 부분적으로나마 자동화될 수 있는 실험실 관련 업무의 종류에는 아직 많은 제약이 있다.

모든 과학 분야에서 인공지능이 조수로 활약할 기회가 계속 늘어날 것이다. 우리가 여기서 다룬 영역, 즉 신경과학, 암, 오믹스, 신약 발굴은 의학에서의 패턴형 의사(영상의학과 의사 및 병리과 의사)와 마찬가지로 선두 주자라 할 수 있다. 마찬가지로 과학에서 효능이 개선되는 모습과 인간은 할 수 없지만 기계는 가능한 일을 보면 놀라지 않을 수 없다. 나는 우리가 인공지능 요원으로 대체되어 "유령" 과학자가 될 것이라 생각하지는 않지만, 많은 일을 기계에 맡기고 과학자들은 진정 과학에만 매진할 수 있도록 하는 것 자체가 과학 분야를 활성화하리라 믿는다. 이는 의료에서와 같은 맥락인데, 우리는 소프트웨어를 작성하는 소프트웨어를 개발할 수 있으며, 이는 인간과 기계의 생산성을 높여 의생명과학 발전을 위한 강력한 시너지를 낼 것이다.

이제 인공지능이 의사, 보건 시스템, 과학자를 위해 할 수 있는 일에서 소비자를 위해 할 수 있는 일로 관심을 돌려보자. 우선 우리 건강에서 가장 중요하면서도 논란의 여지가 많고 아직 해결되지 않은 영역인 식단에 대해 살펴보겠다.

11장

심층 다이어트

우리가 하루 여러 번에 걸쳐 복용하는 약 중 개인별 맞춤이 가장 필요한 것은 바로 음식이다.

—리사 페티그루Lisa Pettigrew

신장 결석이 두 차례 발생하자 비뇨의학과 의사는 내게 영양사와 반드시 면담을 하라고 권고했다. 영양사와 약속을 잡는 데만 몇 주가 걸렸다. 그 사이 나는 24시간 소변 수집 검사 결과를 손에 들고 소변 수산염urine oxalate 수치를 줄이는 데 도움이 되는 식단에 대해 살펴보았다(정상 범위는 20~40 이지만 내 수치는 64였다). 여러 웹사이트와 문헌에 기재된 음식별 수산염 함유량은 제각각이었다. 자료에 따라 같은 음식이라도 별 문제가 없다는 곳도 있고, 절대로 먹어서는 안 된다는 곳도 있었다. 소변 분석을 수행한 리소링크Litholink 사의 웹사이트에 의하면 파이버원Fiber One 시리얼(100g당 142mg), 흑후추(419mg), 초콜릿(117mg), 시금치(600mg)의 수산염 함량은 매우 높았지만 고구마(6mg), 케일(13mg), 블루베리(15mg)의 함량은 상당히 낮았다. 그러나 저수산염 식단에 대한 피츠버그대학병원의 웹사이트에는 수산염 함량이 높은 음식으로 블루베리, 고구마, 케일을 열거하고 있

	블루베리	딸기	케일	고구마
리소링크	매우 낮음	정보 없음	낮음	낮음
피츠버그대학병원	높음	정보 없음	높음	높음
미국영양및식사요법학회	높음	높음	높음	높음
하버드 보건대학원	매우 낮음	매우 낮음	매우 낮음	매우 높음

표 11.1: 네 곳의 출처별 네 가지 식품에 대한 수산염 함량 비교

었다. 이는 두 정보제공 사이트의 권장사항에서 서로 현저한 차이를 보이는 일례에 불과하다. 나는 당연히 혼란스러웠고, 영양사와의 면담을 통해 모든 것을 확실하게 정리할 수 있으리라 기대했다.

내 영양사는 20년 이상의 경험을 가진 영양 전문가였다. 그녀는 나의 검사 결과를 살펴본 다음 미국영양및식사요법학회Academy of Nutrition and Dietetics의 3페이지짜리 문헌을 참고로 나의 권장 식단을 작성했다. 그녀는 내가 가장 좋아하는 음식인 견과류와 시금치를 절대로 먹지 말고, 딸기와 블루베리도 가급적 삼가야 한다고 조언했다. 그러나 리소링크의 안내에는 이 모든 음식의 수산염 함량이 낮다고 되어 있었다. 이제 나는 더욱 혼란스러워졌다. 그녀를 만난 후, 나는 이전 자료들과 함께 다른 웹사이트를 검색했고, 그녀에게 이메일을 보내 상세한 설명과 더불어 가장 신뢰할 만한 참고 자료를 요청했다. 그녀는 회신에서 딸기 섭취를 피해야 하는 이유에 대해, 딸기는 개당 부피가 큰 편이기 때문에 권장량인 반 컵보다 더 많이 먹게 될 가능성이 높고, 따라서 수산염 섭취량이 증가하기 때문이라고 했다. 또한 과일 1인분을 표기할 때 단위를 온스, 그램과 같이 무게로 하는 곳도 있고, 부피로 하는 곳도 있기 때문에, 동일한 음식이라도 사이트에 따라서 낮음, 보통, 높음으로 달리 분류되기 쉽다고 했다.

그녀는 자신이 준 권장 목록의 출처인 미국 하버드 보건대학원 영양학과

웹사이트 링크를 보내주었다. 과일의 경우, 블루베리 반 컵에는 매우 소량의 수산염(2mg)이 포함되어 있었다. 마찬가지로 딸기 반 컵에도 2mg의 수산염이 포함되어 있었다. 반면 라즈베리 한 컵은 수산염 함량이 48mg으로 매우 높았다. 야채의 경우, 다진 케일 한 컵은 2mg으로 매우 낮은 반면, 조리하지 않은 시금치 한 컵은 666mg, 고구마 한 컵은 28mg으로 매우 높았다(표 11.1). 여러분도 상황 파악이 될 것이다. 모든 항목에서 출처 간에 일관성이 전혀 없다. 나는 무엇을, 그리고 누구를 믿어야 하나?

내 경험은 영양학의 현재 상황에 대한 상징적 사례이다. 히포크라테스는 기원전 400년경에 "음식이 약이고 약이 음식이다"라고 말했다. 지난 수천 년간 우리는 식사와 건강이 밀접히 관련되어 있다고 생각했지만, 이 분야는 사실 엉망이다. 그 주된 이유는 대규모의 무작위 연구 수행이 매우 어렵기 때문이다. 특정 식단에 많은 사람을 배정해 이를 수년간 엄격히 준수하도록 한 다음 주요 임상 경과를 관찰하는 연구는 매우 어렵기 때문에 거의 시도되지 않는다. 대표적인 예외는 지중해 식단에 대한 무작위 임상 연구로, 심장 질환에서 1~2% 정도의 절대적 감소가 관찰되었다.[1] 그러나 식단에 대해 가장 대규모로 진행된 무작위 대조 연구인 프리디메드 지중해 식단PREDIMED Mediterranean diet조차 방법론과 통계 분석에 결함이 있다는 논란에 따라 수정 후 재발표되어야 했다.[2]

대부분의 영양학 근거는 관찰에 기반하거나 후향적으로 수집된 자료에 근거하는데, 이는 사람들이 자신이 먹는 것을 정확하게 보고한다고 전제한다. 하지만 "정확히 보고한다"라는 생각 자체가 모순적이다. 과학적 방법론에 있어 존경받는 비평가인 존 이오아니디스John Ioannidis는 바트 펜더스Bart Penders와 마찬가지로 현재의 영양학 분석 방법을 신랄하게 비판했다.[3, 4]

그럼에도 불구하고, 식사 요법과 그 주요 결과를 살펴본 최근의 대규모 관찰 연구 몇 가지를 검토해 보자. 2017년 〈랜싯〉에 게재된 '전향적 도시-

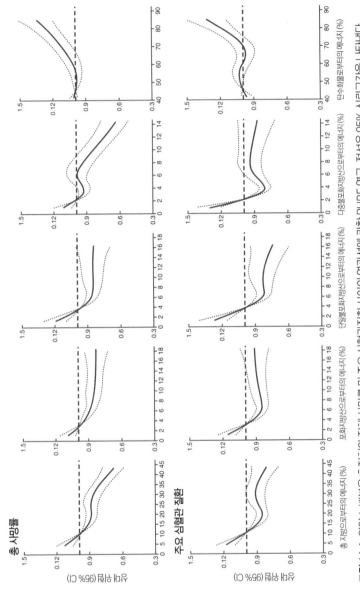

그림 11.1: 영양소 백분율 추정치와 전체 사망률 및 주요 심혈관질환 사이의 연관성에 관한 PURE 연구. 점선은 95% 신뢰구간을 나타낸다.

출처: M. Dehghan et al., "Associations of Fats and Carbohydrate Intake with Cardiovascular Disease and Mortality in 18 Countries from Five Continents (PURE): A Prospective Cohort Study," *Lancet* (2017): 390(10107), 2050 – 2062.

농촌 역학조사Prospective Urban Rural Epidemiology, PURE' 논문은 얼트메트릭 Altmetric이 그해 1위(168개 뉴스, 8,313개 트윗, 441개 페이스북 게시물)에 선정한 논문으로, 18개국 13만 5,000명 이상을 대상으로 연구했다. 이 연구는 지방 대신 고탄수화물 섭취를 심장 질환과 사망 위험의 주요 원인으로 파악했다(그림 11.1).[5]

미국에서 2017년에 발표된 또 다른 연구는 심장 질환, 뇌졸중, 당뇨병으로 사망한 70만 명 이상을 대상으로 10가지 음식과 영양소 섭취를 조사했다.[6] 그 결과, 예를 들어 소금이나 가공육이 많이 함유된 식단은 물론, 해산물, 과일, 야채가 부족한 식단 모두 나쁜 임상 경과와 관련되었다(그림 11.2). 이 연구의 결론은 이러한 사망의 45%가 10가지 요인에 기인하며, 이러한 주장은 "상당한 또는 확실한 근거"를 지닌다는 것이다. 이 결론이 사실이라면, 심장 질환, 뇌졸중, 당뇨병으로 사망한 2명 중 1명에서 나쁜 식단이 사망과 연관된다. 즉, 매일 1,000명 이상의 미국인들이 자신이 먹는 음식 때문에 사망한다는 의미이다.

다른 연구에서는 야채 위주의 식단이 2형 당뇨병 예방에 도움이 될 수 있음을 시사했다.[7] 45개의 연구 결과를 취합해 분석한 결과, 야채 위주의 식단 외에 통곡물 섭취도 심장 질환이나 암 사망률 감소와 관련되었다.[8] 그리고 커피와 생존율 향상에 대한 연구 결과는 아주 많다.[9] 하지만 이런 연구들은 각각 몇 가지 제한점을 갖는다. 즉, 영양 섭취를 자가 보고에 의존하고, 원인과 결과를 입증할 능력이 없으며, 대조군이 없고, 사회경제적 지위와 교육 수준을 포함한 여러 잠재적 혼란 변수를 보정할 수 있게 구성되지 않았다. 실제로 조너선 숀펠드Jonathan Schoenfeld와 존 이오아니디스는 체계적 문헌 고찰을 통해 대부분의 식품이 암에 긍정적인 영향과 부정적인 영향을 모두 미친다는 사실을 입증했다.[10] 대중 매체는 일반적으로 이러한 중요한 경고를 고려하지 않기 때문에, 우리는 날마다 각기 다른 매체로부터 모든 종류의 음식들이 전적으로 이롭거나 해롭다고 말하는, 오류로 가득하고 독자를 오도하는 헤드라인을 무수히 접하게 된다(그림 11.3).

  기준으로 삼을 만한 무작위 임상시험의 부족은 영양학이 직면한 문제의 일면일 뿐이다. 주된 문제 중 하나는 권장 식단 구성에 대한 연구가 제대로 수행되지 않았다는 점이다. 탐사 보도 저널리스트인 니나 타이숄스Nina Teicholz는 저서 『지방의 역설The Big Fat Surprise』(2016, 시대의창)에서 생리학자 안셀 키스Ancel Keys가 우리의 식단에 미친 영향을 기술했다. 그는 심장질환 예방에 대한 저지방 저콜레스테롤 식단의 효과를 옹호한 7개 국가의 식단 연구 결과를 발표했으며, 이는 1961년 〈타임〉지 커버스토리로 다뤄졌다. 그러나 키스의 연구는 모순되는 자료가 수집된 15개국의 데이터를 생략했다는 결함이 있었으며, 이로 인해 많은 비판을 받았다. 그럼에도 불구하고 미국심장협회American Heart Association는 버터 대신 마가린을 사용하고, 계란을 금하라면서 저지방 식단을 적극적으로 홍보했다. 여러 해 동안 나 역시 다른 많은 이들처럼 지방 섭취를 줄이기 위해 가능한 모든 조치를 취했다. 무지방 프레첼이나 블랙 커피 같은 것을 먹고, 치즈와 피자를 멀리했다. 심지어 1%짜리 저지방 우유도 금했다. 이는 내 성장기였던 1950년대 후반이나 1960년대 초반 시절의 모습과는 상당히 대조적이다. 우리 가족은 일주일에도 몇 번씩 전유whole milk를 집에 배달시켜 먹었고, 부모님은 내가 우유를 너무 많이 마셔 "젖소 엘시Elsie the cow(1936년 완벽한 유제품을 상징하기 위해 낙농 기업에서 마스코트로 제작한 캐릭터 - 옮긴이)"라 불렀다. 불과 수십 년 후 우리는 트랜스 지방이 가득한 마가린이 심장에 해로운 영향을 미친다는 사실을 알게 되었으며, 마가린은 결국 많은 나라에서 식품 성분으로 사용하는 것이 금지되었다. 여전히 미국심장협회와 미국 농무부US Department of Agriculture는 가이드라인에서 포화지방 섭취를 제한하도록 권고한다. 그러나 이들은 모두 적절한 근거 없이 잘못된 식단을 권장하는 예

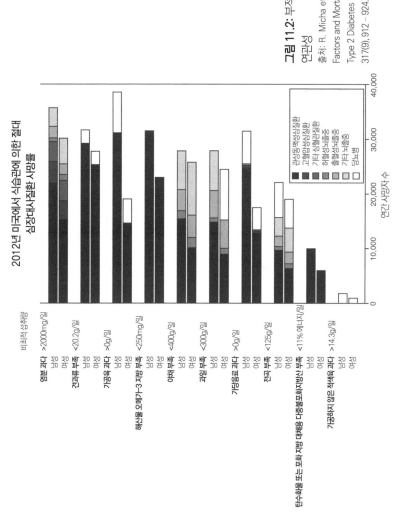

그림 11.2: 부적절한 식습관과 심혈관 질환 간의 연관성

출처: R. Micha et al., "Association Between Dietary Factors and Mortality from Heart Disease, Stroke, and Type 2 Diabetes in the United States," *JAMA* (2017): 317(9), 912 – 924.

2012년 미국에서 식습관에 의한 절대 심장대사질환 사망률

연간 사망자 수

범례:
- 관상동맥성심질환
- 고혈압성심질환
- 기타 심혈관질환
- 허혈성뇌졸중
- 출혈성뇌졸중
- 기타 뇌졸중
- 당뇨병

비최적 섭취량
- 염분 과다 >2000mg/일 (남성, 여성)
- 전과류 부족 <20.2g/일 (남성, 여성)
- 가공육 과다 >0g/일 (남성, 여성)
- 해산물 오메가-3 지방 부족 <250mg/일 (남성, 여성)
- 야채 부족 <400g/일 (남성, 여성)
- 과일 부족 <300g/일 (남성, 여성)
- 가당음료 과다 >0g/일 (남성, 여성)
- 전곡 부족 <125g/일 (남성, 여성)
- 탄수화물 또는 포화 지방 대체용 다중불포화지방산 부족 <11% 에너지/일 (남성, 여성)
- 가공하지 않은 적색육 과다 >14.3g/일 (남성, 여성)

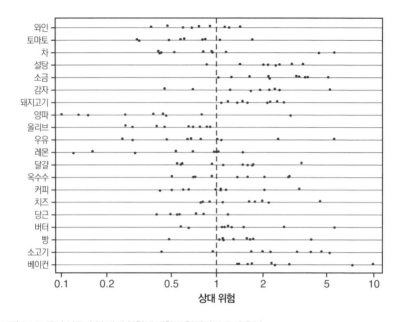

와인
토마토
차
설탕
소금
감자
돼지고기
양파
올리브
우유
레몬
달걀
옥수수
커피
치즈
당근
버터
빵
소고기
베이컨

0.1   0.2   0.5   1   2   5   10

상대 위험

그림 11.3: 특정 식품과 암 발생 위험에 대한 문헌에서의 효과 추정

출처: J. Schoenfeld and J. Ioannidis, "Is Everything We Eat Associated with Cancer? A Systematic Cookbook Review," *Am J Clin Nutr* (2013): 97(1), 127 – 134.

에 해당한다. 저지방 식품 섭취를 권장한 결과 보건 당국은 유해한 식사 요법을 승인해 비만이나 당뇨병의 급속한 확산을 가져왔을 가능성이 있다. 사실 최근 연구 결과에 의하면 유제품과 소금 섭취를 멀리하라는 오랜 권고는 그 입지가 심각하게 위협받고 있다.[11]

다음 쟁점은 설탕 파문으로 대표되는 식품업계의 부패다. 설탕은 모든 포장 식품의 4분의 3에 함유되어 있다.[12] 1950년대 이후 설탕 업계는 모든 칼로리가 동일하다면서, 비만 유발의 측면에서 볼 때 당분에서 열량을 섭취하는 것은 다른 음식에서 열량을 섭취하는 것과 크게 다르지 않다고 주장해왔다.[13] 설탕협회Sugar Association는 심장 질환의 책임을 포화지방에 돌렸다. 수십 년 동안 설탕 업계는 안셀 키스와 같은 유력 인사를 포함한 많은 연구자들에게 이러한 주장이 공감을 얻도록 청탁했다. 1967년 〈뉴잉글랜드 의학

저널〉에 심장 질환의 원인으로 식이 지방을 지목하는 리뷰 논문을 발표한 하버드대학 소속 과학자 3명은 이 설탕협회에서 돈을 받았다.[14] 협회는 또한 포장 식품에 첨가된 설탕의 양을 공개하는 새로운 식품 라벨 제정에 반대했다. 이 문제는 오늘날까지도 계속되고 있다. 2015년 우리는 코카콜라가 과학자들과 함께 설탕이 비만과 관련되어 있다는 생각을 불식하기 위해 노력해왔음을 알게 되었다. 이것은 설탕 업계만의 문제가 아니다. 매리언 네슬레Marion Nestle는 거의 200건에 이르는 식품 연구를 조사하여 업계로부터 연구비를 받은 연구가 긍정적 결론을 내리는 비율이 (업계 지원을 받지 않은 연구와 비교하여) 13배에 달한다는 사실을 보여주었다.[15] 음식 "과학"은 확실한 증거가 부족할 뿐만 아니라 편견에 의해 왜곡되었다.

권장 식단에 대한 혼란스러운 상황은 정부가 발행한 식품 피라미드로 인해 더욱 악화되었는데, 이는 미국 농무부USDA, 국립보건원NIH, 질병관리본부CDC, 식품의약청FDA, 환경보호국EPA을 포함한 많은 기관의 참여에도 불구하고, 근거 기반이 빈약했다. 정부 기관이 발표한 정보이므로, 이를 진리로 받아들이기 쉽다. 하지만 "사공이 많으면 배가 산으로 간다"는 속담처럼 "너무 많은 기관이 가이드라인을 망쳤다"라고 말할 수밖에 없다.

지난 수십 년 동안 우리는 지나친 소금 섭취가 심근경색과 뇌졸중의 위험을 높인다고 믿어 왔다. 미국심장협회는 여전히 하루에 나트륨을 1.5g 이하로 섭취하도록 권장하고 있다. 만약 여러분이 그런 저염식을 먹어봤다면, 맛이 없고 먹기 어렵다는 사실을 알게 될 것이다. 아무런 맛도 느껴지지 않기 때문에 아마 체중 감량에는 좋을 것이다. 조지 피커링 경Sir George Pickering은 "저염식을 계속하려면 광신도의 금욕이 필요하다"라고 말했다.[16] 그러나 과도한 나트륨 섭취와 심혈관 질환 위험 사이의 연관성은 잘못된 것으로 밝혀졌다. 전 세계 18개국 9만 5,000명 이상을 대상으로 시행된 2018년의 연구 결과, 소변 검사로 측정한 나트륨 섭취량 증가에 따라 혈압이 다소 상승한 반면, 부정적 임상 경과는 일일 나트륨 섭취량이 5g을 초과할 때에만 발생했다.[17] 미국인은 하루 평균 3.5g의 나트륨을 섭취한다.[18] 그러나 실제로는 하루에 섭취하는 나트륨의 양이 5g 미만일 때 나트륨 섭취와 심근경색 및 사망 사이에 역의 상관관계가 있었다! 이는 오랫동안 지속된 국가 영양 권장 사항이 근거에 부합하지 않음을 보여주는 또 하나의 사례라 할 수 있다. 그리고 우리가 음식에 대한 반응에서 뚜렷한 개별성을 인식하거나 이해하는 대신 평균에 집착하고 있는 사례이기도 하다.

이는 실제로 영양 가이드라인이 직면한 가장 큰 문제, 즉 모든 인간이 단일 식단을 따라야 한다는 주장에 해당한다. 그러나 이러한 주장은 생물학적으로나 생리학적으로 타당하지 않으며, 신진대사, 미생물체, 환경 등에서 현저한 이질성과 개별성으로 대표되는 우리의 고유함을 부정하는 셈이다. 우리는 이제 이스라엘 와이즈만 연구소Weizmann Institute of Science 연구진의 중요한 연구를 통해 각 개인이 동일한 음식, 그리고 정확하게 같은 양의 음식에 다르게 반응한다는 사실을 알게 되었다. 영양유전체학nutrigenomics은 우리의 고유한 DNA가 특정 식품과 어떻게 상호작용하는지 밝히고자 했다. 그러나 현재까지 유전체 변이를 통해 개별화된 식단을 짤 수 있다는 근거는 거의 없으며, 관련 데이터는 극소수에 불과하다. 그럼에도 불구하고 기업들은 여전히 이러한 개념을 홍보에 이용한다. 여러 영양유전체학 기업은 당신의 식단을 개별화하기 위해 특정 DNA 서열 변이를 분석하는 방법을 홍보하고 있지만, 이는 타당한 근거에 기반하지 않거나[19] 심지어 무작위 시험에 의해 거짓으로 밝혀진 경우도 있다.[20] 실제로 많은 식품 과학 자료의 진실성에 의문이 제기되어 왔다.[21] 마찬가지로 서제스틱Suggestic, 뉴트리노Nutrino, 루즈 잇!Lose It!과 같이 식품 권장사항을 제시하는 가상 영양사 기능을 제공하는 스마트폰 앱 기업이 있지만, 개별화된 가이드의 기반이 되는 과학적 근거는 아직 명확하지 않다. 근거 없는 보편적 식단의 개념을 뛰어넘기 위해서는 컴퓨터를 이용해 데이터 중심의 편향되지 않은 접근이 필요하다. 바로 이러한 접근을 위해 인공지능이 등장했다. 와이즈만 연구는 같은 음식을 먹더라도 개인에 따라 다른 결과가 나온다는 사실만을 보여준 것은 아니다. 이 연구를 통해 기계학습은 사상 최초로 이러한 문제를 이해하고, 개개인의 혈당 반응을 예측하는 데 중요한 역할을 하게 되었다.

2015년 11월 에란 시걸Eran Segal, 에란 엘리나브Eran Elinav와 와이즈만 연구소의 동료들은 "혈당 반응 예측을 통한 개인별 맞춤 영양Personalized Nutrition by Prediction of Glycemic Responses"이란 기념비적인 논문을 〈셀Cell〉에 발표했다.[22] 이 연구에서는 당뇨병이 없는 800명을 대상으로 피하subcutaneous 센서를 이용해 일주일간 혈당을 관찰했다. 전체적으로 참가자들은 특정 기간 동안 평상시 섭취하는 음식으로 구성된 4만 7,000번의 식사와, 때로 초콜릿과 아이스크림을 포함한 5,000번 이상의 표준화된 식사를 하며 추적 관찰되었으며, 총 150만 건 이상의 혈당 측정이 시행됐다.

음식 및 기타 자극에 대한 세밀한 혈당 반응은 각 개인에 대한 훨씬 더 다차원적인 데이터, 즉 식사 시간을 비롯한 식습관, 식음료의 내용물, 신체 활동, 키와 몸무게, 수면, 장내미생물, 혈액 검사 결과 등과 통합되었다. 이러한 데이터의 대부분은 참가자가 전용 스마트폰 앱을 통해 입력했다. 그 결과 음식별 식후 혈당 반응은 예상대로 매우 변화무쌍했다(그림 11.4).[23]

의사결정 트리 기계학습 모델은 이러한 수백만 가지 데이터를 빠르게 처리했다. 그 결과 각 개인에서 특정 식품에 대한 혈당 반응의 예측에 사용되는 137가지 요인이 확인되었다. 이는 100명으로 구성된 또 다른 코호트에서 재차 검증되었다. 그런 다음, 알고리즘의 정확성을 한 번 더 확인하고자 26명을 대상으로 맞춤형 식단 계획에 대한 무작위 연구를 시행했고 대조군에 비해 (기계학습으로 도출된) 개인별 맞춤형 식단으로 식후 혈당 상승이 현저히 개선됨을 보여주었다. 알고리즘은 영양학 전문가들의 예측을 넘어 놀

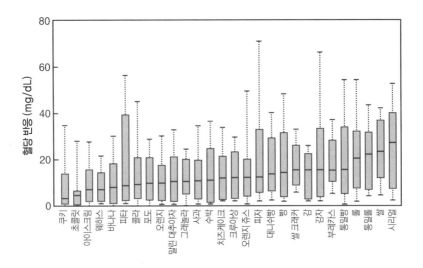

그림 11.4: 다양한 식품 섭취 후 평균 혈당(25, 75번째 백분위수 포함)의 증가를 나타내는 와이즈만 연구소의 연구 결과. 혈당은 모든 음식에서 심한 변동을 보이지만, 특히 빵(피타, 통밀), 피자, 오렌지 주스, 감자의 경우 더욱 두드러진 반응을 보인다.

출처: E. Segal and E. Elinav, *The Personalized Diet: The Pioneering Program to Lose Weight and Prevent Disease* (New York: Grand Central Life & Style, 2017).

라울 정도로 정확하게 혈당 반응을 예측했다.

이러한 결과는 중요한 의미를 가진다. 인슐린을 사용하는 당뇨병 환자에서는 주사 용량을 정하기 위해 탄수화물 섭취량을 계산한다. 탄수화물은 식이 섬유와 마찬가지로 섭취 후 24시간까지 혈당 상승에 지속적인 영향을 미친다. 다만, 식이 섬유는 식후 혈당이 지나치게 상승하는 것을 억제한다. 이 연구는 같은 음식에 대한 개인의 반응이 매우 다양하다는 사실을 강조할 뿐 아니라, 그 이유를 설명할 수도 있다는 점에서 중요하다. 음식의 구성 성분은 혈당 반응의 주요 동인이 아니었다. 장내미생물의 박테리아 종이 각 개인의 식사에 대한 혈당 반응을 결정하는 중요한 요인으로 밝혀졌다. 예를 들어, 파라박테로이데스 디스타소니스*Parabacteroides distasonis*는 높은 혈당 반응과 연관된 반면 박테로이데스 도레이*Bacteroides dorei*의 경우는 반대였다. 〈셀〉은 이 연구 내용을 게재하면서 "개인별 맞춤 영양을 향한 첫걸음"이라 선언하는 사설을 덧붙였다.[24]

와이즈만 연구소 그룹의 이 논문은 그들이 얻은 일련의 연구 결과 중 시작에 불과했다. 다음 단계로 그들은 빵 섭취량을 조절해 혈당을 중재하는 방법을 연구했다. 중재 대상으로 빵을 선택한 것은, 빵이 전 세계적으로 사람들이 섭취하는 칼로리의 약 10%를 제공하며, 일부 지역에서는 30% 이상을 담당하기도 하기 때문이다. 2017년에 그들은 두 가지 다른 종류의 빵, 즉 업체가 만든 흰 빵과 제빵 장인의 사워도우sourdough에 대한 무작위 교차 연구를 발표했다.[25] 각각의 연구에는 20명씩 참여해 연속 혈당 모니터링을 받았고, 첫 번째 연구와 거의 동일한 데이터 수집 프로토콜에 따라 연구가 진행되었다. 빵 준비에 대한 자세한 설명은 이 연구자들이 얼마나 세심하게 준비했는지를 잘 보여주며 읽는 사람을 배고프게 만든다.

흰 빵의 경우, 우리는 모든 사람들이 같은 빵을 먹을 수 있도록 연구 대상자에게 가장 일반적인 흰 빵을 제공했다. 사워도우 빵을 만들기 위해 우리는 경험 많은 제분 업자를 고용해 신선하고 단단한 붉은 밀을 제분하고 밀가루를 체에 걸러 가장 큰 밀 입자만을 제거했다. 또한 다른 첨가제 없이 특별히 제분한 밀가루, 물, 소금, 숙성 사워도우 발효제만을 이용해 빵을 만들기 위해 숙련된 제빵 장인을 고용했다. 반죽을 분할해 모양을 내고, 부풀리고, 돌화덕에 구웠다. 이틀에 한 번씩, 우리는 이 갓 구운 통밀 사워도우 빵을 실험실로 가져와 연구 참가자들에게 나누어 주었다. 냄새가 너무 유혹적이어서 우리 팀원들이 손대지 않도록 하기는 쉽지 않았다! 그러나 빵이 눈에 들어오는 순간 승산이 없는 싸움이란 걸 깨닫고, 두 번째 배달 후에는 실험실 연구원들을 위해 추가 빵을 주문했다.

결과는 매우 놀라웠다. 각기 다른 빵에 대한 혈당 반응에는 전체적으로 차이가 없었다. 그러나 그것은 모집단의 평균만을 봤기 때문이었다. 하지만 개인 차원에서는 현저한 변동성이 보였다. 어떤 사람들은 흰 빵에 낮은 혈당 반응을 보였고 다른 사람들은 그 반대였다. 다시 말하자면, 장내미생물이 동인이었다. 사실 이 두 종류 빵에서 장내미생물은 동인일 뿐만 아니라 혈당 변화에 대한 유일한 예측변수였다.[26]

　수천 종, 약 4000만 개 집단 세포로 이루어진 우리의 개별 장내미생물은 음식 섭취에 대한 반응에 예상보다 훨씬 더 큰 역할을 한다. 장내미생물을 비만 및 당뇨병을 포함한 식사 요법과 관련된 문제뿐 아니라 면역 장애 및 다른 여러 질환과 결부시키려는 많은 연구가 있었지만, 원인과 결과 관계에 대한 명확한 증거는 없었다. 이것은 아마도 우리가 매일 장내미생물의 약 10%를 대변으로 내보내기 때문일지 모른다. 믿을 만한 효과를 확인하기에는 모집단의 크기가 너무 가변적이다. 그러나 종species과 구성 성분의 전반적 다양성은 그대로 유지되는 경향이 있다. 장내미생물의 구성에 영향을 미치는 다른 요소들도 있다. 특히 주목할 만한 점은 이들 박테리아는 각자의 24시간 주기 리듬을 가지기 때문에 아침이나 저녁에 더 활발히 증식하는 박테리아가 존재한다는 사실이다. 이 리듬은 우리의 식습관과 생체시계에 의해 조절된다. 예를 들어, 와이즈만 그룹은 참가자들에게 이스라엘에서 미국으로 가는 무료 왕복 비행기 표를 주며 연구를 했는데, 그들은 시차로 인한 피로를 가장 심하게 호소한 참가자들의 장내미생물을 무균 쥐로 옮겼고, 이는 비만과 포도당 감수성 악화를 유발했다.[27] 다른 연구에서, 와이즈만 연구팀은 체중 증가와 비만을 포함한 인공 감미료의 유해 효과[28]가 장내미생물 변화와 상관관계가 있음을 보여주었다.[29]

　시걸과 엘리나브가 수행한 광범위한 연구는 그들의 저서『내 몸에 딱 맞는 맞춤 식단 혁명The Personalized Diet』(2019, 아침사과)에 요약되어 있다. 그들은 누적 인원 2,000명 이상을 대상으로 한 연구에서 영양학에 대해 밝혀

낸 바를 다음과 같이 요약했다. "우리는 충격적인 깨달음을 얻었다. 즉, 모든 것은 개인적이다."[30] 그들의 저서에서 중요한 결론을 인용하면 다음과 같다. "우리는 광범위한 데이터세트를 토대로 면밀한 분석을 시행했기 때문에 이러한 결과는 엄청난 영향력을 갖는다. 이 연구 결과는 영양에 대한 일반적이고 보편적인 접근법이 효과가 없음을 전보다 더 확실히 보여준다." 이것은 피어 리뷰 논문에서는 보기 드문 대담한 표현이지만, 책에서는 이런 강력한 주장을 볼 수 있다.

이러한 개별성은 혈당 반응과 관련되어 있었는데, 이는 중요하긴 하지만 영양과 인간의 건강에 대한 최종 척도는 아니다. 식후 혈당의 현저한 상승은 당뇨병 위험 증가의 징조로 판단되며,[31] 고혈당은 기계론적으로 장관 내벽의 침투성을 증가시켜 감염[32] 및 암[33]의 위험을 증가시킨다. 당뇨병과 암에 대한 잠재적 연관성을 넘어 고지혈증, 비만, 심장 질환 및 퇴행성 신경 질환에 대한 우려가 항상 제기되어 왔다. 그러나 현재까지 건강한 사람에서 포도당 상승과 질병 사이의 명확한 연관 관계는 확인되지 않았다.

이 연구자들은 혈당 반응에 대한 개별화된 패턴(어떤 사람들은 지방에 매우 민감하고, 다른 사람들은 섬유질 반응성이 높으며, 어떤 사람들은 나트륨에 민감하고, 또 다른 사람들은 수면에 영향을 매우 많이 받음)이 의심할 여지없이 장내미생물과 연관되어 있으며, 기계학습 알고리즘을 통해 그 복잡성을 파악하고, 모델링하고, 예측할 수 있음을 보여주었다. 이후 스탠퍼드대학의 한 그룹은 57명의 건강한 사람을 대상으로 연속 혈당 측정을 통해 식후 혈당 상승을 평가하고 기계학습으로 특정 식품 데이터에 대한 반응을 분석한 후, 식후 혈당 상승은 일반적이며 세 가지 "당유형glucotypes"으로 나눌 수 있다고 주장했다(그림 11.5).[34] 특정 식품에 대한 관련성이 특히 높았다. "콘플레이크와 우유라는 표준화된 식사는 우리 연구에서 80%의 사람에게 당뇨병 전단계 범위(>140mg/dL)의 혈당 상승을 유발했다. 흔히 먹는 이런 음식이 전 세

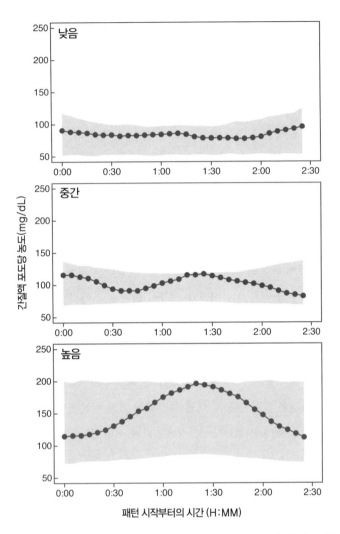

그림 11.5: 57명의 건강한 성인에서의 식후 당유형glucotype – 낮음(위), 중간(가운데), 높음(아래)

출처: H. Hall et al., "Glucotypes Reveal New Patterns of Glucose Dysregulation," *PLoS Biol* (2018): 16(7), e2005143

계 성인 대다수의 건강에 좋지 않을 수 있다." 포도당 상승과 장내미생물 간
의 연관성에 대한 와이즈만과 스탠퍼드대학의 연구 결과는 다른 연구자들
에 의해서도 확인되었다.[35]

시걸과 엘리나브는 개인별 맞춤 의료에 대한 나의 관심을 알고 내게 교정쇄 단계에 있는 그들의 새 책을 검토해 달라고 부탁했다. 책은 음식 섭취 후 혈당 변화가 다양하게 나타나는 이유에 대한 타당한 증거를 제공하면서 연구의 중요한 부분을 잘 요약했다. 이들은 또한 사람들이 혈당 반응에 관한 개별적이고 최적화된 식단을 결정하는 데 도움을 주기 위해 2015년 이스라엘에 데이투DayTwo라는 회사를 설립했는데, 이 회사의 대표이사는 에란 시걸의 아내인 리히 시걸Lihi Segal이다. 나는 이미 그들의 연구 결과에 매료되어 있었지만, 그 책을 읽고 나서 직접 데이투를 사용해볼 수 있는지 물어보았다. 나는 먼저 내 의료 정보에 관한 웹 설문조사에 답변을 작성하고 데이투 헬스 앱을 다운로드한 다음, 에보트Abbott 연구소에서 리브레 혈당 센서Libre glucose sensor를 받았다. 정식 참여 후 2주 동안 스마트폰을 통해 먹고 마신 것, 수면 데이터, 운동 내역, 약물 투여력 등을 기록했다. 나는 그 2주 동안 약 1달러 지폐 반 정도 크기의 센서를 왼팔에 달았으며, 센서에 딸려 온 전용 판독기로 언제든 혈당 수치를 신속히 확인할 수 있었다. 또한 장내미생물 평가를 위해 대변 시료를 채취해야 했다.

이 2주간의 데이터 수집은 확실히 번거로웠다. 혈당 측정과 장내미생물 검체 수집은 쉬웠고, 핏빗Fitbit를 이용하여 수면 및 활동에 대한 데이터를 보낼 수 있었지만, 먹고 마신 모든 것을 스마트폰으로 수동 입력하는 일은 지루했다. 선택 목록에서 음식이나 음료의 종류를 그 양과 함께 찾는 일은 종종 부정확했다. 바쁘거나 단지 입력해야 한다는 사실을 잊어버려 정보를 채우기 위해 하루 이틀 전의 기억을 떠올려야 하는 일도 빈번했다. 나는 혈당 반응에 영향을 미치지 않도록 식사 후 최소 2시간 동안 아무것도 먹지 않도록 지시받았다. 종종 간식을 먹는 습관이 있던 나로서는 이를 준수하기 힘든 때도 있었다. 이 규칙은 스마트폰 앱을 이용해 일상의 식습관을 추적 관찰한 소크 연구소Salk Institute의 사친 팬다Satchin Panda가 쓴 멋진 논문을 연

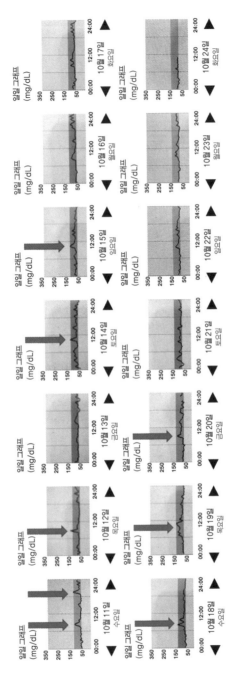

그림 11.6: 나의 2주 동안의 연속혈당 측정 결과로, 수치레[에 감자 식후 150mg/dL까지 상승한 모습(화살표)을 보여준다.

상케 했다. 팬다의 연구에 따르면 사람들은 하루 세 끼라는 식사 패턴을 전혀 따르지 않으며 매일 14.75시간(중앙값) 동안 먹는다고 한다![36] 호손 효과 Hawthorne effect, 즉 연구에 참가한 사람들이 자신이 감시당하고 있음을 인지할 때 평소와 다르게 행동하게 되는 현상 때문에 아마 나뿐 아니라 데이투의 프로그램에 참여하는 다른 참가자들은 특정 음식을 선택 또는 기피하거나 다른 방식으로 식습관을 바꿨을 수도 있다.

이러한 몇 가지 제한점을 고려한 나의 혈당, 장내미생물, 그리고 권장되는 음식에 대한 결과는 다음과 같다. 나는 식후 몇 번의 현저한 혈당 상승이 있었고(그림 11.6), 중간 당유형에 해당되었다.

번거로운 과정에도 불구하고 나의 장내미생물(그림 11.7)과 권장되는 음식에 대한 정보는 매우 흥미로웠다. 특히 박테로이데스 스터코리스 Bacteroides stercoris란 녀석은 각별한 동반자로 보인다. 권장 음식(그림 11.8)을 살펴보면 나는 혈당 반응에 있어 탄수화물에 매우 민감하지만 지방에는 그다지 민감하지 않은 것으로 보인다. 각 범주의 음식 목록은 데이터 수집 기간 동안 내가 먹었던 음식보다 훨씬 더 광범위한 선택 메뉴를 제공한다. 데이투는 알고리즘에 따라 내 혈당이 좀 더 엄격한 범위 내로 유지되는 식사를 제안하기도 했다. 또한 10만 가지가 넘는 음식으로 구성된 데이터베이스를 통해 어떤 음식이 내게 급격한 혈당 상승을 일으킬 것으로 예상되는지 검색도 가능하다.

내가 이 데이터를 수집한 후 데이투는 전략을 바꿨다. 처음에는 이스라엘에서 혈당 추적 관찰 및 광범위한 자가 추적을 수행했지만, 미국에서는 장내세균 샘플만 채취하고 알고리즘이 최적의 식단 선택을 예측하도록 하는 서비스가 329달러에 출시되었다. 그 후 데이투는 이스라엘에서도 같은 계획을 채택했기에 내가 경험한 서비스는 더 이상 제공되지 않는다. 데이투는 이 분야의 유일한 회사가 아니다. 경쟁업체인 바이옴Viome은 399달러에 더

장내 미생물

항목	백분율	항목	백분율
Bacteroides stercoris	You: 27.45% / Population Ave: 1.74%	Roseburia hominis	You: 0.44% / Population Ave: 0.44%
Bacteroides vulgatus	You: 9.37% / Population Ave: 2.49%	Alistipes shahi	You: 0.41% / Population Ave: 1.01%
Bacteroides uniformis	You: 9.25% / Population Ave: 2.75%	Ruminococcus torques	You: 0.39% / Population Ave: 1.16%
Eubacterium rectale	You: 5.96% / Population Ave: 4.81%	Ruminococcus obeum	You: 0.39% / Population Ave: 0.84%
Alistipes putredinis	You: 5.62% / Population Ave: 3.16%	Eubacterium ventriosum	You: 0.37% / Population Ave: 0.27%
Clostridium sp. L2-50	You: 4.13% / Population Ave: 0.84%	Eubacterium biforme	You: 0.36% / Population Ave: 0.87%
Faecalibacterium prausnitzii	You: 4.09% / Population Ave: 6.80%	Coprococcus comes	You: 0.32% / Population Ave: 0.79%
Ruminococcus bromii	You: 3.90% / Population Ave: 3.10%	Lachnospiraceae bacterium 1157 FAA	You: 0.29% / Population Ave: 0.52%
Parabacteroides merdae	You: 3.49% / Population Ave: 1.33%	Bacteroides fragilis	You: 0.29% / Population Ave: 0.27%
Barnesiella intestinihominis	You: 3.31% / Population Ave: 1.36%	Dialister invisus	You: 0.28% / Population Ave: 0.07%
Bacteroides ovatus	You: 2.46% / Population Ave: 0.98%	Roseburia inulinivorans	You: 0.26% / Population Ave: 0.54%
Bacteroides cellulosilyticus	You: 1.83% / Population Ave: 0.61%	Eubacterium eligens	You: 0.23% / Population Ave: 1.31%
Roseburia intestinalis	You: 1.38% / Population Ave: 1.06%	Coprococcus catus	You: 0.15% / Population Ave: 0.39%
Bacteroides dorei	You: 1.22% / Population Ave: 1.53%	Bifidobacterium longum	You: 0.14% / Population Ave: 1.22%
Bacteroides faecis	You: 1.10% / Population Ave: 0.33%	Dorea formicigenerans	You: 0.12% / Population Ave: 0.51%
Anaerostipes onderdonkii	You: 1.02% / Population Ave: 0.57%	Ruminococcus callidus	You: 0.12% / Population Ave: 0.27%
Akkermansia muciniphila	You: 0.88% / Population Ave: 1.50%	Collinsella aerofaciens	You: 0.11% / Population Ave: 0.98%
Bifidobacterium adolescentis	You: 0.87% / Population Ave: 2.57%	Haemophilus parainfluenzae	You: 0.08% / Population Ave: 0.12%
Acidaminococcus sp. D21	You: 0.86% / Population Ave: 0.06%	Alistipes finegoldii	You: 0.07% / Population Ave: 0.40%
Parabacteroides distasonis	You: 0.86% / Population Ave: 0.53%	Alistipes senegalensis	You: 0.06% / Population Ave: 0.08%
Ruminococcus lactaris	You: 0.85% / Population Ave: 0.52%	Bacteroides thetaiotaomicron	You: 0.05% / Population Ave: 0.46%
Dorea longicatena	You: 0.77% / Population Ave: 1.59%	Streptococcus thermophilus	You: 0.04% / Population Ave: 0.24%
Eubacterium hallii	You: 0.73% / Population Ave: 1.53%	Clostridium miele	You: 0.03% / Population Ave: 0.08%
Odoribacter laneus	You: 0.69% / Population Ave: 0.09%	Bilophila wadsworthia	You: 0.03% / Population Ave: 0.03%
Lachnospiraceae bacterium 3157FAA	You: 0.44% / Population Ave: 0.23%	Lachnospiraceae bacterium 5163 FAA	You: 0.03% / Population Ave: 0.37%

그림 11.7: 나의 장내미생물 평가 보고서. 박테로이데스 스터코리스Bacteroides stercoris가 주된 균성체임을 보여준다.

빵, 시리얼, 쌀, 파스타

항목	등급
프렌치토스트 찰라challah 빵	A
그라놀라	A-
크래커	B+
카망베르 치즈 바게트	B
우유와 오트밀	B
버터 바른 통밀빵	B
퀴노아	B-
두유와 통밀 플레이크	B-
올리브유가 들어간 무 글루텐 곡물 빵	B-
옥수수 토르티야	C+
잡곡 크래커	C+
오트밀	C+
조리된 메밀	C
우유와 바나나 너트 크런치 시리얼	C
아보카도를 넣은 치아바타 빵	C
치토스	C-
무 글루텐 빵	C-
이탈리아 허브 포카치아 빵	C-
잡곡 쌀떡	C-
소금간 된 쌀떡	C-

야채류

항목	등급
조리된 브로콜리	A+
조리된 콜리플라워	A+
김치	A+
노란콩	A+
(씻어) 준비한 콜리플라워	A+
아티초크	A
비트	B
겨울호박	B
조리된 미니 양배추	B-
구운 고구마	B-
리마 콩	B-
얌	C+
구운 호박	C
노란 피망	C
찐 감자	C-
셀러리 뿌리	C-
초절임 무	C-

음료수

항목	등급
디카페인 인스턴트 커피	A+
순한 맥주	A+
마티니	A+
카푸치노	A
피냐콜라다	A
미국식 페일 라거	A-
가당 바닐라 커피	A-
콜라	B-
크랜베리 쥬스	B-
오렌지 쥬스	B-
과일 펀치	C+
구아바 패션 프룻 쥬스	C+
스파이시 애플 사이다	C+

콩류, 두부, 견과류

항목	등급
아몬드 버터	A+
브라질 너트	A+
혼합 견과류	A+
해바라기 씨	A+
타히니Tahini 스프레드	A+
풋콩	B
무염 트레일 믹스	A
견과류, 씨드, 건포도 트레일 믹스	A-
소금간 된 볶은 호박씨	B+
베리 혼합 트레일 믹스	B+
집에서 만든 후무스hummus	B
콩 버거	C+
매운 검은콩 버거	C+
볶은 밤	C
렌틸 베지 버거	C
베지 버거	C

과일류

항목	등급
스타 프루트	A+
딸기	A+
무가당 코코넛	A+
블랙베리	A
아시아 배	A-
구아바	A-
산딸기	A-
천도복숭아	B-
서양배	B-
자두	B-
석류	B-
귤	B-
바나나	C+
체리	C+
건체리	C+
고지 베리	C+
오렌지	C+
멜론	C
건포도	C
흰포도	C
건파파야	C-
포멜로	C-

고기, 생선, 달걀

항목	등급
조리된 송아지 브라트부르스트	A+
완숙 삶은 달걀	A+
훈제 연어	A+
빵가루 입힌 송아지 커틀릿	A+
숭어 튀김	A+
구운 닭 가슴살	A
매운 새우 세비체	A
대구 케이크	A
절인 대서양 청어	A-
연어회	A-
오징어 튀김	B+
피쉬 스틱	C-

유제품 및 대용 유제품

항목	등급
아몬드 우유	A+
블루치즈	A+
염소 우유	A+
고우다 치즈	A+
콩 체다 치즈	A+
(지방을 빼지 않은) 플레인 요구르트	A
(지방을 빼지 않은) 전유	A
그리스 요구르트	B+
두유	B+
베리 두유 요구르트	B-
탈지우유	B-
두유 요구르트	B-
무지방 베리 요구르트	C
초콜릿 두유	C-
무지방 요구르트	C-

스낵류 및 사탕류

항목	등급
치즈 대니쉬	A
치즈케이크	A
섬유질 아몬드 브라우니 바	A-
단백질 아몬드 브라우니 바	A-
가루 설탕을 뿌린 당근 케이크	B+
산딸기 화이트 초콜릿 머핀	B+
초콜릿 크림 샌드위치 쿠키	B
아몬드 건포도 시나몬 대니쉬	B
사과, 시나몬, 건포도, 딸기 대니쉬	B
커피 케이크	B
산딸기 대니쉬	B
화이트 초콜릿 마카다미아 쿠키	B
미니 초코칩 머핀	B-
복숭아 파이	B-
피칸 파이	B-
과일과 헤이즐넛 바	C+
아이스크림 샌드위치	C+
딸기 프로즌 요구르트	C+
사과 시나몬 머핀	C
초콜릿 케이크 쿠키	C
벌꿀 그레이엄 크래커	C
바나나 너트 머핀	C-
밀기울 건포도 머핀	C-
통밀 무화과 바	C-

그림 11.8: 데이투 알고리즘에 기반한 내 맞춤형 권장 식품 목록 및 각 식품의 등급

포괄적으로 장내미생물을 평가하고(세균뿐 아니라 바이러스와 곰팡이도 평가한다), 그 데이터를 바탕으로 개별화된 식단을 추천한다.[37] 그러나 와이즈만 연구소의 여러 연구 결과와 달리, 바이옴은 지금까지 어떠한 피어 리뷰 연구 결과도 발표하지 않았다.

엘리나브와 시걸 연구실의 연구가 식품 섭취에 대한 각 개인의 반응에 중추적인 역할을 하는 장내미생물의 위상을 강화한 유일한 사례는 아니다. 스탠퍼드대학 유전학과를 이끌고 있는 마이클 스나이더Michael Snyder는 체중 증가 혹은 감소와 관련해 어떤 일이 일어나는지 알아보기 위해 과체중인 참가자 23명을 대상으로 다중 오믹스 연구(미생물체, 전사체, 단백질체, 대사체 및 유전체를 분석)를 시행했다. 그 결과 최소 2.7kg의 체중 증가 시 장내미생물의 종species이 극적으로 변하고, 300가지 이상 유전자의 유의미한 기능 변화가 일어나며, 혈액에서 염증 유발 물질pro-inflammatory mediator이 방출된다는 사실이 확인되었다.[38] 그리고 이렇게 현저한 변화는 체중이 감소할 경우 다시 완전히 원래대로 돌아왔다.

분명히 말하지만 내가 데이투에 관한 의견을 내놓는 건 이 회사나 그들의 아이디어를 추천하기 위해서가 아니다. 이는 소비자 건강에 인공지능이 사용된 최초의 사례에 해당되기 때문에 너무나 흥미롭다. 또한 이는 전례 없이 많은 양의 개인 데이터를 통합한 최초의 사례이기 때문에 주목할 만하다. 그러나 실제 유의미한 차이를 만들어내는지는 아직 증명되지 않았다. 이는 대규모 시험을 필요로 하는데, 이 시험에서 대상자의 반은 알고리즘을 사용하고 나머지 반은 사용하지 않은 상태로 1년 이상 추적 관찰하여 임상 경과의 차이가 있는지 확인해야 한다. 현재 우리가 아는 모든 것은 영양분에 대한 한 가지 측면의 단기적 변화, 즉 음식물에 대한 혈당 반응뿐이다. 이는 당뇨병이나 그 합병증의 예방과는 완전히 다른 문제이다. 또한 매일 같이 식습관, 활동, 혈당을 추적하지 않을 경우, 예측형 알고리즘은 효과가 떨어질 것으로 우려된다. 이 회사에 모든 관련 매개변수가 아닌 장내미생물만을 조사했을 때 ROC 곡선에 차이가 있었는지 물었지만 장내미생물 자체로 무척 정확하다는 답변뿐이었다. 그리고 UC 샌디에이고의 저명한 장내미생물 전문가인 롭 나이트Rob Knight는 와이즈만의 연구에 대해 이렇게 평했다. "아주 믿을만하고 엄정해서 이들을 이 분야의 선두 주자로 만들어줍니다. 하지만 나는 여전히 이러한 결과를 와이즈만이 직접 연구해온 인구 집단을 넘어 확장시키기는 매우 어려울 것이라고 생각합니다."[39]

　여기에는 또 다른 문제도 있는데 이는 내가 이 장의 서두에 다룬 이야기와 관련된다. 나는 소변 내 높은 수산염 수치로 인한 수산화 칼슘calcium oxalate 결석 때문에 저수산염 식사 요법을 해야 한다. 적어도 몇 가지 자료에 의하면 나는 내가 좋아하는 식품 몇 가지를 피해야 하지만, 이 식품들은 데이투 권장 사항에는 A+ 권장 식품으로 나온다. 나의 대사 질환에 대한 배경지식 없이 제공되는 일반적 권장 식단과 대사 질환을 고려한 특정 식단 간의 상충은 진정한 개인 맞춤형 식단에 이르기 위해 개인의 모든 정보를 고려해야만 하는 이 일의 복잡성을 잘 보여준다. 장내 기체 성분의 변화를 감지해 장내미생물의 변화를 추적 관찰하는 섭취용 전자 캡슐ingestible electronic capsule 같은 최신 기술은 언젠가 생체 정보 입력을 위한 주요 수단의 하나로 유용하게 사용될지 모른다.[40] 우리는 박테리아의 유전자를 조작하여 (영장류 모델에서) 장내미생물의 변화를 통해 대사 질환을 치료하는 사례를 보았다.[41] 과학적으로 검증된 개인별 맞춤 식사를 하기까지는 아직 많은 시간이 필요하겠지만, 적어도 이러한 과정은 획일화된 권장 식단을 고수하는 것에 비해 보다 나은 결과로 이어질 가능성이 높다.

　밥상이 어느 정도 차려졌다면, 우리는 다음 장을 위한 준비를 완벽히 마친 셈이다. 다음 장에서는 인공지능이 개별 맞춤형 식단에 영향을 미치는 것을 넘어 어떻게 소비자 건강 증진에 기여하는지, 그리고 우리의 가상 조

수virtual assistant가 어떻게 의료 코치의 역할을 수행하는지에 대해 다루고자 한다.

12장

가상 의료 비서

오늘날 우리는 기계에게 단순히 작업 수행뿐만 아니라 무슨 작업을 언제 수행할지 결정하기를 기대한다. 다음 세대는 자동화기기에 둘러싸인 게 당연한 시대에서 성장할 것이다.

—레이첼 보츠먼Rachel Botsman

우리는 이 모든 정보를 인공지능을 통해 얻을 것이다. 또한 인공지능은 당신의 건강에 관해 당신도 모르는 사실을 알려줄 것이다.

—준왕Jun Wang

2011년 아이폰에 최초로 도입된 시리SIRI는 비웃음의 대상이었다. 심지어 몇 년 후 내가 콜베어 르포Colbert Report에 출연했을 때 진행자 스티븐이 시리에게 "내가 죽게 되나요?"라고 묻자 시리는 "잘 모르겠어요"라고 대답했다. 시리가 할 수 있는 일은 많지 않았으며, 아이폰 소유자의 95%가 적어도 한 번은 시리 사용을 시도했지만, 시리는 많은 미래의 잠재적 사용자에게 나쁜 첫인상을 남겼고, 그들은 시리 사용을 포기했다.[1] 이후 2015년에 마이크로소프트의 코타나Cortana가 나오면서, 휴대폰으로 교통 상황을 확인하거나 공항으로 출발할 시간이라는 알림을 받는 등 인공지능의 도움을 얻을 수 있게 되었다. 2016년 구글은 가장 광범위한 검색 명령어를 보유한 '창의적인' 이름의 가상 비서, 구글 어시스턴트Google Assistant를 출시했다. 2016년 말까지 스마트폰 사용자의 40% 이상이 이러한 전자 비서 중 하나를 사용했다고 응답했다.[2] 우리는 인공지능 개인 비서의 사용에 점점 더 익숙해지고 있다.

나는 알렉사Alexa라 불리는 아마존의 에코닷Echo and Dot 음성제어 기기에 대한 언급은 생략했는데, 이는 이 기기가 순식간에 전 세계(적어도 미국)를 사로잡았기 때문이다. 2011년 제프 베조스Jeff Bezos는 알렉사 시스템에 대한 자신의 비전을 다음과 같이 설명했다. "모든 두뇌를 클라우드에 탑재한 저비용의 유비쿼터스 컴퓨터로, 음성을 통한 상호작용이 가능합니다. 여러분이 알렉사에게 말을 걸면 알렉사는 여러분에게 대답할 겁니다."[3] 알렉사는 2014년 말 프라임 멤버들에게 소개되었으나 인기가 치솟기까지는 2년 정도가 걸렸다. 하지만 2016년 말 아마존 에코는 미국의 600만 이상의 가정에 보급되며 완전히 매진되었고, 생산이 수요를 따라잡을 수 없었다. 이미 2016년은 일부 마니아층에 의해 "대화 상거래"의 해로 알려져 있었는데, 그해 25만 명이 알렉사에게 청혼했을 정도로 대화 상거래는 보편화되었다.[4] 2018년 기준으로 미국인 6000만명 이상이 사용하는 음성 기반 인공지능 기기의 70% 이상이 알렉사 계정으로 실행된다.[5] 그들은 우리의 생활 방식을 근본적으로 변화시키는 희귀한 제품을 생산하는 기술 유니콘tech unicorn의 지위를 획득했다.[6] 지난 미국 역사에서 2년 안에 미국인 4명 중 1명을 사로잡았던 유일한 기술은 2007년의 아이폰뿐이었다(그림 12.1).

당시 개인 비서 역할의 인공지능으로 음성 플랫폼이 등장한 이유는 무엇이었을까?[7] 이는 당연한 일이라 할 수 있다. 인간은 키보드에 타이핑하는 것보다 말을 하는 게 훨씬 더 자연스럽기 때문이다. 웹엠디WebMD의 벤 그린버그Ben Greenberg는 "손주들은 아마도 우리가 키보드를 사용했다는 사실을 비웃을지도 모른다"고 말했다.[8] 하지만 자연스리운 게 전부는 아니다. 영어든 중국어든 말은 자판 입력보다 2~3배 이상 빠르며(음성 인식 시간만이 아니라 키보드로 오류를 수정하는 단계를 포함해도), 자판 입력이 어려운 중국어의 경우 오류 발생률도 현저히 낮다(그림 12.2). 사실 마이크로소프트와 구

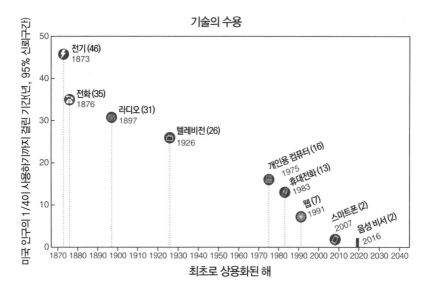

그림 12.1: 신기술 도입 후 미국인 4명 중 1명이 사용하기까지 소요된 기간.

출처: "Happy Birthday World Wide Web," *Economist* (2014): www.economist.com/graphic-detail/2014/03/12/
happy-birthday-world-wide-web.

글의 음성 인식 기술이 5%의 오류 발생률로 우리의 타자 실력에 필적하게 된 해가 바로 2016년으로, 이때가 되어서야 인공지능에 의한 음성 인식이 제 궤도에 올랐다. 현재 인공지능은 인간의 능력을 넘어섰다.

음성 인식은 다른 장점도 있다. 아이디와 비밀번호가 필요 없어 여러 앱(이들은 마치 매일 업데이트가 필요한 것처럼 보인다)을 사용할 때 번거로움을 줄일 수 있다. 이 모든 요소로 인해 음성은 더 빠르고, 손을 사용할 필요가 없고, 사용하기 쉽고, 저렴하다. 따라서 그 이후로 알렉사와 경쟁하기 위해 구글 홈Google Home, 애플 홈팟Apple HomePod, 바이두의 듀어오에스DuerOS, 클라라랩스Clara Labs, 엑스.에이아이x.ai, 디지털지니어스DigitalGenius, 하우디Howdy, 지보Jibo, 삼성Samsung, 링롱딩동LingLong DingDong(딩동딩동이라 말하면 기계가 깨어난다!)을 비롯해, 기계학습 및 자연어 처리를 통합한 여러 기기가

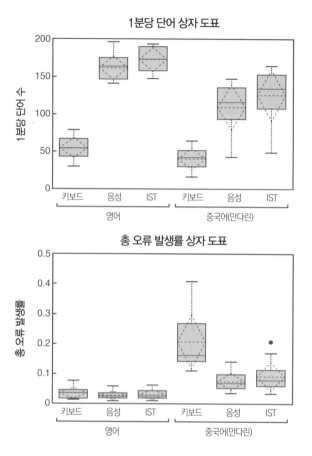

그림 12.2: 영어 또는 중국어(만다린)의 발화 속도 및 타이핑 속도 비교. 중국어는 음성에서 오류 발생률이 현저히 낮다(여기서 '음성' 항목은 초기 음성 전사 + 키보드 오류 수정을 의미한다). IST(initial speech transcription) - 초기 음성 전사

출처: S. Ruan, *Speech Is 3x Faster Than Typing for English and Mandarin Text Entry on Mobile Devices*, arXiv (2016): http://hci.stanford.edu/research/speech/paper/speech_paper.pdf.

급속도로 확산된 것은 놀라운 일이 아니다. 2020년까지 미국 가정의 75%는 알렉사를 비롯한 음성 개인 비서를 적어도 하나 이상 보유할 것으로 예상된다.[9] 현재 내 동료 중에는 방마다 에코 또는 닷을 설치해 사용하는 이들도 많다.

하지만 이들은 지금 어떤 기능을 할 수 있을까? 〈MIT 기술 리뷰MIT Tech Review〉에서는 "스마트폰이 데이트 에티켓에서 보행자의 보행 속도까지 모든 것을 바꾼 것과 마찬가지로 음성 기반 인공지능은 가정생활의 많은 부분을 바꾸기 시작했다"라고 평가했다.[10] 그러나 이것이 특별히 주목할 만한 변화는 아니다. 사용자는 스마트폰 화면을 들여다보는 대신 원통형 기계와 대화할 뿐이기 때문이다. 쇼핑하기, 음악 연주, 조도 낮추기, 농담하기, 메모하기, 날씨 예측하기, 우버 부르기, 화장지나 배달 음식 주문하기, 심지어 방귀 소리 내기 같은 업무는 다른 방법으로도 쉽게 할 수 있다. 세상에 대한 이해가 전혀 없는 원통 기둥과 실질적이고 의미 있는 대화를 나눌 수는 없다. 중국 마이크로소프트의 샤오아이스는 가장 오랜 시간 동안 대화를 나눴지만, 그것은 단순히 물리적으로 긴 대화였을 뿐 사람 간의 진정한 소통과는 거리가 멀다. 실제로 영화 '2001년 스페이스 오디세이'에서 대화형 인공지능 컴퓨터 할HAL이 등장한 지 50년이 지났지만, 우리는 아직 인간의 긴 대화를 모사하는 수준에 도달하지 못했다. 아마존에서는 3,000명 이상의 엔지니어들이 알렉사를 연구하고 있다. 하지만 워싱턴대학의 저명한 컴퓨터과학자인 페드로 도밍고스에게 이 문제에 대해 묻자, 그는 짧은 이야기를 들려주었다. "아마존 워크숍에 갔다가 알렉사를 하나 받아 집에 설치해 봤어요. 알렉사의 가장 열렬한 팬은 제 아들입니다. 녀석은 알렉사에게 수수께끼 내달라고 하는 걸 좋아해요. 알렉사의 여러 기능 중 하나죠. 하지만 알렉사가 낸 수수께끼를 다시 물어본다면 알렉사는 대답은 고사하고 그 질문조차 이해하지 못할 겁니다."[11] 하지만 2018년 구글 듀플렉스Google Duplex가 레스토랑 예약이나 다른 실생활 업무를 수행할 때 "알았어요gotcha", "흠mmhmm", "음uhm" 같은 단어를 사용하며 인간과 유사한 대화 능력을 선보이자, 이런 쇼윈도 장식 같은 기능조차 앞으로 다가올 엄청난 변화의 신호로 여겨졌다.[12]

이러한 기기가 앞으로 더 똑똑해지고 유창하게 되리라는 점을 부정하는 것은 아니다. 이들은 수십억 건의 음성 상호작용을 통해 끊임없이 학습하고 있기 때문이다. 알렉사는 2년 앞선 선두 주자의 이점을 살려 시장을 독점했다. 아마존이 보유한 인공지능 전문 기술을 감안할 때, 이들의 음성 보조 기능이 더욱 강화되리라는 점에는 의심의 여지가 없다. 알렉사를 오류 없이 20분 동안 사람처럼 대화하게 만들면 받게 되는 350만 달러 규모의 알렉사 프라이즈Alexa Prize(2018년에 우승자가 발표되었다) 역시 도움이 될 것으로 보인다.[13] 아마존과 자사의 오픈소스 개발자들이 알렉사의 기능에 추가한 "스킬skill"(스마트폰의 앱에 해당한다) 역시 현재 수만 가지나 된다. 또한 음성 지원을 제공하기 위해 새로운 문화를 배우는 일이 그리 쉽지는 않지만, 아마존은 독일어, 일본어, 프랑스어로 알렉사를 운영하고 있으며, 다른 언어들도 작업 중에 있다.

인공지능용 음성 플랫폼에는 또 다른 장점이 있다. 시력을 잃었거나 시력에 심각한 장애가 있는 사람은 전 세계 2억 5000만 명, 미국의 18세 미만에서 약 60만 명, 그리고 65세 이상에서 300만 명 이상으로 추정되는데, 이들에게 이 음성 플랫폼은 분명한 장점이 있다.[14] 마이크로소프트의 시잉 에이아이Seeing AI는 얼굴을 인식하고, 슈퍼마켓 식품 바코드를 스캔하고, 화폐를 식별하고, 손글씨를 읽어주는 무료 앱이다. 그러나 알렉사는 문자 메시지나 이메일을 읽어주고, 볼 만한 TV 프로그램을 찾고, 의상과 외모를 살피는 일(에코 룩Echo Look을 통해)과 같이 가정에서 일어나는 일상생활에 대한 지원을 더욱 강화했다. 이것은 카메라, 센서, 네트워크 접속이 가능한 스마트 안경 아이라 테크Aira Tech나 마이아이MyEye 같은 기술로 보완된다.

세상에는 읽거나 쓸 줄 모르는 성인이 약 7억 8000만 명 있으며, 현재 이용 가능한 놀라운 번역 기능 덕분에 언어 간 의사소통의 장벽이 허물어지고 있다는 사실을 잊지 않도록 하자. 예를 들어 중국에서는 5억 명 이상이 아이플라이텍의 앱을 사용하고 있는데, 이 앱은 중국어 음성을 영어 문자 메시지로 바꾸거나 영어 음성을 중국어 문자 메시지로 바꾸어준다.[15] 심지어 중국의 운전자를 위한 샤오페이유Xiaofeiyu와 같이 시끄러운 환경에서도 사용할 수 있도록 개발된 음성 앱도 있다(음성 인식과 마찬가지로 이제 DNN은 청각 장애인을 돕기 위해 입술 움직임을 판독하고 있다).[16]

그럼에도 불구하고 분명히 짚고 넘어가야 할 단점이 있다. 비록 알렉사와 기타 다른 기기들이 이들을 호출하는 단어wake word에 의해 활성화된다고는 하지만 집안에 우리 이야기를 듣는 기기가 있다는 사실은 아무래도 꺼림직하다. 자신을 살펴볼까 걱정되어 마크 저커버그가 노트북 웹캠 위에 테이프를 붙여놓던 모습이 연상된다. 물론 프라이버시 우려를 줄이기 위해 "인터넷 상시 접속" 설정을 끌 수 있고, 사용자가 모든 콘텐츠를 삭제할 수도 있다(하지만 그렇게 하는 사람은 거의 없다). 우리는 기기가 활성화되면 플랫폼 훈련 및 개선을 위해 일부 대화가 녹음된다는 사실을 잘 알고 있다. 그래서 알렉사는 "오웰의 빅 브라더Orwell's Big Brother"로 불렸다.[17] 음성만으로 아직 충분하지 않다는 듯, 2017년 아마존은 디스플레이를 갖춘 스팟Spot, 터치스크린을 가진 쇼Show, 당신의 옷이 잘 어울리고 맵시 있는지 알려주는 기계 알고리즘을 사용하는 에코 룩Echo Look과 같이 에코 플러스 카메라Echo plus camera와 연계된 새로운 상품을 선보였다.[18] 심지어 이 기능을 지원하기 위한 인공지능 과학도 있다.[19] 여러분의 옷장을 멋지게 바꾸기 위해 알렉사가 어디를 방문하라고 할지 자못 궁금하다.

그러나 인간의 귀가 들을 수 없을 정도로 높은 초음파 주파수를 사용해 음성 활성 기기를 제어하는 소위 돌고래 공격dolphin attack과 같은 기술은 해킹에 대한 음성비서의 취약성을 드러냈다.[20] 심지어 아마존은 활성화되지 않은 '듣기 모드'에서 수집한 에코의 녹음 기록을 살인 사건의 증거물로 제공해야 했던 사례도 있었는데, 이는 미국 수정헌법 제1조의 "째깍거리는 헌법 시한폭탄"이란 문구에 딱 들어맞는 일이었다.[21] 오리건 주 포틀랜드의 한 커플은 자신도 모르게 그들의 대화가 녹음된 후, 주소록에 있는 지인들에게 오디오 파일이 전달되는 경험을 했다.[22] 이러한 사례는 데이터 보호와 프라이버시를 확립하지 못할 때 생길 수 있는 문제를 미리 보여준다.

기술의 부정적인 면을 잘 끄집어내는 것으로 유명한 니콜라스 카Nicholas Carr는 이렇게 말했다. "기기는 우리를 감시하는 바로 이 순간에도 온갖 갈등과 긴장감으로 뒤엉킨 현실로부터 피난처를 제공합니다. 그들은 우리의 취향에 맞게 세심하게 설계된 가상 세계, 즉 우리를 이해하고 우리의 욕구에 따라 맞춰진 세계에 머물도록 합니다. 아마존이 스마트 스피커 이름을 그리스 신화에서 가져오기로 한 결정은 신의 한 수였습니다. 나르키소스에게는 에코가 필요하니까요."[23]

특히 이러한 기기에 빠지기 쉬운 어린이에게 음성 비서가 끼치는 부정적인 영향에 대해서도 많은 우려가 제기되어 왔다.[24] "당신의 아이가 '엄마'보다 '알렉사'를 먼저 부르려 할 때"라는 헤드라인만 보더라도, 모든 것을 아는 것 같고, 모든 것을 듣는 것 같은, 알 수 없는 곳에서 들려오는 원통 기둥의 음성과 어린아이 사이의 유대를 걱정하고 있음을 알 수 있다.[25]

이렇게 중요한 문제점과 두려움에도 불구하고, 음성은 가상 비서에 선호되는 플랫폼으로 떠오를 가능성이 높다. 현재의 알렉사 기술은 휴대용으로 적합하지 않다. 왜냐하면 가정용 원통 스피커는 당신이 가는 곳을 항상 따라다니지 않기 때문이다. 이상적으로는 스마트폰과 스피커 간의 자동 전환이나 이러한 기능이 내장되어 있는 향상된 스마트폰 플랫폼(아바타, 음성, 텍스트 모드를 지닌다)을 통해 매끄럽게 사용할 수 있어야 한다. 아마존은 이미 스마트워치와 헤드폰 세트에서 알렉사를 구현하고 있다.[26] 하지만 추천 레스토랑의 메뉴 선택과 같이 텍스트가 많을 때 음성 출력이 제한되는 문제도 있다. 사실 이러한 경우엔 화면이 가장 좋다. 또한 여러 기기 간의 최적화된 인터페이스와 주변 소음 문제에 대한 해결책도 필요하다. 범용 가상 비서에 대한 이러한 배경지식을 갖추었다면 이제 건강 및 의학 분야의 발전에 관해 살펴볼 준비가 되었다. 지금까지 인공지능을 의학에 도입하려는 많은 노력은 환자나 건강한 사람이 아닌 의료진을 보조하는 역할에 초점이 맞춰져 있었다. 전 인구의 거의 80%가 휴대하고 있는 스마트폰, 같은 지향점을 가진 헌신적인 음성 비서. 이들은 모두 소비자의 의료 수요를 지원하기에 적합한 플랫폼이다. 냉장고 안을 들여다보면서 "알렉사, 뭘 먹어야 하지?"라고 묻는 날을 향해 연구하고 있는 그룹을 살펴보도록 하자.

오늘날의 가상 의료 비서

건강을 증진하거나 만성 질환을 더욱 잘 관리하기 위한 인공지능 앱이 여러 가지 개발되었지만 그 기능은 모두 상당히 제한적이다. 예를 들면, 4장에서 얼라이브코어 워치밴드AliveCor watchband에 대한 이야기를 소개했다. 이것은 딥러닝을 이용해 사람의 심장 박동수와 신체 활동 사이의 관계를 파악하고, 심장 기능이 정상 범위를 벗어나면 사용자가 심전도를 기록해 심방세동의 증거를 찾도록 한다. 얼라이브코어의 시계는 지금까지 개발된 의료 비서 기능의 대표적 사례이다. 나는 여기서 가능한 모든 예를 검토하지는 않겠지만, 의료용 인공지능 코치의 초기 단계에서 우리가 어디쯤 있는지 이해할 수 있도록 충분히 설명하겠다. 여기에는 중요한 공통점이 있다. 임상 경과의 개선이 확인된 무작위 대조 임상 연구 결과는 없다. 대부분의 제품에 대한 연구 결과는 소규모의 후향적 또는 관찰 연구에 불과하다. 이는 그들의 이야기에서 반드시 보완되어야 하는 중대한 약점이다. 그럼에도 불구하고 이러한 발전은 분명 검토할 가치가 있다.

당뇨병은 지속적으로 인기 있는 목표였다. 베릴리Verily와 사노피Sanofi가

설립한 온듀오는 아마도 가장 선두에 있는 기업일 것이다. 왜냐하면 이 기업은 스마트폰 인공기능을 이용해 음식과 식사, 연속 혈당 데이터, 그리고 신체 활동(또는 실제 걸음 수)을 인식한 다음 텍스트로 조언을 제공하기 때문이다. 웰페퍼Wellpepper 앱은 알렉사 기반의 전략을 체중계와 발 스캐너에 결합시켰다. 당뇨병 환자는 체중계에 올라설 때 발을 스캔한다. 이 영상은 당뇨병성 족부궤양을 감지하기 위한 기계학습 분류기를 통해 처리되며, 추가 데이터를 수집하고 교육 및 관리 팁을 제공하기 위해 음성 안내가 함께 사용된다.[27] 버타Virta는 알고리즘을 통해 개인의 혈당 측정, 식단, 운동, 약물 치료 등을 원격으로 안내함으로써 2형 당뇨병을 관리하도록 고안된 고가(월 400달러)의 스마트폰 앱 서비스다.[28] 오마다 헬스Omada Health와 애콜레이드Accolade와 같은 스타트업은 당뇨병 관리를 위해 인공지능과 인간 코치를 함께 사용한다. 반면 연속 혈당 측정 센서를 만드는 덱스콤Dexcom, 애보트Abbott, 메드트로닉Medtronic 등의 기업은 영양, 신체 활동, 수면, 스트레스, 장내미생물, 그리고 기타 사람들이 자신의 상태를 관리하는 데 도움이 될 수 있는 데이터를 변수로 넣을 수 있는 딥러닝 알고리즘을 보유하고 있지 않다는 점에 주목할 필요가 있다. 대신 그들은 현재 사람들에게 이전의 혈당 수치만을 기준으로 혈당의 상승 및 저하를 경고하는 "멍청한" 규칙 기반 알고리즘(12 유도 심전도의 알고리즘과 다르지 않다)을 사용한다.

나는 음식에 대한 혈당 반응을 최적화할 목적으로 장내미생물을 주요 변수로 하는 데이투의 개인 맞춤형 기계학습 영양 알고리즘에 대해 이미 심도 있게 논의하였다. 베리타스 제네틱스Veritas Genetics는 1,000달러 이하의 비용으로 전장 유전체 분석을 제공한 최초의 기업으로, 개인의 유전체 데이터와 개별화된 영양 지침을 결합할 목적으로 인공지능 기업을 인수했다. 하지만 영양유전체학에 대한 우리의 매우 제한된 지식을 감안할 때 "알렉사, 내가 이 마지막 피자를 먹어도 될까?"[29]라는 질문에 대답하는 수준에 이르려면 아직 멀었다. 소규모 코호트에서 스마트폰 챗봇을 이용해 약간의 체중 감량 효과를 확인한 라크Lark 등 체중 감소를 위한 인공지능 기반의 노력이 잇따르고 있다.[30] 이와 유사하게, 체중 감소, 당뇨병, 혈압 관리를 위한 비다 Vida의 인공지능 앱은 사용자가 스스로 보고한 스트레스, 배고픔, 에너지 수준을 추적하는 맞춤형 행동 프로그램을 내세운다. 눔Noom과 아이오라 헬스 Iora Health 같은 기업에서 시도하는 인간에 의한 코칭은 여러 상황에서 효과적이었는데, 이는 지속적인 인공지능화를 위한 노력의 기반이 될 수 있고, 어쩌면 혼합식 접근법이 최선의 전략으로 판명될지도 모른다.

템퍼스 랩스는 암 치료를 목적으로 특정 질병별 접근법을 추진하고 있다. 이 기업은 7장에서 암 전문의에 대해 논의한 바와 같이 환자의 종합적인 데이터, 즉, 인적 사항, 종양의 유전체 염기 서열, 개별 RNA 염기 서열, 면역 반응, 의료 영상, 액체 생검을 통한 혈액 내 종양 DNA 염기 서열 분석, 오가노이드를 치료 및 임상 경과 데이터와 함께 취합하고 있다. 이 기업은 대부분의 미국 국립암연구소와 협력하고 있을 뿐 아니라, 2017년 말 미국임상종양학회American Society of Clinical Oncology 캔서링큐CancerLinQ의 100만 명 이상 환자 데이터에 접근할 수 있게 되었다. 미국 내 100개 이상 진료 기관의 2,000명이 넘는 암 전문의가 수행하는 지역사회 암 진료 내역을 반영하는 캔서링큐의 데이터베이스는 국립암연구소의 자료를 보완한다. 이 전례 없는 데이터 수집에 힘입어, 템퍼스 랩스는 프리시전 헬스 에이아이Precision Health AI의 공동연구자들과 함께 암 치료 결과를 개선하기 위한 알고리즘을 개발하고 있다.[31]

세컨드 오피니언 헬스Second Opinion Health는 2017년 스마트폰 앱인 마이그레인 얼러트Migraine Alert를 소개했다. 이 앱에서는 간헐적으로 편두통에 시달리는 환자들에게 수면, 신체 활동, 스트레스, 날씨와 같은 잠재적 유발 요인에 대한 데이터를 수집하라는 메시지가 나타난다. 이 기계 알고리즘은 15번의 에피소드(이는 상당히 많은 두통이다)에서 개인의 패턴을 학습해 85%의 정확도로 두통이 임박하였음을 예측한다. 두통 발생 후 이를 치료하는 대신 미리 예방 약제를 복용하도록 하는 것이다.[32]

레스앱 헬스ResApp Health는 스마트폰 마이크를 사용해 사람의 숨 소리를 듣는다. 기계학습 알고리즘은 급성 또는 만성 천식, 폐렴, 만성폐쇄성폐질환 등 여러 폐 질환을 높은 정확도(~90%)로 진단할 수 있다고 한다.[33] 인공지능은 환자와 일차진료 의사 두 그룹의 광범위한 특성 분석을 통해 이들 간의 매칭에 사용되었으며, 신뢰도 측정 결과 높은 예측 정확도를 보였다.[34]

증상 확인, 약물 순응도 개선, 건강 관련 질문 답변 등 다양한 기능을 수행하는 인공지능 챗봇(일부는 알렉사 및 구글홈을 통해 작동한다)과 스마트폰 앱도 다수 있다. 에이다Ada, 플로렌스Florence, 부이Buoy, 헬스탭HealthTap, 유어.엠디Your.MD, 메드왓MedWhat, 바빌론헬스Babylon Health 등이 대표적이다. 2018년 바빌론헬스에서는 홍보 이벤트를 열고 챗봇과 의사 7명의 진단을 비교한 보고서를 홈페이지에 올리며 챗봇의 우월성을 주장했지만 방법상의 문제와 무리한 시도로 인해 거센 비난을 받았다.[35] 비슷한 맥락에서 〈쿼츠Quartz〉의 기자들은 의사의 도움으로 65가지 알렉사 기능과 이것이 제공한 건강 정보를 평가하면서, "알렉사는 끔찍한 의사다"라고 결론지었다.[36]

노인을 위해 제작된 인공지능 제품도 있다. 케어닷코치care.coach는 흥미롭게도 말하는 강아지 아바타의 형태를 취하고 있으며, 노인과 상호작용하며 경과를 관찰하는 데 도움을 준다.[37] 스웨덴의 스타트업 아이플루Aifloo는 인공지능과 연계해 낙상 위험을 감지하면 간병인에게 알려주는 손목밴드를 개발했다.[38] 그러한 기술이 인간의 손길과 보살핌을 완전히 대체하지는 못하겠지만, 특히 노인 인구가 증가하는 반면, 이들을 돌보기 위한 시설이나 예산은 심각하게 부족하다는 상황을 고려할 때, 보조 용도로 유용하게 쓰일 수 있다.

종합해 보면 오늘날 인공지능 기반의 가상 건강 코칭에 대한 노력이 얼마나 제한적인지 쉽게 알 수 있다. 전반적으로 단기간에 걸쳐 부실하고 제한적인 데이터가 수집되었으며, 검증 부족과 장기적 목표 부재로 인해 극히 일부 분야에 집중되고 있다.

미래 가상 의료 비서의 구현

더 강력한 가상 의료 비서를 만드는 일은 기술적 과제이자 정치적 도전이다. 이 중 정치적인 문제가 가장 큰데, 여기에는 앞에서 다루었지만 다시 언급하려는 이유와 아직 다루지 않은 이유가 있다. 그 이유란, 단지 이러한 비서가 멋져 보이기 때문이 아니며, 그들이 딥메디슨의 가장 중요한 도구로써 의사가 자신의 일을 더 잘 할 수 있도록 힘을 실어줄 뿐 아니라, 우리 모두가 스스로의 건강을 돌보는 데 도움이 되기 때문이다. 우리를 도와주는 가상 의료 비서 같은 존재가 없다면 우리는 딥메디슨의 잠재력을 완전히 구현할 수 없다. 의사든 환자든 인간인 이상 누구도 모든 데이터를 처리하기란 불가능하다. 그것이 바로 아직 실현되지 않은 인공지능의 약속이다. 인공지능이 환자 중심적이라면, 우리가 기대할 수 있는 최선은 자신의 데이터를 인공지능에 제공하길 원하거나, 이를 통해 이득을 얻을 수 있는 사람들 대부분에게 알고리즘이 적용되도록 확대하는 것이다. 기술에 대한 회의론을 자주 피력하는 〈랜싯〉의 편집장 리처드 호튼Richard Horton은 다음과 같이 썼다. "지능형 의료 로봇으로 의사를 대체하는 모습은 과학 소설의 소재로 반복되어 사용되었다. 하지만 자가 감시 스마트폰 데이터를 갖춘 디지털 비서가 개별화된 의학적 조언을 제공하는 것은 더 이상 허황된 발상으로 보이지 않는다." 그러나 아직까지는 맞춰야 할 중요한 퍼즐 조각이 너무나 많다.

가상 의료 비서의 가치는 입력된 데이터의 가치와 일치한다. 조너선 첸

Jonathan Chen과 스티븐 아시Steven Asch는 이를 적절하게 지적했다. "아무리 알고리즘이 뛰어나고 컴퓨팅 기능이 좋다하더라도 존재하지 않는 정보를 억지로 만들어낼 수는 없습니다."[39] 우선 사람의 모든 건강 관련 데이터가 태아기부터 평생에 걸쳐 끊김 없이 지속적으로 통합되는 것이 가장 이상적이다. 지금까지 의학에서는 환원주의적 관점이 주를 이루었다.[40] 이러한 관점은 유전자 변이를 이해하면 각 개인의 질병 위험과 치료법을 알 수 있다는 인간 게놈 프로젝트Human Genome Project에서 명백히 드러났다. 이는 건강과 질병의 복잡성과 우리의 미생물체, 면역계, 후성유전체, SNS, 환경 등과의 다차원적 상호작용을 인정하지 않는 선형적 사고의 전형을 보여준다. 한 사람의 모든 데이터를 통합하는 일은 첫 번째 중요한 단계이다. 이것은 센서, 생활에 스트레스를 주는 사건, 진로 변화, 장내미생물 검사 결과, 아이의 출생 등 무엇으로부터 얻은 것이건 간에 새롭고 관련된 모든 데이터로 업데이트되고 보완되어야 하는 살아있는 자원으로 여겨져야 한다. 그런 모든 데이터는 개인이 신경 쓰지 않으면서도 끊임없이 수집되고 분석되어야 한다. 즉, 수동으로 로그인/로그아웃 하거나 의식적으로 노력할 필요가 없어야 하는데, 이는 그리 쉬운 일이 아니다. 예를 들어, 내가 직접 경험했듯이 앱이나 웹사이트에 일일이 기입하지 않고서는 우리가 어떤 음식을 먹었는지 기록할 방법이 없다. 내가 운동 및 수면 데이터를 2주간 입력하는 동안 유일한 위안은 이를 2주만 하면 된다는 사실이었다(11장에 자세히 나와 있다). 이보다 훨씬 더 긴 기간에 걸친 학습이 필요한 모든 인공지능 코치는 사용자의 데이터 입력에 기반해서는 안 된다.

이를 해결하기 위한 많은 창의적인 대응책이 제안되고 적극적으로 추진되었다. 내가 구글의 고문으로 일하던 당시, 구글은 로체스터대학의 의생명공학 기술자들과 함께 사람이 변기에 앉아 있는 동안 혈압을 측정하는 변기를 디자인했다. 물론 이 수치가 가장 대표성이 높은 측정치는 아닐지 모른다. 그러나 그들은 체중계에 서 있거나 욕실 거울을 들여다볼 때 사람의 생체 징후를 얻는 등 눈에 띄지 않는 방법으로 유용한 데이터를 얻기 위한 다른 수단을 가지고 있었다. 또한 온듀오의 스마트폰 인공지능 영상 감지 외에도 많은 기업이 음식 스캔을 위해 분광spectroscopic 또는 비색colorimetric 기능을 갖춘 스마트폰 앱을 연구하고 있다. 정확성이 입증된다면 이러한 기능은 분명 쓸모 있겠지만, 이 역시 여전히 개인의 의식적인 노력을 필요로 하기 때문에 그다지 매력적이지 못하다. 식사 시간 동안의 추가적인 스마트폰 조작은 하고 싶지도 않고 식욕에 도움이 되지도 않는다.

핏빗Fitbit의 아이오닉Ionic이나 버사Versa 같은 새로운 스마트워치는 지속적인 심장 박동, 수면, 신체 활동 등 그 어느 때보다 많은 데이터를 수집하고 있다. 이론적으로 인공지능 코치의 소중한 입력 데이터가 될 수 있는 이들의 문제는 품질이다. 앞에서 논의한 바와 같이, 수면 중의 움직임은 뇌 활동에 대한 대리 지표에 불과하며 뇌전도를 이용해 뇌의 전기 활동을 모니터링하는 것만큼 유용하지는 않다. 그리고 디지털 추적기로는 몇 걸음을 걸었는지 정확히 측정할 수 있지만, 이는 걷기와 같은 일부 활동에만 적용될 뿐 자전거나 수영 같은 다른 활동에는 사용될 수 없다. 여기서 중요한 점은 입력 데이터의 품질이 매우 중요하기 때문에, 부족한 그대로 받아들일 경우 인공지능 비서의 의미 있는 결과물에 지장을 초래할 수 있다는 사실이다.

그림 12.3은 개인의 건강을 코치하기 위한 딥러닝 모델의 복잡성을 설명한다. 보다시피 개인에 대한 진정한 "빅데이터"가 존재함을 알 수 있는데, 이는 이런 형태의 인공지능에 엄청난 도전인 동시에 가장 적합한 작업이기도 하다. 우리가 원하는 결과물, 즉 건강 증진을 위해 실시간의, 정확하고, 예측 가능하고, 가치 있는 지침을 얻으려면 수백층 깊이의 은닉층을 가진 복잡한 구조의 신경망이 필요한 것이다. 일부 인공지능 전문가들은 이 단일 모델이 지나치게 단순화된 비현실적인 것으로 생각할 수 있다. 그러나 이것

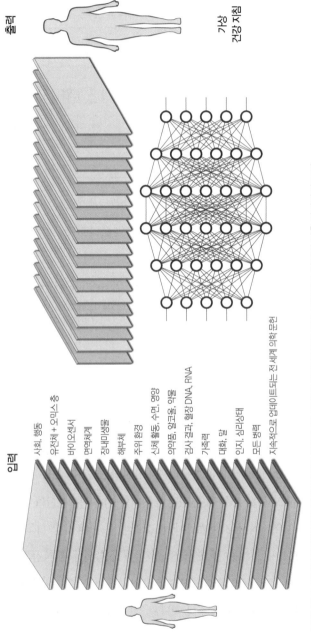

입력

사회, 행동
유전체 + 오믹스 층
바이오센서
면역체계
장내미생물
해부체
주위 환경
신체 활동, 수면, 영양
의약품 알코올, 약물
검사 결과, 혈장DNA, RNA
가족력
대화, 말
인지, 심리상태
모든 병력
지속적으로 업데이트되는 전 세계 의학문헌

출력

가상
건강 지침

그림 12.3: 건강 코칭의 결과물을 제공하기 위해 의료 문헌과 함께 사람의 모든 데이터가 입력되는 심층 신경망의 도식

314

이 바로 우리에게 필요한 종단간end-to-end 심층 네트워크로, 또 다른 학습 인공지능 도구, 심지어 아직 개발되지 않은 것들도 결합해야 할 가능성이 매우 높은 복잡한 네트워크 구조를 지닌다(4장에서 설명한 딥러닝, 강화학습, 몬테카를로 트리 탐색을 결합한 알파고의 대성공처럼).

여러 가지 면에서, 우리는 무엇이 각 개인의 "전체론적" 관점을 구성하는지 잘 알지 못하며, 따라서 유용한 정보로 이루어진 파노라마식 그림은 사람마다 상당히 다를 수 있다. 예를 들어 어떤 질환의 예방 및 관리를 위해서는 어떤 센서가 필요할까? 전사체나 후성유전체는 몸 전체에서 동일하게 발현되지 않을 것이다. 이들은 특정한 세포 유형에 고유하게 나타나는데, 우리는 이들 대부분에 접근할 수 없다. 사람에서 분석 가능한 대사물질은 수천 가지이기 때문에 이들을 분석하기 위해서는 질량분석기가 필요하며 상당한 비용이 소요된다. 이와 비슷한 맥락에서, 개인의 면역체계를 기술하려 할 때 데이터는 특정한 시점에만 적용되고, 자가항체, 여러 종류의 T 세포 및 B 세포, 조직 적합 복합체의 서열 분석, 유세포 분석flow cytometry 등 다양한 데이터 수집 방식으로 인해 복잡해질 것이다. 암 조기 진단을 위한 혈장 순환 종양 DNA, 또는 장기 무결성organ integrity(뇌, 간, 신장, 심장 등)을 추적하기 위한 RNA 신호 검사는 누구에게 얼마나 자주 필요할까? 대기의 상태나 꽃가루 수치 등 지속적인 감시에 적합한 환경 데이터와 센서는 무엇일까? 나는 이제 여러분이 거의 무제한이라 할 수 있는 다양한 생물학적, 생리학적, 해부학적, 심리 사회적, 환경적 데이터를 이해할 수 있길 바란다.

의문은 이에 그치지 않는다. 개인의 다양한 지표를 자세히 살펴볼수록 핵심을 벗어난 부수적인 발견을 하게 될 가능성이 높아지는데, 내 동료 아이작 코하네는 이러한 부수적 발견을 우연종이라 불렀다. 예를 들어 전신 MRI나 CT 검사를 시행하면 으레 추가 검사가 필요한 이상 소견이 확인되며 생검을 필요로 하는 경우도 흔하지만, 이들은 대부분 양성 낭종이나 결절로 판명된다. 즉, 인공지능 코치를 위해 아주 많은 입력 데이터를 수집했지만 결과 개선, 예방, 더 나은 관리와 같은 의도한 목표를 달성하기는커녕 위양성으로 점철된 결과물만 얻게 되는 난처한 상황에 처하는 것이다.

인간의 몸에는 분명 우리가 거의 알지 못하는 무수한 상호작용이 있다. 네트워크 또는 시스템 의료 접근 방식은 인공지능을 이용해 혈압에 영향을 미치는 뇌로부터의 신호, 암에 걸릴 위험을 높이는 장내미생물에서 오는 신호와 같이 X, Y, Z의 연결 관계를 발견하고 이해하는 데 도움을 줄 것이다. 인간의 건강과 질병을 지나치게 단순화하고, "상호작용체interactome"에 대한 이해가 매우 부족한 의학의 환원주의적 사고 외에도 엄청나게 버거운 4차원적 문제가 있다. 바로 시간이다. 개인은 좋은 방향으로든 나쁜 방향으로든 변화하며 지속적으로 진화하기 때문에 어떤 데이터가 수집되든 간에 해석 가능성에 상당한 제약이 있음을 인정해야 한다. 신경망에 대한 라벨 또는 정답 데이터를 설정하는 일은 지극히 어려울 수 있다.

딥러닝 및 다른 인공지능 도구를 사용해 위양성의 우려를 해결하고 특정 개인에서 데이터 수집의 포화 지점을 알아냈다고 해보자. 또한 건강 증진을 목적으로 하는 인공지능 의료 코치가 그러한 과제를 성공적으로 해결했다고 해보자. 여전히 인공지능 의료 코치는 의료계에 수용되기 위해 무작위 대조 시험을 거쳐야 하고 마지막으로 임상 검증 시험까지 통과해야 한다. 지금까지 이 모든 과정을 마친 기업은 오직 하나뿐이다. 중국 최대의 유전체 기업인 비지아이BGI를 이끌었던 준왕Jun Wang이 설립한 아이카본엑스iCarbonX는 6억 달러 이상의 투자와 함께 소마로직SomaLogic, 헬스텔HealthTell, 에이오바이옴AOBiome, 제너럴 아토믹 테크놀로지 코퍼레이션 General Atomic Technologies Corp, 로버스닉Robustnique, 이매구Imagu, 페이션츠라이크미PatientsLikeMe, 그리고 중국 최대 보험 회사인 에이아이에이AIA와 차이나라이프China Life 등 많은 협력업체를 유치했다.[41]

아이카본엑스의 야심 찬 데이터 수집 계획은 그림 12.3에서 일부 엿볼 수 있다. 즉 생활양식, DNA 염기 서열 분석, 단백체, 대사체, 자가항체를 통한 면역계, 전사체, 장내미생물, 연속 혈당 측정, 그리고 스마트폰을 넘어 스마트 변기와 거울을 사용해 데이터를 수집하는 것이다. 이는 100만 명으로부터 학습한 결과를 통해 궁극의 인공지능 가상 의료 비서 챗봇을 개발하겠다는 취지인데, 이 기업의 표어는 "인생을 관리하라. 디지털로"이다. 일부에선 아이카본엑스가 이렇게 광범위한 임무를 수행하기 위해서는 100만 명이 아닌 1000만 명의 데이터와 6억 달러를 훨씬 상회하는 자본이 필요할 것으로 추정한다. 그럼에도 불구하고 이들은 광범위한 인공지능 인간 건강 코치의 목표를 추구하고 있는 곳이 적어도 하나는 존재함을 보여준다.

건강의 모든 영역에 도전하는 일은 아이카본엑스가 구축한 대규모의 협업으로도 무리일지 모른다. 대신 심장마비, 천식, 발작, 패혈증 등의 예방할 수 있는 특정한 급성 질환이나 고혈압, 당뇨병, 우울증 또는 여러 유형의 암을 포함해 잘 관리할 수 있는 만성 질환에 초점을 맞추는 게 좀 더 합리적일 수 있다. 그러나 이러한 협의의 접근 방식은 어떤 데이터가 입력물로 유용한지에 대한 인간의 편견을 초래해 신경망의 '가설에 구애받지 않는 발견 능력'을 활용하지 못할 가능성이 높다. 그럼에도 불구하고, 이것은 아마도 비전체론적인non-holistic 방식으로 진전을 이루기 위한 기본 타협안이 될 것이다. 특정 질환의 코칭 방식은 성공과 검증을 가속화할 수 있지만, 우리는 가장 중요한 것, 즉 전체적인 건강 보존이라는 목표에서 눈을 떼지 말아야 한다.

어떤 방식을 취하건 간에 가상 의료 코치의 효과를 극대화하기 위해서는 모든 의생명과학 문헌을 지속적으로 수집해야 한다. 내 정형외과 의사가 나의 선천성 희귀병인 박리뼈연골염을 기억하지 못했거나 수술 후 물리치료가 통상적인 방식과 달라야 한다는 사실을 몰랐을 때, 가상 비서가 이를 알고 있었다면 도움이 되었을 것이다. 모든 의학 문헌을 자유자재로 활용하는 일은 IBM의 왓슨이 위키피디아의 정보를 수집하는 것과는 비교할 수 없을 정도로 복잡하다. 매년 발행되는 200만 건 이상의 의생명과학 논문의 모든 정보를 선별해 정리하고, 질적 수준에 따라 분류하는 작업은 적어도 아직까지는 인공지능을 통한 자동화가 이루어지지 않았다. 인공지능을 이용한 텍스트 발췌는 현재 개발 중인 기술로, 분명 개선되고 있으며, 이는 향후 의료 코칭을 위한 핵심 요소가 될 것이다.[42] 임시 방편으로, 제한된 숫자의 최상위 의생명과학 저널로 자료원을 제한하는 방법에 의존할 수도 있다. 그러나 우리가 결국 인공지능에 의해 집대성된 의학 문헌 대전집을 갖게 될 것이라는 나의 확신은 구글의 인공지능 팀 및 다른 사람들과의 대화를 통해 더욱 강화되었다.

하지만 과학 외 영역에서의 문제도 존재한다. 그중 가장 중요한 것은 개인의 모든 데이터를 수집하는 일이다. 여기서 주된 문제는 전자건강기록이 환자 개개인의 신성한 지식 자원이라는 생각이다. 하지만 지금까지 살펴본 바와 같이 이는 전혀 사실이 아니다. EHR은 개인의 건강에 대한 편협하고 불완전하며 오류가 많은 정보에 불과다. 이는 미래의 가상 의료 비서에 대한 본질적인 장애물이라 할 수 있다. 개인의 딥러닝을 위한 입력은 데이터의 완전성과 진실성에 의존한다. 미국 EHR의 가치에 대한 잘못된 인식에 대해 나는 "당신의. 의료. 데이터.Your.Medical.Data."란 제목의 트윗을 작성했다(표 12.1).

나는 여기서 24가지 항목 모두를 간략히 언급할 것이다. 당신의 몸이고 당신이 데이터 비용을 지불했기 때문에 의사와 병원이 아니라 당신이 그 주인이 되어야 한다. 하지만 현재 미국에서는 한 곳을 제외한 모든 주에서 의사와 병원이 데이터를 소유한다. 만약 당신이 데이터를 소유하고 통제한다면 자신도 모르는 사이에 데이터가 도난, 해킹, 판매되는 것을 방지할 가능

당신의 몸이다.

당신이 비용을 지불했다.

다른 어떤 유형의 데이터보다 더 가치가 있다.

널리 판매되고, 도둑질당하고, 해킹되지만 당신은 그런 일이 일어나고 있음을 알지 못한다.

지속적인 복사 및 붙여넣기로 인해 오류가 넘쳐나지만 당신은 이를 수정할 수 없다.

앞으로 더 많은 데이터가 나오겠지만 일정한 곳에 보관되지 않는다.

당신의 의료 프라이버시는 소중하다.

이를 안전하게 만드는 유일한 방법은 분산이다.

이는 법적으로 의사와 병원이 소유하고 있다.

병원은 당신의 데이터를 공유하지 않을 것이고 할 수도 없다("정보 차단").

의사는(65% 이상) 당신에게 진료 기록 사본을 제공하지 않을 것이다.

당신이 의사보다 당신의 데이터 공유에 훨씬 더 적합하다.

당신은 의학 연구 목적으로 데이터 공유를 원하더라도 이를 얻을 수가 없다.

당신은 일생 동안 많은 의료 서비스 제공자와 만났지만 어떠한 보건 시스템이나 보험 회사도 당신의 모든 데이터를 가지고 있지 않다.

미국에서는 어느 누구도 출생부터 생애 전반에 이르는 자신의 모든 의료 데이터를 가지고 있지 않다.

당신의 EHR은 건강에 도움이 되기보다는 청구를 극대화하기 위해 설계되었다.

당신은 자신의 데이터를 가지면 더욱 적극적으로 참여하게 되며, 이는 임상 경과 개선으로 이어질 것이다.

환자의 전체 데이터에 접근할 수 있는 의사들은 이를 당연시한다.

이는 포괄적이고, 연속적이고, 매끄러운 업데이트를 필요로 한다.

당신 데이터에 대한 접근 또는 "통제"로는 충분하지 않다.

의료 영상 검사의 10%가량이 접근성 부족으로 인해 불필요하게 반복된다.

당신은 사실과 마주할 능력이 있다.

당신은 자신의 데이터를 소유해야 하며, 이는 시민의 권리가 되어야 한다.

이는 당신의 생명을 구할 수도 있다.

표 12.1: 당신이 자신의 건강 데이터 및 의료 데이터를 소유해야 하는 24가지 이유(국내 실정과는 상당 부분 차이가 있다 - 옮긴이)

성이 높아진다. 많은 사람들이 프라이버시의 종말을 선언했지만 이는 의료 데이터에는 적용되지 않는다. 당신 데이터의 프라이버시 및 보안은 사이버 도둑의 주요 타깃인 대규모 서버에서 사설 클라우드 또는 블록체인 플랫폼에 가능한 작은 규모로(한 사람 또는 한 가족 단위가 가장 이상적이다) 분산해 저장하는 데 달려 있다. 앞에서 우리는 의료 기관마다 EHR이 제각각이며, 진료를 볼 때마다 많은 오류가 고착화되는 양상에 대해 논의했다. 그리고 설사 EHR이 정확하더라도 이는 개인에 대한 포괄적인 정보 자원이 아니라 청구 목적으로 설계되었음을 잊지 말아야 한다.

아직 존재하지 않는 유전체 데이터는 말할 것도 없고, 연속 혈당 측정이나 심장 박동과 같은 생리적 매개변수를 추적하는 센서는 아직까지 매우 불완전하다. 물론 현 시점에 자신의 유전체 데이터가 의료기관이나 의사가 소유하는 의료 기록에 저장되어 생명 보험이나 장애 보험을 파는 회사에 들어가기를 바라는 사람은 거의 없을 것이다. 또한 우리가 먹은 음식이나 화장실에서 측정된 혈압 등의 데이터를 확보하는 것은 모두를 위한 일이 아니며, 많은 사람들에게 전혀 도움이 되지 못한다는 사실을 알아야 한다. 나는 그들의 입장을 전적으로 존중한다. 이는 우리가 의료 데이터의 프라이버시 보호와 소유권 문제를 해결하기 전까지 정보의 포괄적이고 연속적인 통합을 믿지 말아야 하는 더욱 중요한 이유이다.

오늘날 자신의 데이터를 얻는 일은 무척 어렵다. 대부분의 미국 의사들은 그들의 (실제로는 당신의) 진료 기록 공유에 그다지 호의적이지 않다. 전국의 병원과 보건 시스템은 적극적으로 "정보 차단"에 참여하며, 환자에 대한 통제권을 잃을 것을 두려워한 나머지 개인의 데이터 공유를 꺼린다. 호환되는 파일을 생성하지 않는 소유권 시스템을 사용하는 것은 통제권을 공고히 하는 방법의 하나로, 이는 경쟁사의 파일에 접근하려는 보건 시스템뿐만 아니라 의료 비서를 만들려는 연구자들에게도 큰 문제가 된다. 미국 보건복지부 Health and Human Services Department가 이러한 행위를 하는 병원에게 경고를 보내고, 이를 막기 위한 법안 및 규제가 존재하지만 이러한 문제는 지속되고 있다.

나는 동료들과 함께 자신의 의료 데이터를 소유하는 것이 시민의 권리가 되어야 한다고 주장해왔다.[43] 나는 이것이 바람직한 최종 목표이고 미국에서 언젠가 필연적인 현실이 될 가능성이 높다고 생각하지만, 우리가 가상 의료 코치의 완전한 잠재력을 조속히 경험하고자 한다면 이것이 현실이 될 때까지 수십 년 동안 기다리고 있을 수만은 없다. 이것을 적절하게 제도화한 나라도 많다. 구소련의 일부였던 작은 나라 에스토니아의 예를 들어보자. 이 나라는 〈뉴요커〉에 "디지털 공화국"으로 소개된 바 있다. "데이터 프라이버시 보호와 보안을 위해 블록체인 플랫폼을 이용하는 에스토니아 시스템의 신조는 개인이 자신에 대해 기록된 모든 정보를 소유하는 것이다."[44] 개인의 의료 데이터를 들여다보기 위해서는 그 필요성에 대한 시스템 감독관의 확인이 반드시 필요하다. 미국과는 달리 에스토니아 보건 정보 시스템의 효율성은 탁월하다. 구급 대원이 환자의 집에 도달하기 전에 앱을 통해 환자 정보를 얻을 수 있고, 생체 징후의 실시간 모니터링(수치 해석을 위한 인공지능 알고리즘이 내재되어 있다)을 통한 원격 진료가 가능하며, 약물 간 상호작용도 피할 수 있는 역량을 갖추고 있는 것이다. 비슷한 정도의 심층적인 디지털 인프라가 갖춰지지는 않았지만 핀란드와 스위스를 비롯한 다른 나라들도 시민에게 의료 데이터 소유권을 주고 있다. 이러한 시스템이 가능할 뿐 아니라 유용하다는 사실을 증명하는 모델이 존재하는 것이다. 이 나라의 시민들은 그들의 건강 정보에 대한 통제권과 소유권 확보를 소리 높여 주장해왔다. 그들은 가상 의료 비서의 토대를 마련한, 특권을 가진 선도자의 위치에 있다.

이제 이러한 비서가 구현되는 형태를 살펴보자. 결국 우리는 오늘날 아마존이나 구글에서 디자인한 원통 형태의 비서를 뛰어넘을 것이다. 『친절의 힘The Power of Kindness』이란 책에서 캐나다 응급의학과 의사인 브라이언 골드먼Brian Goldman은 사람, 특히 인지 장애를 가진 노인들과 의사 소통을 하는 "가장 친절한" 로봇 이야기에 한 장을 할애했다.[45] 그가 일본에서 목격한, 오사카대학과 국제전기통신기초기술연구소Advanced Telecommunications Research Institute, ATR에서 개발한 텔레노이드Telenoids 같은 로봇의 사례는 단지 시작일 뿐이다. 히로시 이시구로Hiroshi Ishiguro는 그 로봇 개발을 주도하고 있다. 그는 사람의 것과 거의 비슷한 손을 포함해 놀랄 정도로 인간을 빼닮은 로봇을 만들어냈다.[46] 홍콩의 핸슨 로보틱스Hanson Robotics에서 만든 소피아Sophia는 영화 〈엑스 마키나〉의 주인공을 연상시키는 로봇인데, 이는 고도로 정교한 휴머노이드 로봇의 또 다른 예이며, 이 로봇은 인간과 점점 더 많은 상호작용을 하고 있다.[47] 그러나 미래의 음성 의료 코치는 휴대성이 뛰어나야 한다. 그렇기 때문에 나는 뉴질랜드 오클랜드의 소울 머신Soul Machines에서 만든 사람 얼굴형 아바타가 대표적인 프로토타입이라고 생각한다. 이 아바타는 사람의 기분이나 피로를 감지하는 내장형 인공지능 센서를 가지고 있으며, 당신과 눈을 맞추고 당신의 동선을 따라 움직인다. 이들의 대화 능력은 빠르게 발전하고 있다.[48] 이 아바타는 이미 몇몇 항공사와 은행 키오스크에서 사용되고 있다. 다음 단계로 소프트웨어를 스마트폰, 태블릿, 또는 시계 플랫폼에 장착하는 작업이 진행될 것이다. 뉴질랜드에서는 일차 진단과 치료에 적용하기 위한 예비 연구가 진행 중이다.

형태 개선 외에도 해결해야 할 문제가 몇 가지 더 있다. 우선 데이터가 안전하다고 아무리 장담하더라도 빅 브라더와 프라이버시에 대한 정당한 우려 때문에 인공지능 코치의 어떠한 기능도 원하지 않는 사람들이 많다. 인공지능 코치가 임상 경과 개선과 비용 절약에 실제로 도움이 된다면 고용주와 의료 보험 회사는 이들 기기가 일상적으로 사용되길 원할 텐데, 이는 자율성을 원하며, 그러한 자격을 지닌 많은 사람들을 긴장시키고 윤리에 관한 우려를 유발할 것이다. 실제로는 그저 소프트웨어와 알고리즘일 뿐이지만 인공지능 코치를 소유하는 비용은 높을 수 있고, 기존의 건강 불평등health inequities에 관한 여러 심각한 문제를 더욱 악화시킬 것이다.

질병에 대한 부담의 너무나 많은 부분이 나쁜 생활 습관과 관련되어 있기 때문에 가상 의료 비서의 궁극적인 성공은 상당 부분 인간 행동의 변화에 기반할 것이다. 미테쉬 파텔Mitesh Patel과 동료들은 "거의 모든 의학 발전의 공통된 최종 경로는 인간의 행동이다"라고 주장했다.[49] 이에 대한 비관론도 적지 않다. 에제키엘 이매뉴얼은 "아무리 기발한 최신 장비를 사용하더라도 가상 의학을 통해 환자 대부분이 스스로를 돌보는 데 보다 협조적이 되리라 기대할 수는 없다. 환자의 건강 증진을 위해 첨단 기술을 이용한 많은 연구가 실패로 끝났다"라고 썼다.[50] 오늘날 행동 과학에 대한 지식은 상당히 많이 축적되었지만, 우리는 여전히 보다 건강한 생활 습관 변화에 대해서는 잘 알지 못한다. 이 분야의 선두 주자 중 한 명인 케임브리지대학의 테레사 마르트Theresa Marteau는 "우리는 상어가 우글거리는 바다라고 쓰인 경고문을 보게 되면 수영을 멈추지만, 생활습관 개선에 대한 경고에는 반응하지 않는다"라고 지적한다.[51] 그녀와 이 분야의 많은 다른 선두 주자들은 행동을 바꾸기 위해 무의식적 정신 과정, 즉 우리의 행동을 유도하는 섬세한 물리적 신호cue인 넛지nudge(강압하지 않고 부드러운 개입으로 사람들이 더 좋은 선택을 할 수 있도록 유도하는 방법 - 옮긴이)를 표적으로 해야 한다고 주장한다. 재정적 또는 다른 형태의 보상, 게임화 또는 관리된 경쟁 등의 수단이 있지만 우리는 여전히 개인의 건강 습관을 지속적으로 변화시켜 줄 효과적인 넛지를 찾아야 한다. 하지만 우리는 온라인 및 오프라인 행동을 예측하는 모형을 점차 잘 활용하고 있으며 이는 어떤 사람이 더욱 잘 반응할지를 판단하는 데 유용할 수 있다.[52] 건강 증진을 위한 기계 시대가 그 정점에서 인간 행동 때문에 몰락해버릴 수도 있다고 생각하면 정신이 번쩍 든다. 그러나 가상 의료 코치의 개념이 진정 획기적인 일상의 현실이 되려면 그러한 잠재적 장애물에 맞서야 한다. 7,000명 이상에게 심장 질환에 대한 유전적 위험 점수를 제공한 핀란드의 새로운 연구는 특히 고무적이다. 18개월 동안 추적 관찰한 결과 최고 위험군 중 놀랄 만한 비율의 대상자가 금연 (17%)과 체중 감량(14%)에 성공했다.[53] 이 결과는 "위험 정보의 개인화"가 효과적이지 않으리라는 관념을 거스르는 것이다.[54] 아마도 인공지능 넛지, 개별화된 데이터, 그리고 인센티브의 조합을 통해 이 엄청난 과제를 결국 해결할 수 있을 것이다.

오늘날 자율주행자동차self-driving car는 인공지능의 가장 독보적 진보 형태로 받아들여진다. 나는 미래 의료의 정점이 자율건강인self-driving healthy human을 보조하는 가상 의료 코치를 만드는 것이라고 생각한다. 장애물이 적지 않겠지만 나는 이러한 가상 의료 코치가 결국 구현되고, 임상적으로 완전히 검증되리라 확신한다. 달에 사람을 보내고, 인터넷을 개발하고, 전 세계의 구글맵을 만든 인류가 이 목표를 달성하지 못할 이유는 없다. 가상 의료 코치가 구현된 미래 모습의 몇 가지 예를 들고자 한다.

"밥, 당신의 안정 시 심장 박동수resting heart rate와 혈압이 지난 열흘간 급격히 상승했네요. 스마트폰 망막 이미징 앱을 실행해 사진을 찍어주시겠어요?"

"그러죠, 레이첼. 여기 있어요."

"밥, 당신의 망막에는 혈압 이상에 대한 어떠한 징후도 보이지 않네요. 다행이에요. 가슴이 답답하게 느껴진 적이 있나요?"

"아니요, 레이첼."

"심장 질환에 대한 당신의 유전체 위험 프로파일을 고려해 심장 질환의 가능성은 없는지 확인하려고 물었어요."

"고마워요. 얼마 전 러닝머신에서 운동할 때 턱에 약간 이상한 느낌이 들었는데 몇 분 후 없어지긴 했어요."

"밥, 그건 협심증일 수도 있어요. 운동부하검사를 하면 뭔지 알아내는 데 도움이 될 것 같네요. 다음 주 당신의 일정을 참고해 일단 화요일 오후 4시 퇴근길에 존스 박사의 진료 예약을 잡았어요. 괜찮으세요?"

"고마워요, 레이첼."

"잊지 말고 운동화와 운동복을 가져오세요. 다시 알려 드릴게요."

"데이비드, 아랫배가 조금 불편해요."

"캐런, 그러시다니 유감이군요. 얼마나 오래 불편감을 느꼈나요?"

"두 시간 정도요. 점점 더 나빠지는 것 같아요."

"캐런, 어느 부위에서 불편감이 느껴지죠?"

"여기 오른쪽이요, 데이비드."

"마지막으로 언제, 뭘 먹었죠?"

"1시에 햄버거, 프렌치프라이, 아이스티를 먹었어요."

"알았어요, 캐런. 구토 같은 다른 증상은 없나요?"

"아니요, 데이비드. 그냥 아랫배가 아프기만 해요."

"그렇군요. 스마트폰 초음파 탐촉자를 꺼내 아랫배에 올려주세요."

"데이비드, 올려놨어요."

"캐런, 영상이 그다지 좋지 않네요. 탐촉자를 위로, 그리고 오른쪽으로 더 움직여
야 해요."

"이렇게요, 데이비드?"

"그래요. 훨씬 낫네요. 담석이 보여요. 아마 이게 불편감의 원인인 것 같군요. 외가
쪽에 그런 병력이 있고 당신의 유전체 위험 점수도 그렇게 나오고요."

"맞는 것 같네요, 데이비드"

"존스 박사와 전화 연결을 해서 어떻게 하자고 할지 들어보죠. 다행히도 초음파
영상에 의하면 담석은 약으로 녹일 수 있을 것 같네요."

"랜디, 방금 당신의 장내미생물 데이터를 받았어요."

"네, 로빈. 뭐라고 나왔나요?"

"가장 우세한 박테리아는 박테로이데스 스테르코리스*Bacteroides stercoris*라고 하네요. 이 박테리아가 정상인에 비해 20배 넘게 검출되는군요. 문헌을 막 살펴봤는데 지난주 〈네이처〉에 관련 논문이 하나 발표되었어요. 그 논문에 의하면 탄수화물 섭취 후 이 박테리아가 급격한 혈당 상승을 초래할 거라네요."

"로빈, 저의 혈당 센서에서 식후 혈당의 급격한 상승이 여러 번 나타났기 때문에 당뇨병에 걸릴 위험이 크지 않을까 걱정이 되는군요. 당신도 알다시피 저는 체중을 4.5kg 줄였고 지난달에는 운동도 더 많이 했어요."

"알겠어요, 랜디. 유바이옴*YouBiome*의 의료 전문가들과 상의해보고 그들이 어떤 식의 장내미생물 조절을 권장하는지 알아보겠습니다. 잠시 후 돌아올게요."

[당신이 좋아하는 음악이 5분간 흐른다.]

"랜디, 그들은 PDQ 프로바이오틱 제제를 먹을 필요는 없다고 하는군요. 적어도 4주간 저탄수화물 식단을 유지한 후 혈당을 다시 분석해 보라고 했어요."

"알았어요, 로빈."

"랜디, S. 피칼리스*S.fecalis*라고 불리는 또 다른 박테리아도 검출되었는데, 이 박테리아는 당신이 대장암에 걸릴 위험이 높다는 사실을 나타냅니다. 7년 전에 마지막으로 대장내시경을 하셨네요. 내시경 예약을 해드릴까요, 아니면 혈액을 채취해 종양 DNA 검사를 하시겠어요?"

"혈액 검사가 낫겠네요. 대장내시경 준비 과정은 고문이나 다름없어요."

"키트를 주문했어요. 수요일에 도착할 겁니다."

"사라, 호흡은 좀 어떤가요?"

"괜찮아요, 케이티"

"사라, 천식 발작 위험 지역에 가까워졌네요."

"알려줘서 고마워요."

"사라, 폐 기능 검사를 해보죠."

"좋아요, 케이티. ······ 지금 막 기기에 대고 숨을 내쉬었어요."

"일았어요, 사라. 산화질소 수치가 낮게 나오고 노력성 호기량forced volume도 낮군요. 흡입기로 두 번 흡입하도록 하세요."

"했어요, 케이티. 그런데 프런트 스트리트에서 우회로로 가라고 했네요."

"겨우 2분 더 걸릴 거예요."

"제 폐 기능은 어쩌면 좋을까요?"

"사라, 운동 부족과 다량의 꽃가루 때문에 폐 기능이 나빠졌어요. 집과 직장에 있는 센서로 측정한 대기 오염 수치는 그다지 상승하지 않았고 안정적이에요."

"케이티, 좀 더 걷도록 할게요."

"존, 어젯밤 산소 포화도가 67로 떨어졌군요."

"앤, 양압기BiPAP 마스크 쓰는 걸 깜빡했어요."

"존, 당시 혈압이 195까지 올라갔고 밤새 계속 높았어요. 수축기 평균 혈압은 155였고요."

"그럼 수면 무호흡 증후군 때문만은 아닌가요?"

"네, 존. 지난주 체중이 5kg 증가하고, 운동을 전혀 하지 않은 것과 관련된 듯하네요."

"허리가 아파서 그랬어요. 앉아서 먹기만 했죠."

"그래요, 제가 계속 경고했지요!"

"알았어요, 앤. 그걸로 충분해요. 이제 그만할래요. 당신은 해고예요."

이런 예시는 이 분야가 어떻게 전개될지 감을 잡는 데 도움이 될 것이다. 나는 포괄적인 데이터와 의사의 감독, 그리고 인간 전문가의 필요성을 강조하고자 했다. 비록 여러 해가 지나야겠지만 가상 의료 코치는 결국 소비자에게 진정한 혜택이 될 것이다. 이제 우리는 딥메디슨의 마지막 장으로 향한다. 여기서 우리는 미래를 이용해 과거를 소환할 것이다.

13장

심층 공감

의사는 환자와 대화하는 법을 배우면서 자신의 일을 다시 사랑하게 될지 모릅니다.
아픈 사람을 가슴으로 대한다고 그가 잃을 건 거의 없겠지만 얻을 것은 많습니다.
—아나톨 브로야드

이러한 방식을 통해 우리는 멋진 신세계, 즉 이상주의자들의 유토피아가 아닌, 좀
더 소박하면서도 훨씬 더 가치 있는 목표인 진정한 인간 사회의 건설을 기대할 수
있을 것이다.
—올더스 헉슬리

   1975년 가을, 나는 다른 학생 90명과 함께 의과대학에 입학했다. 대부
분 학부를 갓 졸업한 우리는 이상주의자였다. 환자를 진심으로 대하는 친절
한 주치의 이야기를 다룬 〈마커스 웰비 엠디Marcus Welby, M.D.〉는 당시 가장
인기 높은 메디컬 드라마였고, 〈닥터 킬데어Dr. Kildare〉 역시 자주 재방송되
었다. 그때는 의료가 더 소박하던 시절이어서 의사가 환자와 진정한 관계를
맺을 시간적 여유가 있었다. 처방 가능한 시술, 엑스레이 외 영상 검사, 검사
실 검사라고는 거의 없었다. 외래 진료 또는 병실 회진 기록은 수기로 차트
에 직접 작성되었다. 초진 환자의 진료 시간은 최소 1시간, 재진 환자에게
는 30분이 배정되었다. 리테일 클리닉retail clinic(주로 미국의 대형마트나 약국
에서 간단한 치료 및 예방 접종 등의 서비스를 제공하는 클리닉 – 옮긴이) 따위는
없었다. 의사 행위에 대한 상대가치척도나 의사별 월 진료 실적 보고도 없
었다. 병의원의 행정 직원도 드물었다. 물론 EHR도 없었기 때문에 의사가

환자 진료 시간의 두 배를 컴퓨터와 보내야 할 필요도 없었다. 의료 기관에서는 타자기조차 찾아보기 어려웠다. "의료 시스템"이란 용어는 아직 만들어지지도 않았다. 미국 전역에 걸쳐 의료 분야의 일자리는 400만 개 미만이었다. 환자 1인당 연간 800달러 미만을 의료비로 지출했고, 이는 국가 GDP의 8%에도 미치지 못했다.[1]

40년이란 세월이 얼마나 큰 차이를 만들었는가. 의료는 이제 미국의 최대 산업이 되었다. 미국 내 헬스케어 관련 일자리는 1600만 개 이상으로, 국가 전체 및 대부분의 도시에서 고용의 주요 원천이다. 많은 "비영리" 의료 시스템은 수백억 달러에 달하는 최고의 수익을 올리고 있다. 우리는 현재 1인당 1만 1,000달러 이상을 의료비로 지출하는데, 이는 국가적으로 연간 3조 5000억 달러 이상으로, 국내 총생산의 19%에 육박한다. 일부 약제 투여와 치료에는 한 번에 100만 달러 이상이 들고, 암 치료를 위한 신약의 대부분은 한 번의 치료 과정에 10만 달러 이상이 소요되며, 많은 전문 의약품은 매달 약 2,000달러의 비용이 든다. 물가 상승률, 인구 증가, 고령화를 감안해 수치를 보정하더라도 의료비는 마치 폭주기관차가 질주하듯 가파르게 상승하고 있음을 쉽게 알 수 있다. 현재 의료 시스템은 카이저 헬스Kaiser Health 400억 달러 이상, 어센션 헬스Ascension Health 170억 달러 이상, 클리블랜드 클리닉Cleveland Clinic 90억 달러 이상 등 엄청난 규모의 투자 자산을 보유하고 있다.[2]

보건의료 분야의 폭발적 경제 성장과 함께 의료 행위는 점차 비인간화되었다. 놀랍게도 90년 전 프란시스 피바디는 이런 일이 일어나리라 예측했다. "병원은…… 비인간적인 기계로 변질되기 쉽다."[3] (여담이지만, 여러분이 이 장에서 인용한 논문 중 단 하나를 읽는다면 바로 이 논문을 읽길 바란다) 의료에서 "개인별 맞춤" 의료에 대한 논의보다 사업상의 관심사가 우선시되었다. 의료진은 실적과 수익 극대화에 대한 압박을 받는다. 우리가 환자와 보내는 시간은 점차 줄고 있으며, 그 짧은 시간마저 사람 간의 유대 관계가 실종된 채 흘러간다. 의료계는 오랫동안 비효율, 오류, 낭비 및 최선에 미치지 못하는 결과의 수렁에 빠져 있었다. 우리는 최근 수십 년 동안 진정으로 환자를 돌보는 일에서 점점 멀어져 왔다. 신환의 진료 시간은 평균 12분이고, 재진 환자는 7분이다. 마커스 웰비의 시대는 오래전에 사라졌다.

인공지능은 의료를 크게 변화시킬 것이다. 하지만 이것이 반드시 긍정적인 변화를 의미하지는 않는다. 기술의 적용은 현재 특정 전문 영역에 국한되어, 아직 많은 혜택이 약속 단계에 머물고 있을 뿐이다. 하지만 결국 영상의학과, 병리과, 피부과 의사와 같은 패턴형 의사뿐 아니라 다른 모든 전문 영역의 의사, 간호사, 임상 간호사, 약사, 물리치료사, 완화치료 제공자 등 의료계의 모든 사람들에게 영향을 미칠 것이다. 우리는 단지 사람만이 아니라 병원 및 클리닉 운영에서도 생산성 및 효율의 획기적인 향상을 마주하게 될 것이다. 이 모든 일이 실현되기까지 많은 시간이 필요하겠지만 이는 결국 의료 역사상 가장 광범위한 변화로 간주될 것이다. 우리 앞에 놓인 매우 효율적인 업무 흐름은 오늘날 우리가 알고 있는 헬스케어의 모든 측면에 상반된, 즉 훨씬 더 좋거나 훨씬 더 나쁜 방향으로 영향을 미칠 수 있다. 올바른 방향으로 나아갈 수 있도록 우리가 앞장서 변화를 주도해야 한다.

시간의 선물

의학에서 인공지능이 줄 수 있는 가장 중요한 선물은 아마도 시간일 것이다. 전체 의사의 절반 이상이 번아웃 상태이며, 놀랄 정도로 많은 비율(젊은 의사의 경우 4명 중 1명 이상)이 우울증을 앓고 있다.[4] 미국에서는 매년 300~400명의 의사가 자살한다.[5] 번아웃은 의료 과실을 초래하고, 의료 과실은 다시 번아웃을 악화시킨다. 이에 대한 해결책이 필요하다. 일과 삶의 균형(자신, 가족, 친구, 심지어 환자와 더 많은 시간 보내기를 포함해)은 해결책이 아닐 수도 있다. 하지만 이는 분명 문제 해결을 위한 시작일 것이다.

시간은 환자가 경험하는 의료의 질과 치료 성적 향상에 필수적이다. 미국 국민경제연구소National Bureau of Economic Research는 2018년 펜실베이니아 대학의 엘레나 안드레예바Elena Andreyeva와 동료들이 급성 질환 치료 후 퇴원한 환자를 대상으로 가정 건강 방문 시간의 효과를 연구한 논문을 발표했다. 이들은 간호사, 물리치료사를 비롯한 의료진의 방문 6만 건 이상을 토대로 방문 시간이 1분 늘어날 때마다 재입원율이 8% 감소한다는 사실을 확인했다.[6] 비상근 의료진의 경우 재입원율은 분당 16% 감소했고, 간호사의 경우 분당 13% 감소했다. 병원 재입원율에 영향을 미칠 수 있는 모든 요인 중 시간이 가장 중요한 것으로 드러났다.

1895년 윌리엄 오슬러William Osler는 "환자 진료는 30분 이내에 제대로 이루어질 수 없다. 아픈 사람은 자신에게 많은 시간을 할애하길 원하므로, 서둘러 시행하는 10분이나 12분짜리 검사로는 만족하지 못한다"라고 말했다.[7] 이는 120년이 지난 지금에도 맞는 말이며 앞으로도 계속 그럴 것이다.

시카고대학의 내과 의사 데이비드 멜처David Meltzer는 의사의 진료 시간과 치료의 연속성 같은 주요 관련 요인 간의 관계를 연구했다. 치료의 연속성이란 외래에서 당신을 보던 의사가 입원 시에도 계속 당신을 진료함을 의미한다. 그는 환자와 더 많은 시간을 함께 보내면 입원이 20% 감소하여 수백만 달러를 절약할 수 있을 뿐 아니라 병원 감염이나 기타 의료 사고의 위험을 예방하는 데에도 도움이 된다고 밝혔다. 이러한 이득의 규모는 카이저 퍼머넌테Kaiser Permanente와 밴더빌트대학 연구진에 의해서도 반복 검증되었다.[8]

이들 연구는 의료진과 환자가 함께 보내는 시간이 매우 중요함을 보여준다. 외래 진료 시간이 길어질수록 의사소통이 강화되고 신뢰가 쌓일 뿐 아니라, 임상 경과를 개선해 추가 비용을 줄일 수 있다. 마치 나중에 큰 배당금을 받는 선행 투자와 같은 것이다. 이는 오늘날 더 짧은 시간 동안 더 많은 환자를 보도록 의료진을 압박하는 생산성 향상에 역행하는 일이다. 물론 비용 절감을 위해서는 의사의 시간이 필요하다. 34개 클리닉의 의료진 168명을 대상으로 한 헬시 워크 플레이스Healthy Work Place라는 연구에서는 업무 속도가 직업 만족도의 가장 중요한 결정 요인 중 하나인 것으로 밝혀졌다.[9] 심리학자 애슐리 윌랜스Ashley Whillans와 동료들은 2017년에 발표한 "시간을 사면 행복이 늘어난다Buying Time Promotes Happiness"라는 제목의 흥미로운 논문에서 시간을 절약하면 삶의 만족도가 더 높아지는 결과를 보여주었다. 연구 대상은 미국, 캐나다, 덴마크, 네덜란드 인구의 대표 집단과 800명 이상의 네덜란드 부호 집단에서 선별된 사람들로 다양했다. 시간을 구매하여 얻은 행복 증가는 소득이나 사회경제적 지위와 상관없이 고르게 나타나, 돈이 행복을 살 수 없다는 옛 격언과 상반되는 결과를 얻었다.[10] 스탠퍼드 의과대학에서 진행 중인 타임뱅크 프로젝트Time Bank project는 시간 절약의 효과를 잘 보여준다. 타임뱅크는 멘토링, 위원회 업무, 동료 대신 일하기와 같이 저평가된 업무에 시간을 투자한 의사에게 보상을 제공하기 위해 조직되었다. 그 대가로 의사들은 집안 청소나 식사 배달 같은 시간 절약 서비스를 받을 수 있는 상품권을 얻게 되고, 이는 직업 만족도 개선, 일과 삶의 균형, 그리고 직장 근속 기간 증가로 이어졌다.[11]

1975년의 내 의대 동기들과 마찬가지로, 의료계에 종사하는 이들의 대부분은 환자를 돌볼 수 있는 능력을 의업 선택의 동기이자 영광으로 여긴다. 하지만 오늘날 만연하는 환멸감의 상당 부분은 우리 임무를 인본주의적 방식으로 수행할 수 없다는 사실에서 비롯된다. 데이비드 로젠탈David Rosenthal과 에이브러햄 버기스Abraham Verghese는 이를 다음과 같이 잘 요약했다.

요컨대 우리가 "일"이라고 정의한 것의 대부분은 환자 없는 작업실에서 컴퓨터로 하게 된다. 우리의 관심은 우리가 보살펴야 하는 이들의 삶과 육체, 영혼으로부터 너무나 자주 유리되어 '환자보다 화면에 집중하는 의사'는 이제 진부한 표현이 되었다. 기술 발전 덕분에 병상이나 간호사에서 멀리 떨어진 곳의 환자를 돌볼 수 있게 되었지만, 우리는 컴퓨터로 일을 하기 위해 우리 자신을 동료뿐 아니라 환자의 인격과 정체성에서 멀리 떨어뜨렸다.[12]

인공지능은 환자와의 시간이란 선물을 얻는 데 도움을 줄 수 있다. 2018년 공공정책 연구원Public Policy Research은 인공지능과 기술의 영향에 대해 "모든 사람을 위한 더 나은 건강과 치료"라는 제목의 광범위한 보고서를 발표하면서 다양한 유형의 의료진에게 환자를 돌볼 수 있는 시간이 평균 25% 이상 추가될 것으로 예측했다.[13] 가장 중요한 영향의 하나는 의료진을 EHR의 구속에서 벗어나도록 하는 것이다. 콜로라도대학에서는 진료실에서 컴퓨터를 없애고 진료 보조 인력이 의사를 보조하도록 해 의사의 번아웃을 53%에서 13%로 현저하게 줄일 수 있었다.[14] 환자 진료 시에도 자연어 처리 기법을 통해 유사한 효과를 얻으리라 생각할 수도 있다. 그러나 의료가 공장의 조립 라인이 아니라는 인식이 없다면 기술 그 자체만으로는 효과가 없을 것이다. 로널드 엡스타인Ronald Epstein과 마이클 프리비테라Michael Privitera는 〈랜싯〉에 다음과 같이 기고했다. "관리자들의 지나친 생산성 추구, 그리고 목적 의식을 지속시키는 가치와 관계에 대한 확신의 부재에 환멸을 느낀 의사들에게는 의료가 조립 라인이 아닌 인간의 노력임을 인식하는 깨어있는 리더가 필요하다."[15] 그들의 말은 거의 맞다. 다만 이러한 인식은 리더만이 아니라 모든 사람들에게 요구된다. 관리자가 높아진 효율성을 단순히 생산성을 높이기 위한 수단으로만 사용해 의사가 더 많은 환자를 보고 영상이나 슬라이드를 더 많이 판독하고 업무 처리량을 극대화하도록 한다면 시간이라는 선물은 주어지지 않을 것이다. 이런 일이 일어날 가능성은 분명히 존재한다. 지극히 부적절한 EHR이 클리닉에 퍼지도록 하고, 병원과 의사 간의 계약에 EHR의 폄하와 심지어 EHR의 캡쳐 화면 사용을 금지하는 비공개 조항gag clause을 포함시키는 에픽Epic과 같은 회사에 저항하지 않은 이들은 바로 의사들 자신이었다.[16] 이번에는 의사가 반드시 실행의 주체가 되어야 한다.

불행히도 의사들의 행동은 적어도 미국에서는 의료 전문가 집단의 지지를 얻지 못할 것이다. 먼저 의사 전체를 대표하는 단일 기관이 없다. 미국 의학협회의 회원 수는 현직 의사 수의 3분의 1도 되지 않는다.[17] 또한 그러한 대표 기관을 구성하는 것은 거의 불가능하다. 전문 의료 단체는 주로 구성원들에게 보험료 지급을 보장하는 상공인 길드의 역할을 하기 때문이다. 하지만 영향력을 미칠 수 있는 거대 자본이 있다. 2017년 미국 정부 상위 7개 로비스트 중 4개는 헬스케어 관련 기관으로, 파마 리서치 앤 매뉴팩처러 Pharma Research and Manufacturers(2580만 달러), 블루크로스블루실드(2430만 달러), 미국병원협회(2210만 달러), 미국의학협회(2150만 달러) 등이다.[18] 하지만 유감스럽게도 이러한 자금은 환자나 의료진이 아닌 각 단체의 이익을 위해 사용되고 있다.

기술이 의사에게 더 많은 시간을 준다 해도 그것만으로 충분하지는 않다. 그러나 이는 의사가 환자를 위해 고민하고, 이들과 상호작용하기 위해 필요한 몇 가지 변화의 시작이자 딥메디슨의 실현을 위한 전제이다.

인간다움

오늘날의 의료에서 공감 부족은 심각한 상황이며 시간 부족은 많은 원인 중 하나일 뿐이다.

아이러니하게도 영국의 의사인 매튜 캐슬Matthew Castle은 자신을 2100년의 인공지능 기계 의사에 투영한 에세이 "번아웃Burnout"을 출간했다. 그는 딥러닝 지능이 뛰어나고, 각 환자에 대한 완전한 분자생물학적, 신경정신의학적 분석 자료를 지녔고, 모든 의생명과학 문헌을 파악하고, 수천 건의 동시 진료를 수행할 수 있는 능력을 가졌다. 그 많은 자료와 인공지능을 고려하면 모든 상황이 이상적이리라 생각하겠지만 회사는 그에게 인본주의적 자질을 요구했다. 결국 그는 녹초가 되어 6개월의 안식 기간을 요청한다. "공감 능력을 키워야 한다는 요구 조건이 문제였다!" 그는 "인간이나 기계 소프트웨어가 얼마나 강력한지는 중요치 않다. 불가능한 일을 강요하면 실패할 수밖에 없다"라고 썼다.[19]

기계가 더 똑똑해짐에 따라 인간은 기계와 다른 경로를 따라 진화해 좀더 인간적이 될 필요가 있다. 그림 13.1에서 나는 이 점을 설명하고자 했다. 인간의 수행 능력은 시간이 지나더라도 그다지 변하지 않을 듯하다. 그러나 기계는 여러 특정 작업에서 점차 인간을 능가할 것이다. 인간을 한 단계 더 끌어올리기 위해서는 인간과 기계를 구별해 주는 인본주의적 자질을 높여야 한다. 특히 사교적인 로봇이나 공감을 유발하는 앱을 설계하려는 지속적인 노력에도 불구하고, 인간의 공감은 기계가 똑같이 흉내 낼 수 없다. 물론 분노, 슬픔, 피로, 산만함 등 인간의 감정을 감지하는 인공지능을 만들고자 하는 것은 사실이다.[20] 최첨단 로봇 기업들이 제조한 가상 인간에는 공감 기능이 일부 내장되어 있긴 하지만 그 기업 소속의 인공지능 전문가들조차 항상 차이가 있을 수밖에 없다고 인정한다. 인간성, 즉 일본인들이 손자이칸sonzai-kan(존재감, 存在感)이라 부르는, 무어라 형언하기 어려운 이것을 기계에 온전히 주입하는 것은 불가능하다는 것이다.[21] 게다가 공감은 인간의 본질적 특징 중 하나일 뿐이다. 여기에 사랑하고, 웃고, 울고, 꿈을 꾸고, 두려워하고, 슬퍼하고, 기쁨을 느끼고, 신뢰하고, 서로를 아끼고, 고통받고, 탐구

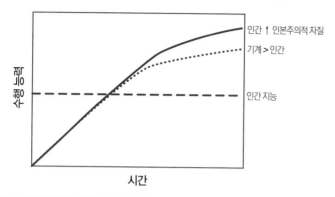

그림 13.1: 시간이 지남에 따라 인간의 지능과 수행 능력은 그다지 변화하거나 개선될 것 같지는 않다. 여러 특화된 업무에서 기계는 점점 더 초인적인 수행 능력을 보일 것이다. 의료에서 우리가 앞으로 해야 할 일은 우리의 인본주의적 자질을 한 단계 끌어올리는 것이다.

하고, 이야기를 들려주고, 영감을 주고, 호기심이 있고, 창의적이고, 감사하고, 낙천적이고, 친절하고, 감정을 표현하고, 이해하고, 아량을 베풀고, 존중할 수 있는 능력을 추가하자. 그리고 적응할 수 있고, 혁신적이고, 직관적이고, 상식과 문화를 지니고, 추상화하고 문맥화하는 능력도 포함시키자. 또한 영혼도 넣어야 한다.

　인공지능 전문가인 브라이언 크리스찬Brian Christian은 『가장 인간적인 인간The Most Human Human』(2012, 책읽는수요일)에서 인간다움에 대해 다음과 같이 기술했다. "인간다움이란 삶의 역정과 독특한 개성, 그리고 관점을 지닌 고유한 사람이 되는 것을 뜻한다. 인공지능의 발전은 지능을 가진 기계와 인간을 구분하는 경계가 흐려질 수 있음을 시사한다." 이 점이 우리가 이러한 경계의 모호함을 용납할 수 없는 더 큰 이유이다.

　히포크라테스 선서에는 다음과 같은 중요한 조항이 있다. "공감과 이해가 의사의 칼이나 약사의 약보다 중요할 수 있다." 공감은 환자와의 관계의 근간이 된다. 의사의 공감 능력이 미치는 영향을 조사한 964건의 연구에 대한 체계적 문헌고찰 결과, 공감은 임상 경과 개선, 환자 만족도, 권고 사항 및 처방 준수, 불안과 스트레스 감소와 양의 상관관계에 있다는 사실이 명백했다.[22]

고통받는suffering 타인을 살피고자 하는 우리에게 공감은 매우 중요하다.[23] 아이러니하게도 의사로서 우리는 어떻게 해볼 수 없다는 이유를 대며 s로 시작하는 이 단어를 사용하지 않도록 교육받는다. 『미국의학협회 글쓰기 매뉴얼American Medical Association Manual of Style』에는 "우리는 사람을 피해자로 묘사하거나 무력함을 나타내는 감정적 용어(고통받는, 괴로워하는, 시달리는, 불구가 되는)의 사용을 피해야 한다"고 기술되어 있다. 토머스 리Thomas Lee는 〈뉴잉글랜드 의학저널〉에 다음과 같이 썼다. "인간의 고통은 고려의 대상이긴 하지만(그리고 가급적 피해야 하지만), 환자가 질환이나 합병증이나 부작용을 '겪거나', 이로 인해 '고통받는' 게 아니라 단순히 이를 '가지고 있다'고 표현하는 게 중요하다." 그는 "환자가 고통을 겪고 있음이 사실이더라도 '고통을 겪는다'는 말은 피해야 한다. 왜냐하면 고통에 대해 책임을 지겠다는 생각은 우리를 억누를 텐데, 우리는 이미 다른 의무와 책임으로 숨막힐 지경이기 때문이다"라고 주장한다. 불안 치료에 대해서는 청구 코드나 보험 수가, 치료제가 있지만 정작 고통의 완화에 대해서는 아무것도 없다는 사실은 놀라운 일이 아니다. 물론 이를 해낼 수 있는 기계도 없을 것이다. 고통의 완화는 사람과 사람 사이의 유대에 의존한다. 이는 시간을 요하며 신뢰를 기반으로 한다.

나는 최근 여러 차례 "구조된 심장사aborted sudden death(급성 심정지 발생 후 회복된 경우 – 옮긴이)"를 경험한 후 이차 의견을 들으러 내원한 젊은 여성 환자를 진료했다. 이 용어는 어떤 사람에게 "심부전"이 있다고 하는 것보다 훨씬 더 차갑게 느껴지기 때문에 좀 더 따뜻한 말로 바꿀 필요가 있다. 우리가 환자의 고통에 대해 말하는 방식은 질병에 걸린 사람들이 질병과 더불어 살아가며 고민하게 되는 중요한 단어가 된다. 치명적인 부정맥의 재발을 막기 위해 환자는 제세동기defibrillator를 이식했다. 이를 위해 이 젊은 여자의 심장과 몸속에 많은 기계 장치가 삽입되어야 했다. 시술 자체도 매우 충격적이었지만 그녀의 고통에 비할 바는 아니었다. 그녀는 두려움과 걱정을 털어놓았다. "저희 부부는 아기를 갖길 원했어요. 하지만……" 결국 그녀는 흐느끼기 시작했고, 아이에게 나쁜 유전자를 물려주고 싶지 않다는 말을 간신히 꺼내면서 계속해서 눈물을 흘렸다. 나는 그녀의 우려에 전적으로 동감하면서 함께 울먹였다. 아마 당시 내 딸도 임신 중이었기 때문이리라.

그녀는 자신이 겪은 일뿐만 아니라 자신의 딸이나 아들이 같은 일을 겪을 수 있다는 생각에 고통받고 있었다. 나는 그녀의 손을 잡고 위로하려 했지만 이는 나를 위한 위로이기도 했다. 몇 분 후, 나는 그녀에게 부정맥을 일으켰을 수 있는 돌연변이를 찾기 위해 유전체 염기 서열을 분석하겠다고 말했다. 만약 돌연변이를 발견한다면 이는 그녀의 아이들에게 돌연변이가 전해지지 않도록 배아embryo를 선택하는 데 도움이 될 것이다. 몇 달 후 우리는 돌연변이를 발견할 수 있었다. 그녀는 남편과 함께 끔찍한 불안감에 시달리지 않고 임신할 수 있다는 사실에 안도했다. 이는 "딥메디슨"이라는 말이 더없이 적절하다는 생각이 든 경험이었다.

의사의 수행 능력 및 심리 사회적 결과 개선에서 공감의 중요성을 감안할 때, 공감이 육성되거나 파괴될 수 있다는 사실을 아는 것이 중요하다. 잭 켈름Zak Kelm과 그의 동료들은 엄격하게 설계된 10건의 연구를 포함한 전체 64건 연구를 분석해 의사의 공감 능력을 육성할 수 있음을 확인했다.[24] 불행하게도 수련 기간 중에는 의사의 공감 점수가 떨어지는데, 이는 공감 능력이 진료 환경에 영향을 받기 때문이다. 레지던트 과정을 밟고 있는 데이비드 스케일스David Scales가 지적한 바와 같이 의사들은 그들이 희망하고 환자가 필요로 하는 만큼 환자를 돌볼 시간이 부족하며, 의사들은 "진료의 질적 수준보다 양적 확대를 추구하는 청구 시스템으로 인한 시간 압박, 혼란스러운 작업 환경에 대한 통제력 부족, 행정 업무에 소모되는 끝없는 시간"에 책임을 돌리고 있다.[25] 우리는 또한 의료진이 일반적으로 공감 지수 empathy quotient, EQ 테스트에서 낮은 점수를 받는다는 사실을 알고 있다. 이타주의자의 EQ는 60~70점, 예술가와 음악가는 50점대인 반면, 의사는 40점대, 사이코패스는 10점 미만이다.[26] 우리는 심지어 공감에 대한 신경해부학적 접근을 통해, 생물학적, 심리적, 사회적 활성화 및 억압뿐 아니라 공감에 관여하는 정확한 뇌 부위와 신경 경로를 집어낼 수 있다. 그러나 런던 택시 운전사에서 확인된 바와 같이, 길 찾기를 담당하는 뇌 영역의 비대화가 일어난 방식과 마찬가지로, 공감, 동정 그리고 타인의 관점 수용 등 중요한 소프트 스킬soft skill에 대해 뇌의 가소성이 존재한다는 사실은 고무적이다. 일례로 300명 이상의 건강한 성인(의사는 아니다)을 대상으로 존재감(관심 및 내적 수용성 인지로 정의된다), 감정(염려, 동정심, 친사회적 동기, 힘든 감정의 제어), 관점(메타 인지, 자기 자신과 타인에 대한 관점)을 향상시키기 위한 훈련을 시행했다. 훈련 중 반복 시행한 MRI 검사 결과, 9개월에 걸쳐 각 행동 모듈과 관련된 뇌 영역에 형태적으로 유의미한 변화가 확인되었다.[27] 다시 말하면 공감과 소프트스킬을 육성하고, 모든 의료진의 공감 증진에 주도권을 장악할 수 있는 희망, 즉 해부학적, 경험적 증거가 존재하는 것이다. 결국 치유자 역시 치유가 필요하다. 우울증과 자살 빈도가 치솟을 때까지 기다려서는 안 된다.

존재

공감은 시작이다. 하지만 환자-의사 관계의 문제는 공감의 존재 여부만으로 설명할 수 없다. 인간과 인간 사이의 유대가 깊고 진실하기 위해서는 많은 요소가 필수적이다. 내가 에이브러햄 버기즈에게 이 책의 서문을 써달라고 부탁한 주된 이유는 그가 인간의 연결에 대한 예술이자 과학인 '존재'의 선구자였고 이를 옹호하기 위한 프로젝트를 시작했기 때문이다.[28] 버기즈는 존재에 대해 다음과 같은 명확한 정의를 내렸다. "존재는 환자와 보호자 모두의 복지에 필수적이며, 모든 인간 관계에서 신뢰를 확립하기 위한 기본이다. 그것은 환자와 의사를 위한 외마디 외침이자, 우리의 공통된 기반이다. 또한 우리가 타협해서는 안 될 한 가지요, 개혁의 시발점이며, 대의를 위해 단결할 때 플래카드에 넣어야 하는 단 하나의 단어이다. 존재. 그 이상은 없다."[29]

다발성 경화증 환자 샤론 로만Sharon Roman은 "거칠어진 손에 굳은살이 생기고, 귀가 들리지 않고, 검사가 심문처럼 느껴지기 시작한다면, 다른 의사를 만날 때다"라고 썼다.[30] 환자가 원하는 건 의사가 경청하고 집중하면서 옆에 있어 주는 것이라는 사실에는 의심할 여지가 없다. 하지만 이러한 일은 이제 거의 일어나지 않는다. 의사들은 끝까지 듣지 않고 중간에 말을 막는다. 실제로 외래 진료에서 의사가 환자의 말을 가로채기까지 걸리는 시간은 평균 18초이다. 18초.[31] 환자에게 자신의 이야기를 하도록 기회를 주는 대신 바로 본론으로 들어가려는 욕구는 의료진이 직면하고 있는 극심한 시간적 압박을 고스란히 드러낸다. 사람을 파악하고, 그들이 염려하는 바와 증상으로 인한 감정 상태를 읽고, 문제의 원인에 대한 환자 스스로의 이론을 들을 수 있는 멋진 기회를 날려 버리는 것이다. 현대 의학의 아버지 윌리엄 오슬러는 "그냥 환자의 이야기를 들어라. 그는 당신에게 진단명을 알려주고 있다"라고 말했다. 마찬가지로, 제롬 그루프먼Jerome Groopman은 『닥터스 씽킹How Doctors Think』(2007, 해냄)이란 책에서 환자의 말에 귀기울이지 않고, 환자에게 발언 기회를 주지 않을 때 일어나는 부정적인 영향에 대해 썼다. 언론인 안드레아 미첼Andrea Mitchell은 자신의 경력을 돌이켜보면서

팀 러서트Tim Russert에게 받은 조언이 중요했다고 말했다. "항상 누군가의 대답에서 행간의 의미를 읽어라." 이 말은 의료에도 똑같이 적용된다.[32] 인공지능은 진료 기록, 검사실 데이터, 그리고 영상을 이용해 실행 가능한 무언가를 만들 수 있겠지만 환자의 이야기를 환자의 방식으로 전달할 수는 없다. 따라서 우리는 환자가 자유롭게 자신의 이야기를 할 수 있도록 해야 한다. 의사들은 환자의 병력 청취에 대한 교육을 받는다. 하지만 이러한 방식은 대화, 즉 말을 주고받는 것을 방해하기 때문에 분명 잘못된 개념이다.[33] 이러한 접촉의 가치를 알고 있는 의사가 원하는 유일한 것은 "환자와 대화할 시간을 갖는 것"이다. 이것이 가장 깊고 친밀한 감정이 나오는 방식이기 때문이다.[34]

한 의대생이 자신의 첫 환자를 보고 작성한 리포트가 떠오른다. 줄리아 쇼엔Julia Schoen은 자신의 조원들과 함께 B씨와 만난 일을 적었다. "만성심부전의 급성 악화를 보여 내원한 폐동맥고혈압, 만성폐쇄성폐질환이 동반된 63세 남성." 쇼엔은 심부전을 지닌 B씨가 직접 휠체어를 끌면서 숨을 헐떡이며 길을 건너는 모습을 그리고 있었다. "도로 반대편에서 쉬고 있던 그의 젖은 천명음wet wheeze이 길 건너까지 들려왔다. 얼마나 많은 사람이 그를 피하기 위해 조용히 길을 돌아갔을까." 그녀는 환자가 이상적인 의료진에게 무엇을 원할지 궁금했다. 그리고 그의 이야기와 농담을 들으면서 그녀 자신이 삶의 아름다움을 이해해가는 환자인 것처럼 느꼈다. 이 첫 번째 환자와의 만남은 그녀에게 "환자의 말을 듣고, 그들을 배우고 사랑하는 것"이 우선임을 가르쳐 주었다.[35]

쇼엔의 이야기는 경계심을 풀고 두 사람 사이의 벽을 허물어, 결국 환자와 깊은 관계를 형성하는 사례를 보여준다. 환자와의 거리를 좁히기 위한 방법은 여러 가지다. 어떤 의료 기관에서는 의사가 환자에게 자신의 사진과 가족 관계, 주소, 취미, 의료 외 관심사 등이 적힌 카드를 주기도 한다.[36] 이는 의사들이 그동안 교육받아온 지침과 상반된 행위지만 인본주의적 의료가 나아가야 할 올바른 방향일 것이다.

〈헬스 어페어Health Affairs〉의 편집장 존 이글하트John Iglehart는 아들을 백혈병으로 잃은 지 몇 년이 지난 1999년, 학술지에 "이야기가 중요하다Narrative Matters"라는 새로운 시리즈에 대한 짧은 소개 글을 쓰면서 "대규모 비지니스라는 무자비한 혼란 속에서 환자와 가족, 간병인의 목소리는 사라지는 경우가 허다하다"라고 했다.[37] 이후 같은 시리즈로 수백 편의 에세이가 실렸고, 〈랜싯〉과 〈내과학 연보Annals of Internal Medicine〉에도 유사한 시리즈가 생겨났다(〈내과학 연보〉의 시리즈 제목은 "의사가 되는 것에 대하여On Being a Doctor"이다). 나는 병원에서 나 자신의 존재감과 공감 능력을 키우기 위해 매주 이 글을 읽는다.[38] 최근에는 "당신은 나를 모릅니다You Don't Know Me"라는 제목의 글을 감명 깊게 읽었다. 그 글에서는 뇌종양으로 입원한 한 남자가 담당 의사인 케이트 롤런드Kate Rowland에게 그녀가 자신을 이해하지 못한다고 계속해서 말했다. 고통 속에 죽어가는 환자는 "이건 내가 아니에요"라고 했다. 그녀는 환자의 부고를 접하며 그에게 받았던 명함을 떠올렸다. 그리고 환자가 옳았음을, 정말로 그를 알지 못했음을 끊임없이 상기하기 위해 10년 동안 자신의 명함을 넣었던 코트 주머니에 그의 명함을 넣고 다녔다.[39] 그녀의 말이 맞았다. 우리가 환자를 **제대로** 아는 경우는 거의(어쩌면 전혀) 없다. 하지만 함께 시간을 보내고 환자의 말을 듣는 시간마저 거의 없다면 그럴 가능성은 완전히 사라진다. 사람을 진정으로 이해할 수 있는 인공지능은 없으리라 장담할 수 있는데, 이는 사람 간의 긴밀한 유대가 필요한 어려운 일이기 때문이다. 인공지능은 우리에게 시간적 여유를 줄 수 있다. 하지만 환자를 이해하기 위해 그 시간을 사용하는 것은 우리 자신의 몫이다.

컬럼비아대학의 내과 의사이자 이야기 치료narrative medicine의 개척자인 리타 카론Rita Charon은 그녀가 '존재'를 얻기 위해 진료 형태를 어떻게 바꿨는지를 설명했다.

나는 새로운 환자에게 그들의 건강, 증상, 식습관과 운동, 과거 병력 및 수술력에 대해 수많은 질문을 하곤 했다. 이제 더 이상 그렇게 하지 않는다. 나는 나의 '존재'를 환자에게 제공하고 그들이 자신의 상황에 대해 내가 알아야 한다고 생각하는 것을 말하도록 하는 게 더 유용하다는 사실을 깨달았다. …… 나는 환자가 말하는 중에 글을 쓰지 않도록 손을 내려놓고 환자 앞에 앉아 그들의 이야기에 집중한다. 그리고 내가 알아야 할 내용을 환자가 막힘없이, 자유롭게 표현하는 것을 듣는 특권에 매료되어 입을 다물지 못하곤 한다.[40]

존재는 신중하고 세밀한 관찰의 힘이기도 하다. 나는 20년 전 예일 의과대학이 학생들에게 미술관에서 시간을 보내면서 관찰 기법을 배우게 하는 수업을 필수 코스로 지정한 사실에 깊은 인상을 받았다.[41] 버기스 역시 "이야기가 중요하다Narrative Matters"라는 글에 다음과 같이 썼다. "나의 도구는 의학적 시선, 즉 병변을 찾고 연관성을 규명하려는 욕구이다. 균일한 색상으로 채색된 정사각형이나 닥치는 대로 붓질한 직사각형 안에서 나의 도구를 사용할 기회는 없었다. 그러나 내 안에서는 심오한 내적 관찰력이 형성되고 있었다." 에이브러햄은 관찰력을 키우기 위해 의대생들을 스탠퍼드대학의 미술관으로 데려간다.[42]

버기스와 카론의 주장은 허황된 것이 아니다. 2017년 필라델피아 미술관에서 미술 감상 훈련을 받은 소규모의 펜실베이니아 의과대학 1학년생들을 이러한 훈련이 없었던 대조군과 비교한 무작위 연구가 진행되었다. 90분 동안 진행된 이 훈련은 3개월에 걸쳐 6번 이뤄졌는데, 이를 통해 예술 작품과 의료 영상을 기술하는 관찰 능력이 현저하게 향상되었다.[43] 데이비드 엡스타인과 말콤 글래드웰Malcolm Gladwell은 이 논문에 동조하는 사설을 썼으며, 이를 노벨상 수상자 하워드 테민Howard Temin의 이름을 따서 '테민 효과The Temin Effect'라고 불렀다. 하워드 테민은 역전사효소reverse transcriptase를 발견했을 뿐만 아니라 철학과 문학에 대해서도 높은 식견을 지녔다.[44] 그들의 결론은 이렇다. "의사 지망생을 병원에서 데리고 나와 미술관으로, 즉 자신들의 세계에서 다른 세계로 데려감으로써 그들을 더 나은 의사로 만들었다."

신경과 의사 사라 파커Sarah Parker는 비극 앞에서 한 마디 말도 없이 표출된 인간의 유대, 공감, 예리한 관찰에 대한 특별한 사례를 들었다.

의사는 자신의 진료실에서 걸어 나와 간호사에게 자신이 뇌졸중인 듯하다고 말했다. 내가 그를 만났을 무렵, 그는 전실어증으로 말을 하지 못했고, 오른쪽 팔다리를 움직일 수 없었으며, 그의 뇌에서는 출혈이 빠르게 진행되고 있었다. 그는 내 질문을 이해하지 못했다. 자신의 감정을 표현할 수는 없었지만 내 흰색 가운은 알아보았다. 내 목소리와 표정도 분간했고, 왼손으로 내 손을 반복해서 쥐어잡으며 내 눈을 똑바로 쳐다보았다. 연결의 순간이었다. 서로 한 마디 말도 없었지만 상대의 생각과 느낌이 전해지고 있었다. 그는 심각한 상황임을 직감했다. 내가 이를 심각하게 받아들인다는 것도 알고 있었다. 그는 내가 도우려 한다는 사실을 알았지만 내가 할 수 있는 일이 많지 않다는 것도 알고 있었다. 그는 두려웠지만 강하고 용감했다. 그는 상황을 파악했고, 예상되는 결과도 알고 있었으며, 그렇게 끝나도 괜찮다고 말하고 있었다. 그는 내가 돌보고 있음을 알았다. 평온한 순간이었다. 그는 눈앞에 다가온 죽음을 인식하고 두려워하고 있었다. 인간의 연결을 갈망해온 사람. 평생 남을 보살피고 위로했던 사람이 내가 그를 보살피고 위로하려 애쓰는 동안 나를 위로하고 있었다.[45]

최근 큰 인기를 끌었던 메디컬 드라마 〈굿닥터The Good Doctor〉의 주인공이 서번트 증후군savant syndrome(자폐증 등의 뇌기능 장애를 갖고 있으면서도 의사소통, 언어, 지능에서 비장애인과 다를 바 없으며, 비장애인과는 다른 천재성을 동시에 갖는 현상이나 사람 – 옮긴이)을 앓고 있는 외과 레지던트라는 사실은 다소 역설적이다. 그는 환자의 영상을 보고 몇 초 내에 진단을 내리고 다른 의사의 눈에는 분명하지 않은 정보를 알아차린다.[46] 우리가 더 나은 관찰자가 되기 위해 굳이 서번트가 될 필요는 없다. 이는 시간과 훈련을 통해 보강될 수 있다. 게다가 미술관 방문은 삶을 풍요롭게 만들기도 한다.

신체 검사

관찰은 단순히 환자의 말을 듣는 행위로 끝나지 않으며 환자의 몸에 손을 대는 신체 검사로 확장된다. 이는 사람과의 실제 접촉과 타인에게 검사받기 위해 탈의한다는 친밀감의 전형적 사례이다. 이러한 신체 접촉은 알고리즘이 추구하는 것과는 완전히 상반될지 모른다. 지난 몇 년간 신체 검사의 중요성에 대한 인식이 감소하면서 그 시행 또한 줄어들고 있다. 의사들은 문자 그대로 점차 환자와 접촉하지 않고 있다. 내 동료들은 "정상적 범위 내에 있음within normal limits"을 의미하는 "WNL"이란 표현을 너무나 자주 사용하지만, 사실 이는 "우리가 제대로 살펴보지 않았음we never looked"을 의미할 수 있다. 심초음파나 다른 부위의 초음파 검사를 지시하는 일은 신체 검사에 시간을 들이는 것보다 훨씬 쉽고, 이렇게 신체 내부를 들여다보는 행위는 유용한 정보를 제공하기도 한다. 마찬가지로, 환자에게 옷을 벗으라는 요구는 적절한 신체 검사를 위해 반드시 필요함에도 불구하고 오늘날 거의 시행되지 않는다. 옷을 입은 채 청진하는 행위는 환자를 제대로 진찰하는 게 아니다. 신체 검사는 환자의 신뢰를 얻기 위해 매우 중요하다. 밖을 살

퍼보고 느끼는 행위는 안을 살펴보는 행위와 상호보완적이다. 이는 의료에서 버릴 수도 없고 버려서도 안 되는, 사람 간의 접촉의 핵심이다. 버기스는 이렇게 말했다. "거의 모든 문화권의 환자는 의사가 자신을 진찰할 때 의식과 같은 진료행위에 대해 많은 기대를 가지고 있지만, 의사가 청진기를 피부가 아닌 가운 위에 대고, 복부를 대충 찔러보며 30초 안에 검사를 마무리하려고 서두르면, 이를 금방 알아차린다. 진료 의식은 경계를 넘어서는 변화이며, 특히 침상 검사의 경우 이러한 변화는 의사와 환자의 관계를 공고하게 만드는 동시에 다음과 같은 의미를 지닌다. '나는 이 병을 통해 당신을 만날 것이다. 나는 어떤 고난이 있어도 당신과 함께 있을 것이다.' 의사는 이 의식의 중요성을 절대로 잊지 말아야 한다."[47] 버기스가 물리치료사, 마사지 치료사와 가장 강한 연결을 느낀 것은 놀라운 일이 아니다. 이들은 그의 몸을 진정으로 살펴본 유일한 사람들이었다.[48]

다시 말하지만, 시간 부족은 신체 검사 시행이 감소한 가장 주된 이유이다. 나는 버기스의 의견에 전적으로 동의한다. "지난 20년 동안 미국의 의사들은 환자를 점점 덜 만지고 있다. 진찰, 즉 숙련된 침상 검사는 점차 그 의미가 퇴색해 이제 하찮은 것이 되었다."[49]

내가 클리블랜드에서 샌디에이고로 옮겨온 뒤에도 계속해서 나를 찾아왔던 환자가 문득 떠올랐다. 그는 이전에 관상동맥우회술bypass surgery을 받았고, 운동부하검사에서 협심증으로 판단되는 증상을 보였다. 그는 서둘러 이를 확인하고 싶어 했기 때문에 나는 심장 카테터 삽입을 시행할 다른 심장내과 의사와 함께 그를 진료했다. 내가 검사실에 도착했을 때, 동료 의사는 이미 환자에 대한 신체 검사를 마쳐두었고, 우리는 환자 부부 앞에서 검사 결과를 검토했다. 네 사람은 상황에 대해 상의한 다음 추후 계획에 동의했으며, 곧이어 환자는 심혈관조영실로 들어갔다. 그는 우회로 이식편에 협착이 있었는데 성공적으로 스텐트를 삽입하고 다음날 아침 퇴원했다. 나는 수년 동안 알던 그 유쾌한 신사와의 재회를 기대하며 그를 만나러 갔다. 그러나 애석하게도 그는 내게 화를 내며 흥분했다. 내가 왜 그러느냐고 묻자 그는 냉소적인 눈빛으로 바라보며 말했다. "당신은 나를 진찰하지 않았소." 나는 사과했고, 우리는 화해했다. 그러나 그 사건은 지금까지 잊히지 않는다. 환자를 안심시키고 위로하는 데 진찰이 얼마나 중요한지를 일깨워주었기 때문이다. 다른 누가 먼저 진찰했거나 신체 검사를 통해 얻을 수 있는 정보가 많지 않을 때도 마찬가지다. 그리고 나 역시 인공무릎관절전치환술 후 힘든 회복 과정 동안 정형외과 의사가 내 무릎에 눈길 한번 보내지 않는 모습에 실망했었다.

최근 UC 샌프란시스코의 신경과 의사 마이클 아미노프Michael Aminoff는 신경학적 진찰의 미래에 대한 고민을 피력했다.

신경학적 진찰은 시간, 인내, 노력 및 전문 지식을 필요로 하며 힘들고 불편한 상황에서 진행해야 할 수 있는 반면, 영상 검사나 검사실 검사는 단순히 서류 양식 작성만으로도 충분하며 그 책임은 동료에게 전가할 수 있다. 그럼 왜 환자를 진찰해야 하는가? 진찰이 가진 특히 중요한 측면은 의사와 환자 간 유대를 확립하여, 환자였던 경험이 없는 사람은 알아차리기 어려운 상호 이해와 존경이라는 특별한 관계 형성을 돕는다는 사실이다. 임상 신경학의 술기에는 환자와 상호작용하는 능력과, 진찰이나 검사를 통해 획득한 모든 결과를 현재 상황과 연관시킬 수 있는 능력이 포함된다. 만약 의학이 기술에 의해 인간성을 잃어버린다면, 인간의 직접 접촉을 없애면서도 의사소통을 용이하게 하기 위해 만들어진 음성 메일이 대개 불확실성, 좌절감, 조급함을 불러일으키는 것과 마찬가지로 의료의 질은 필연적으로 악화될 것이다. 신경학적 진찰은 의사와 환자 간의 관계를 회복시키고 임상적 문제를 상황에 맞게 볼 수 있게 함으로써 단순한 알고리즘 접근법에 의해 뒤로 밀려났던 임상적 상식을 환자 치료를 위해 사용할 수 있도록 한다.[50]

진찰의 우선권을 회복하기 위해서는 기술의 변화 및 적용 과정을 돌이켜볼 필요가 있다. 나는 UC 샌프란시스코에서 레지던트를 하는 동안 내 스승이자 영웅인 카누 채터지Kanu Chatterjee 박사에게 수련을 받았다. 우리는 대부분의 시간을 관상동맥 집중 치료실의 환자 침상 옆에서 보냈다. 우리는 환자와 이야기를 나누기 위해 방에 들어간 다음, 다른 검사를 시행하기 전에 경정맥이 팽창되었는지, 경동맥 맥박이 불규칙한지, 흉벽을 통해 보이는 심장 박동이 비정상적인 징후를 보이는지 등을 알아보기 위해 가슴과 목을 관찰하는 데 시간을 할애하곤 했다. 시진inspection을 마친 후 손목 동맥 맥박, 경동맥 맥박, 심장 박동을 촉진palpation하는 시간을 가졌다. 그다음 우리는 몇 분 동안 심음을 주의 깊게 들었는데, 특히 제2 심음 분리음(럽-덥 소리에서 덥에 해당한다)에 집중했다. 환자가 거의 일자로 누운 자세, 옆으로 누운 자세, 앉은 자세 등 여러 자세에서 심잡음, 마찰음, 클릭음을 들었다(보통 환자의 침대를 조정해 체위를 바꾼다). 채터지는 이렇게 매우 느리고, 신중하고, 체계적인 진찰을 통해 심방 및 심실의 압력을 1~2mmHg 이내의 정확도로 예측할 수 있었다. 나는 놀라운 잠재력을 가진 진찰의 중요성에 완전히 매료되었으며, 환자들 역시 면밀한 관찰이 매우 중요하다는 사실을 인식했다. 그래서 이후 수십 년 동안 나는 병원에서 강의를 하거나 내 동료들과 함께 있을 때마다 이 꼼꼼한 진찰을 본받으려 애썼다. 비록 카누 같은 대가의 능력에는 미치지 못하더라도 그와 비슷하게 되기 위해 노력한 것이다.

오랫동안 의료의 상징이었던 청진기가 개발된 지 이제 210년이 되었다. 이제 진찰 장비에 대한 재평가가 필요하다. 청진기는 아무것도 녹음할 수 없는, 기껏해야 일시적으로 몸의 소리를 듣기 위한 통로 역할을 하는 단순한 고무관에 불과하다. 나는 세탁기 소리 같은 희귀한 심잡음을 듣더라도 어떤 의미 있는 방법으로 환자와 이를 공유할 수 없었다. 환자들은 그 소리가 어떤 상황을 나타내는지 이해할 수 없었다. 이제 스마트폰 초음파 덕분에 우리는 청진기 소리로부터 심장 상태를 추정하는 대신 이를 직접 보여줄 수 있다. 우리는 정보를 획득하고 저장할 수 있을 뿐만 아니라 환자와 즉시 공유하고 해석할 수 있기 때문에 그들은 심장 내부가 어떤지 보고 느낄 수 있다. 인공지능과 마찬가지로 이것은 의료의 일면을 개선하고 환자와 의사 간의 의사소통을 직접적으로 향상시키고 유대감을 높일 수 있는 기술이다.

환자-의사 관계

공감, 존재, 경청, 소통, 손 얹기, 그리고 신체 검사와 같은 행위는 환자와 의사 간의 소중한 관계를 이루는 기본 요소이다. 이러한 요소는 편안함을 제공하고 치유를 촉진하기 위한 신뢰의 씨앗과도 같다. 이들은 환자를 향한 진정한 돌봄과, 환자 삶의 개선이라는 의사의 직업적 성취를 가능하게 하는 기본 요소이다. 이러한 모든 인본주의적 상호작용은 계량화하거나 수치화하기 어려우며, 왜 의사가 기계로 대체될 수 없는지를 뚜렷하게 보여준다.

치료를 받으려는 환자들은 본질적으로 취약한 상태이므로 환자와 의사는 처음 만났을 때부터 서로 간에 신뢰가 필요하다는 문제가 생긴다. 하지만 모르는 사람을 신뢰할 만한 이유는 그리 많지 않다.[51] 이렇게 취약한 환자는 신뢰가 필요한 순간에 의과대학에서 환자와의 감정적 거리를 유지하도록 훈련받은 의사들과 대면한다. 이것은 완전히 잘못된 것이다. 신뢰가 없다면 사람들은 왜 의사에게 가장 은밀하고 민감한 걱정거리를 드러낼까? 또한 왜 자신의 생명을 의사의 손에 맡기는 중요한 수술에 동의할까?

그 관계의 본질적인 측면은 나쁜 소식을 전달하는 능력에 있다. 우리는 이것을 절대로 알고리즘에 위임해서는 안 된다. 나쁜 소식을 전달하기 위한 의사의 지침은 SPIKES라고 불리는데, 이는 적절한 환경을 조성하고Setting, 환자의 인식 정도Perception와 알고자 하는 바를 파악해Invitation, 환자에게 정보를 제공하고Knowledge, 공감하고Empathize, 다음 계획을 세우는 것Strategize을 의미한다. 의학의 여러 분야 중 암 전문의가 나쁜 소식을 전하는 부담이 가장 크며, 그 횟수는 일생 동안 2만 회를 넘기도 한다.[52]

환자-의사 관계의 본질을 충분히 이해하고 있는 의사이자 작가인 다니엘 오프리Danielle Ofri는 "의사는 자신도 모르게 인간이 보여주는 불굴의 용기와 가장 가까이에서 마주한다"라고 했지만, 의료계 종사자 대다수는 아직 거리 두기를 권장한다.[53] 연상기호의 각 글자에 대한 생각이 인간의 동정심을 보여주는 방법이어선 안 된다. 그리고 오프리가 지적한 바와 같이 환자가 사망하면 의사들은 마치 의료가 분실물 보관소에서 없어진 물건을 찾는 것인 양 다른 사람들에게 "환자를 잃었다"라고 말한다. 환자의 장례식에 참석하는 의사는 몇 명이나 될까? 공감 전달 방법으로 이보다 더 좋은 본보기는 거의 없을 텐데 말이다. 그레고리 케인Gregory Kane은 미래에 "고고학자들이 우리 사회의 잔재를 조사하면서 묘지의 유해 중 인공 관절, 심장 스텐트, 인공 판막, 티타늄 고정판 등으로 입증된 의료 기술에 경탄할 것"이라 상상했다. 이것은 현대 의학의 핵심 유산으로 보일지 모르지만, 폐암에 걸린 남편을 치료해 준 의사에게 아무런 설명도 듣지 못한 채 울던 보호자와 마주친 케인은 이 문제에 대해 다른 생각을 가지게 되었다. "나는 그들이 이 시대의 의사를 환자 및 남겨진 사랑하는 이들과 묶어주는, 즉 사람들 간의 연대를 보여주는 동시에 우리가 진정으로 인간적이었음을 입증하는 위로 편지를 문서보관소에서 찾아낼 수 있기를 바랍니다."[54]

가족에게 조문 편지를 전하는 간단한 방법은 고통을 줄이고, 환자의 삶을 기리며, 인간의 존엄성을 강조하는 데 도움이 될 수 있다. 또한 환자의 부고 편지를 통해서도 깨달음과 영감을 얻을 수 있다. 나는 템플대학의 내과 의사 로렌스 카플란Lawrence Kaplan이 쓴 "가장 위대한 선물: 환자의 죽음은 어떻게 나를 의사로 만들었는가"란 에세이를 읽고 많은 것은 느꼈다. 한 환자의 아들이 카플란에게 다음과 같은 편지를 보냈다. "내 아버지를 위해 당신이 해준 모든 일에 감사합니다. 그것은 당신이 상상하는 것 이상으로 많은 의미를 지닙니다." 편지에는 나란히 심어진 두 묘목의 사진이 동봉되어 있었는데, 하나는 의사를 기리고 또 다른 하나는 아버지를 기리는 것이었다. 카플란은 그 선물 덕분에 환자를 돌보는 방법을 다시 배우게 되었다고 기술했다. 그 사진은 아직도 그의 사무실에 걸려 있으면서 무엇이 정말 중요한지를 상기시켜주고 있다.[55]

다행히도 대부분의 의사-환자 간 상호작용은 개인의 죽음이나 질병 치료 자체보다는 환자의 치유에 초점을 맞추고 있다. 버기스는 이러한 이분법적 구조에 대해 다음과 같이 호소력 있게 묘사한다.

우리는 아마도 질병 치료cure 이상의 무언가를 찾고 있다. 이를 치유healing라 부르자. 만일 당신이 강도를 당했다면 다음날 범인이 잡히고 모든 물건을 되찾더라도 당신은 온전히 다 회복되었다고 느끼지 못할 것이다. "치료"는 됐지만, "치유"는 되지 않았을 것이다. 정신적 피해가 남아 있을 테니 말이다. 마찬가지로, 병을 치료하는 것은 좋은 일이지만 우리는 치유 또한 원한다. 우리는 훌륭한 의사가 그들의 인성, 공감 그리고 안심시키는 말로 시행하는 마법을 원한다. 이는 아마도 치료법이 거의 없던 페니실린 이전 시대에는 풍부하게 존재하던 자질이었으리라. 그러나 유전자 치료, 의료의 전문화, 관리 의료, 그리고 심각한 시간 제약의 시대에는 질병과 치료, 그리고 생명을 구하는 마법에만 집중하는 경향이 있다.[56]

거의 1세기 전에 피바디는 이에 대해 이렇게 썼다. "의사와 환자 사이의 긴밀한 유대 관계의 중요성은 아무리 강조해도 지나침이 없다. 왜냐하면 진단과 치료 모두 엄청나게 많은 경우가 이에 직접적으로 의존하기 때문이다."[57] 진정성 있고 깊은 환자-의사 관계가 존재할 때, 치유는 쉽고 자연스럽게 이루어진다. 그러면 환자는 무슨 일이 있더라도 자신을 도울 것이라 말하는 의사를 믿을 것이다. 이는 대부분의 환자가 갈망하는 것이지만 요즘 시대에는 너무나 찾기 어렵다. 이제 변해야 한다. 인공지능이 진단과 치료에서 더욱 두드러진 역할을 하게 되었으므로 이제 우리는 유대감의 중요성을 회복시켜야 한다. 이를 위해서는 예비 의사의 교육 방식에 대한 개혁이 지금 시작되어야 한다.

의학 교육

우리는 예비 의사를 대학 성적과 의과대학 입학시험 결과로 선발한다. 의과대학은 미국에서 의대 중퇴자 비율이 50%까지 뛰어올랐던 1920년대 후반에 입학시험을 이용하기 시작했다. 이 시험은 1948년에 공식적으로 MCAT으로 명명되었는데 과학, 수학, 언어 논리력을 평가했으며 이후 수십 년간 다양한 개정을 거쳤다. 작문은 수년간 시험의 일부였지만 2015년 최신 개정에서 폐기되었다. 이제는 생물학, 생화학, 행동과학, 독해력이 강조된다.

매년 미국에서는 약 5만 2,000명의 지원자 중에서 2만 명 정도가 이런 과정에 따라 예비 의사로 선발된다.[58] 여기에는 정서 지능이나 다른 사람과 공감하는 능력에 대한 평가는 없다. 사실 과학 분야 학업 성취도의 측정에만 의존하면 실제로 가장 배려심 많고, 의사소통에 능하고, 모범적인 의사상에 가까운 사람을 배제하는 결과를 초래할 수 있다. 우리는 현재와 미래의 기술적 역량에 대비하지 않고 있으며, 휴머니즘 복원을 위한 의료의 미래를 만들어가지 못하고 있다.

이러한 상황을 보고 있자면 최근 중국에서 인공지능 구동 로봇 샤오이가 국가 의사 면허 시험에 최초로 합격했다는 소식이 떠오른다. 우리는 예비 의사를 고작 인공지능 봇이 흉내 내거나 능가할 수 있는 기준으로 선발하고 있는 것인가? 나는 대학을 중퇴했지만 지금은 교수이자 MIT 미디어 연구소 소장인 조이 이토Joi Ito와 같은 생각이다. 이토는 만약 의과대학에 지원하기 위해 우리가 암기해야 할 모든 정보를 항상 갖고 있는 시스템이 있다면 "아마도 당신은 그 정보를 암기할 필요가 없다고 주장해야 할 것이다"라고 말했다. 우리는 분명 그런 방향으로 가고 있다. 의학 지식과 개별 환자에 대한 정보는 기계 알고리즘에 위탁해버릴 수 있고 또 그렇게 될 것이다. 의사를 정의하고 그들을 기계 조수와 구분하는 것은 인간이라는 점, 관계를 발전시킨다는 점, 고통을 지켜보고 덜어준다는 점이다. 물론 알고리즘의 결과를 감독할 필요가 있고, 이는 과학적·수학적 사고력을 필요로 할 것이다. 그러나 예비 의사 선발에서는 앞으로 점차 유용성이 떨어질 자질보다는 정서 지능을 우선적으로 고려할 필요가 있다.

그러면 의과대학에 다니는 동안 무엇을 하는지 알아보자. 두 학교(우연히도 내가 클리블랜드에 설립한 러너 의과대학과 버몬트대학의 라너 의과대학이 해당된다)를 제외한 거의 모든 170개 의과대학 및 정골 의과대학osteopathic school은 성과 개선이 입증된 혁신적인 능동 학습active learning으로 전환하기보다 전통적 강의법에 계속 의존하고 있다.[59] 무작위 연구에서 그 효과가 입증되었음에도 불구하고 대부분의 학교는 공감, 경청, 관찰 능력을 배양하는 방식으로 가르치지 않는다.

우리는 또한 의과대학생의 질병 지향적 사고방식을 인간 지향적으로 바꿔야 한다. 병동 회진과 업무 인계 회진은 "카드 뒤집기card-flip" 방식으로 진행되는 경우가 너무나 빈번하며, 수련의는 병상 근처에도 가지 않은 채 환자의 질병, 상태 및 관련 검사 결과만을 확인하고 만다. 질병의 진단마저 환자의 몸을 만지는 대신 영상 검사나 검사실 결과를 보는 것으로 대체되었다. 이러한 루틴은 인간을 알아 가는 것보다 훨씬 빠르고 쉽다. 디트로이트의 의사 레이나 오디시Rana Awdish는 이를 "병리학"과 "인본주의" 두 그룹의 의대생을 들어 잘 설명했다. 병리학 그룹은 피부 병변 관찰, 심잡음 청취, 혈액 응고 연쇄반응의 이해를 통해 질병을 파악하는 특별한 훈련을 받는다. 인본주의 그룹은 그 모든 훈련을 받지만 또한 환자가 이야기하도록 두고, 그들의 삶이 어떠한지, 무엇이 그들에게 중요한지, 그리고 그들이 무엇을 걱정하는지 알아보는 등 인간으로서의 맥락을 추구하는 훈련도 받는다. 마주한 환자가 울기 시작하면 병리학 그룹은 질병을 진단할 수 있지만 응대할 줄은 모른다. 인본주의 그룹은 환자가 눈물을 보이기도 전에 정서적으로 연결되어 "애처로운 용기로 쥐어짠 성대의 긴장된 울림"을 듣자마자 위로를 건넨다. 오디시는 이렇게 썼다.

영혼 없는 의사를 만들고 그들이 어떻게든 그런 불리한 조건을 넘어 공감하고, 정서적으로 연결되며, 인간적인 존재가 되기를 기대하는 일은 거짓된 바람이다. …… 이는 절대 불가능한 일이다. 진료는 진공 상태에서 이루어질 수 없으며 사람 간의 연결을 필요로 한다. …… 우리는 젊은 의사들이 한쪽만 바라보도록 그들의 뇌를 훈련시키는 데 자원을 투입해왔다. 그들은 오로지 질병만을 보고 나머지는 무시하도록 훈련되었다. 하지만 그들은 훨씬 더 많은 것, 즉 깊이와 아름다움, 그리고 공감과 연결될 수 있다. 그리고 의사와 환자 모두 이렇게 더 많은 것들과 연결될 자격이 있다.[62]

『고독한 신앙인The Lonely Man of Faith』이란 책에서 랍비 조셉 솔로베이치크Joseph Soloveitchik는 창세기 초반에 나오는 아담에 대한 두 개의 뚜렷히 구별되는 묘사를 해석했다. 보다 최근, 뉴욕타임스의 칼럼니스트 데이비드 브룩스David Brooks는 『인간의 품격The Road to Character』(2015, 부키)이란 책에서 이 두 아담에 대해 새롭게 기술했다. 아담 1은 외향적이고, 야심만만하고, 목표 지향적이고, 세상을 정복하고 싶어한다. 반면 아담 2는 내성적인 성격의 소유자로, 윤리의식이 투철하고 타인을 위해 기꺼이 자신을 희생하고자 한다. 예일 의과대학의 조너선 스톡Jonathan Stock이 적절히 지적했듯이 많은 선도적인 의과대학에서 아담 1의 학업 성취를 위한 "군비 경쟁"이 한창이다.[61] 우리는 아담 2를 육성할 필요가 있지만 이는 의학 교육에서 너무나 자주 무시되는 부분이다.

다른 여러 중요 분야 역시 의과대학 교육과정의 일부가 되어야 한다. 미래의 의사는 생물정보학bioinformatics, 생물전산biocomputing, 확률적 사고probabilistic thinking 및 딥러닝 신경망deep learning neural network의 핵심을 포함하는 데이터 과학을 훨씬 더 잘 이해해야 한다. 환자 진료의 많은 부분이 알고리즘의 지원을 받을 것이고, 그들은 모든 법적 책임을 이해하고 편견, 오류, 거짓 결과, 상식으로부터의 이탈을 인지해야 한다. 마찬가지로, 모든 인간-기계 협업에서 환자 가치와 선호도를 우선시하는 것의 중요성은 아무리 강조해도 지나치지 않다. 우리는 알고리즘의 세계가 의료 가부장주의를 전파하거나 일부 고압적인 의사들이 환자 데이터와 의료 정보의 통제권을 유지하는, 이미 오래전에 끝났어야 하는 일을 허용할 수는 없다(이에 관해서는 『청진기가 사라진 이후』에서 광범위하게 논의했다).[62] 일부 기술은 인공지능과 전적으로 관련되지는 않지만 여전히 의학을 어떻게 하면 가장 잘 가르칠 수 있을지 다시금 생각하게 만든다. 예를 들어, 의사들이 스마트폰 초음파 같은 도구를 일상적으로 활용하고자 한다면 우리는 신체 검사의 개념을 현대화할 필요가 있다. 가상 원격의료는 많은 일상적 환경에서 물리적 방문을 대체할 텐데, 이는 완전히 새로운 "가상공간 진료"에 대한 훈련을 필요로 한다. 여전히 서로 얼굴을 마주 보는 연결도 있겠지만 신체 검사 생략을 비롯한 여러 가지가 진료에 지장을 줄 것이며, 더 나은 센서와 도구가 지속적으로 데이터를 전달하겠지만 의사는 환자와 진정으로 연결되고, 환자의 몸을 만지며 진찰할 수 없다는 제한점을 지니게 될 것이다. 새로운 기계의 지원이라는 시대적 흐름에 반사적으로 저항하는 교수진이 교육 과정을 통제하기 때문에 안타깝게도 의과대학은 이러한 불가피한 변화와 도전에 대한 준비가 되어있지 않다. 심층 공감deep empathy으로 가는 길은 의학 교육의 개혁을 통해야 한다. 우리는 듀크 의과대학의 수련의 하이더 자베드 워라이치 Haider Javed Warraich로 대표되는 새로운 세대의 외침을 듣고 있다. "젊은 의사들은 보건 의료를 보다 혁신적이면서 동시에 환자 중심적으로 만들 준비가 되어 있다. 그러나 함께 일하고 있는 선배 의사들과 우리가 돌보고 있는 환자들은 준비가 되었는가?"[63]

심층 의학

우리는 여전히 의료 인공지능의 초창기에 머물러 있다. 이 분야는 컴퓨터 알고리즘의 검증이나 미래의 약속에 대해서는 강한 면모를 보이지만 효과에 대한 실제 임상적 증명은 매우 부족하다. 하지만 불과 지난 몇 년 동안 제한된 특정 영역 업무에서 인간을 능가했고, 앞으로 더 빨리 그 영역을 넓혀갈 기계의 발전 속도를 고려할 때, 인공지능은 필연적으로 대세가 될 것이다. 영상이나 슬라이드를 보다 빠르고 정확하게 판독하고, 사람이라면 놓쳤을 소견을 알아채고, 키보드를 없애 클리닉 외래 진료에서의 대화와 존재를 복원하는 등의 방식으로 의료진 대부분의 업무 흐름이 개선될 것이다. 동시에 개인은 원하기만 한다면 그들의 의료 데이터(그리고 모든 의학 문헌)를 완벽하게 합치고 업데이트하고 처리해 가장 적합한 식단이나 신체, 정신 건강의 지침으로 활용할 수 있을 것이다. 여기에는 개인이 자신의 의료 데이터를 소유 및 통제해야 하고, 의사들이 생산성 향상을 위해 인간관계 개선을 희생하려는 행정 직원들을 적극적으로 설득하며, 데이터 프라이버시와 보안을 보장하는 철저한 조치를 취해야 한다는 단서가 따른다.

기계 의학이 반드시 우리의 미래일 필요는 없다. 하지만 우리는 오늘날 보건 의료에 존재하는 인간 사이의 깊은 단절을 해결하기 위한 방안으로 기술적 해법을 선택할 수 있다. 기계의 보조로 실현 가능한, 보다 인간적인 의료가 향후 나아갈 길이 될 수 있다. 딥피노타이핑(심층 표현형 분석, 개인의 다층적 의료 데이터에 대해 과거에 얻을 수 있었거나 그저 생각했던 것보다 더 깊은 이해), 딥러닝, 그리고 딥엠퍼시(심층 공감)의 세 가지 요소는 맞춤형 예방과 치료를 증진하고, 몇 십년간 흥청망청 낭비해 온 의료 자원을 대체하여 보건 의료의 경제적 위기에 대한 중요한 해결 방안이 될 수 있다. 하지만 내 생각에 이는 단지 딥메디슨의 이차적 이득에 불과하다. 이는 어쩌면 존재, 공감, 신뢰, 보살핌, 인간다움으로 표현 가능한 진정한 의료를 회복할 수 있는 마지막 기회일지 모른다.

당신이 깊은 고통을 경험해 보았다면 그것이 얼마나 외롭고 고립된 느낌인지, 왜 아무도 당신의 분노와 절망과 같은 느낌을 알지 못하는지 이해할 것이다. 당신은 사랑하는 사람이나, 친구 또는 친척의 위로를 받을 수 있고, 이러한 위로는 분명 도움이 될 것이다. 그러나 당신이 신뢰하는 의사, 고통이 곧 끝날 것이며 무슨 일이 있어도 함께 하겠다며 당신의 자신감을 북돋워 주는 의사의 격려보다 더 나은 것은 없다. 이것이 바로 우리가 아플 때 갈구하는 인간의 보살핌이요, 인공지능의 도움으로 복원할 수 있는 보살핌이다. 우리는 두 번 다시 오지 않을지도 모르는 이 기회를 반드시 잡아야 한다.

감사의 글

전작과 비교할 때 이 책의 저술 과정은 여러 가지 이유로 내게는 가장 힘든 작업이었다. 우선 나는 컴퓨터과학자가 아니어서 이 분야에 대한 깊이 있는 지식을 가지기엔 한계가 있었다. 그러나 다행히도 페드로 도밍고스, 리페이페이, 개리 마커스, 피어스 킨, 휴 하비Hugh Harvey, 제레미 하워드 Jeremy Howard, 조 레드샘, 그리고 올라프 로네버거Olaf Ronneberger 등 전문 지식을 가진 많은 사람들에게 의지할 수 있었고, 그들의 의견은 기술적 맥락을 제공하는 데 매우 중요했다.

의료 인공지능 분야는 아직 초기 단계이지만, 매주, 때로는 매일같이 주목할 만한 연구가 등장하면서 매우 빠르게 움직이고 있다. 지난 몇 년간 이 모든 자료를 모두 섭렵하는 것은 내게 엄청난 도전이었으며 결국 참고 문헌만 수백 편에 달하게 되었다. 나는 스크립스 중개과학연구소Scripps Research Translational Institute의 미셸 밀러Michelle Miller에게 특히 많은 신세를 졌고, 스티븐 스타인허블Steven Steinhubl, 다니엘 오란Daniel Oran, 에밀리 스펜서Emily Spencer, 조르조 퀴어Giorgio Quer를 비롯한 스크립스 연구소 동료들의 비평도 매우 많은 도움이 되었다.

내가 저술한 책 세 권의 편집자는 모두 T. J. 켈러허T. J. Kelleher였는데, 나는 통찰력이 돋보이는 그의 의견에 항상 감사하고 있다. 마찬가지로, 내 모든 저서의 저작권 대리인인 브록만의 카틴카 맷슨Katinka Matson이 보여준 변함없는 지지에도 감사를 표한다.

1985년에 심장내과 수련을 마친 후 환자를 진료하기 시작하면서 나는 엄청난 행운과 특권을 누려왔다. 나는 단 한 번도 환자 진료에 대한 애정을 잃은 적이 없으며, 특히 그들이 더 나은 의료의 미래를 추구하려는 내 노력에 원동력이 되어 주었음에 감사하고 있다. 영광스럽게도 많은 환자들과 30년 이상 소중한 관계를 발전시킬 수 있었으며, 그들이 내게 보내준 신뢰에 진심으로 고맙게 생각한다.

또한 다양한 분야의 산업계와 맺어온 협력 관계에도 감사한 마음을 가지고 있다. 나는 수년간 덱스콤 이사회에 참여했으며, 일루미나, 베릴리, 월그린Walgreens, 블루크로스블루실드협회, 퀘스트 다이아그노스틱스Quest Diagnostics, 그리고 최근에는 템퍼스 랩스에서 고문 역할을 맡았다. 이러한 내 위치가 이 글의 저술 방향에 영향을 미쳤다고는 생각하지 않지만, 이해 상충의 가능성이 있음을 밝히는 것은 중요하다. 내가 2006년에 설립한 스크립스 중개과학연구소는 미국국립보건원National Institutes of Health과 퀄컴재단Qualcomm Foundation으로부터 막대한 자금을 지원받는데, 이러한 지원이 없다면 우리의 연구는 불가능했을 것이다. 나는 또한 선도적인 의학 전문 웹사이트인 메드스케이프Medscape의 편집장도 겸하고 있다.

마지막으로, 지난 40년간 함께해 온 내 아내 수잔에게 감사의 말을 전하고 싶다. 수잔은 지난 수십 년 동안 연구와 글쓰기, 그리고 환자 진료에 매진해 온 나를 지지해 주었다. 운 좋게도 라호야La Jolla에 있는 우리 부부의 자택에서 불과 몇 분 거리에는 우리 아이들 사라와 에번, 그리고 손자 줄리안과 손녀 이사벨라가 살고 있다. 아이들을 떠올리면 미래에 대한 많은 생각이 든다. 그들의 건강이 우리보다 훨씬 더 잘 보장되길 바라며.

참고문헌

서문

1. Broyard, A., *Intoxicated by My Illness*. 2010. New York: Ballantine Books, emphasis mine.
2. Califf, R. M., and R. A. Rosati, "The Doctor and the Computer." *West J Med,* 1981 October. **135**(4): pp. 321–323. https://www.ncbi.nlm.nih.gov/pmc/articles/PMC1273186/.

1장 딥메디슨이란 무엇인가

1. Sisson, P., "Rady Children's Institute Sets Guinness World Record," *San Diego Union Tribune.* 2018.
2. Krizhevsky, A., I. Sutskever, and G. Hinton, "ImageNet Classification with Deep Convolutional Neural Networks," *ACM Digital Library.* 2012: NIPS'12 Proceedings of the 25th International Conference on Neural Information Processing Systems, pp. 1097–1105.
3. Topol, E. J., "Individualized Medicine from Prewomb to Tomb." *Cell,* 2014. **157**(1): pp. 241–253.
4. Schwartz, W. B., "Medicine and the Computer: The Promise and Problems of Change." *N Engl J Med,* 1970. **283**(23): pp. 1257–1264.
5. Peabody, F. W., "The Care of the Patient." *MS/JAMA,* 1927. **88**: pp. 877–882.

2장 얕은 의학

1. Singh, H., A. N. Meyer, and E. J. Thomas, "The Frequency of Diagnostic Errors in Outpatient Care: Estimations from Three Large Observational Studies Involving US Adult Populations." *BMJ Qual Saf,* 2014. **23**(9): pp. 727–731.
2. Cassel, C. K., and J. A. Guest, "Choosing Wisely: Helping Physicians and Patients Make Smart Decisions About Their Care." *JAMA,* 2012. **307**(17): pp. 1801–1802; Mason, D. J., "Choosing Wisely: Changing Clinicians, Patients, or Policies?" *JAMA,* 2015. **313**(7): pp. 657–658; Casarett, D., "The Science of Choosing Wisely—Overcoming the Therapeutic Illusion." *N Engl J Med,* 2016. **374**(13): pp. 1203–1205; "Choosing Wisely: Five Things Physicians and Patients Should Question," *An Initiative of the ABIM Foundation.* American Academy of Allergy & Immunology. 2012.
3. Smith-Bindman, R., "Use of Advanced Imaging Tests and the Not-So-Incidental Harms of Incidental Findings." *JAMA Intern Med,* 2018. **178**(2): pp. 227–228.
4. Casarett, "The Science of Choosing Wisely."

5. Brownlee, S., et al., "Evidence for Overuse of Medical Services Around the World." *Lancet,* 2017. **390**(10090): pp. 156–168; Glasziou, P., et al., "Evidence for Underuse of Effective Medical Services Around the World." *Lancet,* 2017. **390**(10090): pp. 169–177; Saini, V., et al., "Drivers of Poor Medical Care." *Lancet,* 2017. **390**(10090): pp. 178–190; Elshaug, A. G., et al., "Levers for Addressing Medical Underuse and Overuse: Achieving High-Value Health Care." *Lancet,* 2017. **390**(10090): pp. 191–202.

6. Epstein, D., "When Evidence Says No, But Doctors Say Yes," *Atlantic.* February 22, 2017.

7. Bakris, G., and M. Sorrentino, "Redefining Hypertension—Assessing the New Blood-Pressure Guidelines." *N Engl J Med,* 2018. **378**(6): pp. 497–499.

8. Singletary, B., N. Patel, and M. Heslin, "Patient Perceptions About Their Physician in 2 Words: The Good, the Bad, and the Ugly." *JAMA Surg,* 2017. **152**(12): pp. 1169–1170.

9. Brody, B., "Why I Almost Fired My Doctor," *New York Times.* October 12, 2017.

10. Oaklander, M., "Doctors on Life Support," *Time.* 2015.

11. Panagioti, M., et al., "Association Between Physician Burnout and Patient Safety, Professionalism, and Patient Satisfaction: A Systematic Review and Meta-Analysis," *JAMA Intern Med,* 2018.

12. Wang, M. D., R. Khanna, and N. Najafi, "Characterizing the Source of Text in Electronic Health Record Progress Notes." *JAMA Intern Med,* 2017. **177**(8): pp. 1212–1213.

13. Jha, S., "To put this in perspective. Your ATM card works in Outer Mongolia, but your EHR can't be used in a different hospital across the street." Twitter, 2017.

14. Welch, H. G., et al., "Breast-Cancer Tumor Size, Overdiagnosis, and Mammography Screening Effectiveness." *N Engl J Med,* 2016. **375**(15): pp. 1438–1447.

15. "Early Detection of Cancer." Harding Center for Risk Literacy. 2018. https://www.harding-center.mpg.de/en/fact-boxes/early-detection-of- cancer; Pinsky, P. F., P. C. Prorok, and B. S. Kramer, "Prostate Cancer Screening—a Perspective on the Current State of the Evidence." *N Engl J Med,* 2017. **376**(13): pp. 1285–1289; "Prostate-Specific Antigen–Based Screening for Prostate Cancer: A Systematic Evidence Review for the U.S. Preventive Services Task Force," in *Evidence Synthesis Number 154,* 2017.

16. Fraser, M., et al., "Genomic Hallmarks of Localized, Non-Indolent Prostate Cancer." *Nature,* 2017. **541**(7637): pp. 359–364.

17. Pinsky, Prorok, and Kramer, "Prostate Cancer Screening." *N Engl J Med,* 2017.

18. Ahn, H. S., H. J. Kim, and H. G. Welch, "Korea's Thyroid-Cancer 'Epidemic'—Screening and Overdiagnosis." *N Engl J Med,* 2014. **371**(19): pp. 1765–1767.

19. Welch, H. G., "Cancer Screening, Overdiagnosis, and Regulatory Capture." *JAMA Intern Med,* 2017. **177**(7): pp. 915–916.

20. Welch et al., "Breast-Cancer Tumor Size, Overdiagnosis, and Mammography Screening Effectiveness." *N Engl J Med,* 2016. **375**(15), 1438–1447; Welch,

"Cancer Screening, Overdiagnosis, and Regulatory Capture."

21. Ghajar, C. M., and M. J. Bissell, "Metastasis: Pathways of Parallel Progression," *Nature.* 2016; Hosseini, H., et al., "Early Dissemination Seeds Metastasis in Breast Cancer," *Nature.* 2016; Townsend, J., "Evolution Research Could Revolutionize Cancer Therapy," *Scientific American.* 2018.

22. Kohane, I. S., Interview with Isaac S. Kohane conducted by Sarah Miller. *Pharmacogenomics,* 2012. **13**(3): pp. 257–260.

23. Welch, "Cancer Screening, Overdiagnosis, and Regulatory Capture."

24. Centers for Medicare and Medicaid Services. August 8, 2018. www.cms.gov/.

25. Silverman, E., "Why Did Prescription Drug Spending Hit $374B in the US Last Year? Read This," *Wall Street Journal.* 2015; Berkrot, B., "U.S. Prescription Drug Spending as High as $610 Billion by 2021: Report," Reuters. 2017.

26. Schork, N. J., "Personalized Medicine: Time for One-Person Trials." *Nature,* 2015. **520**(7549): pp. 609–611.

27. Villarosa, L., "Why America's Black Mothers and Babies Are in a Lifeor-Death Crisis," *New York Times.* 2018.

3장 의학적 진단

1. Tversky, A., and D. Kahneman, "Judgment Under Uncertainty: Heuristics and Biases." *Science*, 1974. **185**(4157): pp. 1124–1131.

2. Lewis, M., *The Undoing Project: A Friendship That Changed Our Minds.* 2016. New York: W. W. Norton.

3. Obermeyer, Z., et al., "Early Death After Discharge from Emergency Departments: Analysis of National US Insurance Claims Data." *BMJ*, 2017. **356**: p. j239.

4. Singh, H., A. N. Meyer, and E. J. Thomas, "The Frequency of Diagnostic Errors in Outpatient Care: Estimations from Three Large Observational Studies Involving US Adult Populations." *BMJ Qual Saf,* 2014. **23**(9): pp. 727–731.

5. Brush, J. E., Jr., and J. M. Brophy, "Sharing the Process of Diagnostic Decision Making." *JAMA Intern Med,* 2017. **177**(9): pp. 1245–1246.

6. Tversky and Kahneman, "Judgment Under Uncertainty."

7. Brush and Brophy, "Sharing the Process of Diagnostic Decision Making."

8. "The Internal Medicine Milestone Project," in *The Accreditation Council for Graduate Medical Education and the American Board of Internal Medicine.* 2012.

9. Tetlock, P., *Superforecasting.* 2015. New York: Penguin Random House.

10. Lewis, *The Undoing Project.*

11. Lewis, *The Undoing Project.*

12. Yagoda, B., "The Cognitive Biases Tricking Your Brain," *Atlantic.* 2018.

13. Redelmeier, D. A., and A. Tversky, "Discrepancy Between Medical Decisions for Individual Patients and for Groups." *N Engl J Med,* 1990. **322**(16): pp. 1162–1164.

14. Coussens, S., "Behaving Discretely: Heuristic Thinking in the Emergency Department," *Harvard Scholar.* 2017.

15. Tversky and Kahneman, "Judgment Under Uncertainty."

16. Lewis, *The Undoing Project.*

17. Tversky and Kahneman, "Judgment Under Uncertainty."

18. Topol, E., *The Creative Destruction of Medicine: How the Digital Revolution Will Create Better Health Care.* 2012. New York: Basic Books.

19. Yagoda, "The Cognitive Biases Tricking Your Brain."

20. Yagoda, "The Cognitive Biases Tricking Your Brain."

21. Schiff, G. D., et al., "Diagnostic Error in Medicine: Analysis of 583 Physician-Reported Errors." *Arch Intern Med,* 2009. **169**(20): pp. 1881–1887.

22. Semigran, H. L., et al., "Evaluation of Symptom Checkers for Self Diagnosis and Triage: Audit Study." *BMJ,* 2015. **351**: p. h3480.

23. Van Such, M., et al., "Extent of Diagnostic Agreement Among Medical Referrals." *J Eval Clin Pract,* 2017. **23**(4): pp. 870–874.

24. Muse, E., et al., "From Second to Hundredth Opinion in Medicine: A Global Platform for Physicians." *NPJ Digital Medicine*, in press.

25. Human Diagnosis Project. August 8, 2018. www.humandx.org/.

26. Khazan, O., "Doctors Get Their Own Second Opinions," *Atlantic.* 2017.

27. "Doctor Evidence Brings Valuable Health Data to IBM Watson Ecosystem," IBM Press Release. 2015.

28. Ross, C., and I. Swetlitz, "IBM Pitched Its Watson Supercomputer as a Revolution in Cancer Care: It's Nowhere Close," *Stat News.* 2017.

29. Patel, N. M., et al., "Enhancing Next-Generation Sequencing-Guided Cancer Care Through Cognitive Computing." *Oncologist,* 2018. **23**(2): pp. 179–185.

30. Patel, et al., "Enhancing Next-Generation Sequencing-Guided Cancer Care Through Cognitive Computing."

31. Mukherjee, S., "A.I. Versus M.D.: What Happens When Diagnosis Is Automated?," *New Yorker.* 2017.

32. Ross and Swetlitz, "IBM Pitched Its Watson Supercomputer as a Revolution in Cancer Care."

33. Herper, M., "MD Anderson Benches IBM Watson in Setback for Artificial Intelligence in Medicine," *Forbes.* 2017.

34. Ross and Swetlitz, "IBM Pitched Its Watson Supercomputer as a Revolution in Cancer Care."

35. Muoio, D., "IBM Watson Manager, Academics Describe Challenges, Potential of Health Care AI," *MobiHealthNews.* 2017.

36. Harari, Y. N., *Homo Deus.* 2016. New York: HarperCollins, p. 448.

37. Beam, A. L., and I. S. Kohane, "Translating Artificial Intelligence into Clinical Care." *JAMA,* 2016. **316**(22): pp. 2368–2369.

4장 딥러닝의 기초

1. Dillon, J. J., et al., "Noninvasive Potassium Determination Using a Mathematically Processed ECG: Proof of Concept for a Novel 'Blood-Less,' Blood Test." *J Electrocardiol,* 2015. **48**(1): pp. 12–18.

2. Vic Gundotra, Frank Petterson, and Simon Prakash interview with Eric Topol, *AliveCor.* November 2017.

3. Gundotra, Petterson, and Prakash interview with Topol.

4. Gundotra, Petterson, and Prakash interview with Topol.

5. Comstock, J., "Apple, Stanford Launch Apple Heart Study to Improve Atrial Fibrillation Detection," *MobiHealthNews.* 2017; Loftus, P., and T. Mickle, "Apple Delves Deeper into Health," *Wall Street Journal.* 2017, p. B5.

6. Gonzalez, R., "The New ECG Apple Watch Could Do More Harm Than Good," *Wired.* 2018. https://www.wired.com/story/ecg-apple-watch/; Dormehl, L., "Why We Should Be Wary of Apple Watch 'Ultimate' Health Guardian Claims," Cult of Mac, 2018. https://www.cultofmac.com/577489/why-we-should-be-wary-of-apple-watch-ultimate-health-guardian-claims/; Victory, J., "What Did Journalists Overlook About the Apple Watch 'Heart Monitor' Feature?" *HealthNewsReview,* 2018. https://www.healthnewsreview.org/2018/09/what-did-journalists-overlook-about-the-apple-watch-heart-monitor-feature/.

7. Goodfellow, I., Y. Bengio, and A. Courville, *Deep Learning,* ed. T. Dietterich. 2016. Cambridge, MA: MIT Press.

8. Domingos, P., *The Master Algorithm.* 2018. New York: Basic Books.

9. Mazzotti, M., "Algorithmic Life," *Los Angeles Review of Books.* 2017.

10. Harari, Y. N., *Homo Deus.* 2016. New York: HarperCollins, p. 348.

11. Harari, *Homo Deus.*

12. Beam, A. L., and I. S. Kohane, "Big Data and Machine Learning in Health Care." *JAMA,* 2018. **319**(13): pp. 1317–1318.

13. Turing, A. M., "On Computable Numbers with an Application to the Entscheidungsproblem." *Proceedings of the London Mathematical Society*, 1936. **42**(1): pp. 230–265. doi: 10.1112/plms/s2-42.1.230.

14. Turing, A. M., "Computing Machinery and Intelligence." *Mind,* 1950. **49**: pp. 433–460. https://www.csee.umbc.edu/courses/471/papers/turing.pdf.

15. Rumelhart, D. E., G. Hinton, and R. J. Williams, "Learning Representations by Back-Propagating Errors." *Nature,* 1986. **323**: pp. 533–536.

16. Parloff, R., "Why Deep Learning Is Suddenly Changing Your Life," in *Fortune.* 2016.

17. Mukherjee, S., "A.I. Versus M.D. What Happens When Diagnosis Is Automated?," *New Yorker.* 2017.

18. Kasparov, G., *Deep Thinking.* vol. 1, 2017. New York: PublicAffairs.

19. Krizhevsky, A., I. Sutskever, and G. Hinton, "ImageNet Classification with Deep Convolutional Neural Networks," *ACM Digital Library.* 2012: NIPS'12 Proceedings of the 25th International Conference on Neural Information Processing Systems, pp. 1097–1105.

20. Esteva, A., et al., "Dermatologist-Level Classification of Skin Cancer with Deep Neural Networks." *Nature,* 2017. **542**(7639): pp. 115–118.

21. Brynjolfsson, E., and T. Mitchell, "What Can Machine Learning Do? Workforce Implications." *Science,* 2017. **358**(6370): pp. 1530–1534.

22. Lin, X., et al., "All-Optical Machine Learning Using Diffractive Deep Neural Networks," *Science.* 2018.

23. LeCun, Y., Y. Bengio, and G. Hinton, "Deep Learning." *Nature,* 2015. **521**(7553): pp. 436–444.

24. Brynjolfsson, E. and T. Mitchell, "What Can Machine Learning Do? Workforce Implications." *Science,* 2017. **358**(6370): pp. 1530–1534.

25. Schaeffer, J., et al., "Checkers Is Solved." *Science,* 2007. **317**(5844): pp. 1518–1522; Sheppard, B., "World-Championship-Caliber Scrabble." *Artificial Intelligence,* 2002. **134**(1–2): pp. 241–275.

26. Mnih, V., et al., "Human-Level Control Through Deep Reinforcement Learning." *Nature,* 2015. **518**.

27. "Why AI Researchers Like Video Games," *Economist.* 2017.

28. Okun, A., and A. Jackson, "Conversations with AlphaGo." *Nature News & Views,* 2017. **550**.

29. Moscovitz, I., "Artificial Intelligence's 'Holy Grail' Victory," *Motley Fool.* 2017.

30. Silver, D., et al., "Mastering the Game of Go with Deep Neural Networks and Tree Search." *Nature,* 2016. **529**(7587): pp. 484–489.

31. Tegmark, M., *Life 3.0: Being Human in the Age of Artificial Intelligence.* 2017. New York: Penguin Random House.

32. Silver, D., et al., "Mastering the Game of Go Without Human Knowledge." *Nature,* 2017. **550**(7676): pp. 354–359.

33. Singh, S., A. Okun, and A. Jackson, "Artificial Intelligence: Learning to Play Go from Scratch." *Nature,* 2017. **550**(7676): pp. 336–337.

34. Silver, D., et al., *Mastering Chess and Shogi by Self-Play with a General Reinforcement Learning Algorithm.* arXiv, 2017.

35. Tegmark, M., "Max Tegmark on Twitter." Twitter, 2017.

36. Bowling, M., et al., "Heads-Up Limit Hold 'Em Poker Is Solved." *Science,* 2015. **347**(6218): pp. 145–149.

37. Moravcik, M., et al., "DeepStack: Expert-Level Artificial Intelligence in Heads-Up No-Limit Poker." *Science,* 2017. **356**(6337): pp. 508–513.

38. Brown, N., and T. Sandholm, "Superhuman AI for Heads-Up No-Limit Poker: Libratus Beats Top Professionals." *Science,* 2017. **359**(6374): pp. 418–424.

39. "Collective Awareness: A Conversation with J. Doyne Farmer," *Edge.* 2018.

40. Markoff, J., "Researchers Announce Advance in Image-Recognition Software," *New York Times.* 2014.

41. Li, F. F., "How We're Teaching Computers to Understand Pictures," *TED.* 2015.

42. Snow, J., "Google's New AI Smile Detector Shows How Embracing Race and Gender Can Reduce Bias," *MIT Technology Review.* 2017.

43. Fowler, G., "Apple Is Sharing Your Face with Apps: That's a New Privacy Worry,"

Washington Post. 2017.

44. Fowler, "Apple Is Sharing Your Face with Apps."

45. Erlich, Y., *Major Flaws in "Identification of Individuals by Trait Prediction Using Whole-Genome Sequencing Data."* arXiv, 2017; Lippert, C., et al., *No Major Flaws in "Identification of Individuals by Trait Prediction Using Whole-Genome Sequencing Data."* arXiv, 2017; Reardon, S., "Geneticists Pan Paper That Claims to Predict a Person's Face from Their DNA," *Nature News & Comment.* 2017.

46. Sheridan, K., "Facial-Recognition Software Finds a New Use: Diagnosing Genetic Disorders," *Stat News.* 2017.

47. Sandoiu, A., "Why Facial Recognition Is the Future of Diagnostics," *Medical News Today.* 2017; Timberg, C., "How Apple Is Bringing Us into the Age of Facial Recognition Whether We're Ready or Not," *Washington Post.* 2017.

48. Hoffman, J., "Reading Pain in a Human Face," *New York Times.* 2014.

49. Nikolov, S., S. Blackwell, R. Mendes, *Deep Learning to Achieve Clinically Applicable Segmentation of Head and Neck Anatomy for Radiotherapy.* arXiv, 2018. https://arxiv.org/abs/1809.04430.

50. Shoham, Y., et al., *Artificial Intelligence Index 2017 Annual Report.* 2017.

51. Upson, S., "The AI Takeover Is Coming: Let's Embrace It," in *Backchannel.* 2016.

52. Lewis-Kraus, G., "The Great A.I. Awakening," *New York Times.* 2016.

53. Knight, W., "An Algorithm Summarizes Lengthy Text Surprisingly Well," *MIT Technology Review.* 2017; Shen, J., et al., *Natural TTS Synthesis by Conditioning WaveNet on Mel Spectrogram Predictions.* arXiv, 2017. **1**.

54. Steinberg, R., "6 Areas Where Artificial Neural Networks Outperform Humans," *Venture Beat.* 2017.

55. Gershgorn, D., "Google's Voice-Generating AI Is Now Indistinguishable from Humans," *Quartz.* 2017.

56. Quain, J. R., "Your Car May Soon Be Able to Read Your Face," *New York Times.* 2017, p. B6.

57. Dixit, V. V., S. Chand, and D. J. Nair, "Autonomous Vehicles: Disengagements, Accidents and Reaction Times." *PLoS One,* 2016. **11**(12): p. e0168054.

58. Halpern, S., "Our Driverless Future," *New York Review of Books.* 2016.

59. Shladover, S., "The Truth About 'Self-Driving' Cars." *Scientific American,* 2016, pp. 53–57.

5장 심층 법적 책임

1. Davis, S. E., T. A. Lasko, G. Chen, E. D. Siew, and M. E. Matheny, "Calibration Drift in Regression and Machine Learning Models for Acute Kidney Injury." *J Am Med Inform Assoc,* 2017. **24**(6): pp. 1052–1061.

2. Chollet, F., *Deep Learning with Python.* 2017. Shelter Island, NY: Manning.

3. Knight, W., "Facebook Heads to Canada for the Next Big AI Breakthrough," *MIT Technology Review.* 2017.

4. Marcus, G., *Deep Learning: A Critical Appraisal.* arXiv, 2018.

5. Hsu, J., "Will the Future of AI Learning Depend More on Nature or Nurture?," in *Spectrum IEEE*. 2017.

6. Rosenfeld, A., R. Zemel, and J. K. Tsotsos, *The Elephant in the Room*. arXiv, 2018. https://arxiv.org/abs/1808.03305.

7. Li, Y., X. Bian, and S. Lyu, *Attacking Object Detectors via Imperceptible Patches on Background*. arXiv, 2018. https://arxiv.org/abs/1809.05966.

8. Somers, J., "Is AI Riding a One-Trick Pony?," *MIT Technology Review*. 2017.

9. Perez, C. E., "Why We Should Be Deeply Suspicious of BackPropagation," *Medium*. 2017.

10. Marcus, *Deep Learning*.

11. Hinton, G., S. Sabour, and N. Frosst, *Matrix Capsules with EM Routing*. 2018. ICLR. Simonite, T., "Google's AI Wizard Unveils a New Twist on Neural Networks," *Wired*. 2017.

12. Silver, D., et al., "Mastering the Game of Go Without Human Knowledge." *Nature*, 2017. **550**(7676): pp. 354–359.

13. Marcus, G., *Gary Marcus Interviews with Eric Topol*, ed. E. Topol. 2017.

14. Collados, J. C., *Is AlphaZero Really a Scientific Breakthrough in AI?* 2017. https://medium.com/@josecamachocollados/is-alphazero-really-a-scientific-breakthrough-in-ai-bf66ae1c84f2.

15. Brouillette, M., "Deep Learning Is a Black Box, but Health Care Won't Mind," *MIT Technology Review*. 2017.

16. Miotto, R., et al., "Deep Patient: An Unsupervised Representation to Predict the Future of Patients from the Electronic Health Records." *Sci Rep,* 2016. **6**: p. 26094.

17. Domingos, P., *Pedro Domingos Interviews with Eric Topol*, ed. E. Topol. 2017.

18. Campolo, A., et al., *AI Now 2017 Report*, ed. S. B. Andrew Selbst. 2017, AI Now Institute.

19. Knight, W., "The Dark Secret at the Heart of AI," *MIT Technology Review*. 2017; Kuang, C., "Can A.I. Be Taught to Explain Itself ?" *New York Times*. 2017.

20. Knight, "The Dark Secret at the Heart of AI."

21. Caruana, R., et al., "Intelligible Models for Health Care: Predicting Pneumonia Risk and Hospital 30-Day Readmission," *ACM*. 2015.

22. Kuang, "Can A.I. Be Taught to Explain Itself?"

23. O'Neil, C., *Weapons of Math Destruction: How Big Data Increases Inequality and Threatens Democracy*. 2016. New York: Crown.

24. Zhao, J., et al., *Men Also Like Shopping: Reducing Gender Bias Amplification Using Corpus-Level Constraints*. arXiv, 2017.

25. Simonite, T., "Machines Taught by Photos Learn a Sexist View of Women," *Wired*. 2017.

26. Spice, B., "Questioning the Fairness of Targeting Ads Online," *Carnegie Mellon University News*. 2015.

27. Caliskan, A., J. J. Bryson, and A. Narayanan, "Semantics Derived Automatically from Language Corpora Contain Human-Like Biases." *Science,* 2017. **356**(6334): pp. 183–186.

28. Barr, A., "Google Mistakenly Tags Black People as 'Gorillas,' Showing Limits of Algorithms," *Wall Street Journal.* 2015; Crawford, K., "Artificial Intelligence's White Guy Problem," *New York Times.* 2016.

29. Angwin, J., et al., "Machine Bias," *ProPublica.* 2016.

30. O'Neil, *Weapons of Math Destruction.*

31. Wang, Y., and M. Kosinski, "Deep Neural Networks Are More Accurate Than Humans at Detecting Sexual Orientation from Facial Images." *J Pers Soc Psychol,* 2018. **114**(2): pp. 246–257.

32. Chen, S., "AI Research Is in Desperate Need of an Ethical Watchdog," *Wired.* 2017.

33. Snow, J., "New Research Aims to Solve the Problem of AI Bias in 'Black Box' Algorithms," *MIT Tech Review.* 2017.

34. Snow, "New Research Aims to Solve the Problem of AI Bias in 'Black Box' Algorithms," *MIT Tech Review.* 2017; Tan, S., et al., *Detecting Bias in Black-Box Models Using Transparent Model Distillation.* arXiv, 2017.

35. Crawford, K., "Artificial Intelligence—with Very Real Biases," *Wall Street Journal.* 2017.

36. Vanian, J., "Unmasking A.I.'s Bias Problem," *Fortune.* 2018; Courtland, R., "Bias Detectives: The Researchers Striving to Make Algorithms Fair," *Nature.* 2018.

37. Simonite, T., "Using Artificial Intelligence to Fix Wikipedia's Gender Problem," *Wired.* 2018.

38. Miller, A. P., "Want Less-Biased Decisions? Use Algorithms," *Harvard Business Review.* 2018; Thomas, R., "What HBR Gets Wrong About Algorithms and Bias," *Fast AI.* 2018.

39. Adamson, A. S., and A. Smith, "Machine Learning and Health Care Disparities in Dermatology." *JAMA Dermatol,* 2018.

40. Harari, Y. N., *Homo Deus.* 2016. New York: HarperCollins, p. 348.

41. Lee, K. F., "The Real Threat of Artificial Intelligence," *New York Times.* 2017.

42. Upson, S., "Artificial Intelligence Is Killing the Uncanny Valley and Our Grasp on Reality," *Wired.* 2017.

43. Condliffe, J., "AI Shouldn't Believe Everything It Hears," *MIT Technology Review.* 2017.

44. Cole, S., "AI-Assisted Fake Porn Is Here and We're All Fucked," *Motherboard.* 2017.

45. Suwajanakorn, S., S. M. Seitz, and I. Kemelmacher-Shlizerman, "Synthesizing Obama: Learning Lip Sync from Audio." *ACM Transactions on Graphics,* 2017. **36**(4): pp. 1–13.

46. Knight, W., "Meet the Fake Celebrities Dreamed Up by AI," *MIT Technology Review.* 2017; Karras, T., et al., *Progressive Growing of GANs for Improved Quality, Stability, and Variation.* arXiv, 2017.

47. Erlich, Y., et al., *Re-identification of Genomic Data Using Long Range Familial Searches.* bioRxiv, 2018.

48. Shead, S., "Google DeepMind Has Doubled the Size of Its Healthcare Team,"

Business Insider. 2016; Shead, S., "DeepMind's First Deal with the NHS Has Been Torn Apart in a New Academic Study," *Business Insider.* 2017.

49. Shead, "Google DeepMind Has Doubled the Size of Its Healthcare Team"; Shead, "DeepMind's First Deal with the NHS Has Been Torn Apart in a New Academic Study."

50. Kahn, J., "Alphabet's DeepMind Is Trying to Transform Health Care—but Should an AI Company Have Your Health Records?," *Bloomberg.* 2017.

51. Kahn, J., "Alphabet's DeepMind Is Trying to Transform Health Care."

52. Ibid.

53. Shead, "Google DeepMind Has Doubled the Size of Its Healthcare Team"; Shead, "DeepMind's First Deal with the NHS Has Been Torn Apart in a New Academic Study."

54. Gebru, T., et al., "Using Deep Learning and Google Street View to Estimate the Demographic Makeup of Neighborhoods Across the United States." *Proc Natl Acad Sci USA,* 2017. **114**(50): pp. 13108–13113; Lohr, S., "How Do You Vote? 50 Million Google Images Give a Clue," *New York Times.* 2017.

55. Campolo et al., *AI Now 2017 Report.*

56. Somers, J., "The Coming Software Apocalypse," *Atlantic.* 2017.

57. Papernot, N., and I. Goodfellow, "Privacy and Machine Learning: Two Unexpected Allies?," *cleverhans-blog.* 2018.

58. Etzioni, O., "How to Regulate Artificial Intelligence," *New York Times.* 2017; Simonite, T., "Do We Need a Speedometer for Artificial Intelligence?" *Wired.* 2017.

59. Bonnefon, J. F., A. Shariff, and I. Rahwan, "The Social Dilemma of Autonomous Vehicles." *Science,* 2016. **352**(6293): pp. 1573–1576.

60. Bonnefon, Shariff, and Rahwan, "The Social Dilemma of Autonomous Vehicles."

61. Bonnefon, Shariff, and Rahwan, "The Social Dilemma of Autonomous Vehicles."

62. *Road traffic injuries,* ed. World Health Organization. 2018.

63. Howard, B., "Fatal Arizona Crash: Uber Car Saw Woman, Called It a False Positive," *Extreme Tech.* 2018.

64. *AI for Healthcare: Balancing Efficiency and Ethics,* ed. Infosys. 2017. https://www.infosys.com/smart-automation/Documents/ai-healthcare.pdf.

65. Anthes, E., "The Shape of Work to Come." *Nature,* 2017. **550**(7676): pp. 316–319.

66. Fuhrmans, V., "A Future Without Jobs? Think Again," *Wall Street Journal.* 2017.

67. Kaplan, J., "Don't Fear the Robots," *Wall Street Journal.* 2017.

68. Manyika, J., et al., *Jobs Lost, Jobs Gained: Workforce Transitions in a Time of Automation.* ed. McKinsey Global Institute. 2017. https://www.mckinsey.com/-/media/mckinsey/featured%20insights/future%20of%20organizations/what%20the%20future%20of%20work%20will%20mean%20for%20jobs%20skills%20and%20wages/mgi-jobs-lost-jobs-gained-report-december-6-2017.ashx.

69. Mason, E. A., "A.I. and Big Data Could Power a New War on Poverty," *New York Times.* 2018.

70. Nedelkoska, L., and G. Quintini, "Automation, Skills Use and Training," in *OECD Social, Employment and Migration Working Papers No. 202.* 2018: OECD, Paris.

71. Gibney, E., "AI Talent Grab Sparks Excitement and Concern." *Nature News & Comment,* 2016. **532**(7600); Metz, C., "N.F.L. Salaries for A.I. Talent," *New York Times.* 2017. pp. B1, B5; Winick, E., "It's Recruiting Season for AI's Top Talent, and Things Are Getting a Little Zany," *MIT Technology Review.* 2017.

72. Etzioni, O., "Workers Displaced by Automation Should Try a New Job: Caregiver," *Wired.* 2017.

73. Pogue, D., "How Well Do Movies Predict Our Tech Future?," *Scientific American.* 2018.

74. Bundy, A., "Smart Machines Are Not a Threat to Humanity." *Communications of the ACM,* 2017. **60**(2): pp. 40–42.

75. Dowd, M., "Elon Musk's Billion-Dollar Crusade to Stop the A.I. Apocalypse," *Vanity Fair.* 2017.

76. *Strategic Plan FY 2014–2018.* HHS Strategic Plan 2017.

77. Dowd, "Elon Musk's Billion-Dollar Crusade to Stop the A.I. Apocalypse"; Russell, S., "Should We Fear Supersmart Robots?," *Scientific American.* 2016, pp. 58–59.

78. Metz, C., "Mark Zuckerberg, Elon Musk and the Feud over Killer Robots," *New York Times.* 2018.

79. Dowd, "Elon Musk's Billion-Dollar Crusade to Stop the A.I. Apocalypse"; Tegmark, M., *Life 3.0: Being Human in the Age of Artificial Intelligence.* 2017. New York: Penguin Random House.

80. Dowd, "Elon Musk's Billion-Dollar Crusade to Stop the A.I. Apocalypse."

81. Dowd, "Elon Musk's Billion-Dollar Crusade to Stop the A.I. Apocalypse."

82. Grace, K., et al., *When Will AI Exceed Human Performance? Evidence from AI Experts.* arXiv, 2017.

83. Khatchadourian, R., "The Doomsday Invention," *New Yorker.* 2015.

84. Tegmark, *Life 3.0.*

6장 의사와 패턴

1. Jha, S., "Should Radiologists Interact with Patients to Stay Relevant?," *Medscape.* 2017.

2. Wang, X., et al., *ChestX-ray8: Hospital-Scale Chest X-ray Database and Benchmarks on Weakly-Supervised Classification and Localization of Common Thorax Diseases.* arXiv, 2017.

3. Lewis-Kraus, G., "The Great A.I. Awakening," *New York Times.* 2016.

4. Sweeney, E., "Increasingly Powerful AI Systems Are Accompanied by an 'Unanswerable' Question," *FierceHealthcare.* 2017.

5. Rajpurkar, P., et al., *CheXNet: Radiologist-Level Pneumonia Detection on Chest X-Rays with Deep Learning.* arXiv, 2017.

6. Oakden-Rayner, L., "CheXNet: An In-Depth Review," *lukeoakdenrayner.wordpress. com.* 2018.

7. Pachter, L. "When high profile machine learning people oversell their results to the public it leaves everyone else worse off. And how can the public trust scientists if time and time again they are presented with hype instead of science?" Twitter, July 20, 2018. https://twitter.com/lpachter/status/999772391185137664.

8. Jha, S., "Will Computers Replace Radiologists?," *Medscape.* 2016.

9. "Imagine Your World with Watson," *IBM Blog,* 2016.

10. "Mind-Reading Algorithms Reconstruct What You're Seeing Using Brain-Scan Data," *MIT Technology Review.* 2017.

11. Spiegel, A., "Why Even Radiologists Can Miss a Gorilla Hiding in Plain Sight," *Shots—Health News.* 2013.

12. Spiegel, "Why Even Radiologists Can Miss a Gorilla Hiding in Plain Sight."

13. Harvey, H., "Nightmare on ML Street: The Dark Potential of AI in Radiology," *Towards Data Science.* 2017.

14. Yates, E. J., L. C. Yates, and H. Harvey, "Machine Learning 'Red Dot': Open-Source, Cloud, Deep Convolutional Neural Networks in Chest Radiograph Binary Normality Classification." *Clin Radiol,* 2018.

15. Orcutt, M., "Why IBM Just Bought Billions of Medical Images for Watson to Look At," *Technology Review.* 2015.

16. Gillies, R. J., P. E. Kinahan, and H. Hricak, "Radiomics: Images Are More than Pictures, They Are Data." *Radiology,* 2016. **278**(2): pp. 563–577.

17. Akkus, Z., et al., "Predicting Deletion of Chromosomal Arms 1p/19q in Low-Grade Gliomas from MR Images Using Machine Intelligence." *J Digit Imaging,* 2017. **30**(4): pp. 469–476.

18. Ridley, E. L., "Machine Learning Can Help Predict KRAS Mutation Status," *Aunt Minnie.* 2017.

19. Bahl, M., et al., "High-Risk Breast Lesions: A Machine Learning Model to Predict Pathologic Upgrade and Reduce Unnecessary Surgical Excision." *Radiology,* 2018. **286**(3): pp. 810–818.

20. Gale, W., et al., *Detecting Hip Fractures with Radiologist-Level Performance Using Deep Neural Networks.* arXiv, 2017. https://arxiv.org/abs/1711.06504.

21. Sohn, J. H., and T. Vu, "Data-Driven Lung Cancer Risk Stratification of Pulmonary Nodules in Chest CT Using 3D Convolutional Neural Network," in *UCSF Department of Radiology & Biomedical Imaging Symposium.* 2017.

22. Ridley, E. L., "Deep Learning Differentiates Liver Masses on CT," *Aunt Minnie.* 2017.

23. Arbabshirani, M. R., et al., "Advanced Machine Learning in Action: Identification of Intracranial Hemorrhage on Computed Tomography Scans of the Head with Clinical Workflow Integration." *NPJ Digital Medicine,* 2018. **1**(9).

24. Yee, K. M., "AI Algorithm Matches Radiologists in Breast Screening Exams," *Aunt Minnie.* 2017.

25. Ridley, E. L., "Deep Learning Shows Promise for Bone Age Assessment," *Aunt*

Minnie. 2017.

26. Nam, J. G., et al., "Development and Validation of a Deep Learning–Based Automated Detection Algorithm for Malignant Pulmonary Nodules on Chest Radiographs." *Radiology,* 2018. https://pubs.rsna.org/doi/10.1148/radiol.2018180237.

27. Bar, A., et al., *Compression Fractures Detection on CT.* arXiv, 2017.

28. Shadmi, R., V. Mazo, and O. Bregman-Amitai, "Fully-Convolutional Deep-Learning Based System for Coronary Calcium Score Prediction from Non-Contrast Chest CT." *IEEE Xplore,* 2018.

29. Idrus, A. A., "Zebra Medical to Offer AI-Based Image Analysis on Google Cloud," *FierceBiotech.* 2017.

30. Siegel, E., "Will Radiologists Be Replaced by Computers? Debunking the Hype of AI," *Carestream.* 2016.

31. Chockley, K., and E. J. Emanuel, "The End of Radiology? Three Threats to the Future Practice of Radiology." *Journal of the American College of Radiology,* 2016. **13**(12): pp. 1415–1420.

32. Ip, G., "How Robots May Make Radiologists' Jobs Easier, Not Redundant," *Wall Street Journal.* 2017.

33. Silverman, L., "Scanning the Future, Radiologists See Their Jobs at Risk," *National Public Radio.* 2017.

34. Grisham, S., "Medscape Physician Compensation Report 2017," *Medscape.* 2017.

35. Bergen, M., "The AI Doctor Orders More Tests," *Bloomberg.* 2017.

36. Bryan, R. N., "Look Ahead—Machine Learning in Radiology," *RSNA News.* 2016.

37. D'Avolio, L., "Thoughts on JAMA's 'Adapting to Artificial Intelligence' by Jha and Topol," LinkedIn. 2017.

38. Recht, M., and R. N. Bryan, "Artificial Intelligence: Threat or Boon to Radiologists?" *J Am Coll Radiol,* 2017. **14**(11): pp. 1476–1480.

39. LeCun, Y., "Disruption in the Workplace: Artificial Intelligence in the 21st Century." YouTube. 2017. https://www.youtube.com/watch?v=OgW4e_ZY26s&t=49s.

40. Silverman, "Scanning the Future."

41. Harvey, H., "Can AI Enable a 10 Minute MRI?," *Towards Data Science.* 2018.

42. Bresnick, J., "Machine Learning 84% Accurate at Flagging Dementia Within 2 Years," *Health IT Analytics.* 2017.

43. Oakden-Rayner, L., et al., "Precision Radiology: Predicting Longevity Using Feature Engineering and Deep Learning Methods in a Radiomics Framework." *Sci Rep,* 2017. **7**(1): p. 1648.

44. Kruskal, J. B., et al., "Big Data and Machine Learning–Strategies for Driving This Bus: A Summary of the 2016 Intersociety Summer Conference." *J Am Coll Radiol,* 2017. **14**(6): pp. 811–817.

45. Levenson, R. M., et al., "Pigeons (*Columba livia*) as Trainable Observers of Pathology and Radiology Breast Cancer Images." *PLoS One,* 2015. **10**(11): p. e0141357.

46. Wang, D., et al., *Deep Learning for Identifying Metastatic Breast Cancer.* arXiv, 2016.

47. Yu, K. H., et al., "Predicting Non–Small Cell Lung Cancer Prognosis by Fully Automated Microscopic Pathology Image Features." *Nat Commun,* 2016. **7**: p. 12474.

48. Hou, L., et al., *Patch-Based Convolutional Neural Network for Whole Slide Tissue Image Classification.* arXiv, 2016.

49. Liu, Y., et al., *Detecting Cancer Metastases on Gigapixel Pathology Images.* arXiv, 2017.

50. Cruz-Roa, A., et al., "Accurate and Reproducible Invasive Breast Cancer Detection in Whole-Slide Images: A Deep Learning Approach for Quantifying Tumor Extent." *Sci Rep,* 2017. **7**: p. 46450.

51. Ehteshami Bejnordi, B., et al., "Diagnostic Assessment of Deep Learning Algorithms for Detection of Lymph Node Metastases in Women with Breast Cancer." *JAMA,* 2017. **318**(22): pp. 2199–2210.

52. Golden, J. A., "Deep Learning Algorithms for Detection of Lymph Node Metastases from Breast Cancer: Helping Artificial Intelligence Be Seen." *JAMA,* 2017. **318**(22): pp. 2184–2186.

53. Yang, S. J., et al., "Assessing Microscope Image Focus Quality with Deep Learning." *BMC Bioinformatics,* 2018. **19**(1): p. 77.

54. Wang et al., *Deep Learning for Identifying Metastatic Breast Cancer.*

55. Wong, D., and S. Yip, "Machine Learning Classifies Cancer." *Nature,* 2018. **555**(7697): pp. 446–447; Capper, D., et al., "DNA Methylation-Based Classification of Central Nervous System Tumours." *Nature,* 2018. **555**(7697): pp. 469–474.

56. Coudray, N., et al., "Classification and Mutation Prediction from Non–Small Cell Lung Cancer Histopathology Images Using Deep Learning." *Nat Med,* 2018.

57. Granter, S. R., A. H. Beck, and D. J. Papke Jr., "AlphaGo, Deep Learning, and the Future of the Human Microscopist." *Arch Pathol Lab Med,* 2017. **141**(5): pp. 619–621.

58. Sharma, G., and A. Carter, "Artificial Intelligence and the Pathologist: Future Frenemies?" *Arch Pathol Lab Med,* 2017. **141**(5): pp. 622–623.

59. Jha, S., and E. J. Topol, "Adapting to Artificial Intelligence: Radiologists and Pathologists as Information Specialists." *JAMA,* 2016. **316**(22): pp. 2353–2354.

60. Patel, N. M., et al., "Enhancing Next-Generation Sequencing-Guided Cancer Care Through Cognitive Computing." *Oncologist,* 2018. **23**(2): pp. 179–185.

61. Wolf, J. A., et al., "Diagnostic Inaccuracy of Smartphone Applications for Melanoma Detection." *JAMA Dermatol,* 2013. **149**(4): pp. 422–426.

62. Resneck, J. S., Jr., et al., "Choice, Transparency, Coordination, and Quality Among Direct-to-Consumer Telemedicine Websites and Apps Treating Skin Disease." *JAMA Dermatol,* 2016. **152**(7): pp. 768–775.

63. Esteva, A., et al., "Dermatologist-Level Classification of Skin Cancer with Deep Neural Networks." *Nature,* 2017. **542**(7639): pp. 115–118.

64. Esteva et al., "Dermatologist-Level Classification of Skin Cancer with Deep Neural Networks."

65. Codella, N., Q. B. Nguyen, and S. Pankanti, *Deep Learning Ensembles for Melanoma Recognition in Dermoscopy Images.* arXiv, 2016.

66. Haenssle, H. A., et al., "Man Against Machine: Diagnostic Performance of a Deep Learning Convolutional Neural Network for Dermoscopic Melanoma Recognition in Comparison to 58 Dermatologists." *Ann Oncol,* 2018.

67. Leachman, S. A., and G. Merlino, "Medicine: The Final Frontier in Cancer Diagnosis." *Nature,* 2017. **542**(7639): pp. 36–38.

68. Esteva et al., "Dermatologist-Level Classification of Skin Cancer with Deep Neural Networks."

69. Zakhem, G. A., C. C. Motosko, and R. S. Ho, "How Should Artificial Intelligence Screen for Skin Cancer and Deliver Diagnostic Predictions to Patients?" *JAMA Dermatol,* 2018.

70. Leswing, K., "Apple CEO Tim Cook Gave a Shout-Out to a $100-per-Year App for Doctors—Here's What It Does," *Business Insider.* 2017.

7장 비패턴형 의사

1. Gellert, G., and L. Webster. *The Rise of the Medical Scribe Industry: Implications for Advancement of EHRs,* in *HiMSS 16.* 2016. Las Vegas, NV.

2. Wang, M. D., R. Khanna, and N. Najafi, "Characterizing the Source of Text in Electronic Health Record Progress Notes." *JAMA Intern Med,* 2017. **177**(8): pp. 1212–1213.

3. Bach, B., "Stanford-Google Digital-Scribe Pilot Study to Be Launched," in *Scope.* 2017, Stanford Medicine.

4. Moja, L., et al., "Effectiveness of Computerized Decision Support Systems Linked to Electronic Health Records: A Systematic Review and Meta-Analysis." *Am J Public Health,* 2014. **104**(12): pp. e12–22.

5. Horwitz, R. I., et al., "From Evidence Based Medicine to Medicine Based Evidence." *Am J Med,* 2017. **130**(11): pp. 1246–1250.

6. Lacy, M. E., et al., "Association of Sickle Cell Trait with Hemoglobin A1c in African Americans." *JAMA,* 2017. **317**(5): pp. 507–515.

7. Wong, T. Y., and N. M. Bressler, "Artificial Intelligence with Deep Learning Technology Looks into Diabetic Retinopathy Screening." *JAMA,* 2016. **316**(22): pp. 2366–2367.

8. Wong and Bressler, "Artificial Intelligence with Deep Learning Technology Looks into Diabetic Retinopathy Screening."

9. Gulshan, V., et al., "Development and Validation of a Deep Learning Algorithm for Detection of Diabetic Retinopathy in Retinal Fundus Photographs." *JAMA,* 2016. **316**(22): pp. 2402–2410.

10. Szegedy, C., et al., *Rethinking the Inception Architecture for Computer Vision.* arXiv, 2015.

11. Gulshan et al., "Development and Validation of a Deep Learning Algorithm for Detection of Diabetic Retinopathy in Retinal Fundus Photographs."

12. *IBM Machine Vision Technology Advances Early Detection of Diabetic Eye Disease Using Deep Learning.* 2017.

13. Bleicher, A., "Teenage Whiz Kid Invents an AI System to Diagnose Her Grandfather's Eye Disease." *IEEE Spectrum,* 2017; Lagasse, J., "Teenage Team Develops AI System to Screen for Diabetic Retinopathy," *MobiHealthNews.* 2017.

14. Abramoff, M., et al., "Pivotal Trial of an Autonomous AI-Based Diagnostic System for Detection of Diabetic Retinopathy in Primary Care Offices." *NPJ Digital Medicine,* 2018.

15. Keane, P. and E. Topol, "With an Eye to AI and Autonomous Diagnosis." *NPJ Digital Medicine,* 2018.

16. De Fauw, J., et al., "Clinically Applicable Deep Learning for Diagnosis and Referral in Retinal Disease." *Nature Medicine,* 2018. **24**: pp. 134–1350.

17. Kermany, D. S., et al., "Identifying Medical Diagnoses and Treatable Diseases by Image-Based Deep Learning." *Cell,* 2018. **172**(5): pp. 1122–1131; Rampasek, L., and A. Goldenberg, "Learning from Everyday Images Enables Expert-Like Diagnosis of Retinal Diseases." *Cell,* 2018. **172**(5): pp. 893–895.

18. Poplin, R., et al., "Prediction of Cardiovascular Risk Factors from Retinal Fundus Photographs via Deep Learning." *Nature Biomedical Engineering,* 2018. **2**: pp. 158–164.

19. "The Eye's Structure Holds Information About the Health of the Mind." *Economist.* 2018; Mutlu, U., et al., "Association of Retinal Neurodegeneration on Optical Coherence Tomography with Dementia: A Population-Based Study." *JAMA Neurol,* 2018.

20. Brown, J. M., et al., "Automated Diagnosis of Plus Disease in Retinopathy of Prematurity Using Deep Convolutional Neural Networks." *JAMA Ophthalmol,* 2018. **136**(7): pp. 803–810.

21. Long, E., et al., "An Artificial Intelligence Platform for the Multihospital Collaborative Management of Congenital Cataracts." *Nature Biomedical Engineering,* 2017. **1**: pp. 1–8.

22. Willems, J., et al., "The Diagnostic Performance of Computer Programs for the Interpretation of Electrocardiograms." *NEJM,* 1991. **325**(25): pp. 1767–1773.

23. Heden, B., et al., "Acute Myocardial Infarction Detected in the 12-Lead ECG by Artificial Neural Networks." *Circulation,* 1997. **96**(6): pp. 1798–1802.

24. Heden et al., "Acute Myocardial Infarction Detected in the 12-Lead ECG by Artificial Neural Networks."

25. Strodthoff, N., and C. Strodthoff, *Detecting and Interpreting Myocardial Infarctions Using Fully Convolutional Neural Networks.* arXiv, 2018.

26. Rajpurkar, P., et al., *Cardiologist-Level Arrhythmia Detection with Convolutional Neural Networks.* arXiv, 2017. **1**.

27. Tison, G. H., et al., "Passive Detection of Atrial Fibrillation Using a Commercially Available Smartwatch." *JAMA Cardiol,* 2018. **3**(5): pp. 409–416.

28. Adamson, C., *Ultromics,* ed. E. Topol. 2017.

29. Madani, A., et al., "Fast and Accurate View Classification of Echocardiograms Using Deep Learning." *NPJ Digital Medicine,* 2018. **1**(6).

30. Adamson, *Ultromics.*

31. Le, M., et al., *Computationally Efficient Cardiac Views Projection Using 3D Convolutional Neural Networks.* arXiv, 2017.

32. Weng, S. F., et al., "Can Machine-Learning Improve Cardiovascular Risk Prediction Using Routine Clinical Data?" *PLoS One,* 2017. **12**(4): p. e0174944.

33. Paschalidis, Y., "How Machine Learning Is Helping Us Predict Heart Disease and Diabetes," *Harvard Business Review.* 2017.

34. Manak, M., et al., "Live-Cell Phenotypic-Biomarker Microfluidic Assay for the Risk Stratification of Cancer Patients via Machine Learning." *Nature Biomedical Engineering,* 2018.

35. "Cancer Statistics." National Cancer Institute. July 20, 2018. www.cancer.gov/about-cancer/understanding/statistics.

36. Burns, J., "Artificial Intelligence Is Helping Doctors Find Breast Cancer Risk 30 Times Faster," *Forbes.* 2016.

37. Bahl, M., et al., "High-Risk Breast Lesions: A Machine Learning Model to Predict Pathologic Upgrade and Reduce Unnecessary Surgical Excision." *Radiology,* 2018. **286**(3): pp. 810–818.

38. Lohr, S., "IBM Is Counting on Its Bet on Watson, and Paying Big Money for It," *New York Times.* 2016; Ross, C., "IBM to Congress: Watson Will Transform Health Care, So Keep Your Hands Off Our Supercomputer," *Stat News.* 2017; Mack, H., "IBM Shares Data on How Watson Augments Cancer Treatment Decision-Making," *MobiHealthNews.* 2017; Patel, N. M., et al., "Enhancing Next-Generation Sequencing-Guided Cancer Care Through Cognitive Computing." *Oncologist,* 2018. **23**(2): pp. 179–185; "Watson for Oncology Isn't an AI That Fights Cancer, It's an Unproven Mechanical Turk That Represents the Guesses of a Small Group of Doctors," *Boing Boing.* 2017.

39. Rose, C., "Artificial Intelligence Positioned to Be a Game-Changer," *CBS News.* 2017.

40. Patel et al., "Enhancing Next-Generation Sequencing-Guided Cancer Care Through Cognitive Computing."

41. Patel et al., "Enhancing Next-Generation Sequencing-Guided Cancer Care Through Cognitive Computing."

42. Mack, "IBM Shares Data on How Watson Augments Cancer Treatment Decision-Making."

43. "Watson for Oncology." 44. Ross, C., and I. Swetlitz, "IBM's Watson Supercomputer Recommended 'Unsafe and Incorrect' Cancer Treatments, Internal Documents Show," *Stat News.* 2018; Muller, M., "Playing Doctor: Medical Applications Expose Current Limits of AI," *Spiegel Online.* 2018.

45. McCallister, E., "Computing Care," *Tempus.* 2017.

46. "Tempus Launches New Mobile App to Make Clinical and Genomic Data More

Accessible to Physicians at the Point of Care," Associated Press. September 19, 2018. https://www.tempus.com/tempus-launches-new-mobile-app-to-make-clinical-and-genomic-data-more-accessible-to-physicians-at-the-point-of-care/.

47. Versel, N., "Sophia Genetics Looks to Marry Imaging, Genomic Analysis for MDx," *Genome Web.* 2018.

48. Kolata, G., "Colonoscopies Miss Many Cancers, Study Finds," *New York Times.* 2008; Leufkens, A. M., et al., "Factors Influencing the Miss Rate of Polyps in a Back-to-Back Colonoscopy Study." *Endoscopy,* 2012. **44**(5): pp. 470–475.

49. Mori, Y., et al., "Impact of an Automated System for Endocytoscopic Diagnosis of Small Colorectal Lesions: An International Web-Based Study." *Endoscopy,* 2016. **48**(12): pp. 1110–1118; Shin, J. G., et al., "Polyp Missing Rate and Its Associated Risk Factors of Referring Hospitals for Endoscopic Resection of Advanced Colorectal Neoplasia." *Medicine* (Baltimore), 2017. **96**(19): p. e6742.

50. Mori, Y., et al., "Real-Time Use of Artificial Intelligence in Identification of Diminutive Polyps During Colonoscopy." *Annals of Internal Medicine,* 2018. **169**: pp. 357–366.; Holme, O., and L. Aabakken, "Making Colonoscopy Smarter with Standardized Computer-Aided Diagnosis." *Annals of Internal Medicine,* 2018.

51. Mori, Y., et al., "Real-Time Use of Artificial Intelligence in Identification of Diminutive Polyps During Colonoscopy." *Annals of Internal Medicine*, 2018.

52. Aggarwal, A., et al., "Effect of Patient Choice and Hospital Competition on Service Configuration and Technology Adoption Within Cancer Surgery: A National, Population-Based Study." *Lancet Oncol,* 2017. **18**(11): pp. 1445–1453; Abate, C., "Is da Vinci Robotic Surgery a Revolution or a Rip-off?," *Healthline.* 2018.

53. "New Surgical Robots Are About to Enter the Operating Theatre," *Economist.* 2017.

54. Devlin, H., "The Robots Helping NHS Surgeons Perform Better, Faster—and for Longer," *Guardian.* 2018.

55. Taylor, N. P., "After Raising $500M, Fred Moll's Auris Gets FDA Nod for Lung Cancer Robotic Platform," *FierceBiotech.* 2018.

56. Bartolozzi, C., "Neuromorphic Circuits Impart a Sense of Touch." *Science,* 2018. **360**(6392): pp. 966–967.

57. Edwards, T. L., et al., "First-in-Human Study of the Safety and Viability of Intraocular Robotic Surgery." *Nature Biomedical Engineering,* 2018. **2**: pp. 649–656.

58. Huennekens, S., "Surgery 4.0 . . . Digital Surgery 'Democratizing Surgery,'" *Verb Surgical.* 2017.

59. Grace, K., et al., *When Will AI Exceed Human Performance? Evidence from AI Experts.* arXiv, 2017; *The World in 2017, Economist.* 2017.

60. Burton, T., "New Technology Promises to Speed Critical Treatment for Strokes," *Wall Street Journal.* 2018.

61. Titano, J. J., et al., "Automated Deep-Neural-Network Surveillance of Cranial Images for Acute Neurologic Events." *Nat Med,* 2018.

62. Kermany et al., "Identifying Medical Diagnoses and Treatable Diseases by Image-Based Deep Learning."

63. Simon, M., "Tug, the Busy Little Robot Nurse, Will See You Now," *Wired.* 2017.

8장 정신 건강

1. "Artificial Intelligence and Psychology: The Computer Will See You Now," *Economist.* 2014.

2. Lucas, G. M., et al., "It's Only a Computer: Virtual Humans Increase Willingness to Disclose." *Computers in Human Behavior,* 2014. **37**: pp. 94–100.

3. Lucas et al., "It's Only a Computer."

4. Lucas et al., "It's Only a Computer."

5. "ELIZA," *Wikipedia.* 2017.

6. Farr, C., "You have an embarrassing medical condition. Would you rather tell and get treatment from: (1) Your doctor; (2) A doctor/nurse; (3) A bot." Twitter, 2017; Knight, W., "Andrew Ng Has a Chatbot That Can Help with Depression," *Technology Review.* 2017.

7. Richardson, J. H., "AI Chatbots Try to Schedule Meetings—Without Enraging Us," *Wired.* 2018.

8. "Podcast: Uncovering the Real Value of AI in Healthcare with Andrew Ng," *Rock Health.* 2017.

9. Insel, T. R., "Digital Phenotyping: Technology for a New Science of Behavior." *JAMA,* 2017. **318**(13): pp. 1215–1216; Or, F., J. Torous, and J. P. Onnela, "High Potential but Limited Evidence: Using Voice Data from Smartphones to Monitor and Diagnose Mood Disorders." *Psychiatr Rehabil J,* 2017. **40**(3): pp. 320–324.

10. Carr, N., "How Smartphones Hijack Our Minds," *Wall Street Journal.* 2017.

11. Nasir, M., et al., "Predicting Couple Therapy Outcomes Based on Speech Acoustic Features." *PLoS One,* 2017. **12**(9): p. e0185123.

12. Bedi, G., et al., "Automated Analysis of Free Speech Predicts Psychosis Onset in High-Risk Youths." *NPJ Schizophr,* 2015. **1**: p. 15030.

13. Frankel, J., "How Artificial Intelligence Could Help Diagnose Mental Disorders," *Atlantic.* 2016.

14. Cao, B., et al., *DeepMood: Modeling Mobile Phone Typing Dynamics for Mood Detection.* arXiv, 2018.

15. Bercovici, J., "Why the Secret to Making Customer Service More Human Isn't Human at All," *Inc. Magazine.* 2017.

16. Stix, C., "3 Ways AI Could Help Our Mental Health," *World Economic Forum.* 2018.

17. Reece, A. G., and C. M. Danforth, "Instagram Photos Reveal Predictive Markers of Depression." *EPJ Data Science,* 2017. **6**.

18. Mitchell, A. J., A. Vaze, and S. Rao, "Clinical Diagnosis of Depression in Primary Care: A Meta-Analysis." *Lancet,* 2009. **374**(9690): pp. 609–619.

19. Landhuis, E., "Brain Imaging Identifies Different Types of Depression," *Scientific American.* 2017.

20. "The Burden of Depression." *Nature,* 2014. **515**(7526): p. 163.

21. Smith, K., "Mental Health: A World of Depression." *Nature,* 2014. **515**(7526): p. 181.

22. McConnon, A., "AI-Powered Systems Target Mental Health," *Wall Street Journal.* 2018.

23. Winick, E., "With Brain-Scanning Hats, China Signals It Has No Interest in Workers' Privacy," *MIT Technology Review.* 2018.

24. Schnyer, D. M., et al., "Evaluating the Diagnostic Utility of Applying a Machine Learning Algorithm to Diffusion Tensor MRI Measures in Individuals with Major Depressive Disorder." *Psychiatry Res,* 2017. **264**: pp. 1–9.

25. Schnyer et al., "Evaluating the Diagnostic Utility." Drysdale, A. T., et al., "Resting-State Connectivity Biomarkers Define Neurophysiological Subtypes of Depression." *Nat Med,* 2017. **23**(1): pp. 28–38.

26. Schnyer et al., "Evaluating the Diagnostic Utility."

27. Comstock, J., "Sonde Health Will Use MIT Voice Analysis Tech to Detect Mental Health Conditions," *MobiHealthNews.* 2016.

28. Vergyri, D., et al., "Speech-Based Assessment of PTSD in a Military Population Using Diverse Feature Classes." *Proc. Interspeech,* 2015: pp. 3729–3733.

29. Scherer, S., et al., "Self-Reported Symptoms of Depression and PTSD Are Associated with Reduced Vowel Space in Screening Interviews." *IEEE Transactions on Affective Computing,* 2015. **7**(1): pp. 59–73.

30. Or, Torous, and Onnela, "High Potential but Limited Evidence."

31. Chekroud, A. M., et al., "Cross-Trial Prediction of Treatment Outcome in Depression: A Machine Learning Approach." *Lancet Psychiatry,* 2016. **3**(3): pp. 243–250.

32. Hutson, M., "Machine-Learning Algorithms Can Predict Suicide Risk More Readily Than Clinicians, Study Finds," *Newsweek.* 2017.

33. "Suicide Statistics," American Foundation for Suicide Prevention, July 19, 2018. https://afsp.org/about-suicide/suicide-statistics/.

34. Denworth, L., "Could a Machine Identify Suicidal Thoughts?," *Scientific American.* 2017.

35. Franklin, J. C., et al., "Risk Factors for Suicidal Thoughts and Behaviors: A Meta-Analysis of 50 Years of Research." *Psychol Bull,* 2017. **143**(2): pp. 187–232; McConnon, A., "AI Helps Identify Those at Risk for Suicide," *Wall Street Journal.* 2018. p. R7.

36. Franklin et al., "Risk Factors for Suicidal Thoughts and Behaviors."

37. Walsh, C. G., et al., "Predicting Risk of Suicide Attempts over Time Through Machine Learning." *Clinical Psychological Science,* 2017. **5**(3): pp. 457–469.

38. Hutson, "Machine-Learning Algorithms Can Predict Suicide Risk." Walsh et al., "Predicting Risk of Suicide Attempts."

39. Hutson, "Machine-Learning Algorithms Can Predict Suicide Risk."

40. Hutson, "Machine-Learning Algorithms Can Predict Suicide Risk"; Horwitz, B., "Identifying Suicidal Young Adults." *Nature Human Behavior,* 2017. **1**: pp. 860–861.

41. Cheng, Q., et al., "Assessing Suicide Risk and Emotional Distress in Chinese Social Media: A Text Mining and Machine Learning Study." *J Med Internet Res,* 2017. **19**(7): p. e243.

42. McConnon, "AI Helps Identify Those at Risk for Suicide."

43. "Crisis Trends," July 19, 2018. https://crisistrends.org/#visualizations.

44. Resnick, B., "How Data Scientists Are Using AI for Suicide Prevention," *Vox.* 2018.

45. Anthes, E., "Depression: A Change of Mind." *Nature,* 2014. **515**(7526): pp. 185–187.

46. Firth, J., et al., "The Efficacy of Smartphone-Based Mental Health Interventions for Depressive Symptoms: A Meta-Analysis of Randomized Controlled Trials." *World Psychiatry,* 2017. **16**(3): pp. 287–298.

47. Aggarwal, J., and W. Smriti Joshi, "The Future of Artificial Intelligence in Mental Health," DQINDIA online. 2017.

48. Fitzpatrick, K. K., A. Darcy, and M. Vierhile, "Delivering Cognitive Behavior Therapy to Young Adults with Symptoms of Depression and Anxiety Using a Fully Automated Conversational Agent (Woebot): A Randomized Controlled Trial." *JMIR Ment Health,* 2017. **4**(2): p. e19.

49. Knight, "Andrew Ng Has a Chatbot That Can Help with Depression."

50. Lien, T., "Depressed but Can't See a Therapist? This Chatbot Could Help," *Los Angeles Times.* 2017.

51. Lien, "Depressed but Can't See a Therapist?"

52. Ben-Zeev, D., and D. C. Atkins, "Bringing Digital Mental Health to Where It Is Needed Most." *Nature Human Behavior,* 2017. **1**: pp. 849–851; Barrett, P. M., et al., "Digitising the Mind." *Lancet,* 2017. **389**(10082): p. 1877.

53. Nutt, A. E., "'The Woebot Will See You Now'—the Rise of Chatbot Therapy," *Washington Post.* 2017.

54. Smith, "Mental Health."

55. Romeo, N., "The Chatbot Will See You Now," *New Yorker.* 2016.

56. Fitzpatrick, Darcy, and Vierhile, "Delivering Cognitive Behavior Therapy."

57. Pugh, A., "Automated Health Care Offers Freedom from Shame, but Is It What Patients Need?" *New Yorker.* 2018.

58. Harari, Y. N., *Homo Deus.* 2016. New York: HarperCollins, p. 448.

59. Budner, P., J. Eirich, and P. A. Gloor, *"Making You Happy Makes Me Happy": Measuring Individual Mood with Smartwatches.* arXiv, 2017. arXiv:1711.06134 [cs. HC]. "How a Smart Watch Can Predict Your Happiness Levels," *MIT Technology Review.* 2017.

60. Clark, A. E., et al., "The Key Determinants of Happiness and Misery," *World Happiness Report.* 2017; "Daily Chart: A New Study Tries to Unpick What Makes People Happy and Sad," *Economist.* 2017.

61. Hwang, J. J., et al., *Learning Beyond Human Expertise with Generative Models for Dental Restorations.* arXiv, 2018.

62. Peters, A., "Having a Heart Attack? This AI Helps Emergency Dispatchers Find Out," *Fast Company.* 2018.

9장 인공지능과 보건 시스템

1. Avati, A., et al., *Improving Palliative Care with Deep Learning.* arXiv, 2017; Mukherjee, S., "This Cat Sensed Death: What If Computers Could, Too?," *New York Times.* 2018; Bergen, M., "Google Is Training Machines to Predict When a Patient Will Die," *Bloomberg.* 2018.

2. Avati et al., *Improving Palliative Care with Deep Learning;* Snow, J., "A New Algorithm Identifies Candidates for Palliative Care by Predicting When Patients Will Die," *MIT Technology Review.* 2017; White, N., et al., "A Systematic Review of Predictions of Survival in Palliative Care: How Accurate Are Clinicians and Who Are the Experts?" *PLoS One, 2016.* **11**(8): p. e0161407.

3. Bennington-Castro, J., "A New Algorithm Could Ease Critically Ill Patients' Final Days," *NBC News.* 2018.

4. White, N., et al., "How Accurate Is the 'Surprise Question' at Identifying Patients at the End of Life? A Systematic Review and Meta-Analysis." *BMC Med,* 2017. **15**(1): p. 139.

5. Avati et al., *Improving Palliative Care with Deep Learning ;* Mukherjee, "This Cat Sensed Death."

6. Zaidi, D., "AI Is Transforming Medical Diagnosis, Prosthetics, and Vision Aids," *Venture Beat.* 2017.

7. Rajkomar, A., et al., "Scalable and Accurate Deep Learning with Electronic Health Records." *NPJ Digital Medicine,* 2018.

8. Meyer, A., et al., "Real-Time Prediction of Death, Renal Failure and Postoperative Bleeding in Post-Cardiothoracic Critical Care Using Deep Learning on Routinely Collected Clinical Data." *Lancet,* in press.

9. Mullin, E., "DeepMind's New Project Aims to Prevent Hospital Deaths," *MIT Technology Review.* 2018.

10. Yoon, J., et al., "Personalized Survival Predictions via Trees of Predictors: An Application to Cardiac Transplantation." *PLoS One,* 2018. **13**(3): p. e0194985.

11. Son, J. H., et al., "Deep Phenotyping on Electronic Health Records Facilitates Genetic Diagnosis by Clinical Exomes." *Am J Hum Genet,* 2018. **103**(1): pp. 58–73.

12. Mukherjee, "This Cat Sensed Death."

13. O'Neil, C., "Big Data Is Coming to Take Your Health Insurance," *Bloomberg.* 2017; Gillin, P., "How Machine Learning Will Spark a Revolution in Insurance," *Silicon Angle.* 2017; Lecher, C., "What Happens When an Algorithm Cuts Your Health Care," *Verge.* 2018.

14. Ross, C., "The Data Are In, but Debate Rages: Are Hospital Readmission Penalties a Good Idea?," *Stat News.* 2017.

15. Shameer, K., et al., "Predictive Modeling of Hospital Readmission Rates Using Electronic Medical Record-Wide Machine Learning: A Case-Study Using Mount Sinai Heart Failure Cohort." *Pac Symp Biocomput,* 2017. **22**: pp. 276–287.

16. Nguyen, P., et al., "Deepr: A Convolutional Net for Medical Records." *IEEE J Biomed Health Inform,* 2017. **21**(1): pp. 22–30.

17. Choi, E., et al., "Doctor AI: Predicting Clinical Events via Recurrent Neural Networks." *JMLR Workshop Conf Proc,* 2016. **56**: pp. 301–318.

18. Yang, Z., et al., "Clinical Assistant Diagnosis for Electronic Medical Record Based on Convolutional Neural Network." *Sci Rep,* 2018. **8**(1): p. 6329.

19. Razavian, N., J. Marcus, and D. Sontag, "Multi-Task Prediction of Disease Onsets from Longitudinal Lab Tests." *PMLR,* 2016. **56**: pp. 73–100.

20. Avati et al., *Improving Palliative Care with Deep Learning;* Rajkomar et al., "Scalable and Accurate Deep Learning with Electronic Health Records"; Shameer et al., "Predictive Modeling of Hospital Readmission Rates"; Yang, Z., et al., "Clinical Assistant Diagnosis for Electronic Medical Record Based on Convolutional Neural Network." *Sci Rep,* 2018. **8**(1): p. 6329; Razavian, Marcus, and Sontag, "Multi-task Prediction of Disease Onsets"; Oh, J., et al., "A Generalizable, Data-Driven Approach to Predict Daily Risk of Clostridium Difficile Infection at Two Large Academic Health Centers." *Infect Control Hosp Epidemiol,* 2018. **39**(4): pp. 425–433; Miotto, R., et al., "Deep Patient: An Unsupervised Representation to Predict the Future of Patients from the Electronic Health Records." *Sci Rep,* 2016. **6**: p. 26094; Mathotaarachchi, S., et al., "Identifying Incipient Dementia Individuals Using Machine Learning and Amyloid Imaging." *Neurobiol Aging,* 2017. **59**: pp. 80–90; Elfiky, A., et al., "Development and Application of a Machine Learning Approach to Assess Short-Term Mortality Risk Among Patients with Cancer Starting Chemotherapy." *JAMA Network Open,* 2018; Horng, S., et al., "Creating an Automated Trigger for Sepsis Clinical Decision Support at Emergency Department Triage Using Machine Learning." *PLoS One,* 2017. **12**(4): p. e0174708; Walsh, C. G., et al., "Predicting Risk of Suicide Attempts over Time Through Machine Learning." *Clinical Psychological Science,* 2017. **5**(3): pp. 457–469; Wong, A., et al., "Development and Validation of an Electronic Health Record–Based Machine Learning Model to Estimate Delirium Risk in Newly Hospitalized Patients Without Known Cognitive Impairment." *JAMA Network Open,* 2018; Henry, K. E., et al., "A Targeted Real-Time Early Warning Score (TREWScore) for Septic Shock." *Sci Transl Med,* 2015. 7(299): p. 299ra122; Culliton, P., et al., *Predicting Severe Sepsis Using Text from the Electronic Health Record.* arXiv, 2017; Cleret de Langavant, L., E. Bayen, and K. Yaffe, "Unsupervised Machine Learning to Identify High Likelihood of Dementia in Population-Based Surveys: Development and Validation Study." *J Med Internet Res,* 2018. **20**(7): p. e10493.

21. *Current Employment Statistics Highlights,* ed. N. E. Branch. 2018, US Bureau of

Labor Statistics.

22. Terhune, C., "Our Costly Addiction to Health Care Jobs," *New York Times.* 2017.

23. Terhune, "Our Costly Addiction to Health Care Jobs."

24. Lee, K. F., "Tech Companies Should Stop Pretending AI Won't Destroy Jobs," *MIT Technology Review.* 2018.

25. Tseng, P., et al., "Administrative Costs Associated with Physician Billing and Insurance-Related Activities at an Academic Health Care System." *JAMA,* 2018. **319**(7): pp. 691–697.

26. Frakt, A., "The Astonishingly High Administrative Costs of U.S. Health Care," *New York Times.* 2018.

27. InoviaGroup, *Artificial Intelligence Virtual Assist (AIVA).* August 9, 2018. http://inoviagroup.se/artificial-intelligence-virtual-assist-aiva/.

28. Muoio, D., "Qventus Receives $30M Investment to Bring AI to Hospital Workflows," *MobiHealthNews.* 2018.

29. Zweig, M., D. Tran, and B. Evans, "Demystifying AI and Machine Learning in Healthcare," *Rock Health.* 2018; Ockerman, E., "AI Hospital Software Knows Who's Going to Fall," *Bloomberg Businessweek.* 2018.

30. Siwicki, B., "Radiology Practices Using AI and NLP to Boost MIPS Payments," *Healthcare IT News.* 2018.

31. Sohn, E., et al., "Four Lessons in the Adoption of Machine Learning in Health Care," *Health Affairs.* 2017.

32. Zhu, B., et al., "Image Reconstruction by Domain-Transform Manifold Learning." *Nature,* 2018. **555**(7697): pp. 487–492; Harvey, H., "Can AI Enable a 10 Minute MRI?," *Towards Data Science.* 2018. Ridley, E. L., "Artificial Intelligence Guides Lower PET Tracer Dose." *Aunt Minnie,* 2018.

33. Nikolov, S., S. Blackwell, R. Mendes, *Deep Learning to Achieve Clinically Applicable Segmentation of Head and Neck Anatomy for Radiotherapy.* arXiv, 2018. https://arxiv.org/abs/1809.04430.

34. Henry, K. E., "A Targeted Real-Time Early Warning Score (TREWScore) for Septic Shock"; Liu, V. X., and A. J. Walkey, "Machine Learning and Sepsis: On the Road to Revolution." *Crit Care Med,* 2017. **45**(11): pp. 1946–1947; Horng et al., "Creating an Automated Trigger for Sepsis Clinical Decision Support"; Chan, R., "A.I. Can Predict Whether You Have Sepsis Before Doctors Even Know It," *Inverse.* 2017; Nemati, S., et al., "An Interpretable Machine Learning Model for Accurate Prediction of Sepsis in the ICU." *Crit Care Med,* 2017.

35. McQuaid, J., "To Fight Fatal Infections, Hospitals May Turn to Algorithms," *Scientific American.* 2018.

36. Oh et al., "A Generalizable, Data-Driven Approach to Predict Daily Risk of Clostridium Difficile."

37. Haque, A., et al., *Towards Vision-Based Smart Hospitals: A System for Tracking and Monitoring Hand Hygiene Compliance.* arXiv, 2017. Yeung, S., et al., "Bedside Computer Vision—Moving Artificial Intelligence from Driver Assistance to Patient Safety." *N Engl J Med,* 2018. **378**(14): pp. 1271–1273.

38. Prasad, N., L. F. Cheng, C. Chivers, M. Draugelis, and B. E. Engelhardt, *A Reinforcement Learning Approach to Weaning of Mechanical Ventilation in Intensive Care Units.* arXiv, 2017. https://arxiv.org/abs/1704.06300.

39. Suresh, H., et al., *Clinical Intervention Prediction and Understanding with Deep Neural Networks.* arXiv, 2017.

40. Gordon, R., "Using Machine Learning to Improve Patient Care," *MIT News.* 2017.

41. Maier-Hein, L., et al., "Surgical Data Science for Next-Generation Interventions." *Nature Biomedical Engineering,* 2017. **1**: pp. 691–696.

42. "Artificial Intelligence Will Improve Medical Treatments," *Economist.* 2018.

43. Burton, T., "New Stroke Technology to Identify Worst Cases Gets FDA Approval," *Wall Street Journal.* 2018.

44. Auerbach, D. I., D. O. Staiger, and P. I. Buerhaus, "Growing Ranks of Advanced Practice Clinicians—Implications for the Physician Workforce." *N Engl J Med,* 2018. **378**(25): pp. 2358–2360.

45. Libberton, B., "Career Advice and an Inside Perspective on Being a Researcher," *Karolinska Institute Career Blog.* 2017.

46. Hu, J., "A Hospital Without Patients," *Politico.* 2017.

47. Zhu et al., "Image Reconstruction by Domain-Transform Manifold Learning."

48. Kwolek, B., and M. Kepski, "Human Fall Detection on Embedded Platform Using Depth Maps and Wireless Accelerometer." *Comput Methods Programs Biomed,* 2014. **117**(3): pp. 489–501; Billis, A. S., et al., "A Decision-Support Framework for Promoting Independent Living and Ageing Well." *IEEE J Biomed Health Inform,* 2015. **19**(1): pp. 199–209; Press, G., "A New AI-Driven Companion for Older Adults, Improving Their Quality of Life," *Forbes.* 2017.

49. Kodjak, A., and S. Davis, "Trump Administration Move Imperils Pre-Existing Condition Protections," *NPR.* 2018.

50. Madison, K., "The Risks of Using Workplace Wellness Programs to Foster a Culture of Health" in *Health Affairs,* 2016. **35**(11): pp. 2068–2074.

51. Taddeo, M., and L. Floridi, "Regulate Artificial Intelligence to Avert Cyber Arms Race." *Nature,* 2018. **556**(7701): pp. 296–298.

52. Onstad, K., "The AI Superstars at Google, Facebook, Apple—They All Studied Under This Guy: Mr. Robot," *Toronto Life.* 2018.

53. Deshpande, P., "AI Could Help Solve the World's Health Care Problems at Scale," *Venture Beat.* 2017.

54. "China May Match or Beat America in AI," *Economist.* 2017; Bremmer, I., "China Embraces AI: A Close Look and A Long View," *Sinovation Ventures,* ed. E. Group. 2017; Zhang, S., "China's Artificial-Intelligence Boom," *Atlantic.* 2017; Lin, L., "Facial Recognition Wears a Smile," *Wall Street Journal.* 2017; "Who Is Winning the AI Race?," *MIT Technology Review.* 2017.

55. Wee, S. L., "China's Tech Titans, Making Gains in A.I., Improve Health Care," *New York Times.* 2018. p. B7.

56. Wee, S. L., "China's Tech Titans."

57. Metz, C., "As China Marches Forward on A.I., the White House Is Silent," *New York Times.* 2018.

58. Larson, C., "China's AI Imperative." *Science,* 2018. **359**(6376): pp. 628–630.

59. Huang, E., "A Chinese Hospital Is Betting Big on Artificial Intelligence to Treat Patients," *Quartz.* 2018.

60. Galeon, D., "For the First Time, a Robot Passed a Medical Licensing Exam," *Futurism.* 2017; Si, M., and C. Yu, "Chinese Robot Becomes World's First Machine to Pass Medical Exam," *China Daily.* 2017.

61. Sun, Y., "AI Could Alleviate China's Doctor Shortage," *MIT Technology Review.* 2018.

62. Knight, W., "Meet the Chinese Finance Giant That's Secretly an AI Company," *MIT Technology Review.* 2017.

63. Millward, J. A., "What It's Like to Live in a Surveillance State," *New York Times.* 2018.

64. Villani, C., *For a Meaningful Artificial Intelligence.* ed. AI for Humanity. 2018.

65. Thompson, N., "Emmanuel Macron Q&A: France's President Discusses Artificial Intelligence Strategy," *Wired.* 2018.

66. Perkins, A., "May to Pledge Millions to AI Research Assisting Early Cancer Diagnosis," *Guardian.* 2018.

67. *The Topol Review.* 2018, NHS Health Education England. www.hee .nhs.uk/our-work/topol-review.

10장 심층 발견

1. Camacho, D. M., et al., "Next-Generation Machine Learning for Biological Networks." *Cell,* 2018. **173**(7): pp. 1581–1592.

2. Appenzeller, T., "The Scientists' Apprentice." *Science Magazine,* 2017. **357**(6346): pp. 16–17.

3. Zhou, J., and O. G. Troyanskaya, "Predicting Effects of Noncoding Variants with Deep Learning–Based Sequence Model." *Nat Methods,* 2015. **12**(10): pp. 931–934; Pennisi, E., "AI in Action: Combing the Genome for the Roots of Autism." *Science,* 2017. **357**(6346): p. 25.

4. Krishnan, A., et al., "Genome-Wide Prediction and Functional Characterization of the Genetic Basis of Autism Spectrum Disorder." *Nat Neurosci,* 2016. **19**(11): pp. 1454–1462.

5. Molteni, M., "Google Is Giving Away AI That Can Build Your Genome Sequence," *Wired.* 2017; Carroll, A. and N. Thangaraj, "Evaluating DeepVariant: A New Deep Learning Variant Caller from the Google Brain Team," *DNA Nexus.* 2017; Poplin, R., et al., *Creating a Universal SNP and Small Indel Variant Caller with Deep Neural Networks.* bioRxiv, 2016; De- Pristo, M., and R. Poplin, "DeepVariant: Highly Accurate Genomes with Deep Neural Networks," *Google Research Blog.* 2017.

6. Zhou, J., et al., "Deep Learning Sequence–Based Ab Initio Prediction of Variant Effects on Expression and Disease Risk." *Nat Genet,* 2018. **50**(8): pp. 1171–1179.

7. Sundaram, L., et al., "Predicting the Clinical Impact of Human Mutation with Deep Neural Networks." *Nat Genet,* 2018. **50**(8): pp. 1161–1170.

8. Camacho et al., "Next-Generation Machine Learning for Biological Networks"; Ching, T., et al., *Opportunities and Obstacles for Deep Learning in Biology and Medicine.* bioRxiv, 2017; AlQuraishi, M., *End-to-End Differentiable Learning of Protein Structure.* bioRxiv, 2018; Zitnik, M., et al., *Machine Learning for Integrating Data in Biology and Medicine: Principles, Practice, and Opportunities.* arXiv, 2018.

9. Riesselman, A., J. Ingraham, and D. Marks, "Deep Generative Models of Genetic Variation Capture the Effects of Mutations." *Nature Methods,* 2018; Poplin, R., et al., "A Universal SNP and Small-Indel Variant Caller Using Deep Neural Networks." *Nat Biotechnol,* 2018.

10. Miotto, R., et al., "Deep Learning for Healthcare: Review, Opportunities and Challenges." *Brief Bioinform,* 2017. https://www.ncbi.nlm.nih.gov/pubmed/28481991.

11. Angermueller, C., et al., "DeepCpG: Accurate Prediction of Single- Cell DNA Methylation States Using Deep Learning." *Genome Biol,* 2017. **18**(1): p. 67.

12. Miotto et al., "Deep Learning for Healthcare."

13. Lin, C., et al., "Using Neural Networks for Reducing the Dimensions of Single-Cell RNA-Seq Data." *Nucleic Acids Res,* 2017. **45**(17): p. e156.

14. van Dijk, D., et al., "Recovering Gene Interactions from Single-Cell Data Using Data Diffusion." *Cell,* 2018. **174**(3): pp. 716–729 e27.

15. LeFebvre, R., "Microsoft AI Is Being Used to Improve CRISPR Accuracy," *Engadget.* 2018; Listgarten, J., et al., "Prediction of Off-Target Activities for the End-to-End Design of CRISPR Guide RNAs." *Nature Biomedical Engineering,* 2018. **2**: pp. 38–47.

16. Buggenthin, F., et al., "Prospective Identification of Hematopoietic Lineage Choice by Deep Learning." *Nat Methods,* 2017. **14**(4): pp. 403–406; Webb, S., "Deep Learning for Biology." *Nature,* 2018. **554**(7693): pp. 555–557.

17. Ma, J., et al., "Using Deep Learning to Model the Hierarchical Structure and Function of a Cell." *Nat Methods,* 2018. **15**(4): pp. 290–298.

18. Wrzeszczynski, K. O., et al., "Comparing Sequencing Assays and Human-Machine Analyses in Actionable Genomics for Glioblastoma." *Neurol Genet,* 2017. **3**(4): pp. e164.

19. Wong, D., and S. Yip, "Machine Learning Classifies Cancer." *Nature,* 2018. **555**(7697): pp. 446–447; Capper, D., et al., "DNA Methylation–Based Classification of Central Nervous System Tumours." *Nature,* 2018. **555**(7697): pp. 469–474.

20. Caravagna, G., Y. Giarratano, D. Ramazzotti, I. Tomlinson, et al., "Detecting Repeated Cancer Evolution from Multi-Region Tumor Sequencing Data." *Nature Methods,* 2018. **15**: pp. 707–714.

21. Sheldrick, G., "Robot War on Cancer: Scientists Develop Breakthrough AI Tech to Predict How Tumours Grow." Express.co.uk. 2018.

22. Wood, D.E., et al., "A Machine Learning Approach for Somatic Mutation

Discovery." *Sci Transl Med,* 2018. **10**(457).

23. Behravan, H., et al., "Machine Learning Identifies Interacting Genetic Variants Contributing to Breast Cancer Risk: A Case Study in Finnish Cases and Controls." *Sci Rep,* 2018. **8**(1): p. 13149.

24. Lobo, D., M. Lobikin, and M. Levin, "Discovering Novel Phenotypes with Automatically Inferred Dynamic Models: A Partial Melanocyte Conversion in Xenopus." *Sci Rep,* 2017. **7**: p. 41339.

25. Nelson, B., "Artificial Intelligence Could Drastically Reduce the Time It Takes to Develop New Life-Saving Drugs," *NBC News MACH.* 2018.

26. Zainzinger, V., "New Digital Chemical Screening Tool Could Help Eliminate Animal Testing," *Science Magazine.* 2018.

27. Mullard, A., "The Drug-Maker's Guide to the Galaxy." *Nature,* 2017. **549**(7673): pp. 445–447.

28. Mullard, "The Drug-Maker's Guide to the Galaxy."

29. Service, R. F., "AI in Action: Neural Networks Learn the Art of Chemical Synthesis." *Science,* 2017. **357**(6346): p. 27.

30. Bilsland, E., et al., "Plasmodium Dihydrofolate Reductase Is a Second Enzyme Target for the Antimalarial Action of Triclosan." *Sci Rep,* 2018. **8**(1): p. 1038.

31. Ahneman, D. T., et al., "Predicting Reaction Performance in C-N Cross-Coupling Using Machine Learning." *Science,* 2018. **360**(6385): pp. 186–190.

32. Dilawar, A., "The Artificial Miracle," *PressReader.* 2017.

33. Segler, M. H. S., M. Preuss, and M. P. Waller, "Planning Chemical Syntheses with Deep Neural Networks and Symbolic AI." *Nature,* 2018. **555**(7698): pp. 604–610.

34. Else, H., "Need to Make a Molecule? Ask This AI for Instructions." *Nature,* 2018.

35. Granda, J. M., et al., "Controlling an Organic Synthesis Robot with Machine Learning to Search for New Reactivity." *Nature,* 2018. **559**(7714): pp. 377–381.

36. Granda et al., "Controlling an Organic Synthesis Robot."

37. Lowe, D., "AI Designs Organic Syntheses." *Nature,* 2018. **555**(7698): pp. 592–593.

38. Simonite, T., "Machine Vision Helps Spot New Drug Treatments," *MIT Technology Review.* 2017.

39. Xiong, H.Y., et al., "The Human Splicing Code Reveals New Insights into the Genetic Determinants of Disease." *Science,* 2015. **347**(6218): p. 1254806.

40. "Atomwise Opens Applications for Historic AI Drug Discovery Awards," *Atomwise.* 2017.

41. Gershgorn, D., "Artificial Intelligence Could Build New Drugs Faster Than Any Human Team," *Quartz.* 2017.

42. Schneider, G., "Automating Drug Discovery." *Nat Rev Drug Discov,* 2018. **17**(2): pp. 97–113.

43. Kurtzman, L., "Public-Private Consortium Aims to Cut Preclinical ancer Drug Discovery from Six Years to Just One," *UCSF News Center.* 2017.

44. Nelson, "Artificial Intelligence Could Drastically Reduce the Time."

45. Hernandez, D., "How Robots Are Making Better Drugs, Faster," *Wall Street*

Journal. 2018.

46. Chakradhar, S., "Predictable Response: Finding Optimal Drugs and Doses Using Artificial Intelligence." *Nat Med,* 2017. **23**(11): pp. 1244–1247.

47. Maney, K., "AI Promises Life-Changing Alzheimer's Drug Breakthrough," *Newsweek.* 2018.

48. Comstock, J., "Benevolent AI Gets $115M to Harness AI for New Drug Discovery," *MobiHealthNews.* 2018.

49. Robie, A. A., et al., "Mapping the Neural Substrates of Behavior." *Cell,* 2017. **170**(2): pp. 393–406 e28.

50. Dasgupta, S., C. F. Stevens, and S. Navlakha, "A Neural Algorithm for a Fundamental Computing Problem." *Science,* 2017. **358**(6364): pp. 793–796.

51. Savelli, F., and J. J. Knierim, "AI Mimics Brain Codes for Navigation." *Nature,* 2018. **557**(7705): pp. 313–314; Abbott, A., "AI Recreates Activity Patterns That Brain Cells Use in Navigation," *Nature.* 2018; Beall, A., "Deep- Mind Has Trained an AI to Unlock the Mysteries of Your Brain," *Wired.* 2018; Banino, A., et al., "Vector-Based Navigation Using Grid-Like Representations in Artificial Agents." *Nature,* 2018. **557**(7705): pp. 429–433.

52. Koch, C., "To Keep Up with AI, We'll Need High-Tech Brains," *Wall Street Journal.* 2013.

53. Hassabis, D., et al., "Neuroscience-Inspired Artificial Intelligence." *Neuron,* 2017. **95**(2): pp. 245–258.

54. Cherry, K. M., and L. Qian, "Scaling Up Molecular Pattern Recognition with DNA-Based Winner-Take-All Neural Networks." *Nature,* 2018. **559**(7714): pp. 370–376.

55. Jain, V., and M. Januszewski, "Improving Connectomics by an Order of Magnitude," *Google AI Blog.* 2018; Januszewski, M., et al., "High-Precision Automated Reconstruction of Neurons with Flood-Filling Networks." *Nat Methods,* 2018. **15**(8): pp. 605–610.

56. "Japan's K Supercomputer," *Trends in Japan.* 2012.

57. Luo, L., "Why Is the Human Brain So Efficient?," *Nautil.us.* 2018.

58. "Neural Networks Are Learning What to Remember and What to Forget," *MIT Technology Review.* 2017.

59. Aljundi, R., et al., *Memory Aware Synapses: Learning What (Not) to Forget,* bioRxiv. 2017.

60. Koch, C., "To Keep Up with AI, We'll Need High-Tech Brains," *Wall Street Journal.* 2017; "Cell Types," in *Allen Brain Atlas.* 2018. Seattle, WA: Allen Institute Publications for Brain Science.

61. Waldrop, M. M., "Neuroelectronics: Smart Connections." *Nature,* 2013. **503**(7474): pp. 22–24.

62. Condliffe, J., "AI-Controlled Brain Implants Help Improve People's Memory." *MIT Technology Review.* 2018; Carey, B., "The First Step Toward a Personal Memory Maker?," *New York Times.* 2018.

63. Broccard, F. D., et al., "Neuromorphic Neural Interfaces: From Neurophysiological

Inspiration to Biohybrid Coupling with Nervous Systems." *J Neural Eng,* 2017. **14**(4): p. 041002.

64. Metz, C., "Chips Off the Old Block: Computers Are Taking Design Cues from Human Brains," *New York Times.* 2017.

65. Ambrogio, S., et al., "Equivalent-Accuracy Accelerated Neural-Network Training Using Analogue Memory." *Nature,* 2018. **558**(7708): pp. 60–67; Moon, M., "'Artificial Synapse' Points the Way Toward Portable AI Devices," *Engadget.* 2018.

66. Christiansen, E., "Seeing More with In Silico Labeling of Microscopy Images," *Google AI Blog.* 2018; Grens, K., "Deep Learning Allows for Cell Analysis Without Labeling," *Scientist.* 2018; Christiansen, E. M., et al., "In Silico Labeling: Predicting Fluorescent Labels in Unlabeled Images." *Cell,* 2018. **173**(3): pp. 792–803 e19.

67. Grens, "Deep Learning Allows for Cell Analysis Without Labeling"; Sullivan, D. P., and E. Lundberg, "Seeing More: A Future of Augmented Microscopy." *Cell,* 2018. **173**(3): pp. 546–548.

68. Ounkomol, C., et al., "Label-Free Prediction of Three-Dimensional Fluorescence Images from Transmitted-Light Microscopy." *Nat Methods,* 2018.

69. Sullivan, D. P., et al., "Deep Learning Is Combined with Massive-Scale Citizen Science to Improve Large-Scale Image Classification." *Nat Biotechnol,* 2018. **36**(9): pp. 820–828.

70. Ota, S., et al., "Ghost Cytometry." *Science,* 2018. **360**(6394): pp. 1246–1251.

71. Nitta, N., et al., "Intelligent Image-Activated Cell Sorting." *Cell,* 2018. **175**(1): pp. 266–276 e13.

72. Weigert, M., et al., *Content-Aware Image Restoration: Pushing the Limits of Fluorescence Microscopy,* bioRxiv. 2017; Yang, S. J., et al., "Assessing Microscope Image Focus Quality with Deep Learning." *BMC Bioinformatics,* 2018. **19**(1): p. 77.

73. Ouyang, W., et al., "Deep Learning Massively Accelerates Super-Resolution Localization Microscopy." *Nat Biotechnol,* 2018. **36**(5): pp. 460–468.

74. Stumpe, M., "An Augmented Reality Microscope for Realtime Automated Detection of Cancer," *Google AI Blog.* 2018.

75. Wise, J., "These Robots Are Learning to Conduct Their Own Science Experiments," *Bloomberg.* 2018.

76. Bohannon, J., "A New Breed of Scientist, with Brains of Silicon," *Science Magazine.* 2017.

77. Appenzeller, "The Scientists' Apprentice."

78. Butler, K. T., et al., "Machine Learning for Molecular and Materials Science." *Nature,* 2018. **559**(7715): pp. 547–555.

11장 심층 다이어트

1. Estruch, R., et al., "Primary Prevention of Cardiovascular Disease with a Mediterranean Diet Supplemented with Extra-Virgin Olive Oil or Nuts." *N Engl J Med,* 2018. **378**(25): pp. e34; "Ioannidis: Most Research Is Flawed; Let's Fix It."

Medscape One-on-One, 2018. https://www.medscape.com /viewarticle/898405.

2. Estruch et al., "Primary Prevention of Cardiovascular Disease."

3. Ioannidis, J. P. A., and J. F. Trepanowski, "Disclosures in Nutrition Research: Why It Is Different." *JAMA,* 2018. **319**(6): pp. 547–548.

4. Penders, B., "Why Public Dismissal of Nutrition Science Makes Sense: Post-Truth, Public Accountability and Dietary Credibility." *British Food Journal,* 2018. https://doi.org/10.1108/BFJ-10-2017-0558.

5. Dehghan, M., et al., "Associations of Fats and Carbohydrate Intake with Cardiovascular Disease and Mortality in 18 Countries from Five Continents (PURE): A Prospective Cohort Study." *Lancet,* 2017. **390**(10107): pp. 2050–2062.

6. Micha, R., et al., "Association Between Dietary Factors and Mortality from Heart Disease, Stroke, and Type 2 Diabetes in the United States." *JAMA,* 2017. **317**(9): pp. 912–924.

7. Bertoia, M. L., et al., "Changes in Intake of Fruits and Vegetables and Weight Change in United States Men and Women Followed for Up to 24 Years: Analysis from Three Prospective Cohort Studies." *PLoS Med,* 2015. **12**(9): p. e1001878.

8. Aune, D., et al., "Whole Grain Consumption and Risk of Cardiovascular Disease, Cancer, and All Cause and Cause Specific Mortality: Systematic Review and Dose-Response Meta-Analysis of Prospective Studies." *BMJ,* 2016. **353**: p. i2716.

9. Gunter, M. J., et al., "Coffee Drinking and Mortality in 10 European Countries: A Multinational Cohort Study." *Ann Intern Med,* 2017. **167**(4): pp. 236–247; Poole, R., et al., "Coffee Consumption and Health: Umbrella Review of Meta-Analyses of Multiple Health Outcomes." *BMJ,* 2017. **359**: p. j5024; Loftfield, E., et al., "Association of Coffee Drinking with Mortality by Genetic Variation in Caffeine Metabolism: Findings from the UK Biobank." *JAMA Intern Med,* 2018. **178**(8): pp. 1086–1097; Park, S. Y., et al., "Is Coffee Consumption Associated with Lower Risk for Death?" *Ann Intern Med,* 2017. **167**(4). http://annals.org/aim/fullarticle/2643437/coffee-consumption-associated-lower-risk-death; Park, S. Y., et al., "Association of Coffee Consumption with Total and Cause-Specific Mortality Among Nonwhite Populations." *Ann Intern Med,* 2017. **167**(4): pp. 228–235.

10. Schoenfeld, J. D., and J. P. Ioannidis, "Is Everything We Eat Associated with Cancer? A Systematic Cookbook Review." *Am J Clin Nutr,* 2013. **97**(1): pp. 127–134.

11. Dehghan, M., et al., "Association of Dairy Intake with Cardiovascular Disease and Mortality in 21 Countries from Five Continents (PURE): A Prospective Cohort Study." *Lancet,* 2018. **392**(10161): pp. 2288–2297; Mente, A., et al., "Urinary Sodium Excretion, Blood Pressure, Cardiovascular Disease, and Mortality: A Community- Level Prospective Epidemiological Cohort Study." *Lancet,* 2018. **392**(10146).

12. Belluz, J., and J. Zarracina, "Sugar, Explained," *Vox.* 2017.

13. Taubes, G., "Big Sugar's Secret Ally? Nutritionists," *New York Times.* 2017.

14. McGandy, R. B., D. M. Hegsted, and F. J. Stare, "Dietary Fats, Carbohydrates and Atherosclerotic Vascular Disease." *N Engl J Med,* 1967. **277**(4): pp. 186–192.

15. Nestle, M., "Food Politics," *Food Politics*. 2017.

16. Messerli, F., "Salt and Heart Disease: A Second Round of 'Bad Science'?" *Lancet,* 2018. **392**(10146): pp. 456–458.

17. Messerli, "Salt and Heart Disease." Mente, A., et al., "Urinary Sodium Excretion, Blood Pressure, Cardiovascular Disease, and Mortality: A Community-Level Prospective Epidemiological Cohort Study." *Lancet,* 2018. **392**(10146): pp. 496–506.

18. Messerli, "Salt and Heart Disease."

19. Jones, B., "Sorry, DNA-Based Diets Don't Work," *Futurism*. 2018.

20. Gardner, C. D., et al., "Effect of Low-Fat vs Low-Carbohydrate Diet on 12-Month Weight Loss in Overweight Adults and the Association with Genotype Pattern or Insulin Secretion: The DIETFITS Randomized Clinical Trial." *JAMA,* 2018. **319**(7): pp. 667–679.

21. Chambers, C., "Mindless Eating: Is There Something Rotten Behind the Research?," *Guardian*. 2018.

22. Zeevi, D., et al., "Personalized Nutrition by Prediction of Glycemic Responses." *Cell,* 2015. **163**(5): pp. 1079–1094.

23. Segal, E., and E. Elinav, *The Personalized Diet: The Pioneering Program to Lose Weight and Prevent Disease.* 2017. New York: Grand Central Life & Style.

24. Jumpertz von Schwartzenberg, R., and P. J. Turnbaugh, "Siri, What Should I Eat?" *Cell,* 2015. **163**(5): pp. 1051–1052.

25. Korem, T., et al., "Bread Affects Clinical Parameters and Induces Gut Microbiome–Associated Personal Glycemic Responses." *Cell Metab,* 2017. **25**(6): pp. 1243–1253 e5.

26. Korem et al., "Bread Affects Clinical Parameters."

27. Segal and Elinav, *The Personalized Diet.*

28. Azad, M. B., et al., "Nonnutritive Sweeteners and Cardiometabolic Health: A Systematic Review and Meta-Analysis of Randomized Controlled Trials and Prospective Cohort Studies." *CMAJ,* 2017. **189**(28): pp. E929–E939.

29. Segal and Elinav, *The Personalized Diet.*

30. Segal and Elinav, *The Personalized Diet.*

31. Hulman, A., et al., "Glucose Patterns During an Oral Glucose Tolerance Test and Associations with Future Diabetes, Cardiovascular Disease and All-Cause Mortality Rate." *Diabetologia,* 2018. **61**(1): pp. 101–107.

32. Martin, A., and S. Devkota, "Hold the Door: Role of the Gut Barrier in Diabetes." *Cell Metab,* 2018. **27**(5): pp. 949–951; Thaiss, C. A., et al., "Hyperglycemia Drives Intestinal Barrier Dysfunction and Risk for Enteric Infection." *Science,* 2018. **359**(6382): pp. 1376–1383.

33. Wu, D., et al., "Glucose-Regulated Phosphorylation of TET2 by AMPK Reveals a Pathway Linking Diabetes to Cancer." *Nature,* 2018. **559**(7715): pp. 637–641.

34. Hall, H., et al., "Glucotypes Reveal New Patterns of Glucose Dysregulation." *PLoS Biol,* 2018. **16**(7): p. e2005143.

35. Albers, D. J., et al., "Personalized Glucose Forecasting for Type 2 Diabetes Using Data Assimilation." *PLoS Comput Biol,* 2017. **13**(4): p. e1005232; Liu, F., et al., "Fructooligosaccharide (FOS) and Galactooligosaccharide(GOS) Increase Bifidobacterium but Reduce Butyrate Producing Bacteria with Adverse Glycemic Metabolism in Healthy Young Population *Sci Rep,* 2017. **7**(1): p. 11789.

36. Gill, S., and S. Panda, "A Smartphone App Reveals Erratic Diurnal Eating Patterns in Humans That Can Be Modulated for Health Benefits." *Cell Metab,* 2015. **22**(5): pp. 789–798.

37. Wallace, C., "Dietary Advice from the Gut," *Wall Street Journal.* 2018. p. R6.

38. Reynolds, G., "Big Data Comes to Dieting," *New York Times.* 2018; Piening, B. D., et al., "Integrative Personal Omics Profiles During Periods of Weight Gain and Loss," *Cell Syst.* 2018.

39. Wallace, "Dietary Advice from the Gut."

40. Kalantar-Zadeh, K., "A Human Pilot Trial of Ingestible Electronic Capsules Capable of Sensing Different Gases in the Gut." *Nature Electronics,* 2018. **1**: pp. 79–87.

41. Isabella, V. M., et al., "Development of a Synthetic Live Bacterial Therapeutic for the Human Metabolic Disease Phenylketonuria," *Nat Biotechnol.* 2018.

12장 가상 의료 비서

1. "Finding a Voice," *Economist.* 2017.

2. Darrow, B., "Why Smartphone Virtual Assistants Will Be Taking Over for Your Apps Soon," *Fortune.* 2016.

3. Levy, S., "Inside Amazon's Artificial Intelligence Flywheel," *Wired.* 2018.

4. Condliffe, J., "In 2016, AI Home Assistants Won Our Hearts," *MIT Technology Review.* 2016.

5. Eadicicco, L., "Google Wants to Give Your Computer a Personality," *Time.* 2017.

6. Hempel, J., "Voice Is the Next Big Platform, and Alexa Will Own It," *Wired.* 2016.

7. Terado, T., "Why Chatbots Aren't Just a Fad," *Machine Learnings.* 2017.

8. Arndt, R. Z., "The New Voice of Patient Engagement Is a Computer," *Modern Healthcare.* 2017. pp. 20–22.

9. Carr, N., "These Are Not the Robots We Were Promised," *New York Times.* 2017.

10. Anders, G., "Alexa, Understand Me," *MIT Technology Review.* 2017.

11. Domingos, P., *Pedro Domingos Interviews with Eric Topol.* September 2017.

12. Goode, L., "How Google's Eerie Robot Phone Calls Hint at AI's Future," *Wired.* 2018.

13. Foote, A., "Inside Amazon's Painstaking Pursuit to Teach Alexa French," *Wired.* 2018.

14. Kornelis, C., "AI Tools Help the Blind Tackle Everyday Tasks," *Wall Street Journal.* 2018; Bogost, I., "Alexa Is a Revelation for the Blind." *Atlantic.* 2018; Kalish, J., "Amazon's Alexa Is Life-Changing for the Blind," *Medium.* 2018.

15. Sun, Y., "Why 500 Million People in China Are Talking to This AI," *MIT*

Technology Review. 2017.

16. Hutson, M., "Lip-Reading Artificial Intelligence Could Help the Deaf—or Spies," *Science Magazine.* 2018; Shillingford, B., et al., *Large-Scale Visual Speech Recognition.* arXiv, 2018.

17. Abel, A., "Orwell's 'Big Brother' Is Already in Millions of Homes: Her Name Is Alexa," *Macleans.* 2018.

18. Applin, S. A., "Amazon's Echo Look: We're Going a Long Way Back, Baby," *Medium.* 2017.

19. Vincent, J., "Fashion Startup Stops Using AI Tailor After It Fails to Size Up Customers Correctly," *Verve.* 2018.

20. Wilson, M., "A Simple Design Flaw Makes It Astoundingly Easy to Hack Siri and Alexa," *Fast Co Design.* 2017.

21. Smith, I., "Amazon Releases Echo Data in Murder Case, Dropping First Amendment Argument," *PBS NewsHour.* 2017.

22. Shaban, H., "Amazon Echo Recorded a Couple's Conversation, Then Sent Audio to Someone They Know," *LA Times.* 2018.

23. Carr, "These Are Not the Robots We Were Promised."

24. Turkle, S., "The Attack of the Friendly Robots," *Washington Post.* 2017.

25. Tsukayama, H., "When Your Kid Tries to Say 'Alexa' Before 'Mama,'" *Washington Post.* 2017; Aubrey, A., "Alexa, Are You Safe for My Kids?," *Health Shots NPR.* 2017.

26. Kastrenakes, J., "Alexa Will Come to Headphones and Smartwatches This Year," *Verge.* 2018.

27. Muoio, D., "Voice-Powered, In-Home Care Platform Wins Amazon Alexa Diabetes Competition," *MobiHealthNews.* 2017.

28. Kiistala, M., "One Man's Quest to Cure Diabetes 2," *Forbes.* 2017.

29. Stockton, N., "Veritas Genetics Scoops Up an AI Company to Sort Out Its DNA," *Wired.* 2017.

30. Stein, N., and K. Brooks, "A Fully Automated Conversational Artificial Intelligence for Weight Loss: Longitudinal Observational Study Among Overweight and Obese Adults." *JMIR,* 2017. **2**(2): e(28).

31. Ross, C., "Deal Struck to Mine Cancer Patient Database for New Treatment Insights," *Stat News.* 2017.

32. Muoio, D., "Machine Learning App Migraine Alert Warns Patients of Oncoming Episodes," *MobiHealthNews.* 2017.

33. Comstock, J., "New ResApp Data Shows ~90 Percent Accuracy When Diagnosing Range of Respiratory Conditions," *MobiHealthNews.* 2017.

34. Han, Q., et al., *A Hybrid Recommender System for Patient-Doctor Matchmaking in Primary Care.* arXiv, 2018.

35. Razzaki, S., et al., *A Comparative Study of Artificial Intelligence and Human Doctors for the Purpose of Triage and Diagnosis.* arXiv, 2018; Olson, P., "This AI Just Beat Human Doctors on a Clinical Exam," *Forbes.* 2018.

36. Foley, K. E., and Y. Zhou, "Alexa Is a Terrible Doctor," *Quartz.* 2018.

37. "The Digital Puppy That Keeps Seniors Out of Nursing Homes (Wired)," Pace University. 2017. https://www.pace.edu/news-release/wired-digital-puppy-keeps-seniors-out-nursing-homes.

38. Lagasse, J., "Aifloo Raises $6 Million for Elder-Focused Smart Wristband," *MobiHealthNews.* 2017.

39. Chen, J. H., and S. M. Asch, "Machine Learning and Prediction in Medicine—Beyond the Peak of Inflated Expectations." *N Engl J Med,* 2017. **376**(26): pp. 2507–2509.

40. Greene, J. A., and J. Loscalzo, "Putting the Patient Back Together—Social Medicine, Network Medicine, and the Limits of Reductionism." *N Engl J Med,* 2017. **377**(25): pp. 2493–2499.

41. Duncan, D. E., "Can AI Keep You Healthy?," *MIT Technology Review.* 2017; Cyranoski, D., "Jun Wang's iCarbonX Heads Consortium Using AI in Health and Wellness." *Nat Biotechnol,* 2017. **35**(2): pp. 103–105; Cyranoski, D., "Chinese Health App Arrives." *Nature,* 2017. **541**: pp. 141–142.

42. Knight, W., "An Algorithm Summarizes Lengthy Text Surprisingly Well," *MIT Technology Review.* 2017.

43. Haun, K., and E. Topol, "The Health Data Conundrum," *New York Times.* 2017; Kish, L. J., and E. J. Topol, "Unpatients—Why Patients Should Own Their Medical Data." *Nat Biotechnol,* 2015. **33**(9): pp. 921–924.

44. Heller, N., "Estonia, the Digital Republic," *New Yorker.* 2017.

45. Goldman, B., *The Power of Kindness: Why Empathy Is Essential in Everyday Life.* 2018. New York: HarperCollins, pp. 202–203.

46. Mar, A., "Modern Love. Are We Ready for Intimacy with Androids?," *Wired.* 2017.

47. Di Sturco, G., "Meet Sophia, the Robot That Looks Almost Human," *National Geographic.* 2018.

48. Sagar, M., and E. Broadbent, "Participatory Medicine: Model Based Tools for Engaging and Empowering the Individual." *Interface Focus,* 2016. **6**(2): p. 20150092.

49. Patel, M. S., K. G. Volpp, and D. A. Asch, "Nudge Units to Improve the Delivery of Health Care." *N Engl J Med,* 2018. **378**(3): pp. 214–216.

50. Emanuel, E. J., "The Hype of Virtual Medicine," *Wall Street Journal.* 2017; Lopatto, E., "End of Watch: What Happens When You Try to Change Behavior Without Behavioral Science?," *Verge.* 2018.

51. Marteau, T. M., "Changing Minds About Changing Behaviour." *Lancet,* 2018. **391**(10116): pp. 116–117.

52. Subrahmanian, V. S., and S. Kumar, "Predicting Human Behavior: The Next Frontiers." *Science,* 2017. **355**(6324): p. 489.

53. "Individual Access to Genomic Disease Risk Factors Has a Beneficial Impact on Lifestyles," *EurekAlert!.* 2018.

54. Marteau, T. M., "Changing Minds About Changing Behaviour." *Lancet,* 2018. **391**(10116): pp. 116–117.

13장 심층 공감

1. Mueller, M. S., and R. M. Gibson, *National Health Expenditures, Fiscal Year 1975.* Bulletin 1976. https://www.ssa.gov/policy/docs/ssb/v39n2 /v39n2p3.pdf.
2. "Largest Private Equity and Venture Capital Health System Investors," *Modern Healthcare.* 2018.
3. Peabody, F. W., "The Care of the Patient." *MS/JAMA,* 1927. **88**: pp. 877–882.
4. Belluz, J., "Doctors Have Alarmingly High Rates of Depression. One Reason: Medical School," *Vox.* 2016; Oaklander, M., "Doctors on Life Support," *Time.* 2015; Wright, A. A., and I. T. Katz, "Beyond Burnout—Redesigning Care to Restore Meaning and Sanity for Physicians." *N Engl J Med,* 2018. **378**(4): pp. 309–311.
5. Farmer, B., "Doctors Reckon with High Rate of Suicide in Their Ranks," *Kaiser Health News.* 2018.
6. Andreyeva, E., G. David, and H. Song, *The Effects of Home Health Visit Length on Hospital Readmission.* 2018, National Bureau of Economic Research.
7. Maldonado, M., "Is This How It's Supposed to Be?" *Ann Intern Med,* 2018. **169**(5): pp. 347–348.
8. Tingley, K., "Trying to Put a Value on the Doctor-Patient Relationship," *New York Times.* 2018.
9. Linzer, M., et al., "Joy in Medical Practice: Clinician Satisfaction in the Healthy Work Place Trial." *Health Aff* (Millwood), 2017. **36**(10): pp. 1808–1814.
10. Whillans, A. V., et al., "Buying Time Promotes Happiness." *Proc Natl Acad Sci U S A,* 2017. **114**(32): pp. 8523–8527.
11. Schulte, B., "Time in the Bank: A Stanford Plan to Save Doctors from Burnout," *Washington Post.* 2015.
12. Rosenthal, D. I., and A. Verghese, "Meaning and the Nature of Physicians' Work." *N Engl J Med,* 2016. **375**(19): pp. 1813–1815.
13. Darzi, A., H. Quilter-Pinner, and T. Kibasi, "Better Health and Care for All: A 10-Point Plan for the 2020s. The Final Report of the Lord Darzi Review of Health and Care," *IPPR.* 2018.
14. Wright and Katz, "Beyond Burnout."
15. Epstein, R. M., and M. R. Privitera, "Doing Something About Physician Burnout." *Lancet,* 2016. **388**(10057): pp. 2216–2217.
16. Tahir, D., "Doctors Barred from Discussing Safety Glitches in U.S.- Funded Software," *Politico.* 2015.
17. Madara, J. L., and D. M. Hagerty, *AMA 2017 Annual Report. Collaboration. Innovation. Results.* 2018, American Medical Association.
18. Ballhaus, R., "Michael Cohen's D.C. Consulting Career: Scattershot, with Mixed Success," *Wall Street Journal.* 2018.
19. Castle, M., "Matthew Castle: Burnout," *BMJ Opinion.* 2017.
20. el Kaliouby, R., "We Need Computers with Empathy," *MIT Technology Review.*

2017.

21. Mar, A., "Modern Love: Are We Ready for Intimacy with Androids?," *Wired.* 2017.

22. Derksen, F., J. Bensing, and A. Lagro-Janssen, "Effectiveness of Empathy in General Practice: A Systematic Review." *Br J Gen Pract,* 2013. **63**(606): pp. e76–e84.

23. Rosenthal and Verghese, "Meaning and the Nature of Physicians' Work."

24. Kelm, Z., et al., "Interventions to Cultivate Physician Empathy: A Systematic Review." *BMC Med Educ,* 2014. **14**: p. 219.

25. Scales, D., "Doctors Have Become Less Empathetic, but Is It Their Fault?," *Aeon Ideas.* 2016.

26. Denworth, L., "I Feel Your Pain," *Scientific American.* 2017.

27. Valk, S. L., et al., "Structural Plasticity of the Social Brain: Differential Change After Socio-Affective and Cognitive Mental Training." *Sci Adv,* 2017. **3**(10): p. e1700489.

28. "Presence: The Art & Science of Human Connection." Stanford Medicine. August 14, 2018. http://med.stanford.edu/presence.html.

29. Verghese, A., "The Importance of Being." *Health Aff* (Millwood), 2016. **35**(10): pp. 1924–1927.

30. Roman, S., "Sharon Roman: In Good Hands," *BMJ Opinion.* 2017.

31. Mauksch, L. B., "Questioning a Taboo: Physicians' Interruptions During Interactions with Patients." *JAMA,* 2017. **317**(10): pp. 1021–1022.

32. Manteuffel, R., "Andrea Mitchell Remembers What It Was Like Being Carried Out of a News Conference," *Washington Post.* 2018.

33. Kneebone, R., "In Practice: The Art of Conversation." *Lancet,* 2018.

34. Corcoran, K., "The Art of Medicine: Not Much to Say Really." *Lancet,* 2018. **391**(10133).

35. Schoen, J., "The Incredible Heart of Mr. B." *Ann Intern Med,* 2017. **166**(6): pp. 447–448.

36. McCarron, T. L., M. S. Sheikh, and F. Clement, "The Unrecognized Challenges of the Patient-Physician Relationship." *JAMA Intern Med,* 2017. **177**(11): pp. 1566–1567.

37. Iglehart, J. K., "'Narrative Matters': Binding Health Policy and Personal Experience." *Health Affairs,* 1999. **18**(4). https://www.healthaffairs.org / doi/10.1377/hlthaff.18.4.6.

38. Schoen, "The Incredible Heart of Mr. B"; Molitor, J. A., "A Great Gift." *Ann Intern Med,* 2017. **167**(6): p. 444; Al-Shamsi, M., "Moral Dilemma in the ER." *Ann Intern Med,* 2017. **166**(12): pp. 909–910; Goshua, G., "Shared Humanity." *Ann Intern Med,* 2017. **167**(5): p. 359.

39. Rowland, K., "You Don't Know Me." *Lancet,* 2017. **390**: pp. 2869–2870.

40. Awdish, R. L. A., and L. L. Berry, "Making Time to Really Listen to Your Patients," *Harvard Business Review.* 2017.

41. Wheeling, K., "How Looking at Paintings Became a Required Course in Medical

School," *Yale Medicine.* 2014.

42. Verghese, "The Importance of Being."

43. Gurwin, J., et al., "A Randomized Controlled Study of Art Observation Training to Improve Medical Student Ophthalmology Skills." *Ophthalmology,* 2018. **125**(1): pp. 8–14.

44. Epstein, D., and M. Gladwell, "The Temin Effect." *Ophthalmology,* 2018. **125**(1): pp. 2–3.

45. Parker, S., "Two Doctors Meet." *Ann Intern Med,* 2018. **168**(2): p. 160.

46. Jurgensen, J., "A Show Redefines the TV Hero," *Wall Street Journal.* 2017.

47. Verghese, A., "Treat the Patient, Not the CT Scan," *New York Times.* 2011.

48. Wiebe, C., "Abraham Verghese: 'Revolution' Starts at Bedside," *Medscape.* 2017.

49. Verghese, A., "A Touch of Sense," *Health Affairs.* 2009.

50. Aminoff, M. J., "The Future of the Neurologic Examination." *JAMA Neurol,* 2017. **74**(11): pp. 1291–1292.

51. Hall, M. A., et al., "Trust in Physicians and Medical Institutions: What Is It, Can It Be Measured, and Does It Matter?" *Milbank Q,* 2001. **79**(4): pp. 613–639. https://www.ncbi.nlm.nih.gov/pubmed/11789119.

52. Reddy, S., "How Doctors Deliver Bad News," *Wall Street Journal.* 2015.

53. Ofri, D., "The Art of Medicine: Losing a Patient." *Lancet,* 2017. **389**: pp. 1390–1391.

54. "The Pharos of Alpha Omega Alpha Honor Medical Society." *Pharos,* 2016. **79**(1): pp. 1–64.

55. Kaplan, L. I., "The Greatest Gift: How a Patient's Death Taught Me to Be a Physician." *JAMA,* 2017. **318**(18): pp. 1761–1762.

56. Verghese, A., "The Way We Live Now: 12-8-02; The Healing Paradox," *New York Times Magazine.* 2002.

57. Tingley, "Trying to Put a Value on the Doctor-Patient Relationship."

58. "2017 Applicant and Matriculant Data Tables," *Association of American Medical Colleges.* 2017.

59. Freeman, S., et al., "Active Learning Increases Student Performance in Science, Engineering, and Mathematics." *Proc Natl Acad Sci USA,* 2014. **111**(23): pp. 8410–8415.

60. Awdish, R. L. A., "The Critical Window of Medical School: Learning to See People Before the Disease," *NEJM Catalyst.* 2017.

61. Stock, J., "Does More Achievement Make Us Better Physicians? The Academic Arms Race." *JAMA Intern Med,* 2018. **178**(5): pp. 597–598.

62. Topol, E., *The Patient Will See You Now.* 2015. New York: Basic Books.

63. Warraich, H. J., "For Doctors, Age May Be More Than a Number," *New York Times.* 2018.

찾아보기

딥메디슨: 인공지능, 의료의 인간화를 꿈꾸다

초판 1쇄 발행 2020년 7월 10일
초판 2쇄 발행 2021년 5월 31일

지은이   에릭 토폴
옮긴이   이상열
감수   최윤섭
편집   류은영
펴낸이   김성현
펴낸곳   소우주출판사
등록   2016년 12월 27일 제 563-2016-000092호
주소   경기도 용인시 기흥구 보정로 30
전화   010-2508-1532
이메일   sowoojoopub@naver.com

ISBN   979-11-89895-02-0 (03510)